全国高职高专卓越医生教育培养规划教材

供临床医学、全科医学及其他相关医学专业使用

病原生物与免疫学

主　编　李晓红

副主编　蔚振江　秦庆颖　李　华

编　者　（按姓氏笔画排序）

马　锐（宁夏医科大学高职学院）

王小莲（张掖医学高等专科学校）

王丽萍（乌兰察布医学高等专科学校）

王纯伦（安康职业技术学院）

王娅宁（延安大学西安创新学院）

曲振宇（漯河医学高等专科学校）

朱　江（成都大学医护学院）

李　华（乌兰察布医学高等专科学校）

李晓红（汉中职业技术学院）

周亚妮（商洛职业技术学院）

原素梅（山西医科大学汾阳学院）

秦庆颖（曲靖医学高等专科学校）

蔚振江（汉中职业技术学院）

第四军医大学出版社·西安

图书在版编目（CIP）数据

病原生物与免疫学/李晓红主编. —西安：第四军医大学出版社，2013.7（2016.1重印）
全国高职高专卓越医生教育培养规划教材
ISBN 978 - 7 - 5662 - 0351 - 9

Ⅰ. ①病… Ⅱ. ①李… Ⅲ. ①病原微生物 - 高等职业教育 - 教材②免疫学 - 高等
职业教育 - 教材 Ⅳ. ①R37②R392

中国版本图书馆 CIP 数据核字（2013）第 162772 号

bingyuanshengwu yu mianyixue

病原生物与免疫学

出版人：富 明　　　责任编辑：杨耀锦 王 雯　　　责任校对：黄 璐

出版发行：第四军医大学出版社
　　　　　地址：西安市长乐西路 17 号　邮编：710032
　　　　　电话：029 - 84776765　　　传真：029 - 84776764
　　　　　网址：http://press.fmmu.edu.cn

制版：绝色设计
印刷：陕西奇彩印务有限责任公司
版次：2013 年 7 月第 1 版　2016 年 1 月第 3 次印刷
开本：787×1092　1/16　印张：21.25　字数：490 千字
书号：ISBN 978 - 7 - 5662 - 0351 - 9/ R·1230
定价：42.00 元

出版说明

　　教育部、卫生部下发《教育部 卫生部关于实施卓越医生教育培养计划的意见》(教高〔2012〕7号,以下简称《意见》)指出,要"深化三年制临床医学专科教育人才培养模式改革,探索'3+2'(三年医学专科教育加两年毕业后全科医生培训)的助理全科医生培养模式"。第四军医大学出版社与承担"卓越医生教育培训计划'3+2'项目"的高职高专院校及部分相关教改院校于2012年11月共同启动了"全国高职高专卓越医生教育培养规划教材"的建设工作。经过对我国全科医学发展需求的研究,结合院校教学实际,共同创新,顺利完成了编写与出版工作。

　　本系列教材重点突出以下三点:

　　1. 以培养全科医生能力为核心。努力做到找准全科方向,重视专业理论,强化应用能力,培养解决基层临床工作的专业能力。以常见病、多发病的诊治和公共卫生服务内容为重点,从教材体系改革入手,重点突出,取舍得当,适合全科医学专业的实际需要。

　　2. 覆盖国家临床执业助理医师的专业能力标准。研究国家临床执业助理医师考试标准,编写内容覆盖并深化执业助理医师准入标准。为便于复习考试,还在章后安排综合测试题,书后编制模拟测试卷,其题目紧扣临床执业助理医师考试大纲要求,提高学生综合应试能力。

　　3. 与临床衔接,重视学生临床思维培养。医学生建立临床思维十分关键,也是学习难点,为此在临床部分的各系统疾病之后专门设置"典型疾病诊疗思维",以典型病例的临床表现为线索,按照临床疾病诊治过程,进行问诊、体格检查的要点、辅助检查项目、诊断与鉴别诊断的依据、临床过程观察等进行归纳,帮助学生举一反三,运用所学知识模拟临床诊治过程,强化学生临床思维培养,并增加学习兴趣。

　　本教材分为两套,分别适用于三年制临床医学专业的两类课程体系。即传统临床分科制课程结构,教学内容改革更新的新课程;国际化教改趋势的器官系统结构,内容完善更适合基层医疗工作的创新课程,以此满足卫生职业院校教学改革的需求。本教材主要供高职高专临床医学、全科医学及其他相关医学专业参考使用。

全国高职高专卓越医生教育培养规划教材
编审委员会

前　言

2012年11月,"全国高职高专卓越医生教育培养规划教材"编写会议在西安召开。本次会议对三年制高职高专临床医学专业学历教育教材编写提出了新的目标,在教材的编写上应坚持贴近职业、贴近岗位、贴近学生的基本原则,强应用、精理论、强实际,注重与临床衔接,培养学生临床诊疗思维能力,并与最新版临床执业助理医师资格考试大纲相衔接,以满足培养高素质技能型人才的需要。根据本次会议精神,我们组织编写了《病原生物与免疫学》教材。

本书以人体免疫系统与病原生物的对立统一关系为主线,将全书内容划分为免疫学、病原生物学总论、病原生物学各论,共计三篇二十一章。其中免疫学包含基础免疫和临床免疫两部分内容,突出临床工作过程,有助于学生形成感染与免疫的整体观念;病原生物学总论部分打破了传统病原生物教材的学科体系,将病毒、细菌、真菌和人体寄生虫的基础理论重新整合到生物学性状、感染与免疫、检查与防治等各章节内容中,既符合认知规律,又利于各类病原生物特性的综合比较,减少了内容的重复;病原生物学各论部分以临床工作过程为导向,按照疾病的感染途径重新编排教学内容,使之更加贴近临床,为后续课程的学习及学生的可持续性发展奠定基础。

文中设有"临床链接"和"知识链接"模块,后有综合测试题及模拟测试卷,书末附有精美彩图。既有利于学生明确学习目标,又有助于学生对执业助理医师资格考试考点的把握;既唤起了学生学习的兴趣,开阔了学生视野,又有助于学生复习巩固与提高。本书附录还列有与传统病原生物学教材相对应的索引目录,方便对照,以利参考。

教材编写分工如下:绪论、第七章免疫学应用、第九章细菌的生物学性状、第十章真菌的生物学性状以及前言、目录由李晓红完成;第一章抗原、第三章补体系统、第十五章病原生物感染的防治由王小莲完成;第二章免疫球蛋白与抗体由朱江完成;第四章免疫系统由原素梅完成;第五章免疫应答由周亚妮完成;第六章临床免疫由秦庆颖完成;第八章病毒的生物学性状、第十四章病原生物感染的实验室检查由马锐完成;第十一章人体寄生虫的生物学性状、第十二章病原生物的感染与免疫、第十三章医学微生态学与医院感染、全书部分插图绘制由蔚振江完成；第十六章呼吸道感染的病原生物由王丽萍完成；第十七章消化道感染的病原生物由李华完成；第十八章血源感染的病原生物，第十九章皮肤、性接触感染的病原生物由王娅宁完成；第二十章创伤感染的病原生物由王纯伦完成；第二十一章动物源性、节肢动物媒介感染的病原生物由曲振宇完成。彩图、附录、模拟测试卷、参考答案、全书统稿以及大部分插图的修改由李晓红和蔚振江共同完成。

本教材的顺利完成，是所有编者共同努力的结果。在编写过程中我们得到了编者所在院校的大力支持，在此致以谢意！

限于学术水平，本教材难免存在错误或欠妥之处，恳请广大师生批评指正，谢谢。

李晓红

2013 年 4 月

目 录

绪　论

自古以来,病原生物所引起的传染病一直是人类生命和健康的大敌,鼠疫、霍乱、天花、流感等瘟疫的流行不知曾夺取了多少人的生命。翻开百年前任何一个国家的人口死因统计表,传染病都是高居首位的致死原因。现今,仍有不少古老的传染病未能得到有效控制,而新的传染病还在不断出现,如艾滋病、军团病、传染性非典型肺炎、甲型 H1N1 流感、H7N9 禽流感等。

病原生物种类繁多,主要有病毒、细菌、真菌和人体寄生虫四大类,它们时刻威胁着人类的健康,只要一有机会就会在我们体内生长繁殖,引发疾病,乃至危及生命。我们身处病原生物的重重包围,但为什么大多数时间我们依然健康?答案是机体拥有免疫系统,这道防线时刻呵护着我们的机体,抵御着病原生物的攻击。你想知道病原生物是怎样致病的吗?我们的免疫系统又是如何反击病原生物的侵袭呢?让我们一同迈入病原生物与免疫学的殿堂吧。

第一节　免疫学概述

一、免疫的概念

免疫(immunity)一词源于拉丁文 *immunis*,原意是免除税赋或徭役,引入医学领域则指免除瘟疫。随着科学的发展,人们对免疫逐渐有了更深入的认识,发现免疫除了能抗感染外,还具有许多其他重要功能。**现代免疫的概念,是指机体识别和排除抗原性异物,以维持自身生理平衡和稳定的一种功能。**正常情况下免疫对机体有利,但在某些特殊条件下也会对机体造成损害,例如过敏反应、输血反应以及在器官移植中出现的排斥反应等。

临床链接

你知道患过麻疹后通常不再患第二次的原因吗?注射乙肝疫苗能预防甲肝吗?

二、免疫的功能

免疫功能是指免疫系统对抗原性异物免疫应答过程中发生的各种生物学效应的总称。现代免疫学认为,免疫主要有免疫防御、免疫稳定、免疫监视三大功能。在正常生理情况下,免疫功能可维持机体内环境的稳定,但在病理情况下,免疫功能却会导致机体发生多种疾病。

1. **免疫防御**　指机体识别和清除病原生物或其他抗原性异物,保护机体免受侵害的功能。但如果免疫防御功能过高则可导致超敏反应,过低易引发反复感染。

2. 免疫稳定　指机体清除体内损伤、衰老和死亡的细胞,以维持机体生理平衡的功能。异常时可导致自身免疫病。

3. 免疫监视　指机体识别、杀伤和清除体内突变细胞的功能。当免疫监视功能异常时,机体易患肿瘤。

三、免疫的类型

根据免疫应答的获得形式、参与的组织、细胞及其效应特点,可将免疫分为固有免疫和适应性免疫两类。

1. 固有免疫　又称天然免疫,是物种在长期进化过程中逐渐形成的防御功能,是机体抗感染免疫的第一道防线。其特点是:①**生来就有,并可遗传**;②**人人都有,无明显个体差异**;③**无针对性**,不针对特定抗原,也不具有免疫记忆,因此也称为非特异性免疫。固有免疫功能是由固有免疫系统执行的,包括各种组织屏障(如皮肤黏膜屏障、血脑屏障、血胎屏障)的机械阻挡、多种固有免疫细胞(吞噬细胞、自然杀伤细胞等)对病原体的杀伤,以及大量固有免疫分子(如补体、细胞因子、溶菌酶等)的抗菌、抑菌作用(见第十二章)。

2. 适应性免疫　又称获得性免疫,是机体出生后在抗原的诱导下产生的针对该抗原特异性的免疫,它可以自然获得,也可以人工给予。其特点是:①**具有针对性**,不能通过遗传获得;②**具有明显的个体差异**;③**具有免疫记忆性**,适应性免疫能"记住"它们以前接触过的特殊抗原。免疫记忆意味着当再次接触到相同抗原时,机体能产生增强的适应性免疫应答,从而使临床症状缓解或消失,故也称其为特异性免疫。适应性免疫又可根据参与免疫应答的细胞及产生的效应不同,分为体液免疫和细胞免疫。

虽然,固有免疫功能和适应性免疫功能存在着诸多的差异,但是两者却是一个有机的整体,它们互相联系、相互影响、相互协作,共同完成机体的免疫功能。

四、免疫学的历史与现状

免疫学(immunology)是研究人体免疫系统的组成、结构与功能、免疫应答发生机制,以及在疾病诊断与防治中应用的一门科学。免疫学是人类在与传染病斗争过程中发展起来的,其历史源远流长,尤其是近百年来的快速发展,使得免疫学真正成为一门独立的、有着巨大发展潜能的新兴学科。

免疫学的历史可以从天花讲起,天花是曾经存在的一种烈性传染病,一旦与天花患者接触,几乎都将受到感染,死亡率极高。古文献中很早就有了对天花的记载,早在11世纪的宋朝,我们的祖先就观察到患过天花的人不会再得第二次,以此发明了通过接种人痘的方法来预防天花。这一预防方法随后广为传播,先后传入俄国、朝鲜、日本、土耳其和英国等国家。18世纪末,英国乡村医生琴纳(Edward Jenner,1749—1823,绪图1)发明了牛痘苗用来预防天花,为人类传染病的人工免疫预防奠定了基础。19世纪后期,法国微生物学家巴斯德(Louis Pasteur,1822—1895,绪图2)先后发现了多种病原菌,从而成功研制出了鸡霍乱、狂犬和炭疽等多种疫苗；德国的 Behring 用白喉免疫血清治疗白喉患者获得成功，开创了人工被动免疫疗法之先河；俄国生物学家 Metchnikoff 根据吞噬细胞的吞噬现象提出了细胞免疫学说；德国的化学家 Ehrlich 发现免疫后的血清中包含某种特殊的成分（即抗体）具有抵抗外来病原体的作用，提出了体液免疫学说。

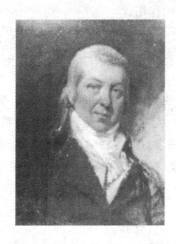

Edward Jenner（1749—1823）

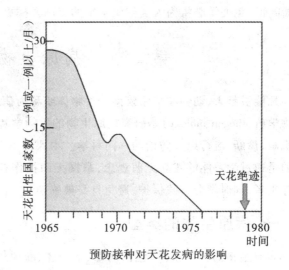

预防接种对天花发病的影响

绪图 1　Edward Jenner 与天花绝迹示意图

1945 年 Owen 发现异卵胎盘融合的双生小牛，其体内有两种不同血型的红细胞共存，互不排斥，发现天然免疫耐受现象；1949 年澳大利亚的 Burnet 提出免疫耐受理论，随后又提出抗体生成的克隆选择学说，这些学说解释了许多重要免疫生物学现象，如对抗原的识别、免疫记忆的形成、自身耐受的建立以及自身免疫的发生等，促进了现代免疫学理论的形成。

近几十年，免疫学更是飞速发展。1974 年，Doherty 和 Zinkernagel 证实了 T 细胞识别抗原具有 MHC 限制性。1975 年单克隆抗体技术建立，同时也进一步证实了 Burnet 的克隆选择学说；同年，T、B 细胞表面分化抗原决定簇被成功鉴定。

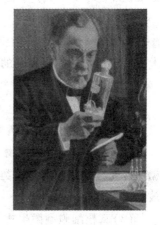

绪图 2　巴斯德

1976 年 T 细胞生长因子被发现，之后各种细胞因子陆续被发现。此外，细胞内信号转导途径及程序性细胞凋亡途径被发现等。现在，人们从整体、器官、细胞、分子和基因水平探讨免疫系统的结构与功能，并阐明免疫学现象的本质及其机制，在免疫学基础理论和实践应用的广泛领域展开了系统而深入的研究，并不断取得突破性进展，对生物学和医学发展产生了深远影响。现代免疫学发展迅速，不断向基础与临床医学各学科渗透，并逐渐形成了很多分支学科和交叉学科，如免疫生物学、免疫病理学、免疫遗传学、免疫药理学、临床免疫学、肿瘤免疫学、移植免疫学、生殖免疫学、感染免疫学、老年免疫学等，从而极大地促进了现代医学的发展。例如免疫活性细胞、单克隆抗体、DNA 疫苗、基因工程重组细胞因子、完全人源抗体等研究,为防治传染病、恶性肿瘤、超敏反应、移植排斥反应、自身免疫病以及延缓衰老等方面提供了新途径。

从接种牛痘预防天花,到 1979 年 10 月 26 日世界卫生组织宣布天花的灭绝,在人类的不懈努力下,传染病的发病率大大降低。相信随着免疫学研究的不断深入、新疫苗的不断问世,免疫学必将为人类健康水平的提高发挥更大的作用。

第二节　病原生物学概述

凡能引起人、动物和植物疾病的生物体统称为病原生物(pathogenic organism)。病原生物学(pathogen biology)是研究病原生物的生物学特性、与宿主和自然界的相互关系、致病机制、诊断、流行以及防治的一门科学。本课程不仅是学好其他医学课程的基础,更重要的是通过学习能够建立无菌观念,掌握无菌操作技术,有助于在今后的工作中更好地治疗患者,同时学会自我保护,避免自身被感染。

一、病原生物的类型

病原生物的种类很多,包括病毒、支原体、衣原体、立克次体、细菌、放线菌、螺旋体、真菌、原虫、蠕虫和节肢动物。传统上,前八类病原生物因其结构简单、体形微小,须借助显微镜才能观察到,称为微生物(microorganism),后三类称为寄生虫(parasite)。

(一)医学微生物学

1. 微生物的概念　微生物是存在于自然界中的一群肉眼看不见,必须借助显微镜放大到一定倍数才能观察到的微小生物的总称。

2. 微生物的分类　按其生物进化与结构特点分为以下三类

(1)非细胞型微生物　是最小的微生物,没有细胞结构,也没有产生能量的酶系统,只能在活细胞内增殖,如病毒、朊粒等。

(2)原核细胞型微生物　细胞核分化程度低,仅有原始核质,没有核膜与核仁;除核糖体外无其他细胞器。这类微生物种类众多,主要包括支原体、立克次体、衣原体、细菌、放线菌和螺旋体六大类。

(3)真核细胞型微生物　细胞核的分化程度较高,有核膜、核仁和染色体;细胞质内有完善的细胞器,如真菌。

3. 微生物与人类的关系　微生物与人类及自然界的关系密切。它们在自然界中的分布很广,几乎无处不在,无论是高山、湖泊、大海、森林、还是我们的教室、宿舍、餐具等等,在我们呼吸的空气中,在我们吃的食物里,甚至在我们的身体内都有它们的踪迹,从你呱呱落地那一刻起,它就一直陪伴着你!我们是生活在微生物的"汪洋大海"之中。**很多微生物不仅直接或间接对其他生物有益,而且对人类也有帮助**。在生态链中微生物是不可缺少的环节。水生微生物是肉眼可见的小型动物的食物,这些小型动物又是人类食用的鱼和甲壳类动物的食物;空气中大量的游离氮只能依靠固氮菌的作用才能被植物吸收和利用;土壤中的微生物能将死亡生物的有机物转化为无机物,以供植物生长的需要,而植物又是人类和动物的营养来源。因此,没有微生物,植物就不能进行新陈代谢,而人类和动物也将难以生存。人类偶尔也会直接食用某些微生物,如一些藻类和真菌。现在微生物已被广泛应用于人类生活中的各个领域,在农业方面利用微生物制造菌肥、植物生长激素等;在工业方面,微生物在食品、医药、制革、纺织、石油、化工等领域的应用越来越广泛。在自然界中只有少数微生物能引起人类或动、植物的病害,我们把那些**具有致病性的微生物称为病原微生物**。

4. 微生物学与医学微生物学

(1)微生物学(microbiology) 是生物学的一个分支,是研究微生物的进化、分类、形态结构、生命活动规律及其与人类、动植物、自然界相互关系的科学。

(2)医学微生物学(medical microbiology) 是研究与人类疾病相关的病原微生物的生物学特性、致病性、免疫性以及实验室诊断与防治的科学。

(二)人体寄生虫学

1. 寄生虫的概念 是指失去自生生活能力,长期或短暂地依附于另一种生物的体内或体表,获得营养并给对方造成损害的低等无脊椎动物和单细胞原生生物。

2. 寄生虫的分类 根据其进化及形态特点分为以下三类:

(1)医学原虫 是一类寄生于人体的单细胞原生动物,如疟原虫、溶组织内阿米巴原虫、阴道毛滴虫等。

(2)医学蠕虫 是一类寄生于人体的软体多细胞无脊椎动物,借助肌肉伸缩蠕动。如蛔虫、钩虫、血吸虫等。

(3)医学节肢动物 泛指以直接或间接方式危害人类健康的节肢动物,如蚊、蝇、虱、蚤、螨等。

3. 人体寄生虫学(human parasitology) 是研究人体寄生虫的形态结构、生活史、致病机制、实验室诊断、流行规律与防治措施的一门科学。

二、病原生物性疾病的传播与流行

(一)病原生物性疾病流行的基本环节

由病原生物侵入机体所引起的疾病称为**感染性疾病**,简称感染病。感染病患者、**病原生物携带者及患病动物,统称为传染源**。传染源体内的或排入外环境的病原生物,通过某种传播途径侵入受暴露的易感人群体内,并引起易感者发病或感染的过程,称为感染病的流行过程。**感染性疾病能在人群中传播蔓延的特性称为流行性。流行过程的三个基本环节是:传染源、传播途径和易感人群**。当这三个环节同时存在并相互联系时,就会造成病原生物性疾病的传播流行。流行过程在时间上可表现出季节性,在空间上可表现为地方性和自然疫源性,在数量及程度上可表现为散发性、爆发性、地方或区域性流行或大流行,在人群中则有年龄、性别、职业及种族等不同分布的表现。

(二)影响病原生物性疾病流行的因素

1. 自然因素 包括地理环境和生态气候,如温度、湿度、雨量、光照等均可影响病原生物性疾病的流行。**气候与地理因素对动物宿主、生物媒介、人群活动以及外环境中游**

离性病原生物的存活均有显著影响。例如,黄鼠、旱獭常栖息在一定的地理环境并活动于温暖季节,从而决定了人间鼠疫发生和流行的地区性和季节性;气温、湿度和雨量对疟疾、流行性乙型脑炎的流行明显相关;夏秋季暴雨引起洪水泛滥,可导致洪水型钩端螺旋体病爆发或肠道传染病的传播。自然因素的变化会影响微生物与宿主的动态性平衡关系,导致微生物感染机会增加,如寒冷可使呼吸道黏膜抵抗力降低,加之人们室内活动较多、接触密切,常致呼吸道传染病的发病率升高;气候干燥、高温、日照等可加速外环境中物体表面的病原生物死亡,从而减少传播机会。

2. 生物因素　有些病原生物在其生活史过程中需要中间宿主或节肢动物的存在,这些中间宿主或节肢动物的存在与否,决定了这些病原生物性疾病能否流行。如流行性乙型脑炎、疟疾的流行与其传播媒介蚊虫的生长繁殖规律是一致的;肺吸虫的中间宿主溪蟹和蝲蛄只适合在山区小溪生长,因此肺吸虫病大多只在丘陵、山区流行。

3. 社会因素　社会因素包括社会制度、经济发展水平、科学技术水平、文化教育程度、医疗卫生保健等社会福利的程度以及人群的生活习惯、生产方式等,均会对病原生物性疾病的发生与流行产生重要的甚至决定性的影响。**社会因素对流行过程,既有促进作用也有阻碍作用。**例如,实行计划免疫,可有效地防治麻疹、白喉、百日咳、破伤风、脊髓灰质炎和结核病等;饮用水及生活用水的质量,可影响伤寒、细菌性痢疾、霍乱等肠道传染病的发生和流行;牧民或畜产品加工者易感染布鲁菌病;吃生的或半生的鱼、蟹、肉、毛蚶者,可引起肺吸虫病、肝吸虫病、甲型病毒性肝炎等;多个性伴侣、性行为不检点、没有安全防范措施的静脉注射毒品、不科学采集血液和输血等导致艾滋病的发生与流行;缺乏科学常识,以不卫生的方式捕捉食用野生动物引起的 SARS、各种寄生虫病的爆发性流行等都充分反映了社会因素对病原生物性疾病发生与流行的影响。

(三)病原生物性疾病的流行特点

1. 地方性　病原生物性疾病的流行常有明显的地方性。由于受地理气候等自然因素或人们生活习惯等社会因素的影响,**某些疾病仅局限在某一地区**,这种情况称地方性。如日本血吸虫病主要流行于长江以南地区,是因为其病原体完成生活史所必需的中间宿主钉螺只适合于在北纬 33.7°以南地区的生态环境生存,因此我国北方地区无血吸虫病流行;有些食源性寄生虫病,如华支睾吸虫病的流行,与当地居民的饮食习惯密切相关;登革热流行于热带、亚热带,特别是东南亚、西太平洋和中南美洲,我国近年在广东、海南及广西等地也有发生,这与其传播媒介伊蚊的分布密切相关。

2. 季节性　某些传染病的发生和流行受季节的影响,**在每年的一定季节出现发病率升高的现象称为季节性。**如冬春季节,呼吸道传染病发病率升高;夏秋季节,消化道传染病发病率升高。不同季节的自然条件有所不同,由于温度、湿度、雨量等气候条件会对病原生物及其中间宿主和媒介节肢动物种群数量的消长产生影响,因此由其引起的疾病流行往往呈现出明显的季节性。如流行性乙型脑炎、疟疾等病的发生和流行高峰与蚊虫的活动季节相一致,多发生于蚊虫繁殖高峰的夏秋季节;温暖、潮湿的条件有利于钩虫卵及钩蚴在外界的发育,因此钩虫感染多见于春、夏季节。

3. **自然疫源性** 以野生动物为主要传染源的疾病,称为自然疫源性疾病或人兽共患病,如鼠疫、流行性出血热、流行性乙型脑炎、钩端螺旋体病等。存在这种疾病的地区称为自然疫源地,人进入此地区就有受感染的可能。在人迹罕至的原始森林或高山荒漠等地区,有些病原生物本来仅在野生动物之间传播,而人类一旦进入这些地区后,原先在野生动物之间传播的这些病原生物则可从脊椎动物传播给人,这类不需要人的参与而存在于自然界的人兽共患病具有明显的自然疫源性。目前全世界人兽共患的自然疫源性疾病约有 200 余种,其病原体涉及细菌、立克次体、螺旋体和病毒等。在涉及野外活动,如地质勘探和开发新的旅游区时,了解当地病原生物性疾病的自然疫源性是必要的。此外,自然保护区的建立,也可能形成新的自然疫源地。

三、病原生物学的历史与现状

尽管人类观察到微生物的历史很短,但早在远古时期,古人就开始认识到病原微生物的存在了。我国自古就有将水煮沸后饮用的习惯;北宋末年(11 世纪)刘真人就提出肺痨是由虫引起的;明朝李时珍在《本草纲目》中指出,将患者的衣服蒸过后再穿就不会感染上疾病;奥地利 Plenciz(1705—1786)主张传染病的病因是活的物体,每种传染病由独特的活的物体所引起,开启了关于传染病发生机制的探究。

首先观察到微生物的是荷兰人列文虎克(Antony van Leeuwenhoek,1632—1723,绪图 3),他于 1676 采用自制放大倍数约 266 倍的原始显微镜,从雨水、牙垢、粪便等标本中第一次发现许多肉眼不能直接看见的微小生物,并确切地描述了它们的形态有球形、杆形、螺旋形等,对微生物的客观存在提供了科学依据,并为微生物形态学的建立奠定了基础。

法国微生物学家巴斯德在 1857 年证实有机物的发酵与腐败是由微生物所致,并创立了巴氏消毒法,此法沿用至今**用于酒类和乳类的消毒**。巴斯德还证明了鸡霍乱、炭疽病和狂犬病为微生物所致,开创了微生物的生理学时代。自此人们认识到不同微生物间不仅有形态学上的差异,而且在生理学特性上也有所不同,微生物开始成为一门独立学科。英国医生**李斯特**(Joseph Lister,1827—1912)受巴斯德研究工作的启发,认识到伤口感染可能与微生物生长有关,便采用**石炭酸喷洒手术室和煮沸手术器械**,以防止术后感染,为防腐、消毒以及无菌操作奠定了基础。微生物学的另一位奠基人是德国学者科赫(Robert Koch,1843—1910,绪图 4)。他**发明了固体培养基、染色技术和实验动物感染**,他先后发现炭疽芽胞杆菌、结核分枝杆菌和霍乱弧菌等多种对人和动物的致病菌,并提出了著名的**科赫法则**,即①特殊的病原菌应在同一种疾病中查见,在健康人中不存在;②该特殊病原菌能被分离培养得到纯种;③该纯培养物接种至易感动物,能产生同样病症;④自人工感染的实验动物体内能重新分离得到该病原菌纯培养。科赫法则为发现多种传染病的病原体提供了理论指导,因此**巴斯德和科赫是微生物学和医学微生物学的奠基人**。

1892 年俄国植物学家伊凡诺夫斯基(Iwanowski)第一个发现了病毒(烟草花叶病毒),为病毒学研究开创了先河;1897 年 Loeffler 和 Frosch 发现动物口蹄疫病毒。对人致病的病毒首先被证实的是黄热病病毒。以后许多对人类、动物和植物致病的病毒相继被发现。19世纪40年代电子显微镜问世后，病毒的研究有了很大发展。1956年我国学者汤飞凡采用鸡胚卵黄囊接种法在世界上首次分离培养出沙眼衣原体，促进了对沙眼的研究。

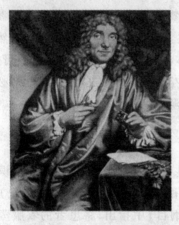
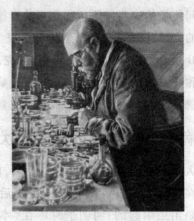

绪图3　列文虎克　　　　　　　　　　　　绪图4　科赫

1929年弗莱明（Fleming）首先发现青霉菌产生的青霉素能抑制金黄色葡萄球菌的生长，直到1940年，弗洛瑞（Florey）等将青霉菌的培养液予以提纯，才获得可供临床使用的青霉素纯品。青霉素的发现和应用为感染性疾病的治疗带来了一次革命，随后链霉素、氯霉素、金霉素、土霉素、四环素、红霉素等抗生素被相继发现并广泛应用于临床，使许多由细菌引起的感染和传染病得到控制和治愈，为人类健康做出了巨大贡献。

自20世纪中期以来，随着分子生物学和基因工程技术的发展，微生物学进入分子时代。新的病原生物不断被发现，如军团菌、幽门螺杆菌、人类免疫缺陷病毒、SARS冠状病毒、甲型H1N1型流感病毒、H7N9型禽流感病毒等；对病原生物致病性的认识更加深入，如内源性感染、细菌耐药性机制研究等；微生物学检验技术更加快速、准确、简便，如免疫标记技术、DNA探针技术、聚合酶链反应（PCR）等；传染病的防治方法进一步更新，新型疫苗研制进展很快，如亚单位疫苗、基因工程疫苗、核酸疫苗等；新的抗生素也不断问世，有效地控制了传染病的流行。近年来细胞因子、单克隆抗体和基因治疗等手段的应用对治疗某些病毒性疾病取得了一定疗效。

尽管随着科学技术的发展以及人类社会的进步，病原生物性疾病的发病得到了有效的控制，但距离控制和消灭传染病的目标仍存在很大差距。目前病原生物引起的多种传染病仍严重威胁人类的健康。据世界卫生组织报道，近年全球平均每年仍有1700多万人死于传染病；原先已经得到控制的传染病，由于多种耐药菌株的产生、多种病原生物性疾病的合并感染、人口快速增长和流动性增大等多种原因而重新流行，如结核病等。

自1973年以来，新发现40多种感染人类的病原生物，传染病重新成为重大的公共卫生问题，人类面临着新现和再现传染病的双重威胁。此外，迄今仍有一些感染性疾病的病原体还未发现;有些病原体的致病性和免疫机制有待阐明;不少疾病尚缺乏有效防治措施。因此,要真正达到控制和消灭危害人类健康的感染性疾病这一目标,还需要病原生物学与各个相关学科的共同合作并付出长期和艰辛的努力。

▶▶综合测试题◀◀

A1 型题

1. 免疫是指
   A. 机体清除和杀伤自身突变细胞的功能
   B. 机体抗感染的功能
   C. 机体清除自身衰老、死亡的组织细胞的功能
   D. 机体识别和排除抗原性异物的功能
   E. 机体抗肿瘤的能力

2. 不属于原核细胞型微生物的是
   A. 衣原体
   B. 病毒
   C. 支原体
   D. 立克次体
   E. 细菌

3. 有关原核细胞型微生物的描述,错误的是
   A. 无核膜和核仁
   B. 缺乏完整的细胞器
   C. 仅有原始核
   D. 单细胞
   E. 细胞核分化程度高

4. 有完整细胞核的微生物是
   A. 衣原体
   B. 放线菌
   C. 真菌
   D. 立克次体
   E. 细菌

5. 最先创用固体培养基将细菌进行培养的科学家是

   A. 法国的巴斯德
   B. 德国的科赫
   C. 俄国的伊凡诺夫斯基
   D. 英国的李斯特
   E. 荷兰的列文虎克

6. 首先创用了无菌操作技术的是
   A. 德国的科赫
   B. 俄国的伊凡诺夫斯基
   C. 法国的巴斯德
   D. 荷兰的列文虎克
   E. 英国的李斯特

7. 关于在微生物学发展史上做出重要贡献的科学家,下列叙述哪项是错误的
   A. 巴斯德首次研制出狂犬病疫苗
   B. 科赫先后分离出炭疽杆菌、结核杆菌和霍乱弧菌
   C. 伊凡诺夫斯基发现烟草花叶病毒
   D. 琴纳分离出天花病毒
   E. 弗莱明发现青霉菌产物能抑制金黄色葡萄球菌的生长

8. 下列哪位科学家证实了有机物的发酵和腐败是由微生物引起的
   A. 法国的巴斯德
   B. 德国的科赫
   C. 荷兰的列文虎克
   D. 英国的李斯特
   E. 英国的琴纳

(李晓红)

第一篇 免疫学

第一章 抗 原

第一节 抗原的概念、性能和分类

一、抗原的概念、性能

抗原(antigen,Ag)是指能刺激机体免疫系统产生特异性免疫应答,并能与相应的免疫应答产物(抗体或效应淋巴细胞)在体内或体外发生特异性结合的物质。抗原具有两种性能:①**免疫原性**(immunogenicity):是指抗原刺激机体的免疫细胞,促使其活化、增殖、分化,产生免疫效应物质(抗体或致敏淋巴细胞)的特性;②**免疫反应性**(immunoreactivity):也称抗原性,是指抗原与其诱导产生的抗体或致敏淋巴细胞特异性结合,产生免疫反应的特性。

具备免疫原性和免疫反应性的抗原称为完全抗原,如病原生物、异种动物血清等。只具有免疫反应性而没有免疫原性的物质,称为半抗原,如青霉素、磺胺等。半抗原没有免疫原性,不会引起免疫反应。但在某些情况下,如半抗原和大分子蛋白质载体结合以后,就获得了免疫原性而变成完全抗原,也就可以刺激免疫系统产生抗体和致敏淋巴细胞。例如,在青霉素进入体内后,如果其降解产物和组织蛋白结合,就获得了免疫原性,并刺激免疫系统产生抗青霉素抗体。当青霉素再次注射入体内时,抗青霉素抗体立即与青霉素结合,产生病理性免疫反应,出现皮疹或过敏性休克,甚至危及生命。

诱导产生免疫耐受的抗原称之为耐受原,引起超敏反应的抗原称之为变应原。

二、抗原的分类

抗原的分类方法不一,一般有以下几种分类方法。

(一)根据抗原的基本性能分类

1. **完全抗原** 具有免疫原性和免疫反应性的抗原。一些复杂的有机分子(如细菌、病毒、大多数蛋白质等)都是完全抗原。

2. **半抗原** 只有免疫反应性而没有免疫原性的物质,即只能与抗体特异性结合,却不能单独诱导机体产生抗体的物质。这些抗原与蛋白质载体结合后才具有免疫原性,这类抗原一般分子量较小,如大多数的糖、类脂和某些药物(图1-1)。

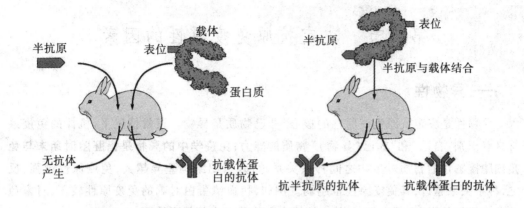

图 1-1 半抗原与载体示意图

(二)根据抗原激活 B 细胞产生抗体是否需要 T 细胞协助分类

1. 胸腺依赖性抗原(thymus dependent antigen,TD-Ag) 这类抗原刺激 B 细胞产生抗体必须有 T 细胞的协助。大多数天然抗原(如细菌、异种血清等)和大多数蛋白质抗原为 TD-Ag。这类抗原相对分子量大,结构复杂,既有 B 细胞决定簇,又有 T 细胞决定簇,刺激机体主要产生 IgG 类抗体,既能引起体液免疫,还能引起细胞免疫,具有回忆应答。

2. 胸腺非依赖性抗原(thymus independent antigen,TI-Ag) 这类抗原刺激 B 细胞产生抗体无需 T 细胞参与,如细菌脂多糖、荚膜多糖、聚合鞭毛素等少数抗原为 TI-Ag。此类抗原结构简单,有相同的 B 细胞决定簇,且重复出现,无 T 细胞决定簇,刺激机体主要产生 IgM 类抗体,只能引起体液免疫、不能引起细胞免疫,不引起回忆应答。

(三)根据抗原的来源及与机体的亲缘关系分类

1. 异种抗原(xenogenic antigen) 指来源于不同物种的抗原物质,如微生物、异种血清、植物花粉等。

2. 同种异型抗原(allogenic antigen) 指来自同一种属不同个体间的特异性抗原,如人类红细胞抗原、主要组织相容性抗原等。

3. 自身抗原(autoantigen) 是指能够诱导机体发生特异性免疫应答的自身成分。在正常情况下,机体对自身组织细胞不会产生免疫应答,即自身耐受。但是在感染、外伤、服用某些药物等影响下,使隔离抗原释放,或改变和修饰了自身组织的抗原结构,诱发对自身抗原的应答。

(四)其他分类方法

根据抗原的物理状态可分为可溶性抗原和颗粒性抗原,根据抗原的化学组成不同可分为蛋白质抗原、脂蛋白抗原、糖蛋白抗原、多糖和核蛋白抗原等,根据抗原的获得方式可分为天然抗原、人工合成抗原、重组抗原等,根据抗原是否在抗原呈递细胞内合成分为内源性抗原和外源性抗原。

第二节 决定抗原免疫原性的因素

一、异物性

异物性是决定抗原免疫原性的核心,非己物质是异物。正常情况下,机体的免疫系统具有识别"自己"和"非己(异物)"物质的能力;免疫学中的异物是指胚胎时期未与免疫细胞接触过的物质。生物之间种系关系越远,组织结构差异越大,免疫原性越强;反之,种系关系越近,其免疫原性也越弱。例如,鸭血清蛋白对鸡的免疫原性较弱,对家兔的免疫原性较强;病原生物、异种血清蛋白等物质对人都是强抗原。

具有异物性的物质有三类:①异种物质:各种病原生物、动物血清、植物蛋白等;②同种异体物质:人类红细胞血型抗原、组织相容性抗原等;③自身物质:因外伤、感染、药物、辐射等使自身组织结构改变,或未与免疫细胞接触过的隐蔽物质(如精子、眼晶状体蛋白等)释放,则成为自身抗原导致自身免疫病。

二、理化性状

1. 大分子物质 分子量越大,抗原性越强,抗原通常是分子量大于10kD的大分子物质,小于4kD者一般无免疫原性(少数例外,如胰岛素等)。大分子的蛋白质通常都是很好的抗原,因为:①大分子物质能较长时间停留在机体内,使免疫细胞得到持久刺激,易引起免疫反应,如大分子蛋白质经水解后成为小分子物质,就失了抗原性;②分子量越大,其表面的化学基团(抗原决定簇)越多,淋巴细胞需要有一定数量的抗原决定簇才能被激活。

2. 结构与化学组成 抗原的免疫原性还与其化学结构相关,明胶分子量为100kD,但免疫原性却很弱,因为明胶是由直链氨基酸组成,缺乏苯环氨基酸,稳定性差。如在明胶分子中加上2%的酪氨酸后,其免疫原性就大大增强。

3. 易接近性 抗原表面的抗原决定簇与淋巴细胞表面的抗原受体的易接近性不同,其免疫原性也不同,与抗原受体越易接近免疫原性越强。

4. 物理性状 抗原免疫原性的强弱还与其物理状态有关,一般颗粒性抗原比可溶性抗原的免疫原性强。制作抗原时可以把免疫原性弱的物质吸附于颗粒物质表面来增强其免疫原性。

三、其他因素

1. 宿主因素 宿主的遗传、性别、年龄、生理状态、健康状况等因素也会影响到物质是否具有免疫原性。一般说青壮年动物比幼年和老年动物免疫应答强,新生婴儿对多糖类抗原不应答,故易引起细菌感染;雌性比雄性动物抗体生成高,但怀孕动物的应答能力受到显著抑制。

2. 免疫方式 抗原进入机体的方式、途径、剂量也会影响免疫原性,此外,免疫间隔时间、次数以及佐剂和免疫抑制剂的使用都会影响免疫应答的强弱。一般说抗原剂量要适中,太低和太高则易诱导耐受;免疫途径以皮内免疫最佳,皮下免疫次之,腹腔注射和静脉注射效果差,口服易诱导耐受。

第三节 抗原的特异性

抗原的特异性是指机体产生免疫应答及其与应答产物反应的专一性,特异性是免疫应答中最重要的特点,也是免疫学诊断和防治的理论依据。抗原的特异性既表现在免疫原性上,也表现在免疫反应性上。免疫应答的特异性是抗原决定的,抗原的特异性是由抗原分子上的抗原决定簇决定的。

一、表位(抗原决定簇)

1. **抗原表位的概念** 抗原分子中决定抗原特异性的特殊化学基团称表位(epitope),**又称抗原决定簇**(antigenic determinant),通常由5~15个氨基酸残基、5~7多糖残基或核苷酸组成。表位的性质、数目和空间构象决定着抗原的特异性。半抗原为一价,天然抗原一般由多种、多个抗原决定簇组成,是多价抗原,可以和多个抗体分子交互结合。

2. **抗原表位的类型** 根据抗原表位的构成不同将其分成线性表位和构象表位。线性表位又称顺序表位,是由相连接的氨基酸残基通过共价键结构形成,主要是 TCR 识别的表位,BCR 也可识别;构象表位是由序列上不相连的氨基酸残基在空间上通过折叠构成,一般位于抗原表面,被 BCR 识别。构象表位在抗原被降解后可遭到破坏,糖类和磷脂类物质的抗原表位通常是线性表位,而蛋白质的抗原表位既有线性表位又有构象表位。

3. **抗原表位对抗原特异性的影响** **抗原表位的化学基团构成和空间构型的改变会影响其特异性**。如对氨苯甲酸、对氨苯磺酸、对氨苯砷酸之间仅存在一个化学基团的差异,就与抗各种表位的抗体反应强度不同(表1-1)。羧基在苯胺酸分子中的位置不同,致使抗间位苯胺酸抗体只对间位苯胺酸有较强的反应,而对邻位苯胺酸和对位苯胺酸几乎不起反应(表1-2)。

表1-1 化学基团性质决定抗原特异性

抗体	半抗原			
	苯胺 NH_2	对氨苯甲酸 NH_2 ... $COOH$	对氨苯磺酸 NH_2 ... SO_3H	对氨苯砷酸 NH_2 ... AsO_3H_2
抗载体 - 苯胺	+ + + +	-	-	-
抗载体 - 对氨苯甲酸	-	+ + + +	-	-
抗载体 - 对氨苯磺酸	-	-	+ + + +	-
抗载体 - 对氨苯砷酸	-	-	-	+ + + +

表1-2 化学基团位置决定抗原特异性

抗体	半抗原			
	苯胺 NH_2	邻氨苯甲酸 NH_2 —COOH	间氨苯甲酸 NH_2 —COOH	对氨苯甲酸 NH_2 COOH
抗载体－苯胺	＋＋＋＋	－	－	－
抗载体－邻氨苯甲酸	－	＋＋＋＋	－	－
抗载体－间氨苯甲酸	－	－	＋＋＋＋	－
抗载体－对氨苯甲酸	－	－	－	＋＋＋＋

二、共同抗原与交叉反应

　　两种抗原有相同或相似的抗原决定簇，称为共同抗原（common antigen）。共同抗原如果存在于不同种属来源的抗原分子之间，称为异嗜性抗原，如 A 族溶血性链球菌与人类肾小球基底膜和心肌组织之间存在共同抗原。由于共同抗原的存在，其中一种抗原刺激机体产生的抗体或致敏淋巴细胞可以与其他的抗原发生特异性结合。**抗体对具有相同或相似抗原决定簇的不同抗原的反应，称为交叉反应**（cross reaction，图 1-2）。如 A 族溶血性链球菌刺激机体产生的抗体不但能与 A 族溶血性链球菌结合，还可以与肾小球基底膜等组织结合，引起急性肾小球肾炎；应用牛痘病毒与人天花病毒之间存在的共同抗原，给人接种牛痘疫苗预防天花，使天花这种烈性传染病在全世界被消灭。

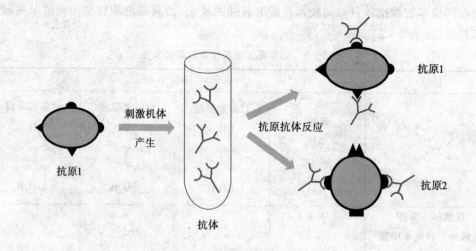

图 1-2 交叉反应示意图

第四节 医学上重要的抗原

一、异种抗原

常见的异种抗原**主要有病原生物及其代谢产物、植物花粉、异种动物血清等**。

1. **病原生物** 各种病原生物如细菌、病毒、人体寄生虫等都属于异种物质,对人体具有较强的免疫原性。如细菌具有菌体(O)抗原、鞭毛(H)抗原、菌毛抗原、荚膜抗原等,刺激机体可产生相应抗体,临床上可通过检测抗体诊断相关的疾病;亦可将病原生物制成疫苗,用于预防疾病。

2. **外毒素和类毒素** 外毒素是某些细菌在代谢过程中产生并分泌到菌体外的毒性蛋白质,具有很强的免疫原性。外毒素若用 0.3% ~0.4% 的甲醛溶液处理后,丧失毒性,保留其免疫原性,即成为类毒素。外毒素和类毒素都可刺激机体产生中和外毒素的抗体,称为抗毒素。抗毒素可阻止毒素与易感细胞结合,避免机体中毒。

3. **动物免疫血清** 用微生物或其代谢产物对动物进行人工自动免疫后,收获含有相应抗体的血清即为动物免疫血清。临床上用于治疗破伤风、白喉等疾病用的免疫血清,通常来源于马。马血清对人体具有双重作用:一方面可向机体提供特异性抗体(抗毒素),可中和外毒素,起防治作用;而对人体而言,它又是异种抗原,可刺激机体产生抗马血清的抗体,导致超敏反应的发生,故注射前应做皮试。

二、同种异型抗原

常见的人类同种异型抗原有**血型(红细胞)抗原和组织相容性抗原**(人主要为 HLA)。

1. **血型抗原** 血型抗原有 40 余种系统,**主要有 ABO 系统和 Rh 系统**。根据人类红细胞表面 A、B 抗原的不同,可将血型分为 A 型、B 型、AB 型和 O 型。ABO 血型不符的血液在体外混合可出现凝集现象,如输入人体可引起溶血反应。临床输血前均要进行交叉配血,以防错误输血引起严重的输血反应。目前在 A、B 血型抗原中均发现有亚型存在。人类红细胞上有一种与恒河猴红细胞相同的抗原,命名为 Rh 抗原。根据红细胞表面 Rh 抗原的存在与否可将人类红细胞分为 Rh 阳性(Rh^+)和 Rh 阴性(Rh^-)两种。

2. **人类主要组织相容性抗原(HLA)** HLA 是人体最为复杂的同种异型抗原。HLA 存在于白细胞、血小板和一切有核细胞的表面,尤以淋巴细胞密度最高。此类抗原参与免疫应答、免疫调节,且与移植排斥及某些疾病相关(详见第四章第三节)。

三、自身抗原

1. **隐蔽的自身抗原** **是指正常情况下与免疫系统相对隔绝,即从未与免疫细胞接触过的某些自身组织成分**,如眼晶状体蛋白、葡萄膜色素蛋白、甲状腺球蛋白及精子等。当在外伤、感染或手术等因素作用下,使这些隐蔽抗原有机会进入血液,接触免疫细胞,即可产生针对隐蔽抗原的自身免疫应答,导致自身免疫性疾病,如晶状体过敏性眼内炎、交感性眼炎、甲状腺功能亢进和男性不育等。

2. 修饰的自身抗原 正常情况下自身组织成分对机体没有免疫原性,但在外伤、感染后、电离辐射、药物、有害化学物质等多种因素影响下,**自身组织成分及结构发生改变,形成新的抗原表位或暴露出内部隐蔽的抗原表位,这些自身组织成分称为修饰改变的自身抗原。**

3. 自身正常物质 当体内淋巴细胞受到某种因素影响而发生异常,不能识别自己与非己,则可将自身物质当作异物来识别,诱发自身免疫应答,引起自身免疫性疾病。

四、异嗜性抗原

异嗜性抗原是指一类与种属无关的存在于人、动物、植物和微生物之间的共同抗原(heterophilic antigen)。该抗原与某些疾病的发生有关。例如,溶血性链球菌的细胞膜与肾小球基底膜及心肌组织有共同抗原存在,故在链球菌感染后,有可能出现肾小球肾炎或心肌炎;大肠杆菌 O14 型脂多糖与人结肠黏膜有共同抗原存在,有可能导致溃疡性结肠炎的发生。

五、肿瘤抗原

肿瘤抗原(tumor antigen)**是指细胞癌变过程中出现的新抗原或高度表达的抗原物质的总称。**根据肿瘤抗原特异性可分为肿瘤特异性抗原和肿瘤相关抗原两大类。

1. 肿瘤特异性抗原(tumor specific antigen,TSA) 是肿瘤细胞表面特有的抗原,在黑色素瘤、结肠癌、乳腺癌等肿瘤细胞表面可检测到此类抗原。

2. 肿瘤相关抗原(tumor associated antigen,TAA) 是指与肿瘤有关的抗原,这类抗原并非肿瘤细胞所特有,但在细胞癌变时含量明显增多,体内超出正常水平,无严格的特异性,如甲胎蛋白,可用于原发性肝癌的诊断。

临床链接

甲胎蛋白(AFP),是诊断原发性肝癌的重要肿瘤标志物。正常情况下,AFP 主要在胎儿肝中合成,在妊娠 30 周达最高峰,以后逐渐下降,在周岁时接近成人水平。但当肝细胞发生癌变时,机体又恢复了产生这种蛋白质的功能,而且随着病情进展 AFP 在血清中的含量会急剧增加。因此,甲胎蛋白就成了诊断原发性肝癌的一个特异性临床指标。

其次,AFP 也常用于胎儿产前诊断。胎儿发生神经管缺损,如脊柱裂、无脑儿或在宫腔内死亡时,羊水中 AFP 会显著升高。

六、超抗原

近年来发现某些抗原只需极低的浓度(1~10ng/ml)即可激活体内大量的 T 细胞克隆,产生极强的免疫应答效应,这类抗原称为超抗原(super antigen,SAg)。**超抗原多为微生物及其代谢产物,**如金黄色葡萄球菌肠毒素 A~E、金黄色葡萄球菌表皮剥脱毒素、金黄色葡萄球菌毒性休克综合征毒素－1、链球菌致热外毒素、链球菌 M 蛋白、某些病毒蛋白等，超抗原可刺激 T 细胞释放大量的细胞因子如 IL－2、IFN－γ、TNF－β、CSF 等，引起发热、多器官功能衰竭、休克，甚至死亡。总之，超抗原参与机体的多种生理和病理效应，与许多毒素性疾病的发病机制、抗肿瘤免疫、自身免疫病的发生均有密切的关系。

综合测试题

A1 型题

1. 下列哪种物质没有免疫原性
   A. 异嗜性抗原
   B. 抗体
   C. 补体
   D. 半抗原
   E. 细菌多糖

2. 交叉反应是由于两种不同的抗原分子中具有
   A. 构象决定簇
   B. 不同的抗原决定簇
   C. 功能性决定簇
   D. 共同抗原决定簇
   E. 连续性决定簇

3. 有的抗原称为 TI－Ag，这是因为
   A. 抗原来源于非胸腺组织
   B. 它诱生的抗体是在骨髓中产生的
   C. 它诱生的抗体属于 IgG 类抗体
   D. 抗原往往具有复杂和不相同的抗原决定簇
   E. 它能直接刺激 B 细胞产生抗体，无需 T 细胞辅助

4. 存在于不同种属之间的共同抗原称为
   A. 异种抗原
   B. 交叉抗原
   C. 超抗原
   D. 异嗜性抗原
   E. 类属抗原

5. 动物来源的破伤风抗毒素对人而言是
   A. 半抗原
   B. 抗体
   C. 抗原
   D. 既是抗原又是抗体
   E. 超抗原

6. 仅有免疫反应性而无免疫原性的物质是
   A. 超抗原
   B. 半抗原
   C. 完全抗原
   D. 异嗜性抗原
   E. 类属抗原

7. 免疫原性最强的物质是
   A. 蛋白质
   B. 脂质
   C. 多糖
   D. 核酸
   E. 脂多糖

8. 许多抗原称为胸腺依赖性抗原，是因为
   A. 在胸腺中产生的
   B. 相应抗体是在胸腺中产生
   C. 对此抗原不产生体液性免疫
   D. 仅在于 T 细胞上
   E. 只有在 T 细胞辅助下才能产生针对这种抗原的抗体

9. 属于自身抗原的是
   A. ABO 血型抗原
   B. 肺炎球菌荚膜多糖
   C. 类脂
   D. 眼晶体蛋白
   E. 破伤风类毒素

10. 属于同种异型抗原的是
    A. ABO 血型抗原
    B. 肺炎球菌荚膜多糖
    C. 类脂
    D. 眼晶体蛋白
    E. 破伤风类毒素

11. 兄弟姐妹间进行器官移植引起排斥反应的物质是
    A. 异种抗原

B. 同种异型抗原

C. 自身抗原

D. 异嗜性抗原

E. 超抗原

12. 在抗原分子中的能够决定抗原特异性的特殊化学基因称之为

    A. 抗原决定簇(表位)

    C. 抗原结合价

    B. 异嗜性抗原

    D. 类毒素

    E. 完全抗原

13. 抗原的异物性是指

    A. 异种物质

    B. 同种异体物质

    C. 结构发生改变的自身物质

    D. 胚胎期未曾与机体免疫细胞接触过的物质

E. 以上均是

14. 必须与蛋白质载体结合才具有免疫原性的是

    A. 半抗原

    B. 免疫佐剂

    C. 变应原

    D. 耐受原

    E. 超抗原

15. 肿瘤相关性抗原是

    A. 为某一肿瘤细胞所特有的抗原

    B. 肿瘤细胞不表达的抗原

    C. 正常组织细胞不表达的抗原

    D. 肿瘤细胞高表达正常细胞也可少量表达的抗原

    E. 肿瘤细胞与正常细胞都可高表达的抗原

(王小莲)

第二章 免疫球蛋白与抗体

抗体(antibody,Ab)是 B 细胞接受抗原刺激后增殖分化为浆细胞,由浆细胞产生的一类能与相应抗原特异性结合的糖蛋白。抗体主要存在于血清、体液和各种外分泌液中,是体液免疫应答的重要效应性分子。

除抗体外,在骨髓瘤、巨球蛋白血症等患者血清中还发现了与抗体有相似结构而未证实有抗体活性的球蛋白。经国际免疫学会议决定,**将具有抗体活性或化学结构与抗体相似的球蛋白,统一命名为免疫球蛋白**(immunoglobulin,Ig)。免疫球蛋白可分为分泌型和膜型,前者主要存在于血液及组织液中,大多具有抗体的各种功能;后者存在于 B 细胞膜上,作为 B 细胞抗原识别受体(B cell receptor,BCR),特异性识别结合抗原。

免疫球蛋白包括正常和异常的 Ig,是化学结构的概念,抗体则是生物学功能的概念。所有的抗体都是免疫球蛋白,但免疫球蛋白不一定都是抗体,即免疫球蛋白不一定都具有抗体活性。

第一节 免疫球蛋白的分子结构

一、免疫球蛋白的基本结构

免疫球蛋白的基本结构(即 Ig 单体)是由**两条相同的重链**(heavy chain,H)**和两条相同的轻链**(light chain,L)通过链间二硫键连接而成的近似"Y"形或"T"形的对称结构,是**构成免疫球蛋白分子的基本单位**。

(一)重链和轻链

1. 重链与 Ig 分类　　免疫球蛋白单体中两条较长的多肽链,称为**重链**(H 链),由 450~550 个氨基酸残基组成,**重链间由二硫键相连**。根据 H 链结构和抗原性的差异(氨基酸的组成和排列顺序不同、二硫键的数目和位置、含糖的种类和数量不同),可将重链分为 μ、δ、γ、α、ε 链,依次将 Ig 分为 IgM、IgD、IgG、IgA、IgE 五大类(图 2-1)。同一类 Ig 根据铰链区抗原性的差异,又可分为不同亚类,如 IgG 分为 IgG1~IgG4 亚类,IgA 分为 IgA1~IgA2亚类。

2. 轻链与 Ig 分型　　免疫球蛋白单体中两条较短的多肽链,称为**轻链**(L 链),约含 214 个氨基酸残基,**以二硫键与重链相连**。根据 L 链结构和抗原性的差异,将 L 链分为 κ 和 λ 两型。λ 链又根据多肽链中个别氨基酸的差异,分为 λ1~λ4 四个亚型。目前还不了解分别具有两种不同轻链的抗体在功能上有何不同。但 Ig 的轻链具有以下特点:一个天然 Ig 分子上的两条轻链的型别总是相同的;每类 Ig 的轻链都可以有 κ 和 λ 链;具有种属特异性,不同种属动物体内,两型轻链的比例不同:正常人血清免疫球蛋白 κ:λ 约为

2:1,小鼠约为20:1,轻链比例异常可反应免疫功能异常。

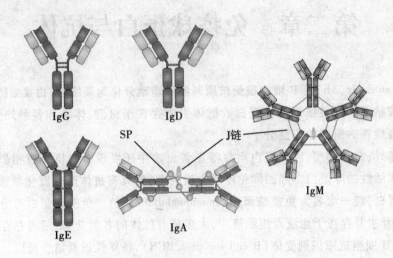

图2-1 五类免疫球蛋白结构示意图

(二)可变区与恒定区

1. 可变区 免疫球蛋白重链和轻链靠近N端(氨基端)约110个氨基酸的组成和排列顺序随抗体特异性的不同变化较大,称为可变区(variable region,V区),占轻链的1/2和重链的1/5~1/4,重链和轻链的V区分别叫VH和VL,可特异性结合抗体。可变区根据组成氨基酸的变化幅度进一步分为超变区和骨架区(图2-2)。

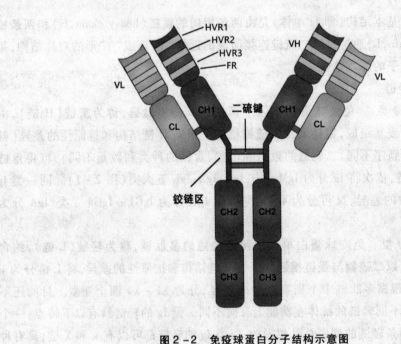

图2-2 免疫球蛋白分子结构示意图

（1）超变区（hypervariable region，HVR）　VH 和 VL 各有 3 个区域的氨基酸组成和排列顺序特别易变化，称为超变区或高变区，分别用 HVR1、HVR2、HVR3 表示。VH 和 VL 的 6 个高变区共同组成 Ig 的抗原结合部位，该部位形成一个与抗原决定基互补的表面，因此，高变区也叫互补性决定区（complementarity - determining region，CDR），分别用 CDR1、CDR2、CDR3 表示。CDR 决定抗体对抗原表位结合的特异性。

（2）骨架区（framework region，FR）　在 V 区中，CDR 之外区域的氨基酸组成和排列顺序相对不易变化，叫骨架区。

2. 恒定区　重链和轻链 V 区以外的氨基酸序列相对稳定，包括 L 链近 C（羧基）端的 1/2，H 链近 C 端的 3/4 或 4/5，叫恒定区（constant region，C 区）。重链和轻链的 C 区分别称为 CH 和 CL。不同类的 Ig 其重链长度不一，分别有 3～4 个恒定区不等，即 CH1～CH3 或 CH4。同一种属动物中，同一类或同一型 Ig 分子其 C 区氨基酸的组成和排列顺序比较恒定。针对不同抗原刺激产生的人 IgG 抗体，它们的 V 区特异性不同，但其 C 区的抗原性是相同的，因此，制备抗人 IgG 抗体，均能与不同人的 IgG 结合。

（三）铰链区

铰链区位于 CH1 和 CH2 之间，含有丰富的脯氨酸，因此易伸展弯曲，使抗体的两臂易于移动和弯曲，有利于抗体的抗原结合部位与抗原表位间的互补性结合。此外，铰链区易被木瓜蛋白酶、胃蛋白酶等水解，产生不同的水解片段。

五类 Ig 或亚类的铰链区不尽相同，例如 IgG1、IgG2、IgG4 和 IgA 的铰链区较短，IgG3 和 IgD 的铰链区较长，而 IgM 和 IgE 无铰链区。

二、免疫球蛋白的功能区

Ig 分子的每条多肽链可折叠成几个由链内二硫键连接的球形结构域，每个结构域一般具有其相应的功能，叫结构域或功能区。

Ig 轻链有 VL 和 CL 两个结构域；IgG、IgA 和 IgD 重链有 VH、CH1、CH2 和 CH3 四个结构域；IgM、IgE 有五个结构域，比 IgG 多一个 CH4。这些结构域的功能虽不同，但其结构相似。每个结构域约 110 个氨基酸组成，其氨基酸的序列具有相似性或同源性。各功能区的功能为：①VH 和 VL，尤其是 HVR（CDR），是 Ig 与抗原表位互补结合的部位，它可与相应的抗原表位在空间结构上进行精确的互补结合。②CH1 和 CL，是部分同种异型的遗传标志所在的部位。③CH2（IgG）和 CH3（IgM），具有补体结合的位点，可与补体 C1q 结合，从而激活补体活化的经典途径；女性妊娠时，母体的 IgG 可借助 CH2 通过胎盘进入胎儿体内。④**IgG 的 CH3 可与吞噬细胞、B 细胞、NK 细胞表面的 IgG Fc 受体（FcγR）结合，产生调理作用或 ADCC 作用等**；IgE 的 CH2 和 CH3 可与肥大细胞和嗜碱性粒细胞表面的 IgE Fc 受体（FcεRI）结合，介导 I 型超敏反应。

三、J 链和分泌片

五类 Ig 中 IgG、IgD、IgE 和血清型 IgA 皆由 1 个单体组成，而分泌型 IgA（sIgA）和 IgM

则分别由 2 个和 5 个单体通过 J 链(joining chain)和二硫键连接组成二聚体和五聚体。此外,sIgA 还含有分泌片(secretory piece,SP)(图 2 - 2)。

(一)J 链

J 链是一条富含半胱氨酸的多肽链,由浆细胞合成,可连接 Ig 单体形成二聚体、五聚体或多聚体。J 链在多聚体免疫球蛋白的体内转运中也起一定作用。

(二)分泌片(SP)

SP 又称分泌成分(secretory component,SC)。是一种含糖的肽链,由黏膜上皮细胞合成,是 sIgA 分子上的一个辅助成分。其作用是保护 sIgA 的铰链区免受蛋白水解酶降解,并介导 IgA 从黏膜下转移到黏膜表面,发挥局部免疫作用。

四、免疫球蛋白的水解片段

用木瓜蛋白酶和胃蛋白酶水解 Ig 分子,是研究 Ig 结构与功能的重要方法之一。

(一)木瓜蛋白酶水解片段

Porter 等最早用木瓜蛋白酶水解兔 IgG 而获知 Ig 的四肽链结构和功能。其水解 Ig 分子的部位是在铰链区二硫键连接的两条重链的近 N 端,**可将 Ig 裂解为两个相同的 Fab 段和一个 Fc 段**(图 2 - 3)。

Fab 段即抗原结合片段(fragment antigen binding,Fab),由一条完整的轻链和重链近 N 端的 1/2 部分构成,主要含 VL 和 VH,能与一个抗原表位特异性结合(即显示为单价),但不能形成肉眼可见的凝集反应和沉淀反应。Fc 段由酶解后重链剩余部分,即两条重链近 C 端的 1/2 及重链间的二硫键构成,此片段易于形成结晶,又叫可结晶片段(fragment crystallizable,Fc)。该片段主要含 CH2 和 CH3,是 Ig 分子与免疫分子和效应细胞(表达 Fc 受体的细胞)结合相互作用的部位。此外,Fc 段是 Ig 的同种型抗原决定簇(异种间免疫具有的抗原性)存在部位。用一种动物体内产生的抗体被动免疫,即注射入另一种动物体内时,可能因此抗体 Fc 段的存在而诱发超敏反应。

(二)胃蛋白酶水解片段

Nisonoff 等最早用胃蛋白酶裂解免疫球蛋白,其裂解 Ig 分子的部位是在铰链区二硫键连接的两条重链的近 C 端,**水解后可获得含 1 个大分子片段 $F(ab')_2$ 片段 和若干较小的 pFc 片段**(图 2 - 3)。$F(ab')_2$ 片段包括 2 条 L 链和由链间二硫键相连的小段 H 链,包括铰链区。能与两个抗原表位特异性结合,表现为双价,与抗原结合的亲和力大于单价的 Fab,能形成凝集反应和沉淀反应。pFc'无任何生物学活性。水解后的 $F(ab')_2$ 片段保留了结合相应抗原的生物学活性,又避免了 Fc 段免疫原性可能引起的副作用,因而作为生物制品有较大的实际应用价值。例如白喉抗毒素、破伤风抗毒素经胃蛋白酶消化后精制提纯的制品,因去掉 Fc 段可减轻超敏反应的发生。

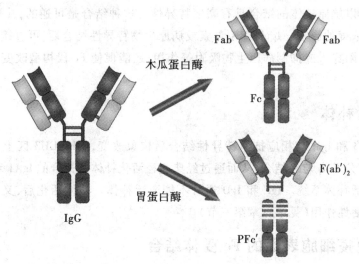

图 2-3 蛋白酶水解片段示意图

第二节 免疫球蛋白的生物学功能

免疫球蛋白(主要指抗体)是体液免疫应答中发挥免疫功能最主要的免疫分子,其生物学作用是由分子中不同结构域特点所决定的。它具有两大主要生物学功能,即首先能与抗原特异性结合,该功能由可变区完成;进一步诱发补体、各种效应细胞等产生清除抗原的效应,此功能由恒定区完成(图 2-4)。

一、特异性结合抗原

Ig 最显著的生物学作用是能够特异性地结合相应抗原,如细菌、病毒、寄生虫等抗原性异物。抗体的这种特异性是由其 V 区(尤其是 V 区的高变区或 CDR)的空间构型所决定的。免疫球蛋白有单体、二聚体、五聚体。每一个 Ig 分子结合抗原表位的数目(结合价)不同。Fab 为单价,F(ab')₂ 和单体 IgG、IgD、IgE 为双价;二聚体(分泌型 IgA)为 4 价;五聚体 IgM 理论上为 10 价,因空间位阻,一般只能结合 5 个抗原表位,为 5 价。抗体分子与抗原结合时,其 Fab 段的 V 区与抗原表位的立体结构必须吻合,特别与高变区的氨基酸残

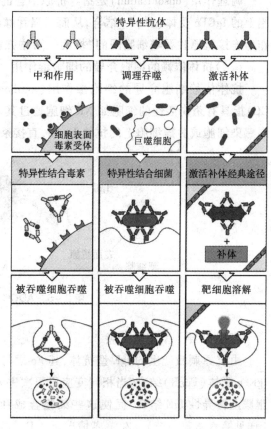

图 2-4 免疫球蛋白的生物学功能示意图

基直接对应,所以抗原抗体的结合具有高度特异性。这种结合是可逆的,并受到 pH 值、温度和电解质浓度的影响。Ig 与细菌毒素或病原生物特异性结合后,可直接发挥中和毒素、阻止病毒吸附穿入或抑制病原生物吸附等作用;还能促使 Fc 段构型改变,启动 Fc 段活性。

二、激活补体

IgG1 ~ IgG3 和 IgM 与相应抗原特异性结合后构象改变,CH2/CH3 区上补体结合位点暴露,补体成分 C1q 与之结合,从而通过经典途径活化补体。聚合的 IgA1 和 IgG4 可通过旁路途径激活补体系统。IgE 和 IgD 通常不能激活补体。补体活化后,又可发挥补体的多种生物学活性作用(见第三章第三节)。

三、与免疫细胞表面的 Fc 受体结合

多种细胞表面具有 Ig 的 Fc 段受体,常见有 IgG、IgE、IgA 的 Fc 受体,分别用 FcγR、FcεR、FcαR 表示。当 Ig 与相应抗原结合后,其 Fc 段可与具有 FcR 的细胞结合,从而产生不同的生物学作用。

(一)调理作用

调理作用(opsonization)是指与抗原结合的抗体如 IgG 的 Fc 段与中性粒细胞、巨噬细胞上的 IgGFc 受体(FcγR)结合,从而增强吞噬细胞的吞噬作用。IgA 也具有此作用。Fc 作为连接抗原和吞噬细胞间的"桥梁",可增强吞噬细胞的吞噬和杀伤活性。

(二)抗体依赖的细胞介导的细胞毒作用

抗体依赖细胞介导的细胞毒作用(antibody dependent cell mediated cytotoxicity, AD-CC)指具有杀伤活性的细胞如 NK 细胞通过其表面的 Fc 受体识别结合靶抗原细胞,如病毒感染细胞或肿瘤细胞上的抗体 Fc 段,直接杀伤靶抗原细胞(图 2-5)。

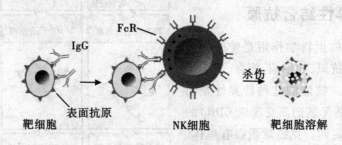

图 2-5 ADCC 作用示意图

(三)介导 I 型超敏反应

由抗原刺激产生的 IgE 型抗体,其 Fc 段与肥大细胞和嗜碱性粒细胞表面的高亲和力 IgEFc 受体(FcεR)结合,当相同变应原再次进入致敏机体时,可与肥大细胞、嗜碱性粒细胞膜上特异性 IgE 结合,促使这些细胞合成和释放生物活性介质,引起 I 型超敏反应,(详见第六章第一节)。在游离情况下 IgE 亦可与具有相应 Fc 段受体的细胞(肥大细胞和嗜碱性粒细胞)结合,故称为亲细胞抗体。

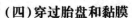

(四)穿过胎盘和黏膜

IgG 是唯一能通过胎盘的免疫球蛋白,母体可将此类免疫球蛋白输送至胎儿血循环,对于新生儿抗感染具有重要意义,是一种重要的自然被动免疫机制。sIgA 能从黏膜下转移至呼吸道和消化道黏膜表面,在黏膜局部免疫中发挥重要作用。

第三节 各类免疫球蛋白的特性与作用

各类免疫球蛋白虽都有抗体的共性,但它们在分子结构、体内分布、血清水平及生物活性等方面又各具特色(表2-1)。

表2-1 五类Ig的特性和功能比较表

	IgG	IgM	IgA	IgD	IgE
重链类型	γ	μ	α	δ	ε
主要存在形式	单体	单体、五聚体	单体、双体	单体	单体
分子量(kD)	150	970	160	175	190
开始合成时间	生后3个月	胚胎晚期	生后4~6个月	晚	较晚
成人血清含量(mg/ml)	8~16	0.5~2	1.4~4	0.03~0.04	17~450ng
占血清Ig总量(%)	75	5~10	15	0~1	0.002
血清中半衰期(天)	20~23	5	5	3	2.5
经典途径活化补体	++	+++	–	–	–
替代途径活化补体	IgG4+	–	–	–	–
穿过胎盘	++	–	–	–	–
结合吞噬细胞	+++	–	+	–	–
结合肥大细胞和嗜碱性粒细胞	+IgG4	–	–	–	+++
结合SPA	+	–	–	–	–
介导ADCC	++	–	–	–	–

一、IgG

IgG 多以单体形式存在,有 IgG1、IgG2、IgG3 和 IgG4 四个亚类,**是血清和细胞外液中含量最高的 Ig**,占血清 Ig 总量的 75% 左右。IgG 在出生后第 3 个月开始合成,3~5 岁开始接近成人水平;**主要由脾、淋巴结中的浆细胞合成和分泌;半衰期长**,为 20~30 天;亲和力高,是机体**再次免疫应答的主要抗体**;IgG 是唯一能通过胎盘屏障的 Ig,在新生儿抗感染免疫中起重要作用;大多数抗菌、抗病毒、抗毒素抗体都属于 IgG 类抗体,IgG1、IgG2 和 IgG3 可通过经典途径活化补体,还可与巨噬细胞、NK 细胞表面 Fc 受体(FcγR)结合发挥调理作用、ADCC 作用等。IgG 的 Fc 段还能结合葡萄球菌蛋白 A(SPA),借此可纯化抗体,并用于免疫诊断。有些自身抗体如抗核抗体、抗甲状腺球蛋白抗体以及引起 Ⅱ、Ⅲ 型超敏反应的抗体也属 IgG。

二、IgM

IgM 分为膜结合型和血清型两种类型。

膜结合型 IgM(mIgM)为单体 IgM,作为 B 细胞抗原识别受体(BCR)表达于 B 细胞表面,可特异性的识别结合抗原表位,但只表达 mIgM 是未成熟 B 细胞的标志。

血清型 IgM 是由 5 个单体通过一个 J 链和二硫键连接成的五聚体,**是分子量最大的 Ig**,沉降系数为 19S,**称为巨球蛋白**,一般不能通过血管壁,主要存在于血液中,占血清 Ig 总量的 5% ~ 10%,是血管内抗感染的主要抗体。五聚体 IgM 含 10 个 Fab段,有很强的抗原结合能力;含 5 个 Fc 段,比 IgG 更易激活补体。IgM **是个体发育过程中最早能自主合成和分泌的抗体**,在胚胎发育晚期的胎儿即能产生 IgM,故脐带血IgM 升高提示胎儿有宫内感染(如风疹病毒或巨细胞病毒等感染)。**机体感染后最早出现的抗体也是 IgM**,但它在血清中的半衰期短,因此血清中检出特异性 IgM 含量升高,提示机体新近发生感染,是感染早期诊断的依据。此外,IgM **还是天然 ABO 血型抗体**、类风湿因子抗体。

三、IgA

IgA 分为血清型和分泌型(sIgA)两型。血清型为单体,占血清 Ig 总量的 15% 左右,目前功能不清楚。sIgA 为二聚体,由 J 链连接,含上皮细胞合成的分泌片,经上皮细胞分泌到外分泌液中,**是外分泌液中主要的免疫球蛋白**。sIgA 合成和分泌的部位在胃肠道、支气管、乳腺、唾液腺、泪腺等腺体,因此主要存在于消化道和呼吸道的分泌液、初乳、唾液和泪液中。sIgA 可通过与毒素、相应病原微生物如细菌、病毒等结合,发挥中和毒素、阻止病原体黏附于细胞表面,**在黏膜局部抗感染中发挥重要作用**,是黏膜局部免疫的主要抗体。sIgA 在婴儿出生半年左右开始合成,在这期间**婴儿可从母乳中获得 sIgA**,这对婴幼儿抵抗呼吸道和消化道病原菌感染起重要作用,故提倡母乳喂养。

四、IgD

IgD 在人血清中含量较低,占血清 Ig 总量的 0 ~ 1%。IgD 可在个体发育的任何时期合成。其铰链区较长,易被酶降解,故半衰期很短。血清中 IgD 确切的免疫功能尚不清楚。成熟 B 细胞膜上表达 SmIgD,作为 B 细胞的抗原受体。未成熟 B 细胞仅表达SmIgM;成熟 B 细胞即初始 B 细胞,可同时表达 SmIgM 和 SmIgD;活化的 B 细胞或记忆 B细胞表面的 SmIgD 逐渐消失。

五、IgE

IgE 为单体结构,正常人血清中 IgE 水平极低,仅占血清 Ig 总量的 0.002%。IgE 在

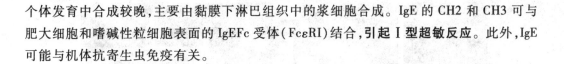

个体发育中合成较晚,主要由黏膜下淋巴组织中的浆细胞合成。IgE 的 CH2 和 CH3 可与肥大细胞和嗜碱性粒细胞表面的 IgEFc 受体(FcεRI)结合,**引起 I 型超敏反应**。此外,IgE 可能与机体抗寄生虫免疫有关。

第四节 人工制备抗体的类型

研究抗体的理化性质、分子结构与功能,疾病的诊断、治疗及预防等都需要人工制备抗体。目前,根据人工制备抗体的原理和方法可分为多克隆抗体(polyclonal antibody,PcAb)、单克隆抗体(monoclonal antibody,McAb)及基因工程抗体等。

一、多克隆抗体

天然抗原分子中往往含多种不同抗体特异性的抗原表位,故可刺激多个 B 细胞克隆产生针对多种抗原表位的不同抗体,称为多克隆抗体。获得多克隆抗体途径主要有动物免疫血清、恢复期患者血清或免疫接种人群。多克隆抗体具有中和抗原、免疫调理、介导补体的细胞毒和 ADCC 等重要作用、来源广泛、制备容易,但特异性较差,易发生交叉反应。

二、单克隆抗体

1975 年德国和英国学者采用细胞融合技术使小鼠脾细胞与小鼠骨髓瘤细胞在体外进行融合,结果发现部分杂交细胞既能在体外大量繁殖,又能分泌针对某一特定抗原表位的抗体,这种具有亲代细胞双方主要特征的杂交细胞系称为杂交瘤。因此,将这种针对一个抗原表位,由一个 B 细胞分化增殖的子代细胞克隆,即**单一纯系细胞合成的均一性抗体**,称为单克隆抗体。单克隆抗体的制备过程如图 2 - 6 所示。一种 McAb 只能识别一种抗原表位,而且性质纯、效价高、特异性强,可避免血清学上的交叉反应,现已在临床上广泛应用。例如传染病病原、肿瘤抗原及各种细胞表面抗原的检测;免疫细胞的分离、鉴定及分类,以及研究各种膜表面分子(如 CD)的结构和功能;利用特异的 McAb 与药物连接制备导向药物用于肿瘤的治疗等。

三、基因工程抗体

动物源性的 McAb 作为体外诊断试剂具有较高的敏感性和特异性,但它对人体是异种抗原,反复使用可引起超敏反应,迄今尚未获得理想的用于人的 McAb。20 世纪 80 年代初开始研究基因工程抗体。基因工程抗体是将部分或全部人源抗体的编码基因克隆到真核或原核表达系统中,体外表达人鼠嵌合或人源化抗体;或转基因至剔除自身抗体编码基因的小鼠体内,通过主动免疫诱生人源抗体。基因工程抗体包括人鼠嵌合抗体、改型抗体、小分子抗体、双特异性抗体及人源抗体等。其特点是既保持单克隆抗体均一性、特异性的优点,又能克服其为鼠源性的不足。

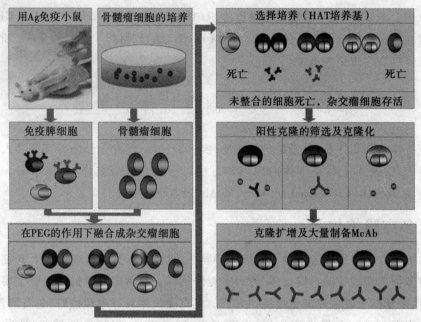

图 2-6 单克隆抗体的制备过程

▶▶▶ 综合测试题 ◀◀◀

A1 型题

1. 抗体和抗原结合的部位是

    A. 重链的 C 区

    B. 重链的 V 区

    C. 轻链的 V 区

    D. 重链和轻链的 V 区

    E. 重链和轻链的 C 区

2. 血清中含量最高的 Ig 是

    A. IgM

    B. IgA

    C. IgE

    D. IgG

    E. IgD

3. 关于抗体和免疫球蛋白,以下哪项是正确的

    A. 免疫球蛋白就是抗体

    B. 免疫球蛋白均为抗体,但抗体不一定都是免疫球蛋白

    C. 免疫球蛋白与抗体不同也无关

    D. 免疫球蛋白均为抗体,但两者特性不同

    E. 抗体均为免疫球蛋白,但免疫球蛋白不一定都是抗体

4. 脐带血中主要有哪类 Ig

    A. IgD

    B. IgM

    C. IgG

    D. IgA

    E. IgE

5. 种系发育过程中出现最早的 Ig 是

    A. IgD

    B. IgM

    C. IgG

    D. IgA

    E. IgE

6. 木瓜蛋白酶水解 IgG 的产物是

    A. Fab 段

    B. Fc 段

    C. 2Fab 段 + Fc 段

    D. 2Fab 段

    E. F(ab')$_2$ + Fc'

7. 胃蛋白酶水解 IgG 的产物是

A. Fab 段 + Fc 段

B. Fc 段

C. 2Fab 段

D. 2Fab 段 + Fc 段

E. $F(ab')_2 + pFc'$

8. 在黏膜局部起免疫作用的抗体主要是

A. IgG

B. IgM

C. sIgA

D. IgE

E. IgD

9. 新生儿从母乳中获得的 Ig 是

A. IgG

B. sIgA

C. IgM

D. IgD

E. IgE

10. 发生子宫内感染时,新生儿血液中应出现高滴度抗体的是

A. IgG

B. IgA

C. IgM

D. IgD

E. IgE

X 型题(以下每道题下面有 A、B、C、D、E 五个备选答案,请从中选择正确的答案,其中至少有两个是正确的)

11. 免疫球蛋白的功能有

A. 激活补体

B. 调理作用

C. 通过胎盘

D. ADCC 作用

E. 参与超敏反应

12. Ig 存在于

A. 血液中

B. 尿液中

C. 乳汁中

D. 唾液中

E. 某些细胞的细胞膜上

13. 关于 IgE 正确的叙述是

A. 正常血中含量在五类免疫球蛋白中最低

B. 分泌液中含量最大

C. 多发性骨髓瘤最为常见

D. 和肥大细胞的关系最为密切

E. 是个体发育中合成较晚的 Ig

14. ADCC 具有下列哪些特点

A. 靶细胞与特异性抗体结合

B. Mφ、NK 细胞、中性粒细胞在特异性抗体介导下杀伤靶细胞

C. 对靶细胞的杀伤作用是非特异性的

D. 需要补体参与

E. 靶细胞上 MHC 分子参与 ADCC

15. IgM 的特性包括

A. 是分子量最大的 Ig,称为巨球蛋白

B. 是天然的 ABO 血型抗体

C. 主要在血液中发挥抗感染作用

D. 是最早合成的 Ig

E. 激活补体的能力比 IgG 强

(朱　江)

第三章 补体系统

19世纪末,在发现体液免疫后不久,Bordet发现新鲜血清中存在一种不耐热的成分,可辅助抗体的溶菌作用,由于这种成分是抗体发挥溶细胞作用的必要补充的条件,故被称为补体(complement,C)。补体并非单一分子,而是存在于人和脊椎动物血清与组织液中一组经活化后具有酶活性的蛋白质,包括30余种可溶性蛋白、膜结合蛋白和补体受体,故被称为补体系统。补体广泛参与机体抗病原生物防御反应以及免疫调节,也可介导免疫病理的损伤性反应,是体内具有重要生物学作用的效应系统和效应放大系统。

第一节 补体系统的组成与命名

一、补体系统的组成

补体可由体内多种组织细胞合成,其中最主要的是肝细胞和巨噬细胞。补体系统由30余种成分构成,按其生物学功能可以分为三类。

1. 补体的固有成分 指存在于体液中、参与补体激活(活化)级联反应的补体成分,包括经典激活途径的C1(C1q、C1r、C1s)、C4、C2,甘露聚糖结合凝集素(MBL)激活途径的MBL、MBL相关的丝氨酸蛋白酶(MASP),旁路激活途径的B因子、D因子,上述三条途径的共同末端通路的C3、C5~C9。

2. 补体调节蛋白 以可溶性或膜结合形式存在的参与补体激活调节的蛋白质,体液中可溶性的调节蛋白包括C1抑制物、I因子、H因子、C4结合蛋白、S蛋白、过敏毒素灭活因子;细胞膜表面的补体调节蛋白有促衰变因子(DAF)、膜辅助蛋白(MCP)、膜反应溶解抑制因子等。

3. 补体受体(CR) 多种细胞膜上存在的介导补体活性片段或调节蛋白的生物学效应的受体,主要包括CR1、CR5、C3aR、C2aR、C4aR、C5aR等。

二、补体系统的命名

由于补体系统组成和功能的复杂性,其命名较为复杂,一般有以下规律可循:

1. 参与补体经典激活途径的固有成分,按其被发现的先后分别命名为C1(q,r,s),C2,C3……C9。

2. 补体系统的其他成分以英文大写字母表示,如B因子、D因子、P因子、H因子。

3. 补体调节蛋白多以其功能命名,如C1抑制物、C4结合蛋白、促衰变因子等。

4. 补体活化后的裂解片段,以该成分的符号后面附加小写英文字母表示,如C3a、C3b等,其中a为小片段,b为大片段。

5. 具有酶活性的成分或复合物，在其符号上划一横线表示，如 $\overline{C1}$。

6. 灭活的补体片段，在其符号前加英文字母 i 表示，如 iC3b。

三、补体的理化性质

体内多种组织细胞均能合成补体蛋白，**约90%血浆补体成分由肝细胞合成**，少数成分由肝细胞以外的细胞合成，例如：C1 由肠上皮和单核－巨噬细胞产生；D 因子由脂肪细胞产生；其他器官和细胞（如内皮细胞、淋巴细胞、神经胶质细胞、肾脏上皮细胞等）也能合成补体的某些成分。人类胚胎发育早期即可合成补体，出生后 3～6 月达到成人水平。

补体化学组成为糖蛋白，多数是 β 球蛋白，少数为 γ 或 α 球蛋白，约占血浆球蛋白总量的 10%，分子量在 25～590kD，**C1q 分子量最大，D 因子最小**。

补体性质不稳定，加热、机械振荡、酸碱、酒精均可使其失活，尤其对热敏感，**56℃30分钟即被灭活**。在 0℃～10℃条件下，补体活性只能保持 3～5 天，冷冻、干燥可较长时间保存。

在正常情况下，补体含量相对稳定，**C3 含量最高，D 因子最少**，但在某些疾病情况下可以发生变化，恶性肿瘤、感染、组织损伤急性期、急性炎症时增高；大面积烧伤、肝硬化时降低。

第二节 补体系统的激活

在生理情况下，血清中大多数补体成分均以无活性的酶前体形式存在。只有在某些活化物的作用下，或在特定的固相表面上，补体各成分才依次被激活。每当前一组分被激活，即具备了裂解下一组分的活性，由此形成一系列放大的级联反应，最终导致溶细胞效应。同时，在补体活化过程中产生的多种水解片段具有不同的生物学效应，广泛参与机体的免疫调节与炎症反应。补体的激活过程依据起始的不同，可分为三条途径：经典途径、旁路途径和 MBL 途径。在进化和发挥抗感染作用的过程中，最先出现或发挥作用的依次是不依赖抗体的旁路途径和 MBL 途径，最后才是依赖抗体的经典途径。

一、经典途径激活

经典途径是抗体介导的体液免疫应答的主要效应方式。抗原－抗体复合物是经典途径的激活物，IgG（IgG1、IgG2、IgG3）或 IgM 类抗体与相应的抗原结合后补体结合点暴露，使补体固有成分按照 C1、C4、C2、C3、C5～C9 的顺序依次被激活，最终发挥一系列生物学效应。与抗体分子的结合是经典途径的始动环节，其触发 C1 活化的条件为：①C1 与 IgM 的 CH3 区或 IgG（IgG1,IgG2,IgG3）的 CH2 区结合才能活化。②每一个分子必须同时与两个以上 Ig 分子的 Fc 段结合。由于 IgM 分子为五聚体，含 5 个 Fc 段，故单个 IgM 分子即可结合 C1q，并有效地启动经典途径。但 IgG 是单体，需要两个或两个以上 IgG 分子，才能与 C1q 结合。③只有在抗体与抗原结合后，Fc 段发生构象改变，暴露出补体结合位点，C1q 才可与抗体 Fc 段的补体结合点接近，触发补体激活过程。

C1 是由 C1r、C1s 与 C1q 组成。C1q 由 6 个相同的呈放射状排列的亚单位构成,每个亚单位的羧基端呈球形,是与抗体的补体结合点结合的部位(图 3 - 1)。当两个以上的 C1q 头部与抗体的 Fc 段结合后,C1q 六个亚单位的构象即发生改变,导致与之相连的 C1r 和 C1s 相继活化。活化的 C1s 具有酯酶活性,可依次裂解 C4、C2。

$\overline{C1s}$使 C4 裂解成 C4a 和 C4b 两个片段,使 C2 裂解成 C2a 和 C2b 两个片段,C4b 结合到细胞或免疫复合物表面。在 Mg^{2+} 存在的条件下,C2a 与细胞表面的 C4b 结合,形成的复合物 $\overline{C4b2a}$即为经典途径的 C3 转化酶。裂解产生的小片段 C4a、C2b 均释放到液相中,发挥各自的生物学作用。在 $\overline{C4b2a}$ 的作用下,C3 被裂解成 C3a 和 C3b 两个片段,大片段 C3b 与 $\overline{C4b2a}$结合形成 $\overline{C4b2a3b}$,即为经典途径的 C5 转化酶。

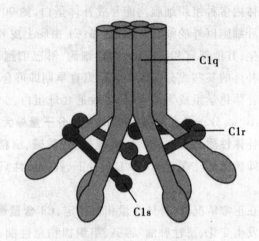

图 3 - 1　C1 分子结构示意图

在 C5 转化酶的作用下,C5 被裂解成 C5a 和 C5b 两个片段,小片段 C5a 释放到液相,具有过敏毒素和趋化作用;大片段 C5b 结合在细胞或免疫复合物表面,并依此结合 C6、C7,形成复合物 C5b67,此复合物具有高度亲脂性,能与邻近的细胞膜非特异性结合,插入细胞膜的磷脂双分子层,进而吸附 C8 形成 C5b678,其中 C8 是 C9 结合的部位,能与多个 C9 结合,最终形成 C5b6789,此即攻膜复合物(MAC)。攻膜复合物在细胞膜上形成亲水性穿膜孔道,使水和电解质等小分子物质通过,而细胞内大分子物质不能逸出,导致细胞内渗透压改变,使细胞溶解破坏(图 3 - 2)。此外,末端补体成分插入细胞膜,可能使致死量钙离子被动地向胞内弥散,并最终导致细胞死亡。

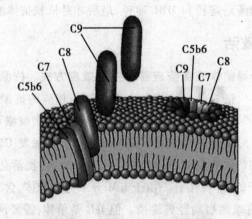

图 3 - 2　攻膜复合物形成示意图

二、旁路途径激活

不经 C1、C4、C2,而由 C3、B 因子、D 因子、P 因子参与的激活过程,称为补体活化的旁路途径,又称替代途径。革兰阴性菌的内毒素、酵母多糖、葡聚糖、凝聚的 IgA 和 IgG4 以及其他哺乳动物细胞,均可不通过 C1q 的活化,而直接"激活"旁路途径。

生理状态下,血清中的 C3 可自发水解,缓慢、持续地产生少量的 C3b,C3b 与 B 因子结合形成 C3bB 复合物。在 D 因子的作用下,B 因子裂解为 Ba 和 Bb 两个片段,Bb 与 C3b 形成 C3bBb 复合物,此即旁路途经的 C3 转化酶。C3bBb 极易被降解,而 P 因子可与之结合使其稳定。生理状态下,I 因子、H 因子对 C3b、C3bBb 有水解、促衰变作用,从而生理情况下,旁路途径不能激活。当旁路途经的激活物存在时,可使 C3bBb 受到保护而不容易被降解。C3bBb 裂解 C3 生成 C3a 和 C3b,后者沉积在颗粒表面并与 C3bBb 结合形成 C3bBb3b(或称 C3bnBb),该复合物即旁路途径的 C5 转化酶,其功能类似于经典途的 C4b2a3b,C5 转化酶一旦形成,其后的激活过程及效应与经典途径完全相同,即进入 C5~C9 的激活阶段,形成 MAC,导致靶细胞溶解。在旁路途经的激活过程中,C3b 起着正反馈环路调节作用,也是补体系统的一个重要放大机制,C3b 既是 C3 转化酶的成分,又是 C3 转化酶作用生成的产物。

三、MBL 途径激活

补体活化的 MBL 途径与经典途径的过程基本类似,但其激活起始于炎症期产生的蛋白与病原生物结合之后,而并非依赖于抗原 - 抗体复合物的形成。在病原生物感染的早期,体内巨噬细胞和中性粒细胞可产生 TNF - a、IL - 1 和 IL - 6,从而导致机体发生急性期反应,并诱导肝细胞合成、分泌急性期蛋白,其中参与补体激活的有甘露聚糖结合凝集素(MBL)和 C 反应蛋白。MBL 是一种钙依赖性糖结合蛋白,属于凝集素家族,可与甘露糖残基结合。正常血清中 MBL 水平极低,在急性期反应时,其水平明显升高。MBL 与细菌的甘露糖残基结合,然后与丝氨酸蛋白酶结合,形成 MBL 相关的丝氨酸蛋白酶(MBL - associated serine protease,MASP - 1,MASP - 2),MASP 具有与活化的 C1 同样的生物学活性,可水解 C4 和 C2 分子,继而形成 C3 转化酶,其后的反应过程与经典途径相同。这种补体激活途径被称为 MBL 途径(MBL pathway)。此外,C 反应蛋白也可与 C1q 结合并使之激活,然后依次激活补体其他成分。

旁路途经和 MBL 途径活化不需要抗原抗体复合物参与,故在病原生物感染时补体被激活的顺序依次是旁路途经,MBL 途径,最后是经典途径。然而,当经典途径或 MBL 途径活化时,通过 C3 放大途径也可活化旁路途经,可见三者是以 C3 活化为中心密切相连的。补体三条激活途径起点各异,但存在相互交叉,并具有共同的末端效应(图 3 - 3,表 3 - 1)。

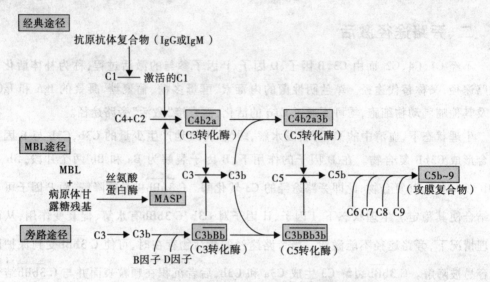

图 3-3 补体三条激活途径示意图

表 3-1 补体三条激活途径的比较

项目	经典途径	MBL 途径	旁路途径
激活物质	抗原抗体复合物	细菌甘露糖等	细菌脂多糖、肽聚糖或凝聚的 IgA 和 IgG4
起始分子	C1q	MBL、MASP	C3
参与的补体成分	C1~C9	MBL、MASP C2~C9	C3、C5~C9、B 因子、P 因子、D 因子
C3 转化酶	$C\overline{4b2a}$	$C\overline{4b2a}$	$C\overline{3bBb}$
C5 转化酶	$C\overline{4b2a3b}$	$C\overline{4b2a3b}$	$C\overline{3bnBb}$
意义	参与适应性免疫	参与固有免疫,感染早期即发挥作用	参与固有免疫,感染早期即发挥作用

第三节 补体系统的生物学作用

补体具有多种生物学活性,不仅参与非特异性防御反应,也参与特异性免疫反应。补体激活产生一系列活性片段,它们与表达在不同细胞表面的相应补体受体(complarnent receptor,CR)结合,在免疫和炎症反应中发挥各种作用。

一、溶解细菌和细胞作用

补体被激活后,可在多种靶细胞表面形成膜攻击单位,从而导致靶细胞溶解(图 3-4)。这是机体抵御病原生物感染的重要防御机制之一。

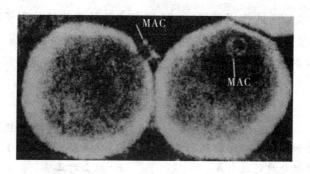

图 3-4　MAC 攻膜效应

二、调理作用

血清内含有的调理素(opsonin),与细菌及其他颗粒物质结合,可促进吞噬细胞的吞噬作用。**补体激活过程中产生的 C3b、C4b 和 iC3b 均是重要的调理素**,它们可结合中性粒细胞或巨噬细胞表面相应受体,如 CR1、CR3 和 CR4(CD11)。因此,在病原生物细胞表面发生的补体激活,可促进病原生物与吞噬细胞吸附,并被吞噬及杀伤(图 3-5)。这种依赖 C3b、C4b 和 iC3b 的吞噬作用,可能是机体抵抗全身性细菌或真菌感染的主要防御机制。

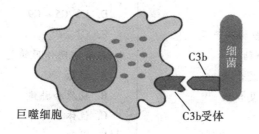

图 3-5　补体的调理作用示意图

三、免疫黏附和清除免疫复合物作用

体内中等分子量的循环免疫复合物(IC)可沉积在血管壁,通过激活补体而造成周围组织损伤。补体成分可参与清除循环免疫复合物,其机制为:①补体与抗体的结合可在空间上干扰抗原、抗体之间的相互作用,从而抑制新的 IC 形成,或使已形成的 IC 中的抗原和抗体发生解离;②循环 IC 可激活补体,所产生的 C3b 与抗体共价结合。借助 C3b 与表达 CR1 和 CR3 的血细胞结合,并通过血流运送到肝而被清除。带 CR1 的红细胞数量巨大,因此是清除 IC 的主要参与者。

四、炎症介质作用

在补体活化过程中产生多种具有炎症介质作用的活性片段,如 C3a、C4a 和 C5a,它们又被称为过敏毒素,可与肥大细胞、嗜碱性粒细胞等细胞表面相应受体结合,促使其脱颗粒,释放组胺等血管活性介质,引起血管扩张、毛细血管通透性增加、内脏平滑肌收缩。

三种过敏毒素中,以 C5a 的作用最强。C5a 还是中性粒细胞趋化因子,能吸引中性粒细胞,使其向炎症部位聚集,加强对病原生物的吞噬,同时增强炎症反应。由补体介导的急性炎症反应既可针对抗原,也可能对自身组织成分造成损害(如Ⅲ型超敏反应)。

▶▶ 综 合 测 试 题 ◀◀

A1 型题

1. 可刺激肥大细胞和嗜碱性粒细胞脱颗粒,释放组胺等过敏性介质的成分是
    A. C1q,C1s
    B. C3b,C4b
    C. C3a,C2b
    D. C1s,C5a
    E. C3a,C5a

2. 补体活性片段中的趋化因子是
    A. C2a
    B. C5a
    C. C3a
    D. C4b
    E. C3b

3. 可激活经典途径的复合物分子是
    A. IgG4 与抗原的复合物
    B. 一个 IgG 与抗原的复合物
    C. 一个 IgD 与抗原的复合物
    D. IgM 与抗原的复合物
    E. 一个 sIgA 与抗原的复合物

4. 补体旁路激活途径激活顺序是
    A. C123456789
    B. C1423456789
    C. C124356789
    D. C12456789
    E. C356789

5. MBL 激活途径的激活物是
    A. 抗原抗体复合物
    B. 脂多糖
    C. 聚合 IgA
    D. 甘露糖
    E. 酵母多糖

6. 补体
    A. 具有相应受体
    B. 具有抗感染作用
    C. 经典途径成分包括 C1～C9
    D. 体液补体抑制因子中包括 H 因子
    E. 以上均正确

7. 补体经典途径的成分包括
    A. C1q
    B. IgG1
    C. IL－2
    D. H 因子
    E. B 因子

8. 参与溶菌作用的补体成分有
    A. C1～C9
    B. C3～C9
    C. C5～C9
    D. C3,C5～C9
    E. C3～C5

9. 具有调理作用的是
    A. 抗原
    B. 抗原和补体
    C. 抗体和补体
    D. 补体
    E. 抗体

10. 无需补体组分参与的效应是
    A. 免疫黏附
    B. 溶解细菌
    C. 抗 B 抗体与 B 型红细胞的溶解
    D. ADCC
    E. 调理作用

11. 下列补体固有成分含量最高的是
    A. C3
    B. C8
    C. C1q
    D. C5
    E. D 因子

12. 以免疫黏附作用清除免疫复合物的补体活性片段是

A. C3a

B. C2a

C. C3b

D. C5b

E. C1q

13. MBL 活化途径的 C3 转化酶是

A. C1s

B. $\overline{C4b2a}$

C. $\overline{C3bBb}$

D. C3bBbP

E. D 因子

（王小莲）

第四章 免疫系统

免疫系统主要执行免疫功能,**由免疫器官、免疫细胞和免疫分子组成**。免疫器官包括骨髓、胸腺、脾、淋巴结、黏膜相关淋巴组织等。免疫细胞主要有淋巴细胞、单核吞噬细胞、树突状细胞、粒细胞、肥大细胞及红细胞、血小板等。免疫分子除了抗体、补体系统,还有主要组织相容性复合体分子、细胞因子、CD分子等。

第一节 免疫器官

免疫器官根据其发生和功能不同,可分为**中枢免疫器官和外周免疫器官**(图4-1),两者通过血液循环和淋巴循环相互联系。

一、中枢免疫器官

中枢免疫器官是各类免疫细胞发生、发育、分化和成熟的场所,在人类包括骨髓和胸腺。

(一)骨髓

1. 骨髓的结构 骨髓是重要的中枢免疫器官,可分为红骨髓和白骨髓。具有造血功能的红骨髓由骨髓基质细胞、造血干细胞和血窦组成。基质细胞及其分泌的细胞因子构成了造血干细胞分化的微环境。

2. 骨髓的功能

(1)各类血细胞和免疫细胞发生的场所 骨髓造血干细胞在微环境的作用下,先分化为髓样祖细胞和淋巴样祖细胞,髓样祖细胞最终分化为红细胞、粒细胞、单核细胞、血小

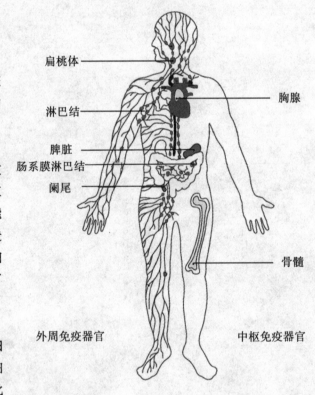

图4-1 免疫器官示意图

板,后者则发育为各种淋巴细胞的前体细胞。树突状细胞可分别来源于髓样祖细胞和淋巴样祖细胞,由前者来源的称为髓系树突状细胞,后者来源的称为淋巴系树突状细胞。

（2）**B细胞分化成熟的场所**　淋巴细胞的前体细胞的一部分留在骨髓中继续发育成熟为B细胞。

（3）**再次免疫应答抗体产生的主要部位**　记忆性B细胞在外周免疫器官受抗原刺激后被活化，随淋巴液和血液返回骨髓，在骨髓中分化成熟为浆细胞，产生大量抗体，并释放至血液循环，成为再次免疫应答血清抗体的主要来源。因此，骨髓兼有中枢免疫器官和外周免疫器官的作用。

（二）胸腺

1. **胸腺的结构**　胸腺的表面覆盖一层结缔组织被膜，被膜深入胸腺实质，将实质分隔成许多胸腺小叶，每个胸腺小叶由皮质和髓质两部分组成。胸腺的主要成分是处于不同分化阶段的胸腺细胞和胸腺基质细胞。胸腺基质细胞包括胸腺上皮细胞、巨噬细胞、树突状细胞和成纤维细胞等。胸腺基质细胞及其分泌的胸腺激素和细胞因子等共同构成胸腺细胞分化的微环境。

2. **胸腺的功能**　胸腺是T细胞分化、发育和成熟的场所。骨髓来源的前T细胞经血液循环迁移至胸腺，在胸腺微环境诱导下，90%以上发生凋亡或被巨噬细胞吞噬，少数发育为功能性$CD4^+$T细胞或$CD8^+$T细胞，并获得对自身组织的耐受性以及识别抗原的MHC限制性。

二、外周免疫器官及组织

外周免疫器官是成熟淋巴细胞定居和产生免疫应答的场所，包括淋巴结、脾和黏膜相关淋巴组织等。

（一）淋巴结

1. **淋巴结的结构**　淋巴结表面有一层结缔组织形成的被膜，被膜向内伸入实质形成小梁。淋巴结实质分为皮质和髓质。皮质位于被膜下，由浅层皮质、副皮质和皮质淋巴窦组成；髓质由髓索和髓窦组成（图4-2）。

（1）**浅层皮质**　浅层皮质含有淋巴小结，又称淋巴滤泡，此区富含B细胞（约占95%）、滤泡树突状细胞和少量$CD4^+$T细胞，所以又称非胸腺依赖区。淋巴滤泡未受抗原刺激时，体积较小，称初级淋巴滤泡，主要含有初始B细胞。受抗原刺激后体积增大并产生生发中心，称次级淋巴滤泡，主要含有大量增殖分化的B细胞。

（2）**副皮质**　副皮质位于皮质深层，因富含T细胞又称胸腺依赖区，还有并指树突状细胞；此区毛细血管丰富，有许多高内皮微静脉，是淋巴细胞进入淋巴组织的重要通道。

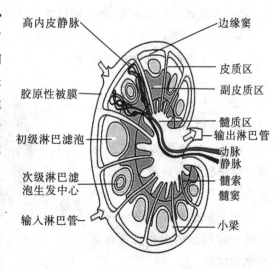

图4-2　淋巴结结构示意图

（3）髓质　髓质由髓索和髓窦组成,髓索是由 B 细胞、浆细胞和网状细胞集结成的索状淋巴组织;髓索间为富含巨噬细胞的髓窦,有较强的滤过淋巴液的功能。

2. 淋巴结的功能

（1）T 细胞和 B 细胞定居的场所　淋巴结是成熟的 T 细胞和 B 细胞定居的主要部位。T 细胞占淋巴结内淋巴细胞总数的 75%,B 细胞占 25%。

（2）适应性免疫应答场所　淋巴结含多种类型的免疫细胞,不同种类的细胞位于淋巴结的不同部位,有利于抗原捕捉、提呈抗原信息和细胞活化增殖。位于浅层皮质的滤泡树突状细胞通过表面丰富的 Fc 受体将抗原体复合物长期保留在滤泡内,这对形成和维持记忆性 B 细胞、诱导再次免疫应答很有意义。位于副皮质区的并指树突状细胞通过表面高表达的 MHC Ⅱ 分子将抗原提呈给 Th 细胞,B 细胞受抗原刺激并在 Th 细胞辅助下活化、增殖、分化,形成生发中心。

（3）参与淋巴细胞再循环　淋巴结副皮质区的高内皮微静脉在淋巴细胞再循环中起重要作用。

（4）滤过淋巴液　从淋巴回流区进入淋巴结的淋巴液常带有病原微生物、毒素等抗原性物质,当淋巴液缓慢流过淋巴窦时,有利于窦内巨噬细胞的吞噬、清除,发挥过滤淋巴液的作用。

（二）脾

脾是人体最大的外周免疫器官。

1. 脾的组织结构　脾的表面有结缔组织被膜,被膜向内伸展成若干脾小梁。脾实质分为白髓、红髓和边缘区（图 4 − 3）。白髓包括动脉周围淋巴鞘和淋巴滤泡。动脉周围淋巴鞘为脾的胸腺依赖区,即 T 细胞区。淋巴滤泡为非胸腺依赖区,即 B 细胞区,受抗原刺激后可产生生发中心,由初级淋巴滤泡发育为次级淋巴滤泡。红髓位于白髓周围,分为脾索和血窦。脾索主要含 B 细胞,也有巨噬细胞和树突状细胞。边缘区位于红髓与白髓之间,动脉血进入红髓后,血液中的淋巴细胞通过边缘区进入白髓,白髓内淋巴细胞又逸出,穿过边缘区而进入血窦,参与淋巴细胞再循环。

2. 脾的功能

（1）T 细胞和 B 细胞定居的场所　脾是成熟淋巴细胞定居的场所,其中 T 细胞占脾内淋巴细胞总数的 40%,B 细胞占 60%。

（2）适应性免疫应答的场所　脾是机体对血源性抗原产生免疫应答的主要场所。

（3）滤过血液　脾可清除血液中病原微生物和自身衰老损伤的细胞。

（4）生物合成作用　脾可

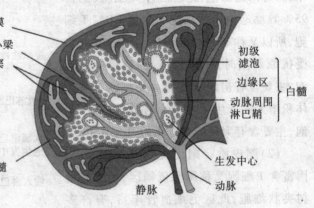

图 4 − 3　脾结构示意图

合成某些生物活性物质,如补体、干扰素等。

(三)黏膜相关淋巴组织

黏膜相关淋巴组织(MALT)主要由肠相关淋巴组织、鼻相关淋巴组织和支气管相关淋巴组织组成,包括消化道、呼吸道和泌尿生殖道等黏膜固有层和上皮细胞下散在的无被膜淋巴组织,以及某些带有生发中心的器官化淋巴组织,如扁桃体、阑尾等。MALT 在肠道、呼吸道及泌尿生殖道黏膜构成了一道免疫屏障,也是参与局部特异性免疫应答的主要部位,在黏膜局部抗感染免疫中发挥重要作用。

第二节 免疫细胞

免疫细胞是指参与免疫应答或与免疫应答相关的细胞及其前体细胞,主要包括淋巴细胞、抗原提呈细胞、粒细胞、肥大细胞、红细胞和血小板等。

一、T 淋巴细胞

T 淋巴细胞即胸腺依赖性淋巴细胞(thymus - dependent lymphocyte),简称 T 细胞。骨髓中的祖 T 细胞进入胸腺,在胸腺微环境、胸腺上皮细胞、树突状细胞等作用下,经历阳性选择和阴性选择后,获得了识别抗原受自身 MHC 限制及对自身组织免疫耐受的特性,最终发育为成熟的单阳性细胞:即 TCR$^+$CD4$^+$T 细胞及 TCR$^+$CD8$^+$T 细胞,成熟的 T 细胞迁移至外周血并最终定居在外周免疫器官,执行免疫功能。

(一)T 淋巴细胞表面分子及其功能

T 细胞的细胞膜上有许多表面分子,主要是表面受体和表面标志。表面受体在 T 细胞识别抗原、信号转导、活化并产生效应等生物学功能中发挥重要作用。表面标志是鉴定 T 细胞及其亚群的重要依据。

1. TCR - CD3 复合体 是 T 细胞受体(T cell receptor,TCR)与 CD3 分子以非共价键结合形成的复合体,是 T 细胞特异性识别抗原、产生和传递细胞活化第一信号的基本结构(图 4 - 4)。

(1)TCR 的结构和功能 TCR 是由二硫键连接 α、β 或 γ、δ 两条跨膜糖蛋白链构成的异二聚体,即 TCR 有 TCRαβ 和 TCRγδ 两种形式。体内大多数(90% 以上)T 细胞表达 TCRαβ,仅少数 T 细胞表达 TCRγδ。TCR 属于免疫球蛋白超家族,其胞外区含两个结构域:近膜端的一个恒定(C)区和远膜端的一个可变(V)区。TCRαβ 的 V 区呈高度的多样性,识别抗原表现高度的特异性,并且只能识别抗原肽 - MHC 分子复合物。跨膜区具有带正电荷的氨基酸残基,与 CD3 分子的跨膜区连接,

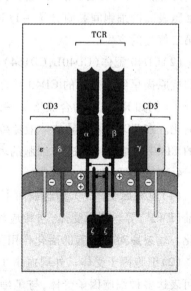

图 4 - 4 TCR - CD3 复合物示意图

形成 TCR/CD3 复合体。胞质区很短,不具备传导活化信号的功能。与 TCRαβ 不同的是,TCRγδ 的 V 区缺乏多样性,可识别多种病原体所共有的抗原成分,为非特异性抗原识别受体。而且可直接识别某些完整的多肽抗原,识别的抗原种类有限。

(2)CD3 分子的结构和功能　CD3 分子是由 γ、δ、ε、ζ 及 η 五种肽链组成的一个三对二聚体结构,有两种形式:即 εγ – εδ – ζζ 和 εγ – εδ – ζη。其中 ε、γ、δ 和 ζ 的跨膜区含有带负电荷的氨基酸残基,且胞质区较长,均有免疫受体酪氨酸活化基序(immunoreceptor tyrosine – based activation motif,ITAM),与 TCR 的跨膜区结合,传导 TCR 识别抗原产生的活化信号。

2. TCR 辅助受体　CD4/CD8 分子是 TCR 辅助受体,二者都属于免疫球蛋白超家族。CD4 分子是由一条肽链组成的跨膜蛋白。胞外区具有 4 个结构域,其中远膜端的 2 个结构域能够与 MHC – Ⅱ类分子的 β2 结构域结合。CD8 分子由 α 和 β 两条肽链组成,其细胞外区各含一个结构域,能够与 MHC – Ⅰ类分子的 α3 功能区结合。CD8 分子和 CD4 分子分别与 MHC – Ⅰ类和Ⅱ类分子结合可增强 T 细胞和抗原提呈细胞或靶细胞之间的相互作用。另外,CD4 和 CD8 分子的胞质区结合有酪氨酸蛋白激酶,该酶激活后,可催化 CD3 分子中的 ITAM 的酪氨酸残基磷酸化,从而参与 TCR 识别抗原活化信号的转导。所以,CD4 和 CD8 分子又称为 T 细胞的辅助受体。

3. 共刺激分子　是广泛表达于抗原提呈细胞、T 细胞和 B 细胞表面的黏附分子,因其具有介导产生共同刺激信号的作用而得名。位于 T 细胞表面为 T 细胞活化提供第二信号的刺激分子主要有 CD28、LFA – 1、LFA – 2、CD40 配体等。

(1)CD28 分子　CD28 分子是由 2 条相同肽链组成的同源二聚体,表达于 90% CD4[+] T 细胞和 50% CD8[+] T 细胞。CD28 分子与表达于抗原提呈细胞的 B7 分子结合是 T 细胞活化第二信号的主要协同刺激分子,该信号可促进 T 细胞增殖和 IL – 2 的生成。

另外,T 细胞表面的淋巴细胞功能相关抗原 – 1(LFA – 1)和 LFA – 2 分别与抗原提呈细胞表面的细胞间黏附分子 – 1(ICAM – 1)分子、LFA – 3 的黏附,也参与了 T 细胞活化第二信号的产生。

(2)CD40 配体(CD40L,CD154)　CD40L 主要表达于活化的 CD4[+] T 细胞,与表达于专职抗原提呈细胞表面的 CD40 结合:一方面,促进抗原提呈细胞 B7 分子表达和某些细胞因子(例如 IL – 12)的合成增加;另一方面,抗原提呈细胞 B7 分子表达增加促进 T 细胞的活化。在 TD – Ag 诱导的体液免疫应答中,活化的 Th 细胞表达的 CD40L 与 B 细胞表面的 CD40 的结合可促进 B 细胞的增殖、分化以及抗体生成和类别转换。

4. 其他膜分子

(1)丝裂原受体　T 细胞表面主要表达刀豆蛋白 A(ConA)、植物血凝素(PHA)、美洲商陆(PWM)等丝裂原受体,与相应丝裂原结合后,可直接诱导静息 T 细胞活化、增殖和分化。丝裂原对 T 细胞的活化作用无特异性。

(2)细胞因子受体　外周血中 T 细胞受到抗原或促分裂原刺激后,在活化的不同阶段可表达多种细胞因子受体,与 T 细胞活化、增殖和分化密切相关的细胞因子受体主要有 IL – 2R、IL – 4R、IL – 6R、IL – 12R、IFN – γR 等。

(二)T淋巴细胞亚群及功能

T细胞是具有高度异质性的细胞群体,按照分类依据的不同将其分为多种亚群。根据TCR的组成不同,可分为TCRαβ⁺T和TCRγδ⁺T亚群,其中TCRγδ⁺T主要执行固有免疫应答,TCRαβ⁺T即通常所指的执行适应性免疫应答的T细胞。TCRαβ⁺T根据其是否接受过抗原刺激以及接受抗原刺激后的分化情况分为初始T细胞、效应T细胞和记忆T细胞;根据所含的单阳性分子不同,**可分为CD4⁺T细胞和CD8⁺T细胞**。这里着重介绍TCRαβ⁺T细胞的亚群。

1. 初始T细胞、效应T细胞和记忆性T细胞

(1)初始T细胞 初始T细胞是指从未接受过抗原刺激的成熟T细胞,表面表达CD45RA和高水平的L-选择素分子。参与淋巴结细胞再循环,初始T细胞在外周淋巴器官内接受抗原刺激而活化,并最终分化为效应T细胞和记忆性T细胞。

(2)效应T细胞 效应T细胞是指受抗原刺激后,发生克隆扩增和分化的T细胞。表面表达CD45RO和高水平的、高亲和力IL-2受体,不参与淋巴结细胞再循环。效应T细胞仍需与抗原提呈细胞或靶细胞相互作用再次被活化,发挥免疫效应功能。

(3)记忆T细胞 记忆T细胞是初始T细胞经抗原刺激后,在增殖分化过程中停止分化,成为静息状态的长寿T细胞。表面表达CD45RO和多种黏附分子,接受抗原刺激后可迅速活化,进而分化为效应T细胞和新生记忆性T细胞。

2. CD4⁺T细胞和CD8⁺T细胞

(1)CD4⁺T细胞 **CD4⁺细胞占外周血T细胞的60%~65%,主要识别外源性抗原肽,且受自身MHC-Ⅱ类分子的限制。**初始CD4⁺T细胞特异识别抗原后首先分化为Th0细胞。然后在不同细胞因子的作用下继续分化为Th1、Th2和Th3,分别分泌不同的细胞因子,发挥不同的免疫效应。其中,Th1细胞分泌IL-2、IFN-γ和TNF-β等细胞因子,介导细胞免疫和迟发型超敏反应,常引起炎症反应又称炎性T细胞,也可辅助CTL增殖分化。Th2细胞可产生IL-4、IL-5、IL-6及IL-10等细胞因子,诱导B细胞增殖、分化,辅助体液免疫应答(图4-5)。Th3细胞则通过分泌的TGF-β对免疫应答发挥负调节作用。

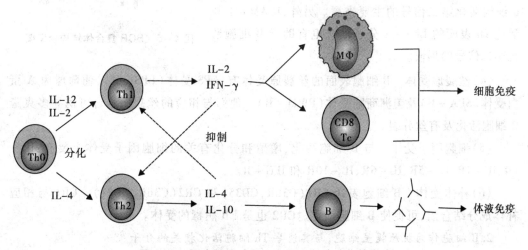

图4-5 细胞因子对Th1和Th2细胞分化的影响

（2）CD8 +T 细胞 主要指细胞毒 T 细胞（Tc 或 CTL），CD8 +T 细胞占外周血 T 细胞的 30% ~35%，主要识别内源性抗原肽，且受自身 MHC - I 分子的限制。Tc 细胞具有细胞毒性作用，抗原活化后，分化为效应 Tc 细胞，可特异性杀伤带有相应抗原的靶细胞，如肿瘤细胞和病毒感染的细胞，发挥细胞免疫效应。

二、B 淋巴细胞

B 淋巴细胞即骨髓依赖性淋巴细胞（bone marrow - dependent lymphocyte），简称 B 细胞。骨髓造血干细胞在骨髓微环境中经祖 B 细胞、前 B 细胞、不成熟 B 细胞和成熟 B 细胞四个阶段。成熟 B 细胞离开骨髓迁移定居于外周免疫器官的非胸腺依赖区和外周血循环。在外周免疫器官中，B 细胞接受抗原刺激后，进一步分化为浆细胞，通过产生抗体执行体液免疫应答的功能。另外，B 细胞也是专职的抗原提呈细胞之一。

（一）B 细胞的重要膜分子与功能

1. B 细胞作为免疫应答细胞，与其识别抗原和活化相关的分子

（1）B 细胞抗原受体复合体 B 细胞抗原受体（B cell receptor，BCR）复合体是由识别和结合抗原的 BCR 和传递抗原刺激信号的 Igα（CD79a）/Igβ（CD79b）异源二聚体组成（图 4 - 6）。BCR 即 mIgM，呈单体形式，是 B 细胞的抗原识别受体，也是其表面的特征性标志。Igα/Igβ 与 BCR 的跨膜区结合，传导 BCR 识别抗原产生的活化信号。

（2）BCR 辅助受体 BCR 辅助受体是 B 细胞表面由 CD19、CD21、CD81 组成的复合体，其中 CD19 是 B 细胞表面特有的表面标志，CD21 是补体 C3d 的受体，CD19 与 CD21 紧密相连，胞浆区与酪氨酸蛋白激酶相连，可转导活化信号，CD81 为跨膜蛋白具有稳定复合体的功能。

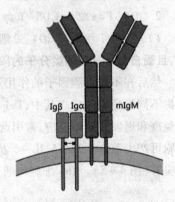

图 4 - 6 BCR 复合体结构示意图

（3）共刺激分子 CD40 组成性地表达于成熟 B 细胞表面，通过与活化 T 细胞表面的 CD40L 结合，是 B 细胞活化第二信号的主要来源。另外，ICAM - 1 与活化 Th 表面的 LFA - 1 分子结合也有助于 B 细胞活化第二信号的形成。

（4）丝裂原受体 B 细胞表面的丝裂原受体有：LPS 受体（LPS - R）、葡萄球菌 A 蛋白受体（SPA - R）及美洲商陆受体（PWM - R）。他们与相应的丝裂原结合可诱导多克隆 B 细胞活化及有丝分裂。

（5）细胞因子受体 与 B 细胞活化、增殖和分化有关的细胞因子受体主要有：IL - 1R、IL - 4R、IL - 5R、IL - 6R、IL - 10R 和 IFN - R。

（6）补体受体 B 细胞表达 CR1（C3bR，CD35）和 CR2（C3dR，CD21）。CR1 与相应补体成分结合后，可促使 B 细胞活化。CR2 也是 EB 病毒的受体。

2. B 细胞作为抗原提呈细胞，与其诱导 Th 细胞活化相关的分子

（1）MHC 分子 B 细胞表面表达的 MHC - I 类和 MHC - II 类分子是 B 细胞执行抗

原提呈功能的重要结构。

（2）共刺激分子　B 细胞表面诱导性表达的 CD80/CD86 是其参与抗原提呈诱导 T 细胞活化的协同刺激分子。

（二）B 细胞亚群

依据 B 细胞表面是否表达 CD5 分子，可把 B 细胞分成 B1 细胞和 B2 细胞两个亚群。B1 细胞表面表达 CD5，由于发育在先，故称为 B1 细胞。其 B1 主要存在于腹膜腔、胸膜腔和肠道固有层，主要对针对碳水化合物刺激，产生低亲和力 IgM，参与黏膜免疫应答。**B2 细胞即为通常所指的 B 细胞**，主要识别蛋白类抗原，在 Th 细胞的辅助下，介导对 TD - Ag 的免疫应答，能产生高亲和力抗体并有类别转换。

（三）B 细胞的功能

1. 执行适应性体液免疫　循环于外周血和外周免疫器官的 B2 细胞特异识别抗原后，可增殖分化为浆细胞，进而分泌抗体，发挥体液免疫效应。

2. 参与固有免疫应答　主要指 B1 细胞，因其识别抗原无严格特异性，从而在固有免疫应答中发挥一定作用。

3. 抗原提呈作用　B 细胞可借其表面的 BCR 结合可溶性抗原，通过内化和加工后，以抗原肽 - MHC 分子复合物形式提呈给 T 细胞。只有活化 B 细胞才有抗原提呈作用，因为 B 细胞并不组成性地表达协同刺激分子 CD80，特别是 CD86，在 B 细胞活化后才表达。

4. 免疫调节作用　B 细胞通过与其他细胞的接触及产生细胞因子参与免疫调节。

三、自然杀伤细胞

自然杀伤细胞（natural killer cell，NK cell），是不同于 T、B 细胞的第三类淋巴细胞，在外周血中约占淋巴细胞总数的 5% ~ 10%，淋巴结和其他组织中也有少量存在。目前将人 TCR^-、mIg^-、$CD56^+$、$CD16^+$ 淋巴样细胞鉴定为 NK 细胞。NK 细胞不表达特异性抗原识别受体，他们可通过表面的杀伤细胞活化受体或杀伤细胞抑制受体对"自身"和"非己"的识别机制，直接杀伤靶细胞，在机体抗病毒感染和肿瘤免疫方面起重要作用。

四、抗原提呈细胞

抗原提呈细胞（antigen - presenting cell，APC）**泛指能摄取、加工、处理抗原并将抗原信息提呈给 T 淋巴细胞启动适应性免疫应答的一类免疫细胞**。可分为专职抗原提呈细胞和非专职抗原提呈细胞两大类。其中专职抗原提呈细胞指能组成性表达 MHC Ⅱ/Ⅰ 类分子和多种共刺激分子，具有较强摄取加工处理抗原的能力，并能向 $CD4^+$ T 细胞或 $CD8^+$ T 细胞提呈抗原使之活化的一组异质性细胞，主要包括树突状细胞、单核 - 吞噬细胞和 B 细胞。非专职抗原提呈细胞主要包括活化的内皮细胞、上皮细胞、成纤维细胞以及病毒感染的细胞、肿瘤细胞等靶细胞。

（一）树突状细胞

树突状细胞（dendritic cell，DC）是体内诱导初始 T 细胞活化能力最强的细胞。正常情况下体内绝大多数 DC 处于未成熟状态,主要包括表皮和胃肠道黏膜上皮中的朗格汉斯细胞和分布于心脏、肝脏、肾脏实质性器官的间质性 DC,这些 DC 高表达模式识别受体、Fc 受体、补体受体,而低表达 MHC – I/II类分子、共刺激分子,具有较强的抗原摄取、加工处理和迁移能力,而提呈抗原和启动适应性免疫应答的能力较弱。当他们接受抗原刺激向外周免疫器官迁移过程中,不断分化发育为成熟的 DC,主要包括并指树突状细胞(interdigitating DC,IDC)和滤泡树突状细胞(follicular dendritic cell,FDC)。其中 IDC 高表达 MHC – I/II类分子和共刺激分子,可有效提呈抗原和启动适应性免疫应答,是参与初次免疫应答的主要细胞。FDC 与其他 DC 不同,其表面并不表达 MHC – I/II类分子和共刺激分子,而是通过其表面高表达的 FcR 和 C3bR 将抗原 – 抗体复合物及抗原 – 抗体 – 补体复合物捕获,并滞留或浓缩于其表面,从而促进滤泡内 B 细胞对抗原的识别和活化。

(二)单核 – 吞噬细胞

单核 – 吞噬细胞包括血液中的单核细胞(monocyte)及组织中的巨噬细胞(macro-phage,MΦ),巨噬细胞在不同组织中有不同的名称,如肝脏中的库普弗细胞(Kupffer cell),中枢神经系统小神经胶质细胞、肺脏尘细胞等。一般认为其特征性的表面标志是 CD14 分子。单核 – 吞噬细胞除了强大的趋化、吞噬能力,也是一类重要的抗原提呈细胞,在特异性免疫应答的诱导与调节中起着关键的作用(图 4 – 7)。

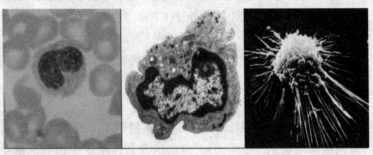

图 4 – 7 巨噬细胞(从左至右依次为普通光镜、透射电镜、扫描电镜下的形态)

1. **表面受体** 单核 – 吞噬细胞表面有多种受体,它们与相应的配体结合,表现出不同的效应功能。包括趋化作用、摄取抗原、抗原提呈、加强调理、介导细胞毒等作用。

(1)模式识别受体 如甘露糖受体、清道夫受体、Toll 样受体等。

(2)调理性受体 如 Fcγ 受体、补体受体,通过与结合有抗原的 IgG 及补体 C3b 结合,起到调理作用。

(3)细胞因子受体 如单核细胞趋化蛋白 – 1(monocyte chemotactic protein – 1,MCP – 1)受体、IFN – γ 受体等,在相应的细胞因子的作用下,促进其向感染部位或炎性部位募集并活化。

2. **主要生物学功能**

(1)**吞噬杀伤病原生物** 单核 – 吞噬细胞通过模式识别受体和调理性受体,可有效的摄取病原生物等抗原,通过氧依赖和氧非依赖杀菌途径,杀伤病原生物。

(2)**抗原提呈功能** 单核 – 吞噬细胞是专职的抗原提呈细胞,可提呈抗原给 T 细胞,启动适应性免疫应答。

（3）**参与和促进炎症反应**　活化的单核-吞噬细胞能分泌多种细胞因子和炎性介质,如分泌 MCP-1、IL-8 等趋化性细胞因子,从而募集、活化多种炎性细胞浸润炎症部位;分泌 TNF-α、IL-1β、IL-6 及低分子量炎症介质如前列腺素、白三烯等促进炎症反应;分泌溶酶体酶、胶原酶等胞外酶损伤炎症部位组织。

（4）**杀伤肿瘤细胞和病毒感染的靶细胞**　静息状态下的单核-吞噬细胞被细胞因子激活后,其调理性受体表达增加,胞内溶酶体数目、反应性氧中间产物、反应性氮中间产物和各种水解酶浓度显著增高,能有效地发挥杀伤靶细胞的作用。

（5）**免疫调节作用**　活化的单核/巨噬细胞能够分泌多种细胞因子,参与免疫调节。

（三）其他抗原提呈细胞

B 细胞作为专职抗原提呈细胞,可通过表面的 BCR 直接识别结合进而内化抗原,并将加工处理好的抗原肽以抗原肽-MHC 分子复合物的形式表达于 B 细胞表面,并提呈给 Th 细胞。

另外,还有非专职 APC,主要包括:一类是诱导后可表达 MHC-Ⅱ类分子,并具有加工处理和提呈抗原能力的细胞,如内皮细胞,上皮细胞和成纤维细胞等;另一类是指能够将内源性蛋白抗原降解处理为多肽,并以抗原肽-MHC-Ⅰ类分子表达在细胞表面,供 CD8⁺ CTL 细胞识别的病毒感染的细胞或突变细胞,又称靶细胞。

五、其他免疫细胞

1. **粒细胞和肥大细胞**　中性粒细胞占白细胞总数的 60%~70%,具有很强的趋化作用和吞噬功能,当病原体在局部引发感染时,他们可迅速穿越血管内皮细胞进入感染部位,通过模式识别受体或调理性受体识别摄取病原体,进而通过胞质中的各种酶发挥杀伤和清除作用;嗜酸性粒细胞主要分布于呼吸道、消化道和泌尿生殖道黏膜的结缔组织中,外周血中仅占白细胞总数的 1%~3%,具有趋化作用和一定的吞噬杀菌能力,在抗寄生虫免疫过程中具有重要作用。此外,嗜酸性粒细胞在 Ⅰ 型超敏反应中具有阻抑炎症的作用;嗜碱性粒细胞约占白细胞总数的 0.2%,肥大细胞主要存在于黏膜和皮下小血管周围结缔组织中,二者均表达高亲和力 FcεRI,是参与 Ⅰ 型超敏反应的主要细胞(彩图1)。

2. **红细胞和血小板**　红细胞是血液中最重要的固有免疫细胞,通过表面的补体受体与抗原-抗体-C3b 复合物结合,即免疫黏附,进而发挥促进吞噬、清除免疫复合物、调节免疫应答等作用;血小板除凝血作用外,还参与免疫应答和炎症反应。

第三节　免疫分子

免疫分子指由免疫细胞和非免疫细胞合成的,主要执行免疫功能的蛋白质或多肽分子。除了前述的免疫球蛋白、补体系统,还包括 MHC 分子、细胞因子、CD 分子等。

一、主要组织相容性复合体及其编码分子

（一）概述

组织排斥现象是在同一种属不同个体间进行正常组织或肿瘤移植时发现的,其后证

明,排斥反应是由存在于个体组织细胞表面的同种异型抗原诱导产生。人们把这种代表个体特异性的抗原称为移植抗原或组织相容性抗原。此抗原系统较为复杂,广泛存在于哺乳动物或人类的组织细胞上,其中能引起强烈、迅速排斥反应的抗原称为主要组织相容性抗原(major histocompatibility antigen),而把编码主要组织相容性抗原的一组紧密连锁的基因群称为主要组织相容性复合体(major histocompatibility complex,MHC)。

MHC 的编码产物即 MHC 分子,广泛存在于人和哺乳动物细胞表面,不同动物的MHC 分子有不同的名称,人类 MHC 分子称为人类白细胞抗原(human leukocyte antigen,HLA),编码 HLA 分子的基因群称为 HLA 复合体。HLA 分子广泛表达于多种有核细胞表面,在生理情况下,主要参与抗原提呈和 T 淋巴细胞的活化,在免疫应答的启动和免疫调节中发挥重要作用。

(二)HLA 复合体组成

HLA 复合体位于人类第 6 号染色体上,目前已知有 128 个为功能性基因,其余的基因有些是假基因,有些功能不清楚。HLA 复合体根据其编码产物的结构、功能不同分成三个区,即远离着丝点 Ⅰ 类基因区、靠近着丝点 Ⅱ 类基因区和介于两者之间的 Ⅲ 类基因区(图 4 - 8)。

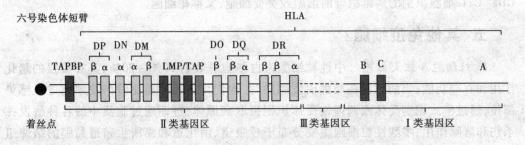

图 4 - 8　HLA 复合体结构示意图

1. **Ⅰ 类基因区**　HLA - Ⅰ 类基因区内含数十个基因座位。其中 HLA - A、B、C 基因座位为经典 HLA - Ⅰ 类基因,编码 HLA - Ⅰ 类分子的重链(α 链)。HLA - E、F、G 等为非经典 Ⅰ 类基因,编码与免疫耐受有关的分子。

2. **Ⅱ 类基因区**　该区基因包含经典的 HLA - DP、DQ、DR 三个亚区和介于 HLA - DP、DQ 亚区之间的非经典基因 HLA - DO、DM、LMP 和 TAP 等。其中 HLA - DP、DQ、DR 每一亚区又包括两个或两个以上的功能基因座位,编码分子量相近的 α 链和 β 链,两者以异二聚体的形式构成经典 HLA - Ⅱ 类分子。其余基因主要编码与抗原加工处理有关的分子,如 HLA - DM 分子、胞质溶胶中蛋白酶体 β 亚单位成分、抗原加工相关转运体(transporter associated with antigen processing,TAP)等。

3. **Ⅲ 类基因区**　该区基因主要编码补体系统的 C4、C2 和 B 因子、肿瘤坏死因子(TNF)、淋巴毒素(LT)、热休克蛋白 70(HSP70)等免疫相关分子。

(三)HLA 复合体的遗传特征

1. **高度多态性**　多态性是指在随机婚配的群体中,同一基因座位可能存在两种以上的等位基因,此现象被称为多态性。HLA 具有高度的多态性,即在无血缘关系的个体中,

HLA 复合体相同的概率极小。

2. 单元型遗传 在 HLA 复合体遗传过程中，同一染色体上紧密连锁的等位基因很少发生同源染色体间交换，HLA 单元型作为一个完整的遗传单位由亲代传给子代，即单元型遗传。人体细胞为双倍体细胞，子代的两个 HLA 单元型分别来自父母双方。故在亲代与子代之间必然有一个单元型相同。同胞间 HLA 基因型完全相同的概率为 25%；完全不同的概率为 25%；有一个单元型相同的概率为 50%。这一遗传特点在器官移植供者的选择以及法医学亲子鉴定中得到应用(图 4 - 9)。

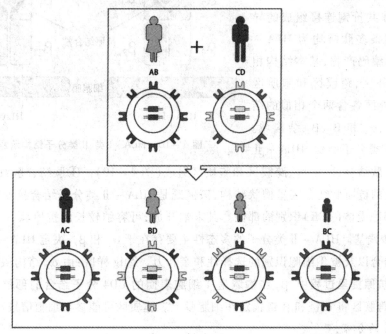

图 4 - 9 HLA 单元型遗传示意图

3. 连锁不平衡 HLA 复合体各等位基因均有各自的基因频率。若 HLA 复合体各座位等位基因随机组合构成单元型，则在某一个群体中，某一单元型出现的频率应等于组成该单元型各基因频率的乘积。但实际上，某些基因较多地连锁在一起，而另一些基因在一起的机率较小。这种单元型非随机分布的现象称为连锁不平衡。

(四)HLA 的结构、分布及生物学功能

1. HLA 的分子结构

(1)HLA - Ⅰ类分子 HLA - Ⅰ类分子是由轻、重两条多肽链借非共价键连接组成的异二聚体糖蛋白。重链(44kD)或 α 链是由 HLA - Ⅰ类基因编码，其胞外区有 α_1、α_2、α_3 三个结构域；轻链(12kD)或 β 链为第 15 号染色体上基因编码，即 β_2 微球蛋白(β_2m)。HLA Ⅰ类分子为跨膜糖蛋白，由肽结合区、Ig 区、跨膜区和胞质区组成(图 4 - 10)。①肽结合区：由 α_1 和 α_2 结构域构成的抗原肽结合区呈槽状结构，该区既是 HLA - Ⅰ类分子结合抗原肽的部位，也是被 TCR 识别的部位。其末端封闭，只能容纳较短的抗原肽，一般为 8～12 个氨基酸残基。HLA - Ⅰ类分子的多态性主要存在于该区，以适应其结合并提呈的抗原肽的多样性。②Ig 区:主要包括重链的 α_3 结构域和 β_2 微球蛋白,两者氨基酸序列高度保守,与 Ig 恒定区具有同源性,故称 Ig 样区。**该区的 α_3 结构域是 T 细胞表面CD8 分子结合的部位**;β_2 微球蛋白与 α_3 结构域结合有助于 HLA - Ⅰ类分子结构的稳定。③跨膜区和胞质区:跨膜区将 HLA - Ⅰ类分子锚定于细胞膜上。胞质区是 α 链位于胞质内的部分,可能参与细胞内外信号传递。

(2)HLA - Ⅱ类分子:HLA - Ⅱ类分子是由 α 链(35kD)和 β 链(28kD)借非共价键连接组成的异二聚体。两条多肽链均为 HLA - Ⅱ类基因的编码产物,基本结构相似,均由胞外区、跨膜区和胞质区组成,其胞外区各含两个相似的结构域,即 α_1、α_2 和 β_1、β_2 结构域。与 HLA - Ⅰ类分子类似,HLA - Ⅱ

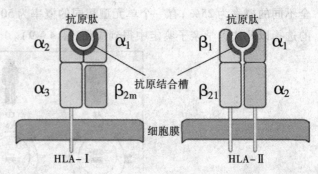

图 4 - 10 HLA - Ⅰ类、Ⅱ类分子结构示意图

类分子也由肽结合区、Ig 区、跨膜区和胞质区组成(图 4 - 10)。①肽结合区:由 α_1 和 β_1 结构域构成的抗原肽结合区呈槽状结构,该区既是 HLA - Ⅱ类分子结合抗原肽的部位,也是被 T 细胞受体(TCR)识别的部位。其末端开放,可容纳较长的抗原肽,一般为 12 ~ 17 个氨基酸残基。HLA - Ⅱ类分子的多态性主要存在于 α_1 和 β_1,决定 HLA - Ⅱ类分子与抗原肽结合以及被 T 细胞识别的选择性和亲和力。②Ig 样区:由 α_2 结构域和 β_2 结构域构成,**在抗原提呈过程中,β_2 结构域是 T 细胞表面的 CD4 分子结合的部位**;③跨膜区和胞质区:跨膜区将 α 链和 β 链锚定在细胞膜上。胞质区可能参与细胞信号转导。

2. HLA 的分布

(1)HLA - Ⅰ类分子 HLA - Ⅰ类分子广泛分布于体内各种有核细胞及血小板和网织红细胞表面。成熟的红细胞、神经细胞和成熟的胎盘滋养层细胞一般不表达 HLA - Ⅰ类分子。而且不同的细胞表达 HLA - Ⅰ类分子的密度也各不相同。

(2)HLA - Ⅱ类分子 HLA - Ⅱ类分子主要表达于专职 APC 和活化的 T 细胞等表面。内皮细胞和某些组织的上皮细胞也可诱导性表达。

HLA - Ⅰ类分子和 HLA - Ⅱ类分子主要分布在细胞表面,但也可以可溶性的形式出现于血清、尿液、唾液、精液及乳汁等体液中。

3. HLA 分子的生物学功能

(1)参与抗原加工和提呈 HLA - Ⅰ类分子提呈内源性抗原肽供 CD8[+] T 细胞识别;HLA - Ⅱ类分子提呈外源性抗原肽供 CD4[+] T 细胞识别,从而启动适应性免疫应答。

(2)制约免疫细胞之间的相互作用 TCR 在识别抗原肽时,还要识别与抗原肽结合的 MHC 分子类型,此现象即 MHC 限制性。

(3)参与 T 细胞分化过程 胸腺上皮细胞表达的 HLA - Ⅰ、Ⅱ类分子和胸腺中 APC 表面的自身抗原肽 - MHC 复合物,参与了 T 细胞的阳性与阴性选择,最终成熟的 T 细胞获得了 MHC 的限制性和对自身组织的免疫耐受。

（4）诱导同种移植排斥反应　在同种异型器官移植时，HLA－Ⅰ分子和Ⅱ类分子作为抗原诱发移植排斥反应。

以上是经典 HLA 分子主要生物学功能，另外，非经典 HLA 还广泛参与固有免疫应答的调节和抗原的提呈相关等多种免疫功能。

（五）HLA 在医学上的意义

1. HLA 与疾病的关联　携带有某些特定 HLA 等位基因或单体型的个体易患某一疾病（称为阳性关联）或对该疾病有较强的抵抗力（称为阴性关联）。目前已发现多种疾病与 HLA 相关，例如，强直性脊柱炎患者中有 58%～97% 的患者带有 HLA－B27 抗原，而在健康人群中仅为 1%～8%（表 4－1）。HLA 与疾病关联的机制尚未完全清楚，但分析 HLA 与疾病的相关性，有助于某些疾病的诊断及发病机制的探究。

表 4－1　与 HLA 呈强阳性关联的一些自身免疫病

疾病	HLA 抗原	相对风险性
强直性脊柱炎	B27	55～376
急性前葡萄膜炎	B27	10.0
急性肾小球咯血综合征	DR2	15.9
多发性硬化症	DR2	4.8
乳糜泻	DR3	10.8
突眼性甲状腺肿	DR3	3.7
系统性红斑狼疮	DR3	5.8
1 型糖尿病	DR3/DR4	25.0
类风湿关节炎	DR4	4.2
寻常型天疱疮	DR4	14.4
淋巴瘤性甲状腺肿	DR5	3.2

2. HLA 表达异常与疾病的关系　某些肿瘤细胞表面 HLA－Ⅰ类分子表达减弱或缺失，致使不能有效激活 $CD8^+Tc$ 细胞，从而造成肿瘤细胞的免疫逃逸。另一方面，某些在正常情况下不表达 HLA－Ⅱ类分子的细胞，由于感染等因素的影响而异常表达，则可作为自身抗原启动免疫应答，导致自身免疫性疾病。如 Graves 病患者的甲状腺上皮细胞、1 型糖尿病患者的胰岛 β 细胞等均可见 HLA－Ⅱ类分子的异常表达。

3. HLA 与器官移植的关系　长期的临床实践证明，器官移植存活率的高低主要取决于供者与受者 HLA 相容的程度。通常移植物存活率由高到低的顺序是：同卵双胞胎 > 同胞 > 亲属 > 无亲缘关系者。

4. HLA 与输血反应的关系　多次接受输血的患者可发生非溶血性输血反应，主要表现为发热、白细胞减少与荨麻疹等。这类输血反应的发生大多是由于受血者血液中存在着抗白细胞和抗血小板 HLA 分子的抗体所致。因此，对于多次接受输血的患者应尽量选择 HLA 型别相同或不含有该类 HLA 抗体的血液。

5. HLA 与法医学的关系　依据 HLA 复合体的高度多态性和单元型遗传特点，对 HLA 基因型和（或）表型的检测分型已成为法医学上进行个体识别和亲子鉴定的重要依据。

二、细胞因子

细胞因子(cytokine,CK)是由活化的免疫细胞或非免疫细胞细胞合成、分泌的,具有多种生物学活性的低分子量蛋白质的统称。其作为细胞间信号传递分子,主要参与调节免疫应答、免疫细胞分化发育、介导炎症反应和刺激造血等多种功能。按其功能主要分为6类:白细胞介素(interleukin,IL)、肿瘤坏死因子(tumor necrosis factor,TNF)、干扰素(interferon,IFN)、集落刺激因子(colony stimulating,CSF)、趋化因子(chemokine)、生长因子(growth factor,GF)。目前,利用重组技术制备的多种CK已广泛应用于某些感染性疾病、自身免疫性疾病、免疫缺陷病及肿瘤的治疗,是临床上一类重要的生物应答调节剂。

(一)细胞因子的共同特性

1. CK 的理化性质　绝大多数 CK 是低分子量($15\sim30$kD)的蛋白或糖蛋白。多以单体形式存在,少数可以二聚体形式存在,也有极少数形成三聚体。

2. CK 的产生特点　CK 的分泌具有短时自限性、多源性和多向性的特点。多源性指体内多种细胞都可产生细胞因子,并且一种 CK 可以由多种不同的细胞产生;多向性是指一种细胞可产生多种 CK。

3. CK 的作用特点　CK 是通过和相应受体结合后发挥作用的,而受体的分布广泛,故 CK 的作用是非抗原特异性的,也无 MHC 限制性。其作用具有局效性、高效性、重叠性、协同性、拮抗性、网络性等特点。局效性指 CK 通常以旁分泌或自分泌形式作用于邻近细胞或分泌细胞自身,少数情况下,通过内分泌效应作用于远处细胞;高效性指 CK 须与细胞表面的相应受体高亲和力结合才能发挥作用,而且极微量(10^{-12}g/L)的 CK 即可触发明显的生物效应;重叠性指几种不同的 CK 作用于同一种靶细胞上的相应受体后表现为相同、相似的效应;协同性指一种 CK 可以增强另一种 CK 的某种生物学作用;拮抗性指一种 CK 可抑制另一种 CK 的某种生物学作用;网络性指 CK 的作用不是独立存在的,表现为通过合成分泌的相互调节、受体表达的相互调控、生物效应的相互影响。

(二)主要的 CK 及作用

1. 白细胞介素　IL 最初是指由白细胞产生又在白细胞间发挥作用的 CK,后来发现也可由其他细胞产生并作用于其他靶细胞。如基质细胞和内皮细胞也可产生,内皮细胞、成纤维细胞和神经细胞等也可作为其靶细胞。目前报道的已有 30 余种。

2. 肿瘤坏死因子　TNF 是一种能使肿瘤组织发生出血坏死的物质。根据其来源与结构不同分为 TNF $-\alpha$ 和 TNF $-\beta$ 两种,前者主要由活化的单核巨噬细胞产生,后者主要由活化的 T 细胞产生,又称淋巴毒素。两者具有相似的生物学作用:表现为抗肿瘤、抗病毒、免疫调节、介导炎症反应以及致热和引起恶病质等全身效应。

3. 干扰素　IFN 是最先发现的细胞因子,因其具有干扰病毒感染和复制的能力而得名。根据来源和理化性质,可分为 I 型干扰素和 II 型干扰素。I 型干扰素包括 IFN $-\alpha$(主要由白细胞产生)和 IFN $-\beta$(主要由成纤维细胞和病毒感染的细胞产生)两类,以抗病毒、抗肿瘤作用为主。II 型干扰素即 IFN $-\gamma$,主要是由活化的 T 细胞和 NK 细胞产生,以免疫调节作用为主。

4. **集落刺激因子** CSF 是指能够刺激多能造血干细胞和不同发育分化阶段的造血干细胞进行增殖分化、在半固体培养基中形成相应细胞集落的细胞因子。主要包括：粒细胞 - 巨噬细胞集落刺激因子（GM - CSF）、巨噬细胞集落刺激因子（M - CSF）、粒细胞集落刺激因子（G - CSF）、促红细胞生成素（erthropoietin，EPO）、干细胞生长因子、血小板生成素。

5. **趋化因子** 趋化因子是近年发现的一类结构相似、分子量多为 8 ~ 10KD 的对白细胞具有趋化和激活作用的 CK。氨基端多含有一或两个半胱氨酸。根据半胱氨酸的排列方式又分 α 亚家族（代表成员为 IL - 8）、β 亚家族（代表成员为 MCP - 1）、γ 亚家族（代表成员为淋巴细胞趋化蛋白）等。

6. **生长因子** GF 是具有刺激细胞生长作用的细胞因子，包括转化生长因子 - β（TGF - β）、表皮细胞生长因子（EGF）、血管内皮细胞生长因子（VEGF）、成纤维细胞生长因子（FGF）等。

(三)CK 的主要生物学作用

1. **介导固有性免疫应答** 如 IL - 12 和 IL - 15 能刺激 NK 细胞增殖活化；如 TNF、IL - 1、IL - 6 和趋化因子可募集固有免疫细胞引发炎症反应。

2. **介导和调节适应性免疫应答** 此类 CK 主要由抗原活化的 T 淋巴细胞分泌。通过多种方式参与适应性免疫应答过程。

(1)参与抗原提呈 IFN - γ 促进 APC 有效表达 MHC - Ⅱ类分子，增强抗原提呈作用。

(2)参与免疫细胞的增殖分化 ①刺激免疫活性细胞增殖；②刺激免疫细胞分化和抗体的产生。

(3)参与对抗原清除 IFN - γ、IL - 2 增强 NK 细胞的细胞毒活性，IFN - γ 又可激活单核 - 巨噬细胞清除微生物、促进 Tc 成熟。

(4)参与免疫功能的恢复 抗原清除后，机体通过诱导免疫活性细胞的凋亡使其恢复，如 TNF 诱导树突状细胞凋亡，IL - 2 诱导抗原活化的 T 细胞凋亡。

3. **刺激造血** 由骨髓基质细胞和 T 细胞等产生的 CK，在血细胞生成方面起重要作用。如 IL - 3 可刺激多能干细胞和多种祖细胞增殖与分化；GM - CSF、G - CSF、M - CSF 可促进粒细胞和巨噬细胞等增殖与分化；EPO 可促进红细胞的生成。

4. **形成神经 - 内分泌 - 免疫系统调节网络** CK、神经肽、神经递质、激素均是此调节网络的关键信息分子，参与对机体整体生理功能的调节。CK 促进神经细胞分化、成熟、再生、移行及神经递质和激素的释放。神经内分泌系统抑制或促进某些 CK 的分泌。

(四)CK 在临床疾病防治中的应用

CK 作为细胞间信号传递分子，通过和相应受体结合参与机体多种生物学效应，所以 CK 或其受体表达异常会导致多种疾病的发生。因此 CK 或其受体的检测、添加或拮抗对相关疾病的诊断、预防和治疗有重要意义。另外，由于 CK 作用的网络性等特点，进入机体可能引发难以预料的副作用，所以其在临床治疗中的应用受到限制。

三、CD 分子概述

(一)白细胞分化抗原的概念及 CD 分子的概念

白细胞分化抗原(leukocyte differentiation antigen,LDA)是指血细胞在分化成熟为不同谱系、分化的不同阶段及细胞活化过程中,出现或消失的细胞表面标志分子。由于早期对 LDA 的鉴定,大多是各实验室应用自制的特异性抗体进行的,因而造成 LDA 命名各异。20 世纪 80 年代以来,国际人类白细胞分化抗原(HLDA)协作专题组将来自不同实验室的单克隆抗体所识别的同一种分化抗原归为一个分化群(cluster of differentiation,CD),并以此代替了以往 LDA,统一命名为 CD 分子或 CD 抗原。CD 分子即指白细胞或其他组织细胞表面与细胞分化成熟或功能状态相关的标志性抗原分子,每一个 CD 群代表一个或一类分化抗原。据 2010 年国际 HLDA 协作专题组提供资料,人 CD 的编号已从 CD1 命名至 CD363,可大致划分为 13 个组。

(二)CD 分子的结构和功能

CD 分子大多是跨膜蛋白或糖蛋白,含胞外区、跨膜区和胞浆区,少数是糖类。CD 分子广泛参与了免疫细胞的识别、黏附和活化激活过程,如 CD4、CD8、CD80、CD86、CD19、CD21、CD81 等。另外,黏附分子是以黏附功能来归类,多数黏附分子已有 CD 编号。

▶▶综 合 测 试 题◀◀

A1 型题

1. 与 Th 细胞表面 CD4 分子结合的部位是
   A. MHC - Ⅰ类分子轻链
   B. MHL - Ⅱ类分子 $\alpha_1\beta_1$ 功能区
   C. MHL - Ⅱ类分子 β_2 功能区
   D. MHC Ⅰ类分子重链 $\alpha_1\alpha_2$ 功能区
   E. MHC Ⅰ类分子重链 α_3 功能区

2. 下列与 Tc 细胞表面 CD8 分子结合的部位是
   A. MHC Ⅰ类分子轻链
   B. MHL - Ⅱ类分子 $\alpha_1\beta_1$ 功能区
   C. MHL - Ⅱ类分子 $\alpha_2\beta_2$ 功能区
   D. MHC Ⅰ类分子重链 $\alpha_1\alpha_2$ 功能区
   E. MHC Ⅰ类分子重链 α_3 功能区

3. 可使 NK 细胞成为 LAK 细胞的是
   A. IL - 1
   B. IL - 2
   C. IL - 3
   D. IFN - α
   E. IL - 10

4. 关于 HLA - Ⅰ类的描述,正确的是

   A. Tc 细胞 - CD4 分子识别
   B. 参与外源性抗原提呈
   C. 参与内源性抗原提呈
   D. 由 HLA - Ⅱ复合体编码
   E. 分布于成熟的红细胞表面

5. 不表达 HLA - Ⅰ类分子的细胞是
   A. 成熟红细胞
   B. 淋巴细胞
   C. 血小板
   D. 单核细胞
   E. B 淋巴细胞

6. 具有抗原提呈功能的细胞是
   A. 辅助性 T 细胞
   B. 杀伤性 T 细胞
   C. 抑制性 T 细胞
   D. B 细胞
   E. NK 细胞

7. T 细胞分化成熟的场所是
   A. 骨髓
   B. 胸腺
   C. 腔上囊

D. 淋巴结

E. 脾

8. 关于细胞因子的说法,不正确的是

  A. 细胞因子是由活化的细胞产生

  B. 单一细胞因子可具有多种生物学活性

  C. 细胞因子主要以自分泌和旁分泌两种方式发挥作用

  D. 细胞因子的作用不是孤立存在的

  E. 在什么情况下对机体都是有利的

9. B 细胞能特异性识别抗原,因其表面有

  A. Fc 受体

  B. C3 受体

  C. LPS 受体

  D. E 受体

  E. mIg

10. 人或动物体内代表个体特异性的能引起强烈而迅速排斥反应的抗原称为

  A. 组织相容性抗原

  B. 移植抗原

  C. 白细胞抗原

D. 主要组织相容性抗原

E. 主要组织相容性复合体

11. 新生期摘除胸腺的实验动物

  A. 细胞免疫缺陷,体液免疫正常

  B. 细胞免疫正常,体液免疫缺陷

  C. 细胞免疫和体液免疫均正常

  D. 细胞免疫和体液免疫均不正常

  E. 免疫功能亢进

12. 细胞因子的特点不包括

  A. 高效性

  B. 特异性

  C. 多效性

  D. 重叠性

  E. 网络性

13. 对 B 细胞起辅助作用的细胞是

  A. Ts

  B. Tc

  C. Th1

  D. Th2

  E. NK

(原素梅)

第五章　免疫应答

第一节　免疫应答概述

一、免疫应答的概念

免疫应答(immune response)是机体免疫系统对抗原性物质识别和清除的生理过程,主要包括抗原提呈细胞对抗原的加工、处理和递呈,抗原特异性淋巴细胞对抗原的识别、自身活化、增殖、分化及产生免疫效应的全过程。在正常情况下,机体通过免疫应答可及时清除外来抗原性异物或体内肿瘤细胞,维持自身内环境的相对稳定;但在某些特殊情况下,免疫应答可对机体造成一定的病理性损害,例如超敏反应、自身免疫性疾病等。

二、免疫应答的类型

1. **按应答特性分类**　分为两种类型:一是固有免疫应答,又称非特异性免疫应答;二是适应性免疫应答,又称特异性免疫应答。按参加细胞不同,适应性免疫应答又分为 B 细胞介导的体液免疫应答和 T 细胞介导的细胞免疫应答两种类型。

2. **按抗原刺激顺序分类**　抗原进入体内的时间和次数不同可产生不同的应答效果,分为初次应答和再次应答两类。一般来说,无论细胞免疫还是体液免疫,初次应答比较缓慢柔和,而再次应答比较快速激烈。

3. **按应答效果分类**　根据机体免疫活性细胞对抗原刺激的反应状态,可表现为正免疫应答和负免疫应答两种类型。正免疫应答指正常情况下对非己抗原的排异效应,如抗感染免疫和抗肿瘤免疫等。负免疫应答又称免疫耐受,是指机体受某种抗原刺激后对该抗原产生特异性不应答。无论正应答还是负应答,两者都是正常机体维持内环境稳定的重要保护机制。但在异常情况下,过度的免疫应答可造成损伤如超敏反应;若对非己抗原发生负应答,则失去抗感染和抗肿瘤能力,形成免疫耐受;若对自身成分的耐受性遭破坏,可引起自身免疫失调,甚至造成自身免疫性疾病。

三、免疫应答的基本过程

免疫应答是一个复杂、连续的过程,为了便于理解,一般分为三个阶段(图 5 - 1):

1. **感应阶段(抗原递呈与识别阶段)**　机体免疫系统发现抗原物质后,抗原递呈细胞摄取、处理、递呈抗原,然后由免疫活性细胞对抗原进行识别结合。

2. **反应阶段(活化、增殖、分化阶段)**　T、B 淋巴细胞接受抗原刺激后,分别活化、增殖、分化,最终产生免疫效应物质(效应 T 细胞或抗体)。此阶段有部分淋巴细胞中途停止分化,形成记忆细胞。

3. 效应阶段(清除抗原阶段) 抗体或效应 T 细胞与相应抗原进行特异性结合,并以各种方式将抗原物质彻底消灭、清除(或引起其他免疫效应)。

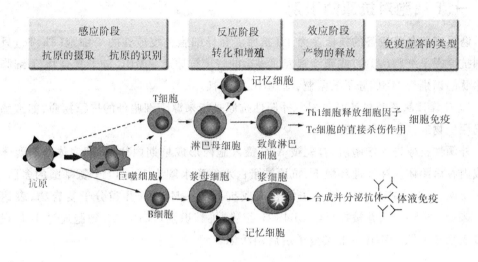

图 5-1 免疫应答的基本过程示意图

四、免疫应答的特点

1. **特异性** 特异性是指某一特定抗原刺激可从机体淋巴细胞库中选择相应的 T 细胞或 B 细胞克隆,其基础是由 T 细胞表面的 TCR 结构及 B 细胞表面的 BCR(SmIg)结构决定的,这使得淋巴细胞与相应抗原结合具有高度特异性,只产生针对该抗原的抗体或致敏淋巴细胞。

2. **耐受性** 在胚胎期,自身组织成分与相应淋巴细胞克隆相遇,这些淋巴细胞被删除或者形成禁忌株细胞,出生后这些淋巴细胞克隆对自身组织成分不产生排斥反应,即免疫耐受,但保留对非己抗原的排斥能力。在某些情况下,自身免疫耐受性受到破坏时,机体对自身组织加以排斥,则导致自身免疫性疾病。

3. **记忆性** 遵循再次应答规律,即机体初次受到抗原刺激后,免疫细胞对该抗原的刺激长期保持记忆,当机体再次接触相同抗原时,则迅速出现高强度、持续时间长的再次免疫应答。

知识链接

人类感染了某些传染病之后,经过一段时间疾病就痊愈,身体就会康复,也有可能终身不再患此病,这是为什么?

第二节 T 细胞介导的细胞免疫应答

T 细胞介导的细胞免疫应答(celluar immune response)是指 T 细胞在 TD 抗原刺激

下,在多种免疫细胞协同下,发生活化、增殖、分化成为能够清除抗原的效应 T 细胞,并发挥效应作用的过程。效应细胞可分为效应 Tc、效应 Th1 两种,其形成的过程及免疫效应大致如下:

一、T 细胞对抗原的识别

诱导细胞免疫应答的抗原多为 TD 抗原。介导细胞免疫应答的 T 细胞(Th,Tc)只能识别抗原提呈细胞(APC)或靶细胞表面表达的特定抗原肽 - MHC 分子复合物,T 细胞对抗原肽的识别受 MHC 分子的限制,即 MHC 限制性。

1. 外源性抗原的提呈与识别　外源性抗原是指来源于细胞外的抗原物质,如被感染的病原生物或被吞噬的细胞等。

外源性抗原进入细胞后,首先被 APC 摄入胞内形成早期内体,早期内体与溶酶体融合成内吞溶酶体。在酸性环境下,抗原被蛋白水解酶水解为 10 ~ 17 个氨基酸的多肽,并与内质网合成的 MHC - Ⅱ类分子结合形成抗原肽 - MHC - Ⅱ类分子复合物,表达于 APC 表面(图 5 - 2),并被提呈给 CD4$^+$Th 细胞,供其识别。CD4$^+$Th 细胞通过 TCR 识别 APC 表面抗原肽 - MHC - Ⅱ类分子后启动活化。

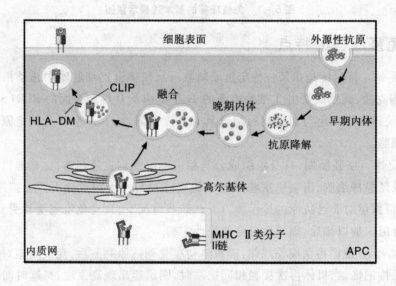

图 5 - 2　外源性抗原的加工与提呈示意图

2. 内源性抗原的提呈与识别　内源性抗原指在细胞内合成的抗原,如病毒感染细胞合成的病毒蛋白和肿瘤细胞合成的抗原等。内源性抗原在胞浆内被蛋白酶降解为 8 ~ 10 个氨基酸的多肽,经抗原处理相关转运体(TAP)转移至内质网中,与新合成的 MHC - Ⅰ类分子结合成抗原肽 - MHC - Ⅰ类分子复合物,表达与靶细胞表面(图 5 - 3),然后被提呈给 CD8$^+$Tc 细胞,供其识别。CD8$^+$Tc 细胞通过识别靶细胞表面的抗原肽 - MHC - Ⅰ类分子后,启动活化。

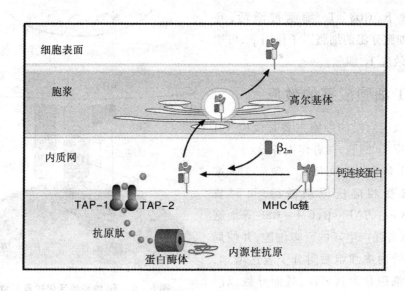

图5-3 内源性抗原的加工与提呈示意图

二、T 细胞的活化、增殖与分化

T 细胞活化需要双信号刺激。第一信号来自 TCR 与抗原肽-MHC 分子复合物的结合,第二信号来自 APC 或靶细胞上的协同刺激分子与 T 细胞表面的相应受体的结合。如只有第一信号,缺乏第二信号,T 细胞不但不能活化,而且会导致凋亡或被诱导成无能状态。介导细胞免疫应答的主要细胞有 $CD4^+Th$ 细胞和 $CD8^+Tc$ 细胞。

1. $CD4^+Th$ 细胞活化、增殖、分化　$CD4^+Th$ 细胞通过 TCR 与 APC 表面的抗原肽-MHC-Ⅱ类分子结合,经 CD3 传递第一信号;APC 表面的协同刺激分子 B7 与 $CD4^+Th$ 细胞上相应受体 CD28 结合,经 CD28 转导第二信号(图5-4)。在双信号刺激下,$CD4^+Th$ 细胞活化并产生各种细胞因子,与此同时,APC 也可活化,释放 IL-1 等细胞因子。在活化 Th 和活化 APC 产生的细胞因子作用下,$CD4^+Th$ 细胞进一步增殖、分化成效应 T 细胞:Th1 细胞和 Th2 细胞。Th1 细胞产生和分泌 IL-2、IFN-γ、TNF-β 等细胞因子介导细胞免疫应答的效应过程,而 Th2 细胞通过分泌 IL-4、IL-5、IL-6、IL-10 等增强抗体介导的体液免疫应答。

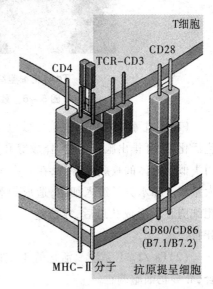

图5-4 Th 细胞的活化过程示意图

2. $CD8^+Tc$ 细胞活化、增殖、分化　$CD8^+Tc$ 细胞的活化也需要双信号。第一信号是 TCR 与靶细胞上的抗原肽-MHC-Ⅰ类分子复合物结合,第二信号是 $CD8^+Tc$ 细胞上的 CD28 与靶细胞上的 B7 结合(图5-5)。在双信号刺激下,CD8$^+$ Tc 细胞被激活,在 CD4$^+$ Th 细胞分泌的细胞因子作用下,可增殖分化为效应 Tc 细胞。

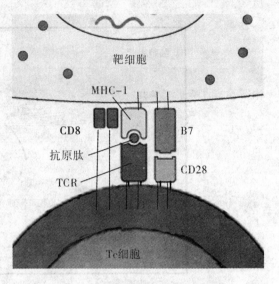

图5-5 Tc 细胞的活化过程示意图

三、T 细胞应答的效应

参与效应阶段的细胞主要是效应 Th1 细胞和效应 Tc 细胞,两者作用各异。

1. Th1 细胞的免疫效应 效应 Th1 细胞再次接受相应抗原刺激后,可释放 IL-2、IFN-α、TNF-β、GM-CSF 等细胞因子,刺激骨髓产生新的巨噬细胞,并使局部组织血管内皮细胞黏附分子表达增加,吸引吞噬细胞黏附其表面,进而导致以淋巴细胞和单核-巨噬细胞浸润为主的炎症反应,又称迟发型超敏反应。

2. Tc 细胞的免疫效应 CD8$^+$ Tc 细胞的生物学作用主要是清除肿瘤和病毒感染的靶细胞(图5-6),通过以下几种途径。

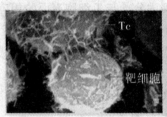 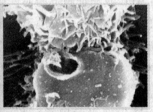

Tc 与靶细胞结合　　　　靶细胞表面被打孔
图5-6 效应 Tc 对靶细胞的杀伤作用

(1)穿孔素-颗粒酶系统 效应 Tc 细胞对靶细胞具有特异杀伤作用。当效应 Tc 细胞活化后,可排出胞浆颗粒,释放穿孔素和颗粒酶。穿孔素的结构与 C9 有同源性,其作用类似于补体的攻膜复合物,在 Ca^{2+} 存在下,它能嵌入靶细胞膜中,聚合成跨膜通道,使大量离子和水分子进入细胞,造成细胞溶解。颗粒酶主要为丝氨酸蛋白酶,当穿孔素在靶细胞膜中形成孔道后,才能进入细胞,活化胞内核酸酶,裂解 DNA,导致靶细胞的程序死亡。

(2)Fas/FasL 系统 活化的 Tc 细胞表面高表达 FasL,FasL 可与靶细胞表面的 Fas 结合,介导靶细胞凋亡。

四、细胞免疫的生物学效应

1. 抗感染作用 抗体或其他机制很难对宿主细胞内寄生的病原生物发挥作用,而细胞免疫可通过特异性 Tc 直接杀伤感染细胞或通过迟发型超敏反应性炎症的方式将病原生物杀灭。细胞免疫主要针对胞内寄生菌(如结核分枝杆菌、伤寒沙门菌、麻风分枝杆菌等)、病毒、真菌及某些寄生虫感染。

2. 抗肿瘤作用 肿瘤细胞的新生抗原可以诱导免疫应答,Tc 细胞可直接杀伤带有相应抗原的肿瘤细胞,多种细胞因子如 TNF、IFN、IL-2 等既是效应分子,又可活化增强免疫细胞的抗肿瘤作用。

3. 免疫损伤 细胞免疫应答可参与迟发型超敏反应以及某些自身免疫疾病的发生发展,而形成病理性免疫性损伤。

4. 移植排斥反应 效应 T 细胞能对同种异体的组织相容性抗原产生细胞免疫应答,表现为在同种器官移植时对移植物进行免疫攻击,导致移植排斥反应。

第三节 B 细胞介导的体液免疫应答

一、B 细胞对 TD-Ag 的免疫应答

(一)B 细胞对 Ag 识别

1. APC 提呈抗原 抗原提呈细胞(APC)以吞噬、吞饮等方式摄取侵入机体的外源性 TD 抗原,在细胞内将其降解、加工成抗原肽,抗原肽再与提呈细胞内质网中的 MHC-Ⅱ 类分子结合成复合物,移动到 APC 细胞的表面,供 Th 细胞的抗原识别受体识别、结合。Th 细胞接受抗原刺激后被诱导表达某些膜分子和细胞因子,如表达 CD40L,可有效加强 B 细胞和 Th 细胞间相互作用;分泌 IL-4,可协同 CD40L 促进 B 细胞增殖。

2. B 细胞对 TD 抗原的识别

(1)BCR 识别抗原的特点 与 TCR 不同,BCR 能直接识别天然抗原表位,而无须 APC 处理和提呈抗原,亦无 MHC 限制性。BCR 识别并结合特异性抗原的生物学意义为:①启动 B 细胞激活的第一信号;②B 细胞属专职 APC,BCR 通过与特异性抗原结合,可将其内化或降解为肽段,形成抗原肽-MHC-Ⅱ类分子复合物,继而向抗原特异性 Th 细胞提呈抗原,由此获得 Th 细胞辅助。

(2)B 细胞和 Th2 细胞的联合识别 Th2 细胞辅助 B 细胞产生体液免疫应答的前提是:Th2 细胞所识别的肽段须来自被 B 细胞识别并内化和提呈的抗原。换言之,两者分别识别同一抗原的 B 细胞表位和 T 细胞表位,此现象称为联合识别(图 5-7)。

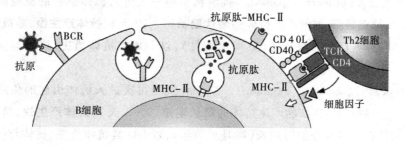

图 5-7 B 细胞与 Th 细胞的联合识别

(二)B细胞的活化、增殖与分化

B细胞并不能直接被TD抗原活化,需要在Th2的辅助下才能被激活。初始T细胞识别相同抗原,被激活并分化为Th2细胞后,通过细胞因子(如白细胞介素、干扰素、肿瘤坏死因子等)作用于B细胞,并提供第二活化信号后,方可激活B细胞。B细胞活化后,开始增殖、分化,最终形成大量的能合成并分泌各类抗体的浆细胞及少量记忆性B细胞(Bm)。若再次接受相同抗原刺激,记忆细胞可直接活化、增殖、分化为浆细胞,产生大量抗体,发挥免疫效应。

(三)B细胞应答的效应

B细胞在抗原刺激下,活化、增殖、分化成各类浆细胞后,由浆细胞合成并分泌大量的抗体(图5-8),依靠抗体的种种免疫学作用发挥体液免疫效应(见第二章)。

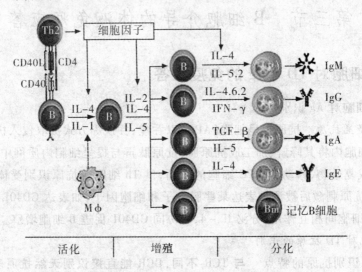

图5-8 B细胞应答活化过程示意图

(四)抗体产生的一般规律

B细胞在抗原刺激后的活化、增殖、分化过程中,会形成浆细胞和记忆细胞两大类细胞,其中的浆细胞能迅速合成并分泌抗体,发挥体液免疫效应。而记忆细胞则在体内长期存在,带有与其原始母细胞一样的抗原识别受体,对相应抗原保持识别、结合功能。当相同抗原再次进入机体时,记忆细胞即迅速分裂、增殖、发生再次免疫应答,产生更强烈的免疫效应。

1. **初次应答**(primary response) 抗原物质第一次进入机体引起的免疫应答称为初次应答。其特点是:B细胞产生抗体的**潜伏期长**(7~10天)、**抗体产生慢**,**总抗体量少、效价低**,抗体在体内存在的时间短(数周至数月),以IgM类抗体为主,抗体与抗原的**亲和力弱**。

2. **再次应答**(secondary response) 同一种抗原再次进入机体引起的免疫应答称为再次应答。其特点是:B细胞产生抗体的**潜伏期短**(2~3天)、**抗体产生快**,**总抗体量多、效价高**,抗体在体内存在的时间长(数月至数年),以IgG类抗体为主,抗体与抗原的**亲和力强**。

初次应答和再次应答均是先产生 IgM,后产生 IgG,再产生 IgA。IgM 在体内维持的时间短,当应答 10~20 天后 IgG 达到高峰时,IgM 基本消失。IgM 在初次应答和再次应答中,其含量基本相同(图 5-9,表 5-1)。

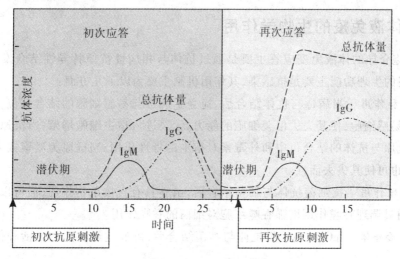

图 5-9 初次应答与再次应答中抗体产生的规律

表 5-1 初次应答和再次应答的比较

特 点	初次应答	再次应答
潜伏期	长,7~10 天	短,2~3 天
高峰浓度	较低	较高
维持时间	短	长
Ab 类型	主要为 IgM	主要为 IgG
Ab 效价	低	高
亲和力	低	高

3. 临床意义 抗体产生的规律,其临床意义在于:①**早期诊断感染性疾病**:由于 IgM 在血液中出现早,消失快,故患者血液中特异性 IgM 升高,可作为早期诊断某种感染性疾病的指标之一,可认为该病处于发病早期。如伤寒的早期诊断。②**制订预防接种的最佳方案**:死疫苗应至少进行 2 次以上免疫接种,以便产生再次免疫应答效应,提高机体对病原生物及其有害产物的免疫力,如百日咳疫苗的接种。③**了解病程并评判疾病转归**:检测某种或某些特异性抗体的含量及其变化,可了解病程并协助判断疾病的发生及转归。如乙型肝炎患者血中相应抗体检测。

二、B 细胞对 TI - Ag 的免疫应答

某些较少见的抗原物质,如某些细菌的多糖、多聚蛋白及脂多糖等,在免疫应答过程中,能直接激活 B 细胞,而不需要 APC 处理、提呈,也不需要 Th 细胞所产生的细胞因子的辅助,此类抗原被称为胸腺非依赖性抗原(TI - Ag)。

TI – Ag 诱导 B 细胞产生的体液免疫应答有如下特点：①直接激活 B 细胞，既不需要 APC 提呈，也不需要 Th 细胞辅助；②其应答过程中不产生记忆细胞，故只有初次应答，没有再次应答；③只产生 IgM 类抗体，不产生 IgG 等其他四类抗体。

三、体液免疫的生物学作用

B 细胞介导的体液免疫应答主要是通过抗体与相应性抗原特异性结合发挥生物学效应，最终的生理功能主要是抗感染，其作用机制主要为以下几方面：

1. 中和作用　当病毒与抗体结合后，掩盖了病毒与易感细胞的结合部位，阻止病毒吸附感染易感细胞，使其失去侵袭细胞的能力，无法进入宿主细胞增殖；当抗原为细菌外毒素时，抗原与抗体的结合可中和外毒素对宿主的毒性作用；当抗原为激素或者酶时，与抗体结合也可使其失去活性。

2. 调理作用　抗细菌抗体与细菌结合后，虽不具有直接杀伤作用，但可以作为免疫调理素，通过调理吞噬作用增强吞噬细胞对细菌的吞噬作用。

3. 激活补体　IgG 和 IgM 类抗体与细菌结合后，可通过经典途径激活补体，引起溶菌等效应。

4. 参与 ADCC 作用　是 IgG 类抗体介导 NK 细胞和巨噬细胞等免疫细胞，对肿瘤细胞及被病毒感染的靶细胞进行的杀伤作用。

5. 免疫损伤作用　抗体可参与超敏反应，引起病理性损伤。如果产生自身抗体可造成自身免疫性疾病。

第四节　免疫耐受

一、免疫耐受的概念

免疫耐受（immune tolerance）是指机体免疫系统接受某种抗原刺激后，所产生的特异性免疫不应答状态（state of specific unresponsiveness）。对某种抗原产生耐受的个体，再次接受同一抗原刺激后，不能产生用常规方法可检测到的特异性体液和（或）细胞免疫应答，但对其他抗原仍具有正常的免疫应答能力。

免疫耐受与免疫缺陷和免疫抑制截然不同，前者是指机体对某种抗原的特异性免疫无应答状态，而后两者是指机体对任何抗原均不反应或反应减弱的非特异性免疫无应答状态，主要由两方面原因引起：①遗传所致免疫系统缺陷或免疫功能障碍；②后天应用免疫抑制药物、放射或抗淋巴细胞血清等影响免疫系统正常功能发挥。

自身抗原或外来抗原均可诱导产生免疫耐受，这些抗原称为耐受原。由自身抗原诱导产生的免疫耐受称为天然免疫耐受或自身耐受，由外来抗原诱导产生的免疫耐受称为获得性免疫耐受或人工诱导的免疫耐受。自身免疫耐受机制的建立对维持机体自身稳定具有重要的意义。若自身免疫耐受因某些原因遭到破坏或终止时，就可能发生自身免疫疾病。目前认为，免疫耐受不是一个单纯的免疫无应答性，而是一种特殊形式的免疫应答,具有免疫应答的特点,即免疫耐受须经抗原诱导产生、具有特异性和记忆性。

二、免疫耐受的类型

(一)天然免疫耐受

1945 年,Owen 发现一对异卵双生小牛由于在胚胎期胎盘血管融合而发生血液交流,在他们血流中可同时存在两种不同血型抗原的红细胞,而不产生相应血型抗体。这种血型嵌合体小牛不仅允许不同血型的红细胞在体内长期存在,而且还能接受对方的皮肤移植而不发生排斥反应,但不能接受其他无关个体的皮肤移植,Owen 称这一现象为天然免疫耐受。Burnet 等人认为,这种免疫耐受现象的产生由于胚胎期免疫系统尚未发育成熟,异型红细胞进入胎牛体内,能使具有相应抗原识别受体的免疫细胞克隆受到抑制或被排除,因此,小牛出生后对胚胎期接触过的异型红细胞抗原不会发生免疫应答。根据这种现象,进行了人工诱导免疫耐受的实验研究。

(二)人工诱导的免疫耐受

1953 年,Medawar 等人成功地复制了胚胎期诱导耐受的动物模型。他们首先将 CBA 系黑鼠的脾细胞(内含大量淋巴细胞)注入到 A 系白鼠胚胎内,待 A 系白鼠出生 6 周后,再将 CBA 系黑鼠的皮肤移植给该 A 系白鼠。结果发现,皮肤移植物可长期存活,不被排斥。但是若将其他品系小鼠的皮肤移植给该 A 系白鼠,则发生移植排斥反应。这一实验结果证实了 Burnet 学说,即胚胎期接触某种抗原物质,可导致机体对该种抗原产生免疫耐受。此种耐受实验在新生期小鼠中也获得成功。Dresser 等(1962 年)发现,在一定条件下,用去凝聚的可溶性蛋白也可诱导成年动物产生免疫耐受,但与胚胎期和新生动物相比,诱导成年动物耐受较难,且不持久。

三、诱导免疫耐受的条件

(一)抗原因素

1. 抗原的性质　一般而言,小分子、可溶性、非聚合单体物质,如人丙种球蛋白、多糖和脂多糖等,多为耐受原。这些小分子可溶性抗原在体内不易被吞噬细胞摄取,有可能以最适浓度,通过直接与淋巴细胞作用的方式诱导机体产生免疫耐受。而大分子颗粒性物质和蛋白聚合物,如血细胞、细菌和人丙种球蛋白的聚合物等为良好的免疫原,这些大分子物质已被吞噬细胞摄取,经加工处理后可有效刺激淋巴细胞发生免疫应答。

2. 抗原剂量　诱导耐受所需抗原剂量随抗原种类、耐受细胞类型、动物属种、品系和年龄而异。研究表明,TD - Ag 无论剂量高低均可诱导 T 细胞产生耐受。低剂量 TI - Ag 不能诱导 B 细胞耐受,只有高剂量 TI - Ag 才能诱导 B 细胞耐受。其中,小剂量抗原引起的耐受称低带耐受,大剂量抗原引起的耐受称高带耐受。

3. 抗原注射途径　一般而言,**抗原经静脉注射最易诱导产生免疫耐受,腹腔注射次之,皮下和肌内注射最难**。不同部位静脉注射引起的后果也不相同,如 IgG 或清蛋白注入门静脉能引起耐受,注入周围静脉则引起免疫应答。

(二)机体因素

1. 年龄或机体免疫状态　诱导建立免疫耐受一般在胚胎期最易,新生儿期次之,成年期最难,这主要与机体免疫系统的发育程度有关。体外实验证实,未成熟免疫细胞易于诱导形成免疫耐受,成熟免疫细胞较难诱导免疫耐受。

2. 动物种属及品系　　免疫耐受诱导和维持的难易程度随动物种属、品系不同而异。大鼠和小鼠对诱导免疫耐受敏感,在胚胎期或新生儿期均易诱导成功。兔、有蹄类和灵长类通常只在胚胎期较易诱导免疫耐受。同一种属不同品系动物诱导免疫耐受的难易程度也有很大差异。因此,免疫耐受的建立和遗传因素密切相关。

3. 免疫抑制措施的联合应用　　成年动物免疫细胞业已成熟,单独使用抗原一般不宜建立免疫耐受,但与免疫抑制措施联合作用则可诱导机体产生免疫耐受。常用的免疫抑制方法有:①全身免疫细胞照射(操作时,用铅板遮蔽骨髓及其他生命重要的非淋巴组织)破坏胸腺及外周淋巴器官中已成熟的淋巴细胞,造成类似新生儿期状态,此时淋巴器官中重新形成的未成熟淋巴细胞易被抗原诱导建立免疫耐受;②注射抗淋巴细胞血清或抗 Th 细胞抗体,如抗人 CD4$^+$ 细胞抗体可破坏淋巴细胞;③应用环磷酰胺和环孢素等免疫抑制药物选择性抑制 B 细胞和 Th 细胞。上述方法在器官移植工作中已被证实是延长移植物存活的有效措施。

四、研究免疫耐受的意义

免疫耐受的研究不论在理论上还是医学实践中均有意义。机体如何识别"自身"和"非己"是免疫学理论的核心问题之一。如前综述,在胚胎期能够识别自身抗原成分的自身反应性细胞克隆已被清除,是形成自身耐受的重要因素。该种认识不仅较好地解释了机体何以能够"识别"并消除"非己"成分而对自身抗原不应答现象,而且还可为阐明免疫应答和免疫调节的机制提供实验证据。

免疫耐受的诱导、维持和破坏与许多临床疾病的发生、发展和转归有关。因此,目前人们正在研究通过诱导和维持免疫耐受的方法来防治超敏反应、自身免疫性疾病和器官移植排斥反应;而对某些传染性疾病和肿瘤等,则可通过解除免疫耐受、激发免疫应答来促进病原体的清除和肿瘤的控制。

▶▶▶综 合 测 试 题◀◀◀

A1 型题

1. 免疫应答发生的部位是

A. 骨髓

B. 胸腺

C. 腔上囊

D. 淋巴结

E. 脊髓

2. 再次应答时抗体产生的特点是

A. IgM 抗体显著升高

B. 产生快,维持时间长

C. 潜伏期长

D. 浓度低

E. 亲和力低

3. 能特异杀伤靶细胞的是

A. 巨噬细胞

B. NK 细胞

C. Tc 细胞

D. Th1 细胞

E. Th2 细胞

4. 特异性免疫应答中,抗胞外菌感染的效应分子主要是

A. 补体

B. Ab

C. Tc 细胞

D. Th 细胞

E. 细胞因子

5. 下列哪种细胞不参与体液免疫应答

A. 单核细胞

B. 树突状细胞

C. Tc 细胞

D. B 细胞

E. Th 细胞

6. T 细胞的生物学作用不包括

A. 介导 ADCC

B. 特异性杀伤靶细胞

C. 辅助 B 细胞产生抗体

D. 活化巨噬细胞

E. 释放细胞因子

7. B 细胞对 TD - Ag 再次免疫应答的特点是

A. 以 IgG 为主

B. 抗体持续时间短

C. 需大量 Ag 刺激

D. 产生抗体亲和力低

E. 潜伏期长

8. 最易导致诱导耐受的时期是

A. 胚胎期

B. 新生儿期

C. 儿童期

D. 产青年期

E. 老年期

9. 关于 Tc 细胞杀伤靶细胞的叙述，正确的是

A. Tc 细胞无须与靶细胞接触

B. 靶细胞被溶解时，Tc 细胞同时受损

C. Tc 细胞具有特异性杀伤功能

D. 穿孔素引导靶细胞凋亡

E. 一个 Tc 细胞只能杀伤一个靶细胞

10. 最易导致免疫耐受的抗原注射途径是

A. 皮下注射

B. 皮内注射

C. 静脉注射

D. 肌内注射

E. 腹腔注射

（周亚妮）

第六章 临床免疫

第一节 超敏反应

超敏反应(hypersensitivity)亦称变态反应(allergy),是指机体对某些抗原初次应答后,再次接触相同抗原刺激时发生的一种以生理功能紊乱或组织细胞损伤为主的特异性免疫应答。引起超敏反应的抗原称为变应原(allergen)。根据发生机制和临床特点,超敏反应分为四型(Ⅰ、Ⅱ、Ⅲ、Ⅳ型)。四型超敏反应的发生机制各不相同。在临床上,很多患者常常几型超敏反应同时存在,但是常以某一型为主。

一、Ⅰ型超敏反应

Ⅰ型超敏反应又称速发型超敏反应,其特点有:①主要由IgE介导,补体不参与;②发作反应迅速,消退也迅速;③以生理功能紊乱为主,一般不引起组织细胞损伤;④有明显的个体差异和遗传倾向。

(一)参与反应的物质

1. **变应原** 种类繁多。主要有青霉素、磺胺、链霉素、植物花粉、真菌孢子、粉尘、皮屑、羽毛、螨、鱼、虾、贝、蟹、蛋、奶、食品添加剂、保鲜剂、寄生虫代谢产物、油漆、橡胶、塑料、化纤、医药、农药等。上述各种变应原可通过呼吸道、消化道、注射、皮肤接触等途径进入机体。同一变应原在不同个体中、不同条件下可引起不同类型超敏反应。如青霉素可引起Ⅰ型、Ⅱ型、Ⅲ型、Ⅳ型超敏反应,其中Ⅰ型最为常见。

2. **抗体** 介导Ⅰ型超敏反应的抗体主要是IgE。IgE具有很强的亲细胞性,产生后迅速与肥大细胞和嗜碱性粒细胞膜上的IgE Fc受体(FcεRI)结合。

3. **细胞** 肥大细胞、嗜碱性粒细胞的细胞膜表面有IgE的Fc受体,胞浆内有大量类似的嗜碱性颗粒,颗粒内含有多种生物活性介质。变应原与结合于细胞表面IgE的Fab结合后,可促使细胞脱颗粒释放多种介质,从而引起一系列临床表现。嗜酸性粒细胞则通过吞噬完整颗粒和分泌多种酶灭活生物活性介质,发挥重要的负反馈调节作用。

4. **生物活性介质** ①预先合成并储存于胞浆颗粒内的介质,如组胺、嗜酸性粒细胞趋化因子、激肽原酶等;②新合成的介质,如白三烯、前列腺素D2、血小板活化因子等;③各种介质的作用大致相同,但又各有其特点:如组胺释放快、发挥作用快,但维持时间短,对血管扩张作用强,是引起痒感的唯一介质。白三烯释放及发挥作用较缓慢,但维持时间长,其引起的支气管平滑肌持续痉挛,效力比组胺大100~1000倍,是支气管哮喘的主要介质。

(二)发生机制

Ⅰ型超敏反应的发生过程可分为三个阶段(图6-1)。

1. **致敏阶段** 变应原初次进入机体,刺激机体产生 IgE,IgE 通过 Fc 端结合于肥大细胞和嗜碱性粒细胞的细胞膜上的 FcεRI,使机体处于致敏状态。机体受变应原刺激两周左右即可被致敏,此状态一般能持续数月以上。致敏期间如不再接触同种变应原,致敏状态可逐渐消失。

2. **发敏阶段** 当相同变应原再次进入已致敏的机体,即迅速与肥大细胞或嗜碱性粒细胞表面的 IgE 的 Fab 端结合,二价或多价变应原能与两个以上相邻的 IgE 搭桥连接,致胞膜上 FcεRI 因 IgE 桥联而移位、变构,肥大细胞或嗜碱性粒细胞即被激活:①导致胞膜通透性增加,胞浆内颗粒脱出,释放预先储存的介质组胺、嗜酸性粒细胞趋化因子、激肽原酶等;②迅速合成释放新介质白三烯、血小板活化因子等。

3. **效应阶段** 上述活性介质作用于效应器官和组织,引起以平滑肌收缩痉挛、毛细血管扩张、毛细血管通透性增加、腺体分泌增加、局部嗜酸性粒细胞浸润为主的病理变化,**出现以生理功能紊乱为主要表现的超敏反应**。机体在早期并无器质性损害,如能及时解除变应原的刺激,给予对症处理,临床症状可迅速消退。Ⅰ型超敏反应除速发反应外,尚可出现迟发相反应,多是再次接触变应原后数小时内发生,可持续 1~2 天以上。主要特征是反应之后出现炎细胞浸润,产生炎症因子,如白三烯、血小板活化因子、细胞因子和多种酶类等,引起持续性炎症反应,导致组织损伤。

嗜酸性粒细胞的重要负反馈调节作用:Ⅰ型超敏反应发病期间,患者体内嗜酸性粒细胞数量明显代偿性增高,且功能活跃,在嗜酸性粒细胞趋化因子作用下聚集到超敏反应发生部位发挥如下作用:①直接吞噬致敏靶细胞内脱出的颗粒;②释放组胺酶,灭活组胺;③释放芳基硫酸酯酶,灭活白三烯;④释放磷脂酶 D,灭活血小板活化因子。

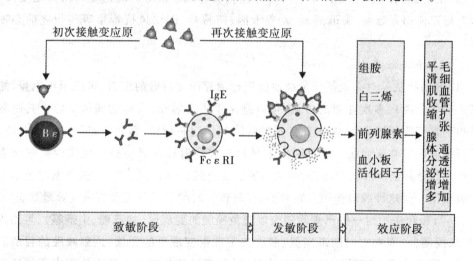

图 6-1 Ⅰ型超敏反应的发生机制

(三)临床常见疾病

1. **过敏性休克** 过敏性休克是最严重的Ⅰ型超敏反应性疾病,患者再次接触变应原后数分钟之内发生,出现胸闷、气急、呼吸困难、面色苍白、手足发凉、血压下降、意识障碍或昏迷等,严重者抢救不及时可导致死亡。

（1）药物过敏性休克　**以青霉素过敏性休克最常见**。青霉素降解产物青霉烯酸或青霉噻唑等半抗原与组织蛋白结合后获得免疫原性，可刺激机体产生特异性的IgE，诱发过敏性休克。青霉素在弱碱性溶液中易形成青霉烯酸，因此提高青霉素制剂质量、临用前配制青霉素溶液是预防青霉素过敏性休克的有效措施。其他药物如头孢菌素、普鲁卡因、链霉素、氨基比林等也可引起过敏性休克。初次注射青霉素也可发生过敏性休克，可能与以往使用过青霉素污染的医疗器械，接触过青霉素及其降解产物，或吸入空气中青霉菌孢子等，已使机体处于致敏状态有关。

（2）血清过敏性休克　临床上再次给患者注射破伤风抗毒素、白喉抗毒素等动物免疫血清紧急预防和治疗破伤风、白喉等疾病时，可引起过敏性休克，称为血清过敏症。

2. 呼吸道过敏反应　以过敏性哮喘和过敏性鼻炎最常见。少数人再次吸入花粉、真菌孢子、尘螨、动物毛屑等变应原后，可引起过敏性哮喘或过敏性鼻炎等过敏反应。临床上的过敏性哮喘有速发相与迟发相两类。

3. 消化道过敏反应　少数人进食蛋、乳、鱼、虾、蟹等食物后，可出现恶心、呕吐、腹痛、腹泻等症状，称为过敏性胃肠炎。

4. 皮肤过敏反应　药物、食物、花粉、肠道寄生虫或冷热刺激均可引起皮肤过敏症，主要表现为荨麻疹、湿疹和血管神经性水肿等（彩图2）。

（四）防治原则

1. 查找变应原，避免再接触　**询问病史，查明变应原，避免与之接触是预防超敏反应最有效的方法**。临床上检测变应原**最常用的方法是皮肤试验**。但是有些变应原却难以回避，如花粉、尘螨、冷空气等，可进行特异性脱敏和减敏治疗。为避免再次接触变应原，临床上规定使用青霉素、头孢菌素、普鲁卡因、链霉素、破伤风抗毒素等药物之前必须做皮试。

2. 脱敏和减敏疗法

（1）脱敏疗法　对必须使用免疫血清进行治疗而又过敏的患者，**可采用小剂量、短间隔（20～30分钟）、多次注射的方法**，可以避免发生过敏反应，称为脱敏治疗。其原理可能是小剂量变应原进人体内，可使少量的致敏靶细胞脱颗粒，释放少量生物活性介质，但不足以引起明显临床症状。短时间内小剂量多次注射抗毒素血清可使体内靶细胞表面的IgE大部分甚至全部被消耗，从而达到脱敏的目的，之后再大量注射抗毒素时就不会引起过敏反应。但这种脱敏作用是暂时的，经过较短时间后机体可重新恢复致敏状态。

（2）减敏疗法　对一些已查明却难以避免接触的变应原（如花粉、尘螨等），可采用小剂量、长间隔（一周左右）、逐渐增量、多次皮下注射变应原的方法，达到减敏的目的。作用机制可能与改变变应原进入机体的途径、诱导机体产生能与IgE竞争变应原的特异性IgG有关。这种IgG类抗体通过与再次进入机体的相应变应原结合，可影响或阻断变应原与靶细胞相互作用，因此又称为封闭性抗体。

3. 药物治疗　针对超敏反应的发生机制，用药物选择性地阻断或干扰超敏反应发生过程中的某些环节，抑制或减轻超敏反应。①抑制生物活性介质释放的药物：色甘酸钠、肾上腺素、氨茶碱等，可通过稳定肥大细胞膜，提高细胞内cAMP浓度，抑制生物活性介质释放；②拮抗生物活性介质作用的药物：如苯海拉明、扑尔敏、异丙嗪等，通过与组胺竞争结合效应器官细胞膜上组胺受体而发挥抗组胺作用；③改善效应器官反应性的药物：如肾上腺素、葡萄糖酸钙、维生素 C 等可解除痉挛、减少腺体分泌、收缩血管升高血压、降低毛细血管通透性；④免疫抑制剂：严重超敏反应时使用糖皮质激素等免疫抑制剂可缓解症状。

知识链接

一、青霉素过敏的预防

1. 青霉素过敏反应在临床上较为常见。极少数青霉素过敏患者来不及抢救就已死亡，但大多数的青霉素过敏患者通过有效的救治都可以很快康复。护士在皮试前应详细询问患者有无青霉素过敏史，有青霉素过敏史者不能注射。少数患者皮试用量的青霉素也可以引起严重反应。有其他药物过敏史者慎用。

2. 青霉素皮试液应新鲜配制。皮试前备好急救药，如 0.1% 的盐酸肾上腺素等和注射器材，以便及时抢救。青霉素注射器材一定要专用，患者注射后观察 20～30 分钟无反应后再走。

3. 注射前做皮试。常用的青霉素皮试液每毫升内含药 100～1000U，用 0.1ml 作皮内试验（即皮内注入 10～100U 青霉素），20 分钟后，如局部出现红肿并有伪足，肿块直径大于 1cm 时为阳性反应，不能注射。阴性，则可以注射。凡首次用药，停药 3 天后再注射者，以及更换产地、批号、规格时，均须按常规做过敏试验。皮试阳性者应禁用。

二、青霉素过敏的处理方法

1. 一般过敏反应的处理使用青霉素的患者出现了轻度的过敏反应，如荨麻疹等，应立即停药，给其使用苯海拉明或扑尔敏等脱敏药物。

2. 青霉素过敏性休克的处理若患者出现了严重的青霉素过敏症状，应按照以下步骤对其进行抢救：①立即给患者停药，让其平卧，就地抢救。②立即肌注 0.1% 的盐酸肾上腺素 0.5～1mg。若其症状未能缓解，必要时 10～15 分钟后重复注射盐酸肾上腺素，同时可为其静脉注射 5mg 的地塞米松等。③可给患者肌注射有脱敏作用的药物，如盐酸异丙嗪、苯海拉明等。④给患者吸氧，并为其做好保暖工作，同时还可针刺患者的人中、内关等穴位。⑤若经上述治疗后患者的病情仍不好转，可给患者静脉滴注右旋糖酐。患者的血压仍没有回升，可给其使用升压药，如多巴胺、去甲肾上腺素等。患者有呼吸抑制症状时可给其使用呼吸兴奋剂，必要时应为患者实施人工呼吸或气管切开术。⑥医生在进行抢救的同时，应密切观察患者的意识状态及血压、体温、脉搏、呼吸、尿量等情况，然后根据其病情的变化采取相应的急救措施。

二、Ⅱ型超敏反应

Ⅱ型超敏反应又称细胞毒型或细胞溶解型，是由 IgG、IgM、IgA 类抗体与靶细胞表面相应的抗原结合后，在补体、吞噬细胞、NK 细胞参与下，引起细胞溶解或组织损伤为主的超敏反应。

（一）发生机制

1. **靶细胞及表面抗原**　引发Ⅱ型超敏反应的抗原都存在于靶细胞膜上：①靶细胞自身成分，包括：ABO血型、Rh血型抗原和HLA抗原等；②药物、微生物等外源性抗原吸附于靶细胞表面。

2. **抗体、补体和效应细胞的作用**　参与Ⅱ型超敏反应的抗体主要是IgG和IgM，这些抗体与靶细胞表面的抗原结合，形成抗原抗体复合物吸附于细胞表面，通过三条途径破坏靶细胞：①激活补体，形成攻膜复合体，溶解靶细胞；②通过调理作用，激活吞噬细胞，促进其对靶细胞的吞噬；③IgG通过ADCC作用，促使杀伤细胞（NK细胞、巨噬细胞、中性粒细胞等）活化并杀伤靶细胞（图6-2）。

（二）临床常见病

1. **输血反应**　多发生于ABO血型不符的输血。如将B型供血者的血液误输给A型受血者，由于受血者血清中的天然B抗体与供血者红细胞膜上对应的抗原结合激活补体，使红细胞溶解破坏引起输血反应。多次输入异体HLA，可诱发受者体内产生抗白细胞或血小板抗体，出现白细胞输血反应。

2. **新生儿溶血症**

（1）母胎Rh血型不符　多发生于母亲为Rh$^-$血型，胎儿为Rh$^+$血型。Rh$^-$的母亲初次妊娠时因流产、分娩、胎盘剥离等原因，胎儿少量Rh$^+$红细胞可进入母体，刺激母体产生抗Rh$^+$抗体。母亲再次妊娠胎

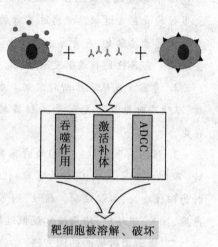

图6-2　Ⅱ型超敏反应的发生机制

儿仍为Rh$^+$时，母体抗Rh$^+$抗体通过胎盘进入胎儿体内，并与Rh$^+$红细胞结合，激活补体及相关细胞，导致红细胞破坏，引起流产、死胎或发生新生儿溶血症。在初产妇分娩后72小时内注射Rh$^+$抗体，可阻断Rh$^+$红细胞对母体的致敏，可预防再次妊娠时发生新生儿溶血症。

（2）母胎ABO血型不符　多发生于母亲为O型，胎儿为A型、B型或AB型。进入母体的少量胎儿红细胞能诱生IgG类抗体，IgG类抗体虽能通过胎盘进入胎儿血流，但血清及其他组织中存在的A、B型抗原物质能吸附此类抗体，使这些抗体不致全部作用于胎儿红细胞，而母体天然血型抗体属于IgM类，不能通过胎盘，故此型新生儿溶血症的发生率虽高，但症状较轻。

3. **药物过敏性血细胞减少症**　包括药物溶血性贫血、粒细胞减少症和血小板减少性紫癜等。①半抗原型：青霉素、磺胺等半抗原与血细胞膜表面蛋白质结合，刺激机体产生针对药物的抗体。此抗体与血细胞表面的药物抗原特异性结合，激活补体、通过调理吞噬和ADCC作用，导致血细胞溶解。②自身免疫型：使用甲基多巴类、磷脂酰甘油等药物或流感病毒、EB病毒等感染可造成细胞膜成分改变，成为自身抗原，诱导自身抗体产生而引起自身免疫性溶血性贫血。

4. **肾小球肾炎和风湿性心肌炎**　常见于乙型溶血性链球菌感染后。链球菌与人类

肾小球基底膜或心肌细胞存在共同抗原。链球菌感染后产生的抗体与人的肾小球基底膜或心肌细胞结合发生交叉反应,导致肾小球病变或引起风湿性心肌炎。

5. 肺出血-肾炎综合征　肺出血-肾炎综合征又称 Goodpasture 综合征,此病病因尚未明确,可能的机制是某些病毒感染或吸入某些有机溶剂造成肺组织损伤,诱导机体产生抗肺基底膜的自身抗体,由于肺泡基底膜和肾小球基底膜有共同抗原成分,因此该抗体也能和肾小球基底膜发生反应,造成肾小球的损伤。临床表现为咯血、血尿、蛋白尿、贫血及进行性肾衰竭。

6. 甲状腺功能亢进　又称 Graves 病,是一种特殊类型的 II 型超敏反应。患者体内产生一种能与甲状腺细胞表面促甲状腺激素(TSH)受体结合的 IgG 类自身抗体(又称长效甲状腺刺激素,LATS)。此抗体持续激活 TSH 受体,但不引起细胞损伤,而是持续刺激甲状腺细胞分泌大量的甲状腺素,产生甲状腺功能亢进的临床表现。所以又称刺激型超敏反应(图 6-3)。

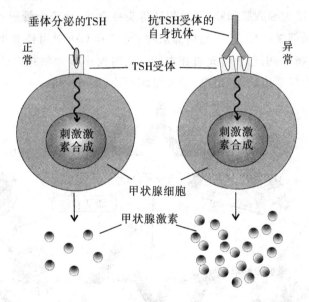

图 6-3　甲状腺功能亢进发生机制

三、III型超敏反应

III型超敏反应又称为免疫复合物型或血管炎型超敏反应,主要由 IgG、IgM、IgA 介导,是由中等大小可溶性免疫复合物沉积于局部或全身毛细血管基底膜后,激活补体及中性粒细胞、血小板等参与作用下,引起的充血水肿、局部坏死和中性粒细胞浸润为主要特征的炎症反应和损伤。

(一)发生机制

1. 中等大小可溶性免疫复合形成和沉积　可溶性抗原与相应抗体(IgG 或 IgM)结合形成免疫复合物(IC)。正常情况下,IC 的形成有利于机体对抗原性异物的清除。但某些情况下,IC 可引起疾病。①大分子的 IC 易被单核巨噬细胞吞噬清除而不沉积致病。②可溶性小分子 IC,易被肾小球滤过排除也不易沉积于组织致病。如果形成中等大小可溶性 IC,则不易被吞噬清除也不易滤过排除,如果长期存在循环中,才有可能沉积于毛细血管基底膜,引起血管及其周围的炎症和损伤。③中等大小可溶性 IC 局部沉积除与其大小、溶解度、解剖学和血流动力学有关外,还与 IC 激活补体,嗜碱性粒细胞、血小板等释放血管活性物质,增强血管通透性有关。毛细血管通透性增强有利于 IC 在血管壁上沉积和嵌顿在血管内皮细胞间。中等大小 IC 最常见的沉积部位有肾小球、关节、心肌等血压较高、血流缓慢、且易产生涡流的毛细血管迂回曲折处。炎性介质的释放,可使血管内皮细胞间隙增大,更利于 IC 沉积。

2. 中等大小可溶性免疫复合物的致病作用 在Ⅲ型超敏反应中,中等大小免疫复合物形成后激活补体系统,吸引中性粒细胞浸润、吞噬免疫复合物、释放溶酶体酶,是引起炎症反应和组织损伤的主要原因。IC 并不直接损伤组织,而是通过以下方式引起免疫损伤。①激活补体,产生趋化因子 C5a 吸引中性粒细胞到达 IC 沉积局部释放溶酶体酶,在溶解破坏 IC 同时,损伤血管基底膜及邻近组织;②激活补体,产生过敏毒素 C3a、C5a,促使嗜碱性粒细胞和肥大细胞脱颗粒,释放组胺等炎症介质,导致血管通透性增加,促使 IC 进一步沉积,加重局部炎症反应,引起局部水肿;③IC 和 C3b 等可使血小板活化,产生5-羟色胺等血管活性物质,引起血管充血和水肿。同时血小板聚集并通过激活凝血机制形成微血栓,促使血管局部出缺血、出血,加重组织损伤(图 6 - 4)。

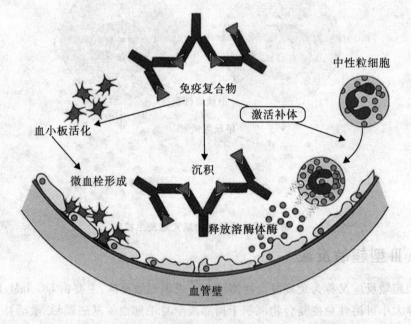

图 6 - 4 Ⅲ型超敏反应的发生机制

(二)临床常见病

1. 局部免疫复合物病 抗原物质在侵入局部后与体内已产生的相应抗体结合形成免疫复合物,导致局部病变。①Arthus 反应:Arthus 于 1903 年发现,给家兔皮下多次注射马血清后,注射局部出现红肿、出血和坏死等剧烈炎症反应,称为 Arthus 反应。炎症反应的程度取决于注射抗原的量,一般 4 ~ 10 小时到达高峰,48 小时后逐渐消退。其机制是:多次注射异种蛋白刺激机体产生大量抗体,此抗体与局部注射的可溶性抗原特异性结合形成 IC,沉积在局部血管基底膜,导致局部病理损伤及炎症。②**人类局部免疫复合物病**:如胰岛素依赖型糖尿病(1型糖尿病)患者需反复注射胰岛素,体内可产生大量抗胰岛素IgG类抗体,当再次注射胰岛素可出现类似 Arthus 反应。注射局部出现红肿、出血和坏死等剧烈炎症反应。

2. 全身免疫复合物病

(1)血清病 一次性大剂量注射动物免疫血清(抗毒素)后多见。有些患者在注射后7~14天,出现发热、皮疹、淋巴结肿大、关节肿痛和一过性蛋白尿等表现,称为血清病。这是由于患者已产生的血清抗体与体内残留的抗毒素结合形成的 IC,沉积于皮肤、关节、肾小球等部位引起。血清病具有自限性,抗原逐渐被机体清除后,此病可自行康复。近年来由于免疫血清的精制纯化,血清病在临床上的发病率明显降低。在大剂量应用青霉素、磺胺等药物治疗时也可引起类似血清病样的反应,称为药物热。

(2)链球菌感染后肾小球肾炎 以 A 族链球菌感染后最多见。患者在链球菌感染后2~3周,因链球菌胞壁抗原与机体产生的相应抗体形成 IC,游离 IC 沉积于肾小球基底膜引起急性肾小球肾炎。此病在其他病原生物如葡萄球菌、肺炎链球菌、某些病毒或疟原虫等感染后也可发生。链球菌感染后肾小球肾炎可能属于Ⅲ型超敏反应,也可能属于Ⅱ型超敏反应,以Ⅲ型超敏反应最为常见。

(3)类风湿关节炎 类风湿性关节炎(RA)发病的可能机制是在病原生物持续感染的情况下,机体 IgG 类抗体发生变性,继而刺激机体产生抗变性 IgG 的 IgM 类自身抗体(也可以是 IgG、IgA),即类风湿因子(RF)。RF 与变性 IgG 结合成 IC,沉积在关节滑膜毛细血管壁上,即可引起类风湿性关节炎。

(4)系统性红斑狼疮(SLE) 病因尚未明确。可能是由于 SLE 患者体内出现多种核酸和核蛋白自身抗体。这些自身抗体与自身成分结合形成 IC,沉积在全身多处血管基底膜,导致组织损伤,引起全身多器官病变。

四、Ⅳ型超敏反应

Ⅳ型超敏反应又称为迟发型超敏反应(DTH),是由效应 T 细胞受相同抗原再次刺激引起的单核细胞、巨噬细胞和淋巴细胞浸润为主的免疫病理性反应。Ⅳ超敏反应特点有:①发生慢,机体再次接受相同抗原刺激后,一般需经 24~72 小时才出现炎症反应;②由 T 细胞介导;③抗体和补体不参与反应;④没有明显的个体差异。

(一)发生机制

Ⅳ型超敏反应与细胞免疫的发生机制基本相同,两者常伴随发生。正常的细胞免疫对机体产生保护,Ⅳ型超敏反应对机体组织造成损伤。

1. T 细胞致敏阶段 此阶段需 7~14 天。引起Ⅳ型超敏反应的抗原主要包括胞内寄生菌、病毒、寄生虫、真菌、肿瘤细胞、移植细胞等。进人体内的抗原经抗原提呈细胞(APC)加工处理后,以抗原肽 - MHC - Ⅰ / Ⅱ类复合物的形式提呈给 $CD8^+Tc/CD4^+Th1$ 细胞,这些活化 T 细胞在 IL - 2 和 IFN - γ 等细胞因子作用下,增殖、分化成为效应 Tc 和 Th1。有些成为记忆 T 细胞。

2. 效应 T 细胞介导的炎症反应和细胞毒作用　当效应 T 细胞再次与抗原提呈细胞（APC）或靶细胞表面相应抗原接触时,Th1 细胞释放 TNF - β、IFN - γ 和 IL - 2 等细胞因子,在发挥免疫作用同时,引起以单核吞噬细胞和淋巴细胞浸润为特征的炎症反应和组织损伤。效应 Tc 细胞通过释放穿孔素和颗粒酶,并通过 Fas/FasL 途径,引起靶细胞的溶解和凋亡(图 6 - 5)。

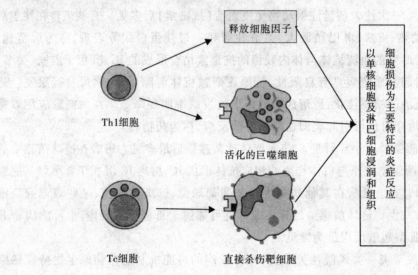

图 6 - 5　Ⅳ型超敏反应的发生机制

(二) 临床常见病

1. 传染性迟发超敏反应　机体对胞内寄生菌、病毒、寄生虫和真菌等感染产生细胞免疫应答,清除病原体。但在清除病原体或阻止病原体扩散的同时,可因产生Ⅳ型超敏反应,而导致组织炎症损伤。如结核病患者对结核分枝杆菌产生免疫的同时,也产生局部Ⅳ型超敏反应,可出现干酪样坏死、肺空洞等。麻风、血吸虫病患者形成的局部肉芽肿都属于迟发型超敏反应。基于超敏反应与细胞免疫的关系,临床上常借助结核菌素试验以判定机体是否对结核分枝杆菌产生免疫力,或测定肿瘤患者的细胞免疫水平。该试验是将结核分枝杆菌细胞壁的纯蛋白衍生物(purified protein derivative,PPD)注入受试者皮内,若为阳性反应,表明该个体对结核分枝杆菌具有免疫力。肿瘤患者的结核菌素试验常常转阴或弱阳性。

2. 接触性皮炎　接触油漆、染料、塑料、农药、化妆品或磺胺药等,可使机体致敏。当再次接触相同变应原 24 小时以后,接触部位出现红斑、丘疹、水疱等皮炎症状(彩图 3),48 ~ 96 小时达高峰,严重者可出现剥脱性皮炎。

3. 移植排斥反应　进行同种异体器官或组织移植,如果供者与受者双方组织相容性抗原(HLA)不完全相同,移植后会引起 T 细胞介导的排斥反应发生,最终导致移植物坏死脱落。

四型超敏反应比较见表 6 - 1。

表6-1 四型超敏反应比较

类型	参加成分	发生机制	临床疾病
Ⅰ型 （速发型）	IgE、肥大细胞、嗜碱性粒细胞、嗜酸性粒细胞	IgE通过Fc段黏附在靶细胞（肥大细胞或嗜碱性粒细胞）表面，相同变应原与靶细胞表面的IgE结合，靶细胞脱颗粒，释放生物活性介质，作用于效应器官	药物、血清过敏性休克、支气管哮喘、过敏性鼻炎、荨麻疹、食物过敏症等
Ⅱ型 （细胞毒型）	IgG、IgM、IgA、补体、巨噬细胞、NK细胞	抗体作用于细胞表面的抗原或吸附的半抗原，在补体、巨噬细胞、NK细胞等协同作用下溶解靶细胞	输血反应、新生儿溶血症、免疫性血细胞减少症等
Ⅲ型 （免疫复合物型）	IgG、IgM、IgA、补体、中性粒细胞、肥大细胞、嗜碱性粒细胞、血小板	中等大小的免疫复合物沉积于血管壁基底膜或其他细胞间隙，激活补体，吸引中性粒细胞、释放溶酶体酶，引起炎症反应	血清病、免疫复合物型肾小球肾炎、系统性红斑狼疮等
Ⅳ型 （迟发型）	致敏T细胞、单核-巨噬细胞	抗原使T细胞致敏，致敏T细胞再次与抗原相遇，直接杀伤靶细胞或产生各种细胞因子，引起炎症	传染性超敏反应、移植排斥反应、接触性皮炎等

临床链接

患者,女,29岁。到医院就诊。

主诉:流鼻涕,咳嗽,咽痛3天。

体检:体温38.6℃,脉搏78/min,咽部黏膜充血水肿,扁桃体Ⅱ度肿大,未见脓点,余未见异常。

临床诊断:上呼吸道感染,急性扁桃体炎。

接诊医生所下医嘱:①测体温,4/d。②日常护理。③青霉素静脉注射:1/d。共3天。

护士处理:某护士未仔细看完医嘱,即给患者肌注青霉素80万U,数分钟后患者出现胸闷气紧,呼吸困难,面色苍白。四肢厥冷,昏倒,神志不清,随即给患者皮下注射肾上腺素0.5mg。经输液吸氧等措施抢救,患者生命体征恢复平稳。

思考题:

1. 护士执行医嘱有何不妥?

2. 注射青霉素引起的过敏性休克,属于哪型超敏反应?其发生机制是什么?

3. 给某患者第一次注射青霉素,不做皮试,可以直接注射吗?为什么?

4. 注射青霉素要到正规医院去注射,原因是什么?

5. 以前青霉素注射做过皮试,呈阴性,隔3天再次注射可以不做皮试吗?

第二节　免疫缺陷病与自身免疫病

一、免疫缺陷病

免疫缺陷病(immunodeficiency disease,IDD)是**由免疫系统中任何一个组分的缺失或功能不全而导致的一种或多种免疫功能障碍所引起的疾病。临床特征为抗感染功能低下,容易发生反复而严重的感染**,同时可伴有免疫稳定和免疫监视功能的异常,发生自身免疫病、过敏性疾病和恶性肿瘤的几率增高。

IDD 根据其发病原因可分为原发性(先天性)免疫缺陷病(PIDD)和继发性(获得性)免疫缺陷病(SIDD)两大类;根据主要累及的免疫成分不同,可分为体液免疫缺陷、细胞免疫缺陷、联合免疫缺陷、吞噬细胞缺陷和补体缺陷、MHC‐Ⅰ/Ⅱ分子缺陷等。

(一)免疫缺陷病的共同特点

对各种病原生物的易感性明显增加。感染常反复发作,难以治愈,感染的性质和严重程度主要取决于免疫缺陷的成分及其程度,如体液免疫缺陷、吞噬细胞和补体缺陷等。易发生恶性肿瘤,尤以细胞免疫缺陷为甚。统计资料表明:细胞免疫缺陷者恶性肿瘤的发病率比正常人高 100~300 倍,尤以白血病和淋巴系统肿瘤为多。正常人群中自身免疫病的发病率仅为 0.001%~0.01%,而免疫缺陷人群中的发病率可高达 14%,以类风湿性关节炎、恶性贫血、系统性红斑狼疮等多见。免疫系统不同成分的缺陷可同时累及多种器官和系统,可引起复杂多样的疾病,因此出现同一种疾病不同患者的临床表现亦可不同。

(二)原发性免疫缺陷病

PIDD 指由于免疫系统先天性发育缺陷而导致的免疫功能不全引起的疾病,多有遗传性。根据所累及的免疫细胞或免疫分子的不同,分为特异性免疫缺陷(如 T 细胞缺陷、B 细胞缺陷、两者联合缺陷等)、非特异性免疫缺陷(如补体缺陷、吞噬细胞缺陷等)。PIDD 是一种罕见疾病,其多发生于婴幼儿。B 细胞缺陷占 50%~60%,T 细胞缺陷占 10%~20%,两者联合缺陷约占 20%,补体缺陷约占 1%,吞噬细胞缺陷占 1%~2%。

(三)继发性免疫缺陷病

SIDD 主要发生于出生后较晚期,是后天因素造成的、继发于某些疾病或使用药物后引起的免疫缺陷病。继发性免疫缺陷病的原因很多,许多因素可导致免疫功能缺陷:①营养不良是引起继发性免疫缺陷最常见的原因。蛋白质、脂肪、维生素和微量元素摄入不足可影响免疫细胞的成熟,降低机体的免疫功能。②各种类型的感染特别是病毒感染可导致免疫抑制,如 HIV 感染 CD4$^+$T 细胞导致细胞免疫缺陷。③恶性肿瘤:特别是淋巴组织的恶性肿瘤常可进行性地抑制患者的免疫功能,导致免疫缺陷。如霍奇金病患者的细胞免疫缺陷、慢性淋巴细胞白血病患者 B 细胞增殖受损等。④免疫抑制剂的使用、放疗、化疗、创伤等均有明显的抑制和破坏免疫功能作用,导致免疫功能低下或缺陷。

(四)免疫缺陷病的防治原则

1. **抗感染**　感染是免疫缺陷患者死亡的主要原因,长期预防感染或适当使用抗生素控制是治疗免疫缺陷病的重要手段之一。

2. **骨髓移植** 同种异体骨髓移植,实际为干细胞移植,可达到使受损的免疫重建,用于治疗致死性免疫缺陷病。

3. **基因治疗** 利用基因工程技术,将正常的外源性基因由体外导入患者的淋巴细胞或干细胞,再将此细胞输回患者体内,使缺陷的免疫机能重建。

4. **输入免疫球蛋白** 输入免疫球蛋白用于治疗体液免疫缺陷病,是一种替补疗法,无法重建免疫功能。

二、自身免疫病

自身免疫反应是普遍存在的,是机体清除衰老细胞及某些自身抗原的必要方式,不一定引起自身免疫病,在正常情况下起着保护性生理免疫调节作用。自身免疫与自身免疫病并非两个等同的概念。**自身免疫病**(autoimmune disease,AID)**是指机体自身免疫反应达到一定强度,机体免疫系统对自身物质发生免疫应答,引起的免疫性疾病**。AID 有数十种疾病,大多为原发性,少数为继发性。原发性 AID 发病原因不明,与遗传密切相关,常为终身性疾病。继发性 AID 多与某些药物、外伤、感染有关,预后较好。

(一)自身免疫病的基本特征

1. 患者血清中可测得高效价的自身抗体和(或)血液中有针对自身抗原的致敏淋巴细胞。

2. 有遗传倾向,部分自身免疫病女性较多见。

3. 自身抗体或自身致敏淋巴细胞可作用于自身靶细胞,造成相应组织器官的病理损伤和功能障碍。病变部位主要是有淋巴细胞和浆细胞浸润为主的慢性炎症。

4. AID 常有反复发作和慢性迁延倾向,病情转归与自身免疫反应的强度有关联。病程一般较长,多为发作与缓解反复交替出现。

5. 实验动物中可复制出相似的病理模型,疾病可通过患病动物的血清或效应淋巴细胞被动转移。

(二)自身免疫病发病机制与发生的相关因素

人体的免疫系统具有高度识别"自己"和"非己"的能力,这种识别能力对维持机体内环境的稳定十分重要。如果自身识别能力紊乱,免疫系统对自身抗原发生免疫应答,则可通过Ⅱ、Ⅲ、Ⅳ型超敏反应引起 AID。自身免疫病发生的相关因素有以下几点。

1. **自身抗原的形成** ①**隐蔽抗原的释放**:隐蔽抗原是指体内某些组织(如精子、眼晶体、胰岛 β 细胞等)在生理状态下与免疫系统隔绝。机体对这些抗原未形成免疫耐受,在外伤或感染情况下,这些抗原释放进入血流,与免疫细胞接触,产生自身抗体或效应淋巴细胞,从而导致免疫应答发生,引起 AID。如因眼外伤释放的眼内容物可刺激机体产生自身抗体,能引发自身免疫性交感性眼炎;输精管结扎术后产生的抗精子抗体引起男性不育等。②**改变与修饰的自身抗原**:其在物理、化学、感染等因素作用下,自身组织细胞的抗原决定簇发生改变或与外来半抗原结合成复合抗原,诱导机体发生免疫应答,导致 AID 发生。如用药物非那西丁等后,可导致红细胞膜结构改变,成为自身抗原引起溶血性贫血等。

2. **免疫调节异常** 免疫细胞的异常激活及调节是引起 AID 的重要原因。如 Thl 和 Th2 细胞功能失衡、多克隆刺激剂的旁路活化。近年来在研究系统性红斑狼疮发病机制中发现：患者 Th2 功能活跃,IL - 10 表达增强,而 Thl 的功能则受到抑制。

3. **遗传因素** 许多 AID 均有明显的家族性。有学者认为 MHC - Ⅱ类分子中某些位点的异常表达可能是 AID 发病的诱因。强直性脊柱炎患者 90% 以上带有 HLA - B27 抗原。胰岛素依赖型糖尿病(1 型糖尿病)、类风湿关节炎等疾病的发病与 DR4 有关。DR3 个体易患重症肌无力。DR2 与肺出血 - 肾炎综合征有关。

4. **Fas/FasL 异常表达** Fas/FasL 异常表达和自身免疫病的发生有关。

总之,各种自身免疫病的发病机制可能是多元的,上述各种推论和假说在 AID 的发病理论中并无普遍意义。目前,有许多 AID 的发生机制尚不能解释。

(三)常见的自身免疫病

1. **器官特异性自身免疫病** 甲状腺功能亢进症、肺肾综合征、胰岛素依赖型糖尿病、重症肌无力、原发性胆汁性肝硬化、多发性脑脊髓硬化症、急性特发性多神经炎、板本甲状腺炎等。

2. **系统性自身免疫病** 系统性红斑狼疮、特发性血小板减少性紫癜、类风湿性关节炎、自身免疫溶血性贫血、系统性脉管炎、混合结缔组织病、硬皮病等。

(四)自身免疫病的治疗原则

自身免疫病的治疗尚缺乏理想的方法。通常采用控制感染,对症治疗,也可通过调节免疫应答的各个环节,阻断疾病进程。抗炎药物、免疫抑制剂等联合使用,是目前常用的方法。血浆置换法对缓解因免疫复合物沉积引起的重症 AID 有一定疗效。T 细胞疫苗近来受到重视。此外,尚有特异性抗体治疗,细胞因子治疗,采用口服自身抗原诱导免疫耐受疗法等。

第三节　移植免疫与肿瘤免疫

一、移植免疫

在组织移植或器官移植中,受者接受供者的移植物后,受者的免疫系统与供者的移植物相互作用而发生的免疫应答,称为移植免疫(transplantation immunity)。研究移植免疫的主要目的是了解移植排斥反应发生的机制,以预防和控制排斥反应的发生,使移植物能在受体内长期存活。通过组织、细胞或器官移植,以代替丧失功能的组织细胞或器官是现代医学治疗的重要手段之一。提供移植物的个体称作供者,而接受移植的个体称作受者。根据供者和受者的组合,把移植分为几种类型:①**自体移植**:是指把来自移植受者本身的组织移植到受者,如自体皮肤移植;②**同种同基因移植**:是指遗传结构完全相同或非常相似的个体,如同卵孪生子的移植;③**同种异体移植**:是指同一动物种内遗传结构不同个体之间的移植,如人—人的移植;④**异种移植**:是指不同动物之间的移植。自体移植和同种同基因的移植不发生排斥。在同种异体移植或异种移植中,受者对移植物的排斥是移植成功的主要障碍。同种异体植排斥主要是受者 T 细胞介导的、针对同种异型抗原(人类主要是 HLA)的免疫应答。

(一)同种异体移植排斥反应的机制

同种异体移植,又称同种异基因移植,是临床上最常见的移植类型。在本质上,人类的同种异体移植排斥反应,是由受者的 T 细胞介导的、针对移植抗原的免疫应答。这一免疫应答是通过受者 T 细胞表面的 T 细胞受体(TCR),识别移植物细胞表面的同种异型抗原引发的。针对经典抗原的免疫应答包括以下特征:抗原特异性、免疫记忆性和区分"自己"与"非己"。因而,同种异体移植排斥反应的本质是一种免疫应答。它是由针对同种异型抗原的受者 T 细胞介导的。实验证明,各种排斥的效应机制不尽一致。同种异体移植排斥的效应机制主要包括:①同种异型应答的 $CD4^+T$ 细胞活化和巨噬细胞动员,从而通过迟发型超敏反应引发排斥;②同种异型应答的 $CD8^+T$ 细胞直接杀伤移植物的内皮细胞和实质细胞;③抗同种异型抗原抗体与相应抗原形成复合物,激活补体系统,而损害移植物血管。

(二)同种异体移植排斥反应的类型

临床和实验性移植排斥反应,根据其发生快慢和病理变化特点分为以下几种。

1. **超急性排斥** 超急性排斥反应发生在移植物与受者血管接通的数分钟到 24 小时内,出现坏死性血管炎表现,移植物功能丧失,患者有全身症状。发生的基本原因是受者体内存有抗供者移植物的预存抗体,与抗原结合,激活补体和凝血系统,导致血管内凝血。

2. **急性排斥** 急性排斥反应是排斥反应最常见的一种类型,多发生在移植后数周至 1 年内。①急性体液排斥:主要是以抗 MHC 分子抗体和抗内皮细胞表面分子抗体结合相应抗原分子,激活补体,导致血管损伤为主,兼有 $CD4^+T$ 细胞效应机制参与的急性血管炎。②急性细胞排斥:以效应 Tc 的细胞毒效应机制为主,兼有 $CD4^+T$ 细胞/巨噬细胞效应机制参与,导致间质细胞损伤。

3. **慢性排斥** 慢性排斥发生于移植后数月甚至数年之后,表现为进行性移植器官的功能减退直至丧失;病理特点是血管壁细胞浸润、间质纤维化和瘢痕形成,有时伴有血管硬化性改变。其机制可能为急性排斥细胞坏死的延续,炎性细胞相关的慢性炎症,抗体和细胞介导的内皮损伤,管壁增厚和间质纤维化。

(三)同种异体移植排斥的防治

目前,同种异体移植排斥的防治措施包括:①寻求与受者 MHC(人类的 MHC 又称 HLA)相配的供者组织或器官,以减少移植物的同种异型抗原性;②使用免疫抑制剂,以抑制受者的免疫反应;③诱导受者对供者移植抗原的特异性免疫耐受。关于这些措施的价值,目前的结论为:HLA 配型有助于提高移植物的长期存活率;环孢菌素 A 等免疫抑制剂的应用,将显著提高移植物的短期存活率;移植抗原的特异性耐受是理想的移植排斥防治措施,然而目前在临床上实施难度大。

二、肿瘤免疫

肿瘤免疫(tumorimmunology)是研究肿瘤抗原、机体的免疫功能与肿瘤发生发展的相互关系,机体对肿瘤的免疫应答及其抗肿瘤免疫效应的机制,肿瘤的免疫诊断和免疫防治的科学。肿瘤细胞可能存在着与正常组织不同的抗原成分,通过检测这种抗原成分或用这种抗原成分诱导机体的抗肿瘤免疫应答,可以达到诊断和治疗肿瘤的目的,但这方面研究进展不大。

肿瘤是严重危害人类健康的重大疾病。一般认为,当宿主免疫功能低下或受抑制时肿瘤发病率增高,而在肿瘤进行性生长时,肿瘤患者的免疫功能受抑制,两者互为因果。有先天性或获得性免疫缺陷的人,肿瘤发病率明显增加。例如先天性共济失调毛细血管扩张症和维斯科特－奥尔德里奇二氏综合征(表现为湿疹、出血、反复感染)的患儿伴有明显的免疫缺陷,恶性肿瘤的发生率达 2% ~10%(多为网状淋巴系统的恶性肿瘤)。又如获得性免疫缺陷综合征的患者,由于免疫系统功能的破坏、免疫力低下,卡波济氏肉瘤的发病率高达20%,且易并发条件致病菌的感染。卡波济氏肉瘤是一种比较罕见的病程较长的低恶度肿瘤,但在获得性免疫缺陷综合征患者中发病年龄提前,进程大为缩短。

(一)肿瘤抗原

肿瘤抗原是指细胞癌变过程中出现的新抗原(neoantigen)及过度表达抗原物质的总称。此外,某些细胞在恶性变后,可使正常情况下处于隐蔽状态的抗原决定簇暴露出来,成为肿瘤相关抗原,可被 B 细胞识别产生抗肿瘤抗体。肿瘤抗原的分类方法主要有两种。

1. 根据肿瘤抗原特异性分类 ①**肿瘤特异性抗原**(TSA)是肿瘤细胞特有的或只存在于某种肿瘤细胞而不存在于正常细胞的新抗原;②**肿瘤相关抗原**(TAA)是指非肿瘤细胞所特有的、正常细胞和其他组织上也存在的抗原,只是其含量在细胞癌变时明显增高。此类抗原只表现出量的变化而无严格肿瘤特异性。甲胎蛋白(AFP)是其中的典型代表。

2. 根据肿瘤诱发和发生情况分类 ①化学或物理因素诱发的肿瘤抗原:由于人类很少暴露在强烈化学、物理的诱发环境中,因此大多数人肿瘤抗原不是这种抗原;②病毒诱发的肿瘤抗原,如 EB 病毒感染与鼻咽癌的发生有关、乙型肝炎病毒(HBV)和丙型肝炎病毒(HCV)与原发性肝癌有关、人乳头状瘤病毒(HPV)与宫颈癌的发生有关;③自发性肿瘤抗原:是指一些无明确诱发因素的肿瘤,多数人类肿瘤属于这一类;④胚胎抗原,如 CEA 和 AFP 是人类研究最深入的两种胚胎抗原,它们的抗原性均很弱,因为曾在胚胎期出现过,宿主对之已形成免疫耐受性,因此不能引起宿主免疫系统对这种抗原的免疫应答。

(二)机体的抗肿瘤免疫效应机制

1. 体液免疫机制 抗体虽然可在补体参与下,通过 ADCC 作用等多种方式发挥抗肿瘤免疫,但总体来说,抗体并不是抗肿瘤免疫的重要因素。

2. 细胞免疫机制 细胞免疫比体液免疫在抗肿瘤免疫效应中发挥着更为重要的作用。CD8$^+$Tc 细胞介导的细胞免疫、CD4$^+$Th 细胞分泌各种细胞因子辅助诱导和激活

$CD8^+Tc$ 细胞在抗肿瘤免疫效应中发挥重要作用。另外 NK 细胞、LAK 细胞、巨噬细胞也参与了机体的抗肿瘤免疫。

(三)肿瘤的免疫逃逸机制

正常情况下机体每天有许多细胞可能发生突变,但并不发生肿瘤。对此,Burnet 于 1967 年在总结了大量的实验和临床资料的基础上,提出了免疫监视学说,认为机体免疫系统通过细胞免疫机制识别并特异性杀伤突变细胞,使突变细胞在未形成肿瘤之前即被清除。但当机体免疫监视功能不能清除突变细胞,或突变细胞生长过快,超越了免疫监视功能的限度时,机体易形成肿瘤。免疫监视学说推动了肿瘤免疫学理论的发展,但它只强调了细胞免疫的作用,目前看来其学说有一定的局限性。总体来说,肿瘤细胞表面的抗原缺失和抗原调变、协同刺激信号的缺乏、MHC - Ⅰ类分子表达缺陷或低下,肿瘤患者免疫系统的缺陷、免疫耐受的形成,都容易导致肿瘤细胞逃避免疫系统的攻击。另外肿瘤细胞可通过分泌 $TGF - \beta$、$IL - 10$ 等细胞因子或免疫抑制性物质抑制机体抗肿瘤免疫应答的产生,使肿瘤细胞逃避免疫系统的作用。

(四)肿瘤的免疫学诊断和治疗

1. 肿瘤的诊断　　主要是通过生化和免疫技术检测肿瘤抗原、抗肿瘤抗体或肿瘤标记物。检测肿瘤抗原是最常用的肿瘤诊断方法。如 CA19 - 9 的检测有助于胰腺癌的诊断、AFP 的检测有助于原发性肝癌的诊断、PSA 的检测有助于诊断前列腺癌、CEA 的检测有助于诊断结肠癌。

2. 肿瘤的免疫治疗　　失控的进行性生长和向他处转移是恶性肿瘤的基本特征。及早手术切除原发肿瘤迄今仍是最有效的治疗方法。放射治疗和化学治疗是沿用已久的肿瘤常规治疗方法。肿瘤的免疫治疗是以激发和增强机体的免疫功能,达到控制和杀灭肿瘤细胞的目的。免疫疗法只能清除少量的、播散的肿瘤细胞。故将其作为一种辅助疗法与手术、放疗、化疗等疗法联合应用。肿瘤的主动免疫治疗是针对肿瘤细胞免疫原性,给机体输入瘤苗,采用有效的免疫手段使免疫系统对肿瘤抗原产生免疫应答。肿瘤的被动免疫治疗是给机体输入外源性的免疫效应物质,在机体内发挥抗肿瘤作用。如过继性免疫疗法,就是将现成的有杀伤威力的免疫细胞输给患者。最成功的尝试是用 LAK 细胞给患者机体输入。动物实验和临床初步应用结果都证实,向体内输入大量 LAK 细胞,甚至可以使已经形成的肿瘤转移灶消失。

▶▶▶ 综 合 测 试 题 ◀◀◀

A1 型题

1. 介导Ⅰ型超敏反应的抗体是
   A. IgG
   B. IgA
   C. IgM
   D. IgE
   E. sIgA
2. 下列哪项是Ⅰ型超敏反应性疾病

　A. 过敏性休克
　B. 肾小球肾炎
　C. 类风湿关节炎
　D. 接触性皮炎
　E. 新生儿溶血症
3. ABO 血型不符引起的输血反应属于
　A. Ⅰ型超敏反应
　B. Ⅱ型超敏反应

C. Ⅲ型超敏反应

D. Ⅳ型超敏反应

E. 以上均不是

4. 下列哪项不属于超敏反应性疾病

　　A. 青霉素过敏

　　B. 输血反应

　　C. 结核菌素试验

　　D. 输液反应

　　E. 支气管哮喘

5. 下列哪项不是Ⅱ型超敏反应

　　A. 输血反应

　　B. 新生儿溶血症

　　C. 血细胞减少症

　　D. 荨麻疹

　　E. 甲状腺功能亢进

6. CEA 的检测有助于诊断

　　A. 原发性肝癌

　　B. 肺癌

　　C. 结肠癌

　　D. 胰腺癌

　　E. 前列腺癌

7. 下列哪项不是Ⅳ型超敏反应

　　A. 接触性皮炎

　　B. 结核菌素试验

　　C. 器官移植排斥反应

　　D. 支气管哮喘

　　E. 传染性迟发超敏反应

8. 关于Ⅳ型超敏反应的特点,正确的是

　　A. 需抗体参加

　　B. 需补体参加

　　C. 反应发生快

　　D. 不需致敏 T 细胞参与

E. 反应发生慢

9. 补体参与的超敏反应是

　　A. Ⅰ型和Ⅱ型

　　B. Ⅱ型和Ⅲ型

　　C. Ⅰ型和Ⅲ型

　　D. Ⅰ型和Ⅳ型

　　E. Ⅱ型和Ⅳ型

10. 与鼻咽癌的发生有关的病毒是

　　A. 人乳头状瘤病毒

　　B. EB 病毒

　　C. HAV 病毒

　　D. HIV 病毒

　　E. HBV 病毒

11. 属于免疫缺陷病防治原则的选项是

　　A. 抗感染

　　B. 基因治疗

　　C. 骨髓移植

　　D. 输入免疫球蛋白或免疫细胞

　　E. 以上均是

12. 根据肿瘤诱发和发生情况分类,属于胚胎抗原的是

　　A. 肿瘤特异性抗原

　　B. 病毒诱发的肿瘤抗原

　　C. 甲胎蛋白(AFP)

　　D. 自发性肿瘤抗原

　　E. 化学或物理因素诱发的肿瘤抗原

13. 与 AIDS 的发生有关的病毒是

　　A. 人乳头状瘤病毒

　　B. EB 病毒

　　C. HAV 病毒

　　D. HIV 病毒

　　E. HBV 病毒

(秦庆颖)

第七章 免疫学应用

免疫学在临床医学中的应用主要包括两个方面：一是应用免疫学理论阐明有些疾病的发生机制和发展规律；二是应用免疫学的原理来诊断和防治疾病。本章主要介绍后者。

第一节 免疫学检测

免疫学检测即用免疫学方法和技术检测具有免疫活性的物质，可分为细胞免疫检测和体液免疫检测两大类。免疫学检测技术的用途非常广泛，在疾病诊断、检测疾病进程、判断疗效及预后等方面均发挥重要作用。

一、免疫细胞及其功能检测

检测免疫细胞的数量与功能，是判断机体免疫功能状态的重要指标，并有助于某些疾病的诊断、疗效观察及预后分析。

（一）T细胞数量及功能检测

1. T细胞数量测定

（1）花环形成试验 取外周血淋巴细胞与绵羊红细胞（SRBC）混合，在一定温度下作用一定时间，使绵羊红细胞与T细胞表面的E受体结合，形成以T细胞为中心，绕有绵羊红细胞的花环样细胞集团（彩图4）。经制片染色后镜检，计数花环形成率。正常情况下，外周血淋巴细胞中能形成花环的细胞（即T细胞）为60%~80%。

（2）荧光抗体染色 从外周血分离单个核细胞后，用鼠抗人CD3的单克隆抗体作第一抗体与单个核细胞结合，再用荧光素标记的兔抗鼠IgG抗体作第二抗体进行间接免疫荧光染色，使用荧光显微镜或流式细胞仪检测结果，被染上荧光的细胞为CD3$^+$细胞，即T细胞。正常人外周血CD3$^+$细胞的平均值为60%~80%。

2. T细胞亚群测定 不同的T细胞亚群带有不同的CD分子（如CD4和CD8），它们可以和荧光素标记的相应单克隆抗体结合，在荧光显微镜下，这些细胞呈现荧光，借此可区分不同的T细胞亚群。正常人CD4$^+$T细胞和CD8$^+$T细胞之和等于CD3$^+$T细胞数；CD4/CD8比值为（1.7~2.0）：1，当感染HIV后，CD4/CD8比值迅速下降甚至出现倒置。

3. 淋巴细胞转化试验 T细胞在体外受特异性抗原（旧结核菌素等）或有丝分裂原（PHA、conA等）刺激后，能转化为淋巴母细胞。试验时取外周血或分离的淋巴细胞，加入有丝分裂原或特异性抗原，在培养液中培养72小时，经涂片染色后镜检计算转化百分率。正常人为70%左右，转化率低表明细胞免疫功能下降。若在终止培养前6小时加入氚标记胸腺嘧啶核苷(^3H-TdR),在淋巴细胞合成 DNA 时,^3H-TdR 掺入到合成的 DNA 分子中,检测淋巴细胞内 ^3H-TdR 掺入量,亦可算出转化率。

4. 细胞毒试验 Tc、NK 细胞对其靶细胞有直接的细胞毒(杀伤)作用。常用的检测细胞毒效应的方法是 ^{51}Cr(铬)释放法:先将 ^{51}Cr 标记靶细胞,然后将待检效应细胞与 ^{51}Cr 标记的靶细胞混合(比例约为 50∶1 或 100∶1)孵育 4~16 小时,靶细胞被杀伤越多,释放到上清液中的游离的 ^{51}Cr 越多。用 γ 射线测量仪检测上清液中的 ^{51}Cr 值,即可推算出待检效应细胞杀伤活性的高低。

5. 皮肤试验 **属于 T 细胞免疫功能体内检测法**。正常机体对特定的抗原产生细胞免疫后,再用相同抗原做皮肤试验,则可出现局部红肿为特征的迟发型超敏反应。细胞免疫功能正常者呈阳性反应,而免疫功能低下者呈阴性反应。可用于诊断某些病原生物感染(如结核)和细胞免疫缺陷病,也可用于肿瘤患者的疗效观察及预后的判断。最常用的是结核菌素皮肤试验(OT 试验、PPD 试验),在前臂曲侧皮内注射少量可溶性抗原,48~72 小时,测量红肿硬结的大小,硬结直径大于 5mm 者为阳性(彩图 5),表明细胞免疫功能正常。

(二)B 细胞数量及功能检测

1. B 细胞数量检测 目前多通过检测 mIg 来了解成熟 B 细胞的数量。可用 FITC 标记兔抗人免疫球蛋白作直接免疫荧光染色,在荧光显微镜下观察,显荧光的细胞为 mIg⁺ 细胞,即 B 细胞,正常人外周血 mIg⁺ 细胞(B 细胞)一般为 8%~12%,亦可用抗 CD 分子的单克隆抗体检测 B 细胞表面特定 CD 抗原。

2. 抗体形成细胞测定 常采用溶血空斑试验来检测产生抗体的 B 细胞数量。方法是:用绵羊红细胞免疫动物,从免疫动物脾脏分离已致敏的 B 细胞,然后将其与绵羊红细胞、补体等混合,此时 B 细胞再次受抗原刺激,分化成浆细胞,分泌抗体,抗体与绵羊红细胞结合,在补体参与下溶解绵羊红细胞。此时可见 B 细胞周围出现绵羊红细胞被溶解而形成的溶血空斑。一个空斑代表一个抗体形成细胞,即浆细胞,通过计算溶血空斑可推断 B 细胞数。

3. B 细胞增殖试验 原理与 T 细胞转化试验相同,用含 SPA 的金黄色葡萄球菌及抗 IgM 的抗体作为丝裂原,在体外与 B 细胞混合后置 CO_2 培养箱中培养 3 天,结束培养前 22 小时加入 ^3H-TdR,收集细胞,观察细胞增殖程度以判断 B 细胞应答能力。

4. 血清免疫球蛋白含量测定 免疫球蛋白为 B 细胞受到抗原刺激后分化为浆细胞所产生,检测血清免疫球蛋白水平可了解 B 细胞功能。

(三)其他免疫细胞功能检测

吞噬细胞吞噬功能可通过测定吞噬率和吞噬指数来评价,NK 细胞活性测定的方法有形态学检查方法、放射核素释放法、酶释放法等。

二、抗原或抗体的检测

抗原与相应抗体相遇可发生特异性结合,并在外界条件的影响下呈现某种反应现象,如凝集或沉淀,借此可用已知抗原(或抗体)检测未知抗体(或抗原)。试验所采用的

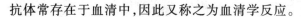

抗体常存在于血清中,因此又称之为血清学反应。

1. 抗原抗体反应的特点

(1)特异性　抗原借助抗原决定簇和抗体的可变区在空间构型上的互补关系,与抗体特异性结合。同一抗原可有多种不同的抗原决定簇。一种特异性抗体能与具有相同或相似抗原决定簇的不同抗原物质发生结合反应,称为交叉反应。

(2)可逆性　抗原抗体的结合,主要以氢键、疏水键、盐键和范德华力等分子表面的非共价键方式结合,结合后形成的复合物在一定条件下可发生解离,回复到抗原抗体的游离状态,解离后的抗原抗体仍保持原有的性质。根据此特点,可借助亲和层析法纯化抗原或抗体。

(3)比例性　抗原抗体的结合能否出现肉眼可见的反应,不仅取决于抗原抗体的性质,也取决于两者的比例。若比例合适,则抗原抗体结合形成大的免疫复合物,出现肉眼可见反应;反之,抗原或抗体过剩,抗原抗体结合后形成小的免疫复合物,肉眼则不可见。小分子可溶性抗原,因其表面积大,容易导致抗原过剩;而颗粒性抗原与抗体反应时,易出现抗体过剩。

(4)阶段性　抗原抗体反应可分为两个阶段。第一阶段为抗原抗体的特异性结合阶段,仅几秒至几分钟,无可见反应;第二阶段是可见反应阶段,需经数分钟或数小时、甚至更长的时间出现肉眼可见反应,易受多种因素(如电解质、温度、酸碱度等)的影响。

2. 抗原或抗体反应类型　由于各种检测方法中所用的抗原性状不同,出现结果的现象也不同。最广泛应用方法有下述几种:

(1)凝集反应　**指颗粒性抗原(细菌、细胞等)与相应的抗体结合,在一定条件下,形成肉眼可见的凝集小块,称凝集反应**(图7-1)。

①直接凝集反应:是颗粒性抗原与相应抗体直接结合所呈现的凝集反应。主要有玻片法和试管法两种。玻片法为定性试验,方法简便快速,常用已知抗体检测未知抗原,如细菌鉴定,ABO血型鉴定等;试管法通常为半定量试验,常用已知抗原检测待检血清中有无相应抗体及其相对含量,以帮助临床诊断和分析病情,如诊断伤寒、副伤寒的肥达试验。

②间接凝集反应:可溶性抗原(如毒素、组织浸液等)与相应抗体直接反应不出现凝集现象。将可溶性抗原先吸附在一种与免疫无关的载体颗粒表面形成致敏颗粒,再与相应的抗体进行反应,则出现凝集称为间接凝集反应。常用的载体颗粒有人"O"型红细胞、绵羊红细胞、乳胶颗粒等,分别称为间接血凝、间接乳胶凝集等。如果将抗体吸附到载体上,再与相应可溶性抗原反应也可出现凝集,称为反相间接凝集试验。间接凝集反应具有敏感性高、快速、简便等优点,在临床上得到广泛的应用。

③间接凝集抑制试验:将可溶性抗原与相应抗体预先混合并充分作用后,再加入抗原致敏的载体,此时因抗体已被可溶性抗原结合,阻断了抗体与致敏载体上的抗原结合,不再出现凝集现象,称为间接凝集抑制试验。

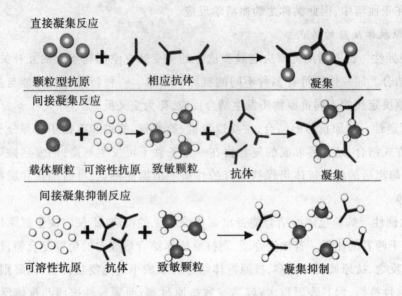

图7-1 凝集反应示意图

（2）沉淀反应 **可溶性抗原与相应抗体在比例适合条件下,出现肉眼可见的沉淀现象,称为沉淀反应。**

①单向琼脂扩散:将特异性抗体与熔化的琼脂混合均匀,使抗体均匀分布于琼脂,然后浇制成琼脂板,再按一定要求打孔并加入抗原,使抗原向孔周自由扩散,与琼脂中的抗体结合形成免疫复合物并沉积下来,形成以抗原孔为中心的沉淀环,环的直径与抗原含量成正相关。取已知量抗原绘制标准曲线,可根据所形成沉淀环的直径,从标准曲线中查出待检标本的抗原含量(图7-2)。可用于血清中 Ig、补体等分子的检测。

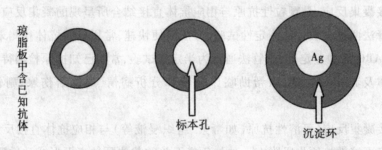

图7-2 单向免疫扩散试验示意图

②双向琼脂扩散:先将抗原和抗体分别加入琼脂凝胶的小孔中,两者在琼脂板上自由向四周扩散,若两者对应且比例合适,则在抗原和抗体两孔之间形成白色沉淀线。一对相应的抗原抗体只形成一条沉淀线,因此可根据沉淀线的数目推断待测抗原液中有多少种抗原成分(图7-3)。根据沉淀线的吻合、相切或交叉形状,可鉴定两种抗原是完全相同、部分相同或完全不相同。常用于抗原、抗体的定性检测。

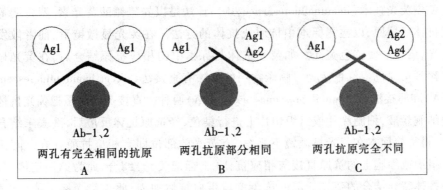

图7-3 双向琼脂扩散示意图

③对流免疫电泳：对流免疫电泳是把双向扩散和电泳技术结合在一起的方法。在这一试验体系中,抗原、抗体均受到电场力和电渗力的两种方向相反的作用力,电场力使抗原抗体由阴极向阳极方向移动,而电渗力作用相反。对于抗原分子的作用,电场力大于电渗力,因此抗原由阴极向阳极移动;而抗体在琼脂电渗作用下主要是顺着电子流方向由阳极向阴极移动,这样就使抗原和抗体定向对流,发生反应,于比例合适处形成白色沉淀线(图7-4)。本试验敏感性比琼脂扩散试验高。

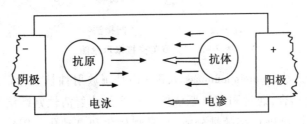

图7-4 对流免疫电泳示意图

(3)免疫标记技术 为提高抗原和抗体检测的敏感性,将已知抗体或抗原标记上易显示的物质,通过检测标记物,反映有无抗原抗体反应,从而间接测出微量的抗原或抗体。常用的标记物有酶、荧光素、放射性同位素、胶体金及电子致密物质等。

①免疫酶技术:最早应用的免疫酶技术是免疫酶组织化学染色,即用酶标记的抗体与标本中的抗原发生特异性结合,当加入酶的底物时,在酶的作用下经一系列生化反应产生有色物质,借助光镜作出定位诊断。目前常用的是酶联免疫吸附试验(enzyme linked immunosorbent assay,ELISA),该法特异性强,敏感性高,既可测定抗体又能测定可溶性抗原,常用的方法有双抗体夹心法(图7-5)、间接法等。

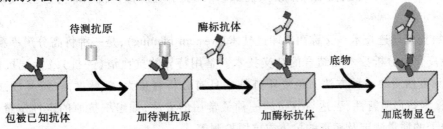

图7-5 双抗体夹心法示意图

②免疫荧光技术(immunofluorescence,IF):该法是以异硫氰酸荧光素、罗丹明等荧光素标记抗体或抗原,以检测标本中抗原或抗体的方法。在荧光显微镜下,前者散发黄绿色的荧光,后者散发红色荧光。如荧光抗体与标本中的相应抗原结合后,在荧光显微镜下可观察到黄绿色或红色荧光。临床常用的方法有直接法(direct immunofluorescence assay,DFA)和间接法(immunofluorescence assay,IFA)两种。直接荧光法是把荧光抗体加到待检的细胞悬液,细胞涂片或组织切片上进行染色,经抗原抗体反应后,洗去未结合的荧光抗体,将待检标本在荧光显微镜下观察,有荧光的部位即有相应抗原存在。间接荧光法是将组织或细胞上的抗原直接与相应抗体(不标记荧光)结合,此为第一抗体,再把能与第一抗体特异结合的荧光标记的抗免疫球蛋白抗体加入,此为荧光标记的第二抗体,观察结果与直接法相同(图7-6)。免疫荧光技术已广泛应用于细菌、螺旋体、病毒性疾病的诊断。

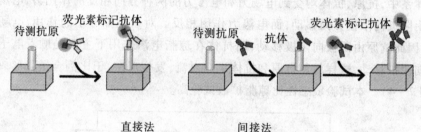

直接法　　　　　间接法
图7-6　免疫荧光技术示意图

③放射免疫测定法(radioimmunoassay,RIA):是用放射性核素标记抗原(或抗体)与相应抗体(或抗原)结合,通过测定抗原抗体复合物的放射活性判断结果,是最敏感的免疫标记技术。本方法可进行超微量分析,且易规格化和自动化。RIA应用范围广,可测定多种激素、维生素、药物等。本法常用的同位素有^{125}I和^{131}I。主要有液相法和固相法两种。

④免疫金标记技术:是以胶体金作为标记物用于抗原抗体检测的一种免疫标记技术。胶体金具有高电子密度,最初主要用于免疫电镜技术,以后其应用范围逐步扩展。这种金标记抗体或抗原与相应的抗原或抗体反应后,通过观察颜色等特征可对被检对象做出定性、定位分析。目前,以斑点金免疫层析试验最常用,该试验以胶体金为标记物,以硝酸纤维素膜为固相载体,以渗滤或层析方式检测抗原或抗体。该方法不仅快速、肉眼可见,而且所有试剂均干化,操作十分简便。临床已广泛用于体液标本中抗原或抗体的检测,如HCG(绒毛膜促性腺激素)、抗HCV(丙型肝炎病毒)、抗HIV(人类免疫缺陷病毒)的测定。

(4)免疫印迹技术　又称西部印迹技术(western blotting),是一种将高分辨率凝胶电泳和免疫化学分析技术相结合的杂交技术。是用特异的抗血清(一抗)及标记抗体(二抗)检测蛋白质的一种方法。免疫印迹技术具有分析容量大、敏感度高、特异性强等优点,是检测蛋白质特性、表达与分布的一种最常用的方法,如组织抗原的定性定量检测、多肽分子的质量测定及病毒的抗体或抗原检测等。

第二节　免疫学防治

特异性免疫可分为主动免疫和被动免疫两大类(表 7 - 1),它们可以自然获得,也可通过人工的方法获得。

表 7 - 1　特异性免疫的类别

类别	举例
自然主动免疫	显性或隐性感染
自然被动免疫	母体抗体(IgG)通过胎盘或初乳(sIgA)输给婴儿
人工主动免疫	接种疫苗、类毒素
人工被动免疫	注射动物免疫血清、胎盘球蛋白等

免疫学防治是指利用免疫学原理,达到防病和治病目的所采取的措施,包括免疫学预防和免疫学治疗。

一、免疫学预防

免疫学预防(immunoprophylaxis)即通过人工刺激机体产生或直接输入免疫活性物质,从而特异性清除致病因子,达到预防疾病的目的。免疫学预防在人类与传染性疾病的斗争中发挥了极为重要的作用。

免疫学预防的主要方式是通过人工主动免疫(即接种疫苗),使机体产生特异性抗体或致敏淋巴细胞。在紧急情况下,可应用人工被动免疫(即直接输入抗体),亦称紧急预防。

(一)人工主动免疫

1. 概念　人工主动免疫(artificial active immunization)**是指用人工接种的方法给机体输入疫苗或类毒素等抗原性物质**,刺激机体产生特异性免疫力。人工主动免疫的特点是免疫力出现缓慢,一般在免疫接种后 1 ~ 4 周才能出现,但维持时间较长,可达半年到数年。因此,主要用于传染病的特异性预防(表 7 - 2)。用于人工免疫的生物制品(如细菌性制剂、病毒性制剂及类毒素等)统称为疫苗。

2. 常用生物制品

(1)减毒活疫苗　是用人工定向诱导的方法或直接从自然界筛选出的毒力减弱或基本无毒的微生物制成的预防制剂。其优点是通常只需接种 1 次,用量小,免疫效果好,且维持时间长久,一般可达 3 ~ 5 年;缺点是不易保存,须存放于冰箱中,且有效期短。常用的减毒活疫苗有卡介苗(BCG)、麻疹疫苗、风疹疫苗、脊髓灰质炎疫苗等。免疫缺陷者和孕妇一般不宜接种活疫苗。

(2)灭活疫苗　是将病原生物用物理、化学方法杀死后制成的用于预防某些传染病的生物制剂。灭活疫苗主要诱导机体产生特异性抗体,不能通过内源性抗原提呈途径诱导产生效应 Tc,故不具有细胞免疫效应,免疫效果有一定的局限性。常用的灭活疫苗有伤寒疫苗、乙脑疫苗、百日咳疫苗、霍乱疫苗、流感疫苗、狂犬病疫苗、钩体病疫苗等。由于灭活疫苗中的病原生物进入机体后不能生长繁殖,故对机体的免疫作用较活疫苗弱,且不持久。要获得强而持久的免疫效果,常需多次接种,以延长免疫力。但灭活疫苗的优点是易于制备,通常比活疫苗稳定,易保存。

(3)类毒素 细菌外毒素经甲醛处理后失去毒性,仍保留免疫原性的生物制剂称为类毒素。类毒素接种机体后可诱导产生抗毒素,从而中和外毒素的毒性。常用的类毒素有白喉、破伤风类毒素,这两种类毒素常与百日咳疫苗混合制成百白破三联疫苗。

(4)自身疫苗 是指用从患者自身病灶中分离出来的细菌制成的疫苗。自身疫苗只回注给患者自身,用以治疗反复发作而抗生素治疗无效的慢性感染性疾病。如金黄色葡萄球菌引起的慢性化脓性感染等。

(5)新型疫苗

①亚单位疫苗:病原生物中能使机体产生免疫力的成分只占菌体的一小部分,其余成分无免疫效应,甚至能使机体产生不良反应。从病原生物中提取免疫有效成分制成的疫苗称为亚单位疫苗,包含蛋白亚单位疫苗和多糖亚单位疫苗(如肺炎链球菌荚膜多糖疫苗等)。

②合成肽疫苗:将能诱导机体产生保护性免疫的人工合成抗原多肽结合于载体上,再加入佐剂而制成的疫苗即为合成肽疫苗。目前,研究较多的主要是抗病毒感染和抗肿瘤的合成肽疫苗。

③基因工程疫苗:用 DNA 重组技术将病原生物中诱导保护性免疫的抗原基因与载体重组后制备的疫苗。研制成功的基因工程疫苗有乙肝重组疫苗。

(二)人工被动免疫

1. 概念 人工被动免疫(artificial passive immunization)**是指用人工方法给机体直接输入抗体,使机体立即获得某种特异性免疫力的方法。**这种免疫力是通过被动输入方式获得,所以维持时间较短,通常只有 2～3 周。临床上多用于治疗或紧急预防(表 7-2)。

表 7-2 人工主动免疫和人工被动免疫的比较

	人工主动免疫	人工被动免疫
输入物质	抗原	抗体
免疫力出现时间	1～4 周后生效	注入后立即生效
免疫力维持时间	数月～数年	2～3 周
用途	多用于预防	多用于治疗或紧急预防

2. 常用生物制品

(1)抗毒素 抗毒素是抗细菌外毒素的抗体,常用类毒素多次免疫马,取其免疫血清后经分离纯化浓缩而成。主要用于治疗或紧急预防细菌外毒素所致的疾病,如破伤风精制抗毒素、白喉精制抗毒素、肉毒抗毒素等。

(2)人免疫球蛋白制剂 是从正常人血浆或健康产妇胎盘血中分离制成的免疫球蛋

白浓缩剂,分别称为人血浆丙种球蛋白和胎盘丙种球蛋白。由于多数成人隐性或显性感染过麻疹、脊髓灰质炎、甲型肝炎等多种病原生物,血清中含有一定量的相应抗体,可用于麻疹、脊髓灰质炎和甲型肝炎等疾病的紧急预防。人特异性免疫球蛋白主要来源于含高价特异性抗体供血者血浆,用于特定病原生物感染的预防。

3. 人工被动免疫注意事项

(1)防止超敏反应　动物免疫血清既是抗体,又是异种蛋白,注射前要询问病史、做皮试,必要时采用脱敏疗法。

(2)早期足量　抗毒素只能中和游离的外毒素。外毒素一旦和组织细胞结合,就很难解离。

二、免疫学治疗

免疫学治疗(immunotherapy)即通过增强或抑制免疫功能对机体进行干预,以达到治疗目的。根据是否针对特异性抗原而分为特异性治疗与非特异性治疗。不仅用于感染性疾病患者,也用于自身免疫病、器官移植、免疫功能低下(或缺陷)以及肿瘤等有关疾病的治疗。此外,对某些确诊的免疫缺陷患者,可进行免疫重建或免疫替代疗法。

(一)特异性免疫治疗

1. **主动免疫治疗**　通过向体内输入抗原性物质而诱导机体产生免疫应答物质,以发挥免疫效应,此为主动免疫治疗。该法传统上主要用于预防疾病,但近年来也开始用于治疗疾病,被称为治疗性疫苗。

(1)微生物抗原疫苗　人类的许多肿瘤与微生物感染有关。如 EB 病毒感染与鼻咽癌及 B 细胞淋巴瘤相关,人乳头瘤病毒感染与子宫颈癌相关,乙肝病毒感染与肝癌相关,幽门螺杆菌与胃癌相关。因此,制备合适的微生物疫苗,可用于预防和治疗相应的肿瘤。

(2)细胞疫苗　包括肿瘤细胞疫苗、基因修饰的瘤苗、树突状细胞疫苗等。细胞疫苗可增强或激发患者特异性抗肿瘤免疫应答,阻止肿瘤生长、扩散和复发。

(3)分子疫苗　合成肽疫苗、重组载体疫苗和 DNA 疫苗可作为肿瘤和感染性疾病的治疗性疫苗。

2. **被动免疫治疗**　指将人工制备的生物制剂(如抗体、细胞因子、体外激活的免疫细胞等)过继输入患者体内,以调节(包括增强或抑制)免疫应答及其效应。

(1)抗体　抗细菌毒素或抗病毒抗体可用于中和毒素和病毒。例如应用破伤风抗毒素中和破伤风毒素,以治疗破伤风;应用抗狂犬病毒血清治疗狂犬病。目前,已有许多单克隆或基因工程抗体产品用于肿瘤、自身免疫性疾病及感染的治疗。如抗 CD3、CD4、CD25 抗体防治急性移植排斥反应,抗 CD4 抗体用于治疗自身免疫病等。

(2)细胞因子　细胞因子具有广泛的生物学活性,细胞因子制剂为近年来研制的新型免疫治疗剂,已用于肿瘤、感染、自身免疫性疾病的治疗。如干扰素 β(IFN - β)可明显减缓多发性硬化症病情的发展,降低恶化率,而且是目前治疗多发性硬化症唯一有效的药物。

(3)激活的淋巴细胞　多用于肿瘤治疗,例如输注肿瘤浸润的淋巴细胞(tumor infiltrating lymphocyte, TIL）或淋巴因子激活的杀伤细胞（lymphokine – activated killer, LAK）等。

（二）非特异性免疫治疗

1. 免疫增强剂   是增强、促进和调节机体免疫功能的生物或非生物制剂（表7-3）。主要用于恶性肿瘤、免疫缺陷病和传染病的辅助治疗。

表7-3   常用的免疫增强剂

分类	举例
微生物及其产物	卡介苗、短小棒状杆菌、胞壁酰二肽
细胞因子制剂	TNF、IL–2、IFN、IL–12、胸腺素、转移因子
植物多糖	茯苓多糖、云芝多糖、人参多糖
中草药	人参、黄芪、枸杞、刺五加、淫羊藿等
化学药物	左旋咪唑、西米替丁、异丙肌苷

2. 免疫抑制剂   是一类抑制免疫功能的生物或非生物制剂（表7-4）。免疫抑制剂大多具有明显的毒性作用或副作用，主要是骨髓抑制和肝、肾毒性等。免疫抑制剂主要用于移植排斥反应、超敏反应性疾病、自身免疫性疾病的治疗。

表7-4   常见的免疫抑制剂

分类	举例
化学合成药物	硫唑嘌呤、环磷酰胺、甲氨蝶呤
抗生素	环孢素A、FK–506
激素	肾上腺皮质激素
单克隆抗体制剂	抗T细胞及亚群单抗、抗MHC单抗抗IL抗体和抗IL受体抗体
中草药	雷公藤、汉防己、川芎

（三）免疫重建与免疫替代疗法

若机体免疫系统因先天或后天原因而出现严重缺陷，可通过输入造血干细胞而重建免疫系统，此为免疫重建。造血干细胞可来自骨髓、胚胎肝细胞、脐血或外周血。免疫替代疗法即输入机体缺乏的免疫活性物质，以暂时维持其免疫功能。

◀◀ 综 合 测 试 题 ▶▶

A1 型题

1. 以下哪项不属于人工被动免疫

  A. 给机体注射抗毒素

  B. 给机体注射类毒素

  C. 给机体注射丙种球蛋白

  D. 给机体注射细胞因子

  E. 给机体注射胎盘球蛋白

2. 下列哪项是减毒活疫苗

A. 鼠疫菌苗

B. 伤寒菌苗

C. 百日咳菌苗

D. 类毒素

E. 卡介苗

3. 测定血清 IgG 含量的首选方法是

　　A. 直接免疫荧光抗体法

　　B. 双向免疫扩散法

　　C. 单向免疫扩散法

　　D. 免疫电泳法

　　E. 间接凝集抑制法

4. 花环形成试验的原理是由于人的 T 细胞表面具有哪种能与 SRBC 结合的分化抗原

　　A. CD1

　　B. CD2

　　C. CD3

　　D. CD4

　　E. CD8

5. 下列哪种方法最适用于两种抗原的抗原相关性分析

　　A. 反向间接凝集试验

　　B. 单向免疫扩散试验

　　C. 双向免疫扩散试验

　　D. 对流免疫电泳

　　E. 直接凝集试验

6. 对局部组织中的抗原抗体复合物进行检测应运用

　　A. 直接电镜观察

B. 沉淀反应

C. 淋巴细胞转化试验

D. 补体结合试验

E. 免疫荧光检测试验

7. 下列各项用于反映 B 细胞功能的试验是

　　A. 淋巴细胞转化

　　B. 血清免疫球蛋白检测

　　C. 迟发型超敏反应皮肤试验

　　D. E 花环试验

　　E. CD3 检测

8. 下列哪种情况是自然被动免疫

　　A. 通过隐性感染获得的免疫

　　B. 通过注射抗体获得的免疫

　　C. 通过注射类毒素获得的免疫

　　D. 通过初乳、胎盘获得的免疫

　　E. 天然血型抗体的产生

9. 下列哪项属于人工主动免疫

　　A. 服用小儿麻痹糖丸

　　B. 注射白喉抗毒素

　　C. 注射丙种球蛋白

　　D. 注射干扰素

　　E. 输血

10. 患传染病后获得的免疫为

　　A. 人工主动免疫

　　B. 自然主动免疫

　　C. 被动免疫

　　D. 人工被动免疫

　　E. 自然被动免疫

（李晓红）

第二篇 病原生物学总论

第八章 病毒的生物学性状

病毒(virus)是一类体型微小、结构简单、专性细胞内寄生的非细胞型微生物。由病毒引起的人类疾病种类繁多,约占感染性疾病的75%。不少疾病到现在依然严重威胁着人类的生命。病毒的基本特征主要有:①病毒形体极小,一般都能通过细菌滤器,必须在电子显微镜下才能观察到;②病毒都没有细胞结构,主要由核酸和蛋白质两种成分构成;③病毒只含一种类型的核酸,即 DNA 或 RNA;④病毒缺乏新陈代谢所必需的酶,只能利用活宿主细胞内的代谢系统合成自身必需的核酸和蛋白质成分;⑤病毒的增殖方式是复制,由核酸和蛋白质等装配构成子代,以实现其大量繁殖;⑥病毒对干扰素敏感,对抗生素不敏感。

第一节 病毒的形态与结构

一、病毒的大小与形态

(一)病毒的大小

病毒是最小的病原生物,大多数病毒无法在光学显微镜下观察到,需借助电子显微镜放大几万乃至几十万倍才能见到它们。**一般用纳米(nm,1nm = 1/1000μm)来测量病毒大小。** 各类病毒大小差异悬殊,直径介于 10 ~ 300nm,其中感染人的病毒多数直径在 100nm 左右。

(二)病毒的形态

病毒的形态多种多样,多数呈球形或近似球形,少数为杆状、丝状、子弹形、砖块形等(图 8 - 1)。

二、病毒的结构与化学组成

完整的病毒颗粒被称为病毒体,**病毒的基本结构由核心**(core)**和衣壳**(capsid)**组成,两者构成核衣壳**(nucleocapsid),**即最简单的病毒颗粒。某些病毒在核衣壳外还有一层包膜**,有些病毒的包膜表面有刺突(图 8 - 2)。我们常把带有包膜的病毒称为包膜

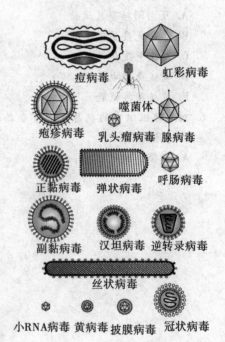

痘病毒　　虹彩病毒

噬菌体

疱疹病毒　乳头瘤病毒　腺病毒

正黏病毒　弹状病毒　呼肠病毒

副黏病毒　汉坦病毒　逆转录病毒

丝状病毒

小RNA病毒 黄病毒 披膜病毒 冠状病毒

图 8 - 1 病毒的基本形态

病毒(enveloped virus),无包膜的病毒称为裸露病毒(naked virus)。

(一)核心

病毒的核心位于病毒体的中心,由核酸构成,一种病毒只能含有一种类型的核酸,DNA 或 RNA。不同种类病毒的核酸有较大差异,有单链的,也有双链的;有些呈线型,也有环形的;可以只有 1 条,也可分多个节段。因此,可将病毒分为双链 DNA (dsDNA)、单链 DNA(ssDNA)、双链 RNA(dsRNA)、单链 RNA (ssRNA)及分节段 RNA 等多种类型。ssRNA 又可分为单正链 RNA 病毒(+ ssRNA)和单负链 RNA 病毒(- ssRNA)。通常感染人类和动物病毒以线形的 dsDNA 和 ssRNA 为主,植物病毒多为 ssRNA,噬菌体多为线形 dsDNA。病毒的核心记录有病毒的全部基因信息,作为病毒增殖的模板,控制病毒核酸与蛋白质的合成,是病毒的感染、增殖、遗传和变异的物质基础。

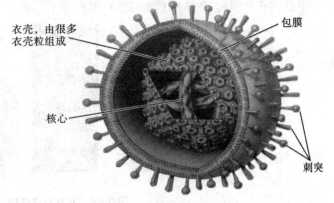

图 8 - 2 病毒结构模式图

(二)衣壳

病毒的衣壳包裹在核心的外层,由蛋白质构成,对核心起到保护作用,具有抗原性,能介导病毒侵入宿主细胞。衣壳由一定数量的称之为"壳粒"的蛋白质亚基组成,不同的病毒壳粒数目和排列方式不同,大致可分为如下几类:

1. 二十面体对称 大多数的感染人的病毒为二十面体对称,共由二十个面、十二个顶、三十个棱组成的近球形的立体结构。二十面体的每个面均呈等边三角形,由壳粒镶嵌组成(图 8 - 3)。

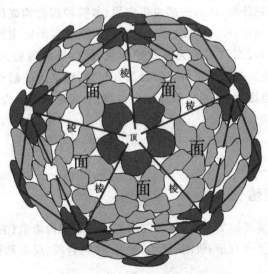

图 8 - 3 二十面体对称结构

2. **螺旋对称** 由壳粒沿着螺旋盘绕的病毒核酸的方向为中心轴排列起来,以形成一个中空的棒状结构,如流感病毒(图8-4)。

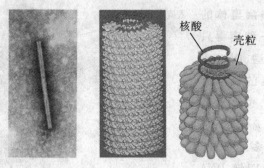

图8-4 螺旋对称结构

3. **复合对称** 既有二十面体对称又有螺旋对称的病毒,如痘病毒、噬菌体(图8-5)。

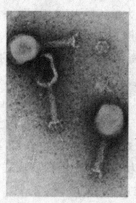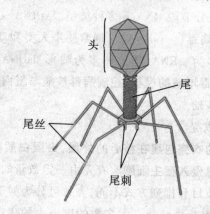

图8-5 噬菌体

(三)包膜

有些病毒的核衣壳外面,还有**一层由蛋白质、多糖和脂类构成的包膜**,膜上常有不同形态由蛋白质构成的突起,称为刺突(图8-2)。包膜来自于宿主细胞,是某些病毒从宿主细胞释放过程中获得的,**对核衣壳有保护作用,能介导病毒侵入宿主细胞,具有抗原性**,是病毒分类的重要依据。不是所有病毒都有包膜,感染人的病毒多数具有包膜,**脂溶剂**(如乙醚、氯仿、去氧胆酸钠)可以破坏病毒包膜,从而使病毒失去感染性。

第二节 病毒的增殖

一、病毒的增殖

病毒缺乏增殖所需要的酶系统,只能在活的宿主细胞内增殖(自我复制)。绝大多数病毒复制过程可分为下列六步:吸附、侵入、脱壳、生物合成、组装和释放。

(一)吸附

吸附是决定感染成功与否的关键环节。病毒吸附于敏感细胞需要病毒表面特异性的吸附蛋白与细胞表面受体相互作用。病毒吸附蛋白(virus attachment protein, VAP)一般由衣壳蛋白或包膜上的糖蛋白突起充当。细胞表面受体是有效结合病毒颗粒的细胞表面结构,大多数噬菌体的病毒受体为细菌细胞壁上的磷壁酸分子、脂多糖分子以及糖蛋白复合物,有的则位于菌毛、鞭毛或荚膜上。大部分动物病毒的病毒受体为镶嵌在细胞膜脂质双分子层中的糖蛋白,也有的是糖脂或唾液酸寡糖苷。植物病毒迄今尚未发现有特异性细胞受体,其进入植物细胞的机制是通过伤口或媒介传播。

病毒的细胞受体具有种系和组织特异性,决定了病毒的宿主谱。不同种属的病毒其细胞受体不同,甚至同种不同型的病毒以及同型不同株的病毒受体也不相同;另一方面,有些不同种属的病毒却有相同的细胞受体,其吸附和感染可对其他病毒的感染产生干扰。

VAP与病毒受体的结合需要一定的温度条件,以促进与酶反应相类似的化学反应。在0℃~37℃内温度越高病毒吸附效率也越高。病毒吸附细胞的过程可在几分钟到几十分钟的时间内完成。

(二)穿入

病毒体附着到宿主细胞表面之后,通过受体介导的胞饮作用或膜融合进入细胞,这一过程称为穿入。

1. 胞饮(viropexis)　当病毒与易感细胞表面受体结合后,结合区域与病毒一起内陷,使整个病毒被吞饮入胞内形成吞噬泡,是裸露病毒穿入细胞的常见方式。

2. 融合(fusion)　病毒包膜与细胞膜接触后,在融合蛋白帮助下,病毒包膜与细胞膜融合,将核衣壳释放进入细胞质,此种方式以包膜病毒最为常见(图8-6)。

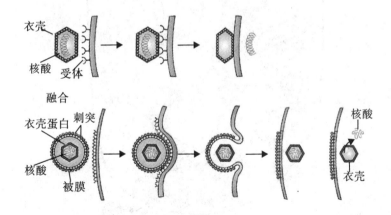

图8-6　穿入过程

(三)脱壳

脱壳是指病毒感染性核酸从衣壳内释放出来的过程。有包膜病毒脱壳包括脱包膜和脱衣壳两个步骤,无包膜病毒只需脱衣壳,方式随不同病毒而异。

注射式侵入的噬菌体和某些直接侵入的病毒可以直接在细胞膜或细胞壁表面同步完成侵入和脱壳。病毒颗粒以内吞方式或直接进入细胞后,经蛋白酶的降解,先后脱去包膜和衣壳。以膜融合方式侵入的病毒,其包膜在与细胞膜融合时即已脱掉,核衣壳被移至脱壳部位并在酶的作用下进一步脱壳,病毒核酸游离并进入细胞的一定部位进行生物合成。病毒脱壳必须有酶的参与,脱壳酶来自宿主细胞,有的为病毒基因编码。

（四）生物合成

病毒借助宿主细胞提供的原料、能量和场所合成核酸和蛋白质,期间所需的多数酶也来自宿主细胞。病毒释放出核酸以后,原有的形态消失,称为隐蔽期(eclipse)(图8-7)。在隐蔽期内,病毒在宿主细胞内活跃地进行生物合成,包括病毒核酸的复制和蛋白质的合成。由于病毒所含的核酸类型不同,其生物合成的过程也不完全相同。以DNA病毒为例,当病毒进入隐蔽期后,在自身的RNA多聚酶的催化下,首先合成早期的mRNA,由它翻译合成早期蛋白。早期蛋白主要是提供病毒复制所需要的酶以及抑制宿主细胞正常代谢的调节蛋白质。在这些酶的催化下,以亲代DNA为模板,复制出子代病毒的DNA。在DNA开始转录以后合成的mRNA,称晚期的mRNA,再由晚期的mRNA翻译成病毒衣壳的结构蛋白质。

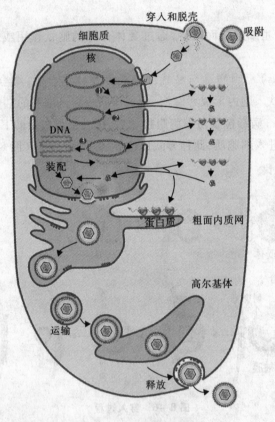

图8-7 病毒复制过程

（五）装配

病毒的核酸与蛋白质分别合成后,在细胞核内或细胞质内组装成核衣壳。绝大多数DNA病毒在细胞核内组装,RNA病毒与痘病毒类则在细胞质内组装。无包膜病毒组装成核衣壳即为成熟的病毒体,病毒的早期蛋白,即非病毒结构成分不组装入病毒,残留在感染细胞中。

（六）释放

1. **破胞释放**　无包膜病毒一般通过使细胞膜发生破裂、裂解宿主细胞的方法进行释放。

2. **出芽释放**　包膜病毒一般通过出芽方式得以释放,在出芽的过程中,病毒与嵌有病毒蛋白的细胞膜结合,从而获得包膜。

从单个病毒吸附开始至所有病毒释放,此过程称为感染周期或复制周期。一个感染细胞一般释放的病毒数为 100～1000。

二、病毒的异常增殖

1. **缺陷病毒**（defective virus）　是指因病毒基因组不完整或因基因某一点改变而不能进行正常增殖的病毒。

2. **顿挫感染**（abortive infection）　病毒进入宿主细胞,若细胞缺乏病毒复制所需的酶、能量和原料等,则病毒不能合成自身成分。

三、病毒的干扰现象

两种病毒感染同一种细胞或机体时,常常发生一种病毒抑制另一种病毒复制的现象,称为干扰现象（interference）。干扰现象可在同种、异种、同株以及异株的病毒间发生,异株如流感病毒的自身干扰。异种病毒和无亲缘关系的病毒之间也可以干扰,且比较常见。

病毒间干扰的机制还不完全清楚,概括起来包括:病毒作用于宿主细胞,诱导产生干扰素（interferon, IFN）。除干扰素外,还有其他因素也能干扰病毒的增殖,如第一种病毒占据或破坏了宿主细胞的表面受体或者改变了宿主细胞的代谢途径从而阻止另一种病毒的吸附或穿入,如黏病毒等;另外,也可能是阻止第二种病毒 mRNA 的转译,如脊髓灰质炎病毒干扰水疱性口炎病毒;还有可能是在复制过程中产生了缺陷性干扰颗粒（defective interfering particle, DIP）,能干扰同种的正常病毒在细胞内复制,如流感病毒在鸡胚尿囊液中连续传代,则 DIP 逐渐增加而发生自身干扰。

第三节　理化因素对病毒的影响

大多数病毒耐低温,对抗生素不敏感,对化学消毒剂有一定抵抗力,病毒受理化因素作用失去感染性,称为病毒的灭活（inactivation）。灭活病毒仍能保留活病毒的某些特性如抗原性、红细胞吸附、血凝和细胞融合等。

1. **温度**　多数病毒耐冷不耐热,病毒标本应尽快低温冷冻保存。在干冰温度（-70℃）、超低温冰箱（-86℃）和液氮温度（-196℃）条件下,病毒感染性可保持数月至数年。多数病毒在 56℃～60℃ 30 分钟或 100℃ 数秒钟可被灭活,但有的病毒（如乙型肝炎病毒）需 100℃ 10 分钟才能灭活。包膜病毒比无包膜病毒更不耐热,37℃ 以上可迅速灭活。反复冻融也能使病毒灭活，一般可用低温冷冻干燥法（lyophilization）保存病毒。热对病毒的灭活作用主要是破坏病毒衣壳蛋白、糖蛋白刺突而阻止病毒吸附，也能破坏某些酶活性而影响病毒的复制。

2. 射线　紫外线、X线和 γ 射线以及高能量粒子均可灭活病毒。紫外线可使核苷酸形成胸腺嘧啶二聚体，而射线可以引起核苷酸链发生致死性断裂，影响病毒核酸的复制；光量子可击毁病毒核酸的分子结构，不同病毒其敏感度不一。

3. 化学消毒剂　一般病毒对高锰酸钾、次氯酸盐等氧化剂都很敏感，升汞、酒精、强酸及强碱均能迅速杀灭病毒，但 0.5% ~1% 石炭酸仅对少数病毒有效。饮水中漂白粉浓度对乙型肝炎病毒，肠道病毒无效。β - 丙内脂（β - propiolactone）及环氧乙烷（ethylene oxide）可杀灭各种病毒。肝炎病毒对过氧乙酸、次氯酸盐较敏感。由于醛类消毒剂虽破坏病毒感染性却可保持其抗原性，故常用来制备灭活病毒疫苗。

4. 其他　病毒一般在 pH5.0 ~9.0 的环境是稳定的。大多数病毒在 50% 甘油盐水中能存活较久，故可用于保存病毒感染的组织。

第四节　病毒的遗传变异

一、基因突变

病毒的突变（mutation）是指基因组中核酸碱基顺序上的化学变化，可以是一个核苷酸的改变，也可为成百上千个核苷酸的缺失或易位。病毒复制中的自然突变率为 10^{-5} ~ 10^{-8}，而各种物理、化学诱变剂（mutagens）可提高突变率，如温度、射线、5 - 溴尿嘧啶、亚硝酸盐等的作用均可诱发突变。突变株与原先的野生型病毒（wild - type virus）特性不同，表现为病毒毒力、抗原组成、温度和宿主范围等方面的改变。

1. 毒力改变　有强毒株及弱毒株，后者可制成弱毒活病毒疫苗，如脊髓灰质炎疫苗、麻疹疫苗等。

2. 条件致死突变株　指病毒突变后在特定条件下能生长，而在原来条件下不能繁殖而被致死。其中最主要的是温度敏感条件致死突变株（temperature - sensitive conditional lethalmutant），简称温度敏感突变株（ts 株），在特定温度（28℃ ~35℃）下孵育则能增殖，在非特定温度（37℃ ~40℃）下孵育则不能繁殖，而野生型在两种温度均能增殖。显然是由于在非特定温度下，突变基因所编码的蛋白缺乏其应有功能。因此大多数 ts 株同时又是减毒株。现已从许多动物病毒中分离出 ts 株，选择遗传稳定性良好的品系用于制备减毒活疫苗，如流感病毒及脊髓灰质炎病毒 ts 株疫苗。

3. 宿主适应性突变株　例如狂犬病毒突变株适应在兔脑内增殖，由"街毒"变为"固定毒"，可制成狂犬病疫苗。

二、基因重组

当两种有亲缘关系的不同病毒感染同一宿主细胞时，它们的遗传物质发生交换，结果产生不同于亲代的可遗传的子代,称为基因重组(genetic recombination)。

1. 活病毒间的重组   例如流感病毒两个亚型之间可基因重组,产生新的杂交株,即具有一个亲代的血凝素和另一亲代的神经氨酸酶。这在探索自然病毒变异原理中具有重要意义。流感每隔十年左右引起一次世界性大流行,可能是由于人的流感病毒与某些动物(鸡、马、猪)的流感病毒间发生基因重组所致。

2. 灭活病毒间的重组   例如用紫外线灭活的两株同种病毒,若一同培养后,常可使灭活的病毒复活,产生出感染性病毒体,此称为多重复活(multiplicity reactivation),这是因为两种病毒核酸上受损害的基因部位不同,由于重组和相互弥补而得到复活。因此现今不用紫外线灭活病毒制造疫苗,以防病毒复活的危险。

3. 死活病毒间的重组   例如将能在鸡胚中生长良好的甲型流感病毒(A0 或 A1 亚型)疫苗株经紫外线灭活后,再加亚洲甲型(A2 亚型)活流感病毒一同培养,产生出具有前者特点的 A2 亚型流感病毒,可供制作疫苗,此称为交叉复活(cross reactivation)。

三、基因产物的相互作用

1. 表型混合(phenotypemixing)   两种病毒混合感染后,一个病毒的基因组偶尔装入另一病毒的衣壳内,或装入两个病毒成分构成的衣壳内,发生表型混合。这种混合是不稳定的,传代后可恢复其原来的特性。

2. 基因型混合(genotypemixing)   指两种病毒的核酸偶尔混合装在同一病毒衣壳内,或两种病毒的核衣壳偶尔包在一个囊膜内,但它们的核酸都未重组合,所以没有遗传性。

3. 互补(complementation)   指两种病毒通过其产生的蛋白质产物(如酶、衣壳或囊膜)相互间补助不足,例如辅助病毒与缺损病毒间、两个缺损病毒间、活病毒与死病毒间都可以互补,互补后仍产生原来病毒的子代。

4. 增强(enhancement)   指两种病毒混合培养时,一种病毒能促进增强另一种病毒的产量,可能是因为前者抑制了干扰素的产生所致。

四、病毒变异的实际意义

1. 研制减毒活疫苗   如 ts 株、宿主适应性突变株的研制。

2. 应用于基因工程(geneticengineering)   基因工程是将一个生物体的基因,也就是携带遗传信息的 DNA 片段,转移到另一个生物内,与原有生物体的 DNA 结合,实现遗传性状的转移和重新组合,从而使人们能够定向地控制、干预和改变生物体的变异和遗传。目前病毒基因工程正沿着两个方向发展:一是将编码病毒表面抗原的基因移植到质粒中去,在大肠埃希菌中产生大量抗原物质,以制备疫苗或诊断用抗原。如乙型肝炎病毒编码表面抗原的 DNA 片段已在酵母菌中表达,该疫苗正进行人体观察。二是探索病毒作为基因工程载体的可能性,以便将所需要的外源基因带入人体或植物体内,以治疗人类遗传疾病或创造动物新品种的目的。

综合测试题

A1 型题

1. 构成病毒核心的化学成分是
   A. 磷酸
   B. 蛋白质
   C. 类脂
   D. 肽聚糖
   E. 核酸

2. 关于病毒的叙述,错误的是
   A. 核酸和衣壳组成核衣壳
   B. 有包膜的病毒才有感染性
   C. 衣壳由壳粒构成
   D. 病毒包膜表面可有刺突
   E. 各种病毒壳粒数目不相同

3. 决定病毒具有感染性的是
   A. 核酸
   B. 衣壳
   C. 包膜
   D. 神经氨酸酶
   E. 血凝素

4. 关于病毒在宿主细胞内复制周期的描述,正确的是
   A. 吸附、穿入、脱壳、生物合成、组装、释放
   B. 吸附、脱壳、生物合成、组装、释放
   C. 吸附、结合、穿入、生物合成、组装、释放
   D. 特异性结合、脱壳、复制、组装、释放
   E. 结合、复制、组装及释放

5. 对病毒抵抗力叙述错误的是
   A. 大多数病毒60℃30分钟可被灭活
   B. 甲醛能使病毒灭活,但保留抗原性
   C. 紫外线能灭活病毒
   D. 所有病毒对脂溶剂都敏感
   E. 大多数病毒在 -70℃ 下可存活

6. 关于病毒基本性状叙述错误的是
   A. 体积微小,无细胞结构
   B. 专性细胞内寄生
   C. 含有 DNA 和 RNA
   D. 对干扰素敏感

   E. 耐冷不耐热

7. 用以判断病毒有无包膜的根据是
   A. 致病性的强弱
   B. 对高温的抵抗力
   C. 对石炭酸的抵抗力
   D. 病毒的大小
   E. 对脂溶剂的敏感性

8. 可称为病毒体的结构是
   A. 核衣壳
   B. 核酸
   C. 衣壳
   D. 包膜
   E. 壳粒

9. 病毒的增殖方式是
   A. 分枝
   B. 二分裂
   C. 复制
   D. 减数分裂
   E. 芽生

10. 下述与病毒蛋白质无关的作用是
    A. 吸附作用
    B. 保护核酸作用
    C. 病毒包膜的成分
    D. 对脂溶剂敏感性
    E. 免疫原性

11. 对病毒体特征的叙述,错误的是
    A. 以复制方式增殖
    B. 测量单位是 nm
    C. 只含一种核酸
    D. 专性细胞内寄生
    E. 对干扰素不敏感

12. 对病毒包膜的叙述,错误的是
    A. 化学成分为蛋白质、脂类及多糖
    B. 可保护病毒
    C. 具有病毒种、型特异性抗原
    D. 包膜溶解可使病毒灭活
    E. 表面凸起称为壳粒

(马 锐)

第九章　细菌的生物学性状

广义的细菌泛指一切原核细胞型微生物,它们多数具有细胞壁结构,主要以二分裂方式繁殖以及对抗生素敏感等典型特征,有时也常常把这类具有典型特征的原核细胞生物称为狭义上的细菌。原核细胞型微生物当中还有一部分,如支原体、立克次体、衣原体、放线菌、螺旋体等,它们缺少典型细菌普遍拥有的某些结构或代谢特征,也可称其为非典型性细菌。在本章中,主要以自然界中存在数量最多、生物性状最典型的狭义上的细菌为代表,介绍细菌的主要生物学特性,同时也会简要介绍非典型的细菌所特有的性状。

第一节　细菌的形态与结构

一、细菌的大小与形态

细菌体形微小,肉眼不可见,但大于病毒,通过普通光学显微镜放大千倍即可见,一般用微米(μm,$1\mu m = 1/1000mm$)来测量细菌的大小。

细菌按外形可分为球菌、杆菌和螺形菌三类。

(一)球菌(coccus)

球菌多数外形呈球形,也有椭圆形、半月形、矛头形、肾形等,大多数球菌直径约$1\mu m$。球菌可按其分裂平面及分裂后菌体排列的情况,分为双球菌、链球菌、葡萄球菌、四联球菌和八叠球菌等。

1. 双球菌(diplococcus)　细菌沿一个平面分裂后,菌体两两相连,呈双排列,如肺炎链球菌。

2. 链球菌(streptococcus)　细菌沿一个平面连续分裂多次后,多个菌体连成短链或长链,如乙型溶血性链球菌。

3. 葡萄球菌(staphylococcus)　细菌沿多个不规则的平面连续分裂多次后,多个菌体堆积在一起呈葡萄串状,如金黄色葡萄球菌。

(二)杆菌(bacillus)

杆菌多数呈杆状,形态大小变化较大,菌体多数平直,亦有稍弯曲者,两端多为钝圆,少数是平齐或尖锐状,除炭疽芽胞杆菌等少数杆菌呈链状排列外,多数杆菌呈分散排列。杆菌常依据菌体的形态特点分为:①大杆菌,长$4 \sim 10\mu m$,如炭疽芽胞杆菌;②中等杆菌,长$2 \sim 3\mu m$,如大肠埃希菌;③小杆菌,长$0.6 \sim 1.5\mu m$,如布鲁等。还有些杆菌较短,称球杆菌;有些一端膨大,菌体形似棒状,称棒状杆菌;有些形成有分枝,称分枝杆菌。

(三)螺形菌(spiral bacterium)

螺形菌呈弯曲或螺旋状,根据弯曲程度可分为:①弧菌(vibrio),长$2 \sim 3\mu m$,只有一个弯曲，呈弧形或逗点；②螺菌（spirillum），菌体较长较硬，为 3~6μm，有数个弯曲，呈螺旋状（图 9-1）。

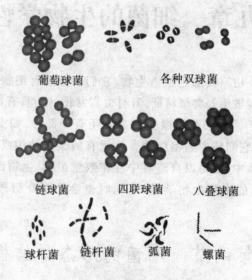

葡萄球菌　　　各种双球菌

链球菌　　　四联球菌　　　八叠球菌

球杆菌　链杆菌　弧菌　螺菌

图 9-1　细菌的基本形态

二、细菌的结构

细菌种类繁多，结构既有相似之处也有各自的特点。我们一般把**细菌都具有的结构**称为细菌的基本结构，如细胞壁、细胞膜、细胞质和核质；而把部分细菌具有的结构称为细菌的**特殊结构**，如荚膜、鞭毛、菌毛和芽胞（图 9-2）。

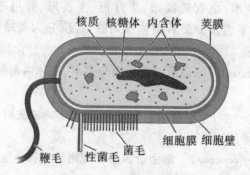

核质　核糖体　内含体　荚膜

细胞膜　细胞壁

鞭毛　性菌毛　菌毛

图 9-2　细菌的基本结构

（一）细菌的基本结构

1. **细胞壁**　是细菌最外层的结构，坚韧而有弹性。**主要起到保护细菌、维持细菌形态以及控制物质进出的作用。**细菌细胞壁的结构和化学组成并不完全相同，可根据革兰染色分为两类，即革兰阳性菌（G^+菌）和革兰阴性菌（G^-菌）。**革兰阳性菌细胞壁较厚（20~80nm），主要由肽聚糖和磷壁酸构成；革兰阴性菌细胞壁较薄（10~15nm），分肽聚糖和外膜两层。**

（1）肽聚糖　又称黏肽，是细菌细胞壁中的特有成分。革兰阴性、革兰阳性细菌均有肽聚糖,但结构略有不同。**革兰阳性菌肽聚糖是由聚糖骨架、四肽侧链和五肽交联桥构成的三维立体结构,较牢固;而革兰阴性菌肽聚糖仅由聚糖骨架、四肽侧链相连形成平面结构,较疏松。**①**聚糖骨架**:两种细菌细胞壁的聚糖骨架相同,由 N - 乙酰葡糖胺和 N - 乙酰胞壁酸交替间隔排列,经 β - 1,4 糖苷键联结而成。②**四肽侧链**:两类细菌的四肽侧链结构略有区别,革兰阳性菌如葡萄球菌的细胞壁的四肽侧链的氨基酸依次为 L - 丙氨酸、D - 谷氨酸、L - 赖氨酸和 D - 丙氨酸;第三位的 L - 赖氨酸通过五个甘氨酸组成的交联桥连接到相邻聚糖骨架四肽侧链末端的 D - 丙氨酸上,从而构成机械强度十分坚韧的三维立体结构。革兰阳性菌细胞壁中肽聚糖层数多,为 15～50 层;含量高,占细胞壁干重的 50%～80%。革兰阴性菌的肽聚糖含量少,只有 1～2 层,占细胞壁干重的 5%～10%。仅由聚糖骨架和四肽侧链组成,无五肽交联桥,为结构疏松的二维平面结构。如大肠埃希菌的四肽侧链中的第三位氨基酸是二氨基庚二酸(diaminopimelic acid,DAP),并由 DAP 与另一相邻四肽侧链末端的 D - 丙氨酸直接连接。

凡能破坏肽聚糖结构或抑制其合成的物质,都能损伤细胞壁而使细菌变形或杀伤细菌。革兰阳性菌一般对溶菌酶和青霉素敏感,溶菌酶可通过水解肽聚糖中 N - 乙酰葡糖胺和 N - 乙酰胞壁酸之间的 β - 1,4 糖苷键,破坏聚糖骨架,引起细菌裂解,从而导致细菌死亡。青霉素和头孢菌素能与细菌竞争合成细胞壁过程所需的转肽酶,抑制革兰阳性菌的五肽交联桥与四肽侧链末端氨基酸之间的连接,使细菌不能合成完整的细胞壁,从而达到杀菌的效果(图 9 - 3)。人和动物细胞没有细胞壁结构,故溶菌酶和青霉素对人体细胞均无毒性作用。

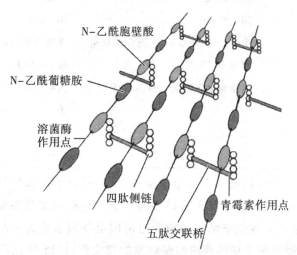

图 9 - 3　革兰阳性菌细胞壁肽聚糖结构示意图

(2)**磷壁酸**　**是革兰阳性菌细胞壁所特有的成分**,约占细胞壁干重的 50%,可分为两种类型:壁磷壁酸和膜磷壁酸(图 9 - 4)。两种磷壁酸均伸到肽聚糖表面,构成革兰阳性菌重要的表面抗原。膜磷壁酸,或称脂磷壁酸,具有黏附宿主细胞的功能,与致病性有关。

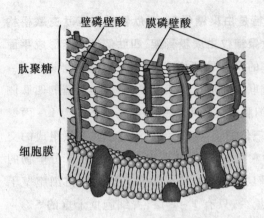

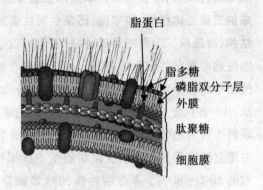

图 9-4 革兰阳性菌细胞壁结构示意图　　　　图 9-5 革兰阴性菌细胞壁结构示意图

（3）外膜　是革兰阴性菌所特有的结构,约占细胞壁干重的80%。它位于细胞壁的最外层。由脂多糖、脂质双层和脂蛋白组成（图9-5）。脂多糖（lipopolysaccharide,LPS）是革兰阴性菌细胞壁所特有的成分,位于革兰阴性菌细胞壁最外面,由类脂A、核心多糖和特异多糖三部分组成,即革兰阴性菌的内毒素。

革兰阳性菌与革兰阴性菌细胞壁结构有显著差异（表9-1）,因而这两类细菌在染色性、抗原性、致病性以及对药物的敏感性等方面都有很大的差异。

表 9-1 革兰阳性菌与革兰阴性菌细胞壁结构异同点

区别要点	革兰阳性菌	革兰阴性菌
强度	较坚韧,三维立体结构	较疏松,二维平面结构
厚度	20～80nm	10～15nm
肽聚糖组成	聚糖骨架、四肽侧链、五肽交联桥	聚糖骨架、四肽侧链
肽聚糖层数	可达 50 层	仅 1～2 层
肽聚糖含量	占细胞壁干重的 50%～80%	占细胞壁干重的 5%～10%
磷壁酸	有	无
外膜	无	有
青霉素、溶菌酶	敏感	不敏感

并不是所有细菌的细胞壁都由肽聚糖构成,比如引起结核病的结核分枝杆菌,它的细胞壁就不含有肽聚糖,而是主要由分枝菌酸构成。还有的细菌如支原体,天生就没有细胞壁结构,而即便是有细胞壁结构的细菌也可因某些因素丧失细胞壁,其中值得注意的是L型细菌。L型细菌是指细菌细胞壁缺陷的突变型,1935 年在英国 Lister 医学研究院被发现,故以其第一个字母命名。在自然或人工诱导情况下,L型细菌在人体内或体外均可产生,由于细胞壁缺失细菌形态呈高度多形性,大小不一,有球状、杆状和丝状等,革兰染色多为阴性。L型细菌在普通培养基上不易生长,必须在高渗培养基（含 5% 的NaCl、20% 的人或马血清、0.8% 的琼脂）中才能缓慢生长,形成中间厚、四周薄的"油煎蛋"样细小菌落。在普通的低渗环境中,由于不能耐受菌体内较高的渗透压而胀裂死亡。某些L型细菌仍具有致病性,可引起尿路感染、骨髓炎、心内膜炎等慢性感染。由于其形

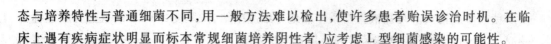

态与培养特性与普通细菌不同,用一般方法难以检出,使许多患者贻误诊治时机。在临床上遇有疾病症状明显而标本常规细菌培养阴性者,应考虑 L 型细菌感染的可能性。

知识链接

青霉素对革兰阳性菌杀菌效果好而对革兰阴性菌效果不好的原因何在?

2. **细胞膜**　又称细胞质膜,是位于细胞壁内包绕在细胞质外面的一层柔软有弹性的半透性脂质双层薄膜。主要由磷脂及蛋白质构成,但不含胆固醇,厚约 7.5nm,占细胞干重的 10% ~ 30%。

细胞膜的主要功能有:①细胞膜具有选择性通透作用,参与细菌内外物质的交换。②细胞膜上有许多呼吸酶,可以转运电子、完成氧化磷酸化,与细菌能量产生和利用有关。③细胞膜上含有多种合成酶,与细菌的生物合成有关,如磷壁酸、脂多糖、肽聚糖等,均在细胞膜上合成。④细菌细胞膜内陷、折叠、卷曲,可形成一种囊状物,即中介体。其功能类似于真核细胞的线粒体,参与细菌的呼吸及生物合成。

3. **细胞质**　又称细胞浆,是细胞膜包裹的溶胶状物质,主要由水、蛋白质、核酸、脂类、少量糖以及无机盐构成。细胞质内 RNA 含量较高,具有较强的嗜碱性,故细菌易被碱性染料着色。细胞质内含有许多重要结构。

(1)**核糖体**　又称核蛋白体,**是细菌合成蛋白质的场所**,游离存在于细胞质中,每个细菌体内可达数万个。细菌核糖体的沉降系数为 70S,由 50S 和 30S 两个亚基组成,以大肠埃希菌为例,其化学组成 66% 为 RNA,34% 为蛋白质。链霉素能与细菌核糖体 30S 亚基结合,红霉素能与 50S 亚基结合,因干扰细菌蛋白质的合成而导致细菌死亡,从而达到杀菌的目的。由于人及真核细胞核糖体沉降系数为 80S,由 60S 和 40S 两个亚基组成,故上述抗生素对人类及其他真核细胞核糖体无影响。

(2)**质粒**　**是细菌染色体外的遗传物质**,为闭合环状双股 DNA 分子,分子量比染色体小,可携带某些遗传信息,**控制细菌的某些特定的遗传性状**。质粒能独立自行复制,可随细菌分裂转移到子代细菌中,也可通过接合等方式在细菌与细菌之间进行传递。**质粒不是细菌生命活动所必需的**,失去质粒的细菌仍可正常生存。医学上重要的质粒有决定耐药性的 R 质粒、产生性菌毛的 F 质粒等。

(3)**胞质颗粒**　**胞质内用于储存营养物质的颗粒状结构**。胞质颗粒中有一种主要成分是 RNA 和多聚偏磷酸盐的颗粒,其嗜碱性强,用亚甲蓝染色时着色较深呈紫色,称为异染颗粒。异染颗粒常见于白喉棒状杆菌,位于菌体两端,故又称极体,有助于细菌鉴定。

4. **核质**　又称拟核,**是细菌的遗传物质**,决定细菌的遗传特征。细菌是原核细胞型微生物,不具有成形的核。核质集中于细胞质的某一区域,多在菌体中央,无核膜、核仁和有丝分裂器。核质由单一密闭环状 DNA 分子反复回旋卷曲盘绕组成松散网状结构,其化学组成除 DNA 外,还有少量 RNA 和组蛋白样的蛋白质,核质决定细菌的遗传、变异、致病性、抵抗力等性状。

(二)细菌的特殊结构

1. **荚膜**(capsule)　**荚膜**为某些细菌细胞壁外包围的一层黏液状物质(彩图 6),主要由多糖或多肽构成。凡黏液性物质牢固地与细胞壁结合,厚度≥0.2μm,且边界明显称为荚膜(capsule),如肺炎链球菌荚膜。厚度<0.2μm者称为微荚膜(microcapsule),如溶血性链球菌的M蛋白、伤寒沙门菌的Vi抗原等。若黏液性物质疏松地附着于细菌细胞表面,边界不明显且易被洗脱者称为黏液层(slime layer)。荚膜具有保护细菌抵抗吞噬细胞的吞噬、消化,抵抗溶菌酶、抗菌药物、补体、抗体的损伤以及黏附作用。

2. 鞭毛(flagellum) 鞭毛是部分细菌菌体上伸出的**细长、呈波浪状弯曲的丝状物**,是细菌的运动器官,主要由蛋白质构成。鞭毛蛋白**具有较强的抗原性,可借此进行细菌的鉴定和分型**。根据鞭毛的数目及着生部位,可将细菌分为周毛菌、丛毛菌、双毛菌、单毛菌等(彩图7,图9-6)。

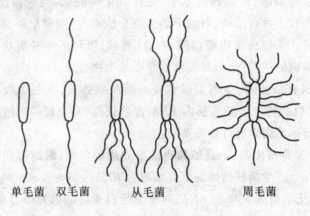

单毛菌　双毛菌　　从毛菌　　　　周毛菌

图9-6　鞭毛

3. 菌毛(pilus) 在某些细菌表面存在着一种**比鞭毛细、短、直的丝状物**,称为菌毛,**常见于革兰阴性菌**。菌毛在普通光学显微镜下看不到,必须用电子显微镜观察。菌毛可分为**普通菌毛和性菌毛两类**(图9-7)。

(1)普通菌毛　较细小,数量多,遍布于菌体,是**细菌的黏附结构,与致病性有关**。

(2)性菌毛　比普通菌毛粗,中空管状,数量少,1~4根,用于**传递某些遗传物质**,如细菌的毒性及耐药性等性状可通过性菌毛传递。

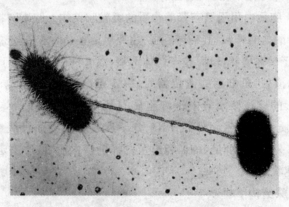

图9-7　性菌毛

4. 芽胞（spore） 某些细菌在一定条件下，胞质脱水浓缩，在菌体内形成折光性很强的圆形或卵圆形小体，是细菌的休眠形式，称为内芽胞，简称芽胞，以别于真菌在菌体外部形成的孢子。在合适的营养和温度条件下，芽胞可发芽，形成新的菌体。一个细菌只能形成一个芽胞，一个芽胞发芽也只能生成一个菌体。芽胞的大小、形状、位置等随菌种而异（图 9-8），具有重要的鉴别价值，如破伤风梭菌的芽胞比菌体大，呈正圆形，位于菌体顶端（彩图 8）；炭疽芽胞杆菌的芽胞比菌体小，位于菌体中央。

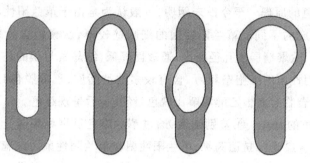

图 9-8 芽胞形态

芽胞在自然界分布广泛，对热力、干燥、辐射、化学消毒剂等理化因素均有强大的抵抗力。一般细菌繁殖体在 80℃水中迅速死亡，而细菌芽胞可耐 100℃沸水数小时，被炭疽芽胞杆菌芽胞污染的草原，传染性可保持 20~30 年。细菌芽胞的抵抗力很强，主要是因为：①芽胞含水量少，约占繁殖体的 40%，蛋白质受热后不易变性；②芽胞具有多层致密的厚膜，理化因素不易透入；③芽胞的核心和皮质中含有一种特有的化学组分吡啶二羧酸（dipicolinic acid，DPA），DPA 与钙结合生成的盐能提高芽胞中各种酶的热稳定性。

被芽胞污染的用具、敷料、手术器械等，用一般方法不易将其杀死，**杀灭芽胞最可靠的方法是高压蒸汽灭菌**。当进行消毒灭菌时，应以芽胞是否被杀死作为判断灭菌效果的指标。

三、细菌的染色法

细菌体小且呈半透明状，尽管可用悬滴法通过普通光学显微镜、暗视野显微镜或相差显微镜直接镜检观察活菌的形态及其运动状况，但存在清晰度差、难以观察菌体内细微结构的缺点。因此要想清楚地观察细菌的大小、形态及其结构就需要通过染料进行染色。由于细菌种类繁多，不同染料的着色性能差异较大，为适应不同的检查目的，在临床上有多种染色方式。只用一种染料染色的称为单染法，可用于观察细菌的大小、形态、排列形式，但通常不能用于鉴别细菌；如需鉴别细菌，可用两种或以上的染料染色，据此可将细菌分类染成不同颜色，此类染色法称为复染法或鉴别染色法。临床中常用的有：

1. 革兰染色法 革兰染色法（Gram stain）是细菌学中应用最广、最为经典的染色法，由丹麦细菌学家革兰（Christain Gram）于 1884 年发明，至今已有 100 多年的历史。

（1）革兰染色的步骤 共分四步，依次是：①结晶紫初染；②碘液媒染；③95%酒精脱色；④稀释复红复染（图 9-9）。

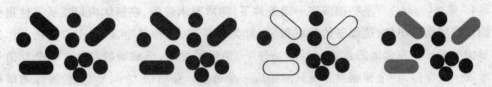

①全为紫色　　②全为紫色　　③球菌紫色、杆菌无色　　④球紫杆红

图9-9　革兰染色步骤示意图

（2）革兰染色的原理　至今尚未阐明，一般认为是由于革兰阳性菌和阴性菌的细胞壁结构与化学组成的不同。革兰阳性菌的细胞壁较厚，肽聚糖含量多，脂类含量少，经95%乙醇脱色时，肽聚糖层的孔径变小，通透性降低，结晶紫与碘的复合物不易被脱掉而保留紫色；革兰阴性菌的细胞壁较薄，含有较多的类脂质，乙醇脱色时溶解外层脂质，致使结晶紫-碘复合物容易被乙醇溶解而脱色，经复染后呈现红色。

（3）革兰染色的意义　①**鉴别细菌**，通过革兰染色后可将细菌分为革兰阳性菌和革兰阴性菌两大类。②**选择抗菌药物**，革兰阳性菌和革兰阴性菌因细胞壁结构存在较大差异，对抗生素的敏感性不同，临床上可根据染色结果，选择有效的药物治疗疾病。③**与致病性有关**，大多数革兰阳性菌产生外毒素，革兰阴性菌产生内毒素，两者的致病机制、临床表现均不同。

2. 抗酸染色法　主要用于抗酸菌与非抗酸菌的鉴别。**结核分枝杆菌是临床中最为常见的抗酸菌**，因为细胞壁结构特殊，一旦被碱性染料着色后能够抵抗盐酸乙醇（含95%的乙醇和3%的盐酸）的脱色作用。抗酸染色的具体步骤是先用5%石炭酸复红加热染色，再经3%盐酸乙醇脱色，后用美蓝复染。结核分枝杆菌因不易被盐酸乙醇脱色，呈红色为阳性结果，而非抗酸菌则呈蓝色为阴性结果。

3. 其他染色法　除革兰染色、抗酸染色法外，还有一些细菌如螺旋体常用镀银染色法；支原体、衣原体、立克次体常用 Giemsa 染色等。

4. 特殊染色法　细菌的结构如芽胞、鞭毛、荚膜、异染颗粒等，用上述方法不易着色，必须用特殊染色法处理，如荚膜的负染色法可通过使菌体和背景着色的方法衬托出荚膜的形态。

第二节　细菌的生长繁殖

一、细菌的化学组成和物理性状

细菌含有水、无机盐、蛋白质、糖类、脂质和核酸等多种化学物质。其中水是细菌细胞中含量最高的物质，占细胞总质量的 75%～90%。此外还有由碳、氢、氮、氧、磷、硫等元素构成的有机物以及少量无机离子，如钾、钠、铁等，用以构成细菌的各种成分及维持酶的活性。细菌还含有一些原核细胞型生物所特有的化学成分，如肽聚糖、磷壁酸、D 型氨基酸、吡啶二羧酸等。

1. 光学性质　细菌呈半透明状，当光线照射至细菌悬液时，部分光线被吸收，其余被折射,故细菌悬液呈混浊状态。细菌数越多浊度越大,使用比浊法可以粗略地估计溶液中细菌的数量。也可用此原理,用相差显微镜观察活菌的形态和结构。

2. 表面积　细菌体积微小,相对表面积大,与外界物质交换迅速。因此细菌的代谢旺盛,繁殖迅速。

3. 带电现象　细菌固体成分的 50% ~80% 是蛋白质,革兰阳性菌的等电点 pI 值为 2~3,革兰阴性菌的等电点 pI 值为 4~5,故在近中性或弱碱性环境中,细菌均带负电荷,尤以前者所带电荷更多。细菌的带电现象与细菌的染色反应、凝集反应、抑菌和杀菌作用等都有密切关系。

4. 半透性　细菌的细胞壁和细胞膜都具有半透性,允许水及部分小分子物质通过,有利于吸收营养和代谢产物的排出。

5. 渗透压　由于细菌的半透性和菌体内高浓度的营养物质和无机盐,导致细菌都具有较高的渗透压,如一般革兰阳性菌的渗透压高达 20~25 个大气压,革兰阴性菌为 5~6 个大气压。细菌所处一般环境相对低渗,但有坚韧细胞壁的保护不致崩裂。若处于比菌内渗透压更高的环境中,菌体内水分逸出,胞质浓缩,细菌就不能生长繁殖。

二、细菌的营养物质

细菌的营养物质一般包括水、碳源、氮源、无机盐和生长因子等。对细菌进行人工培养时,必须供给其生长所必需的各种成分。

1. 水　是细菌重要的成分之一,营养的吸收与代谢均需有水才能进行。

2. 碳源　病原菌主要从糖类获得碳源,以合成菌体组分,同时获得能量。

3. 氮源　氮源的主要作用是作为菌体成分的原料,细菌对氮源的需要量仅次于碳源。病原菌主要从氨基酸、蛋白胨等有机氮化物中获得氮。

4. 无机盐　细菌在生长过程中需要各种无机盐以提供生长所需的各种元素,主要有磷、硫、钾、钠、镁、钙、铁等。

5. 生长因子　许多细菌的生长还需一些自身不能合成的生长因子(growth factor),包括维生素、某些氨基酸、嘌呤、嘧啶等。少数细菌还需要特殊的生长因子,如流感嗜血杆菌的生长需要 X、V 两种因子,X 因子是高铁血红素,V 因子是辅酶 I 或辅酶 II,均为细菌呼吸所必需的物质。

细菌摄取营养物质的方式主要有被动扩散和主动转运两类,水溶性物质可以通过具有半透膜性质的细胞壁和细胞膜进入细胞内;而蛋白质和多糖等大分子营养物需经细菌分泌的胞外酶作用,分解成小分子物质后才能被吸收。

三、细菌的生长繁殖

(一)细菌生长繁殖的条件

1. 充足的营养　充足的营养物质是细菌的新陈代谢及生长繁殖所必需的原料和能源,一般细菌必需的营养物质包括水、无机盐、蛋白质、糖、生长因子等。

2. 适宜的温度　病原菌在长期进化过程中适应人体环境,最适宜的生长温度为人体的体温,因此在实验室一般采用37℃培养细菌。

3. 合适的酸碱度(pH)   多数病原菌最适pH为7.2~7.6,个别细菌在碱性条件下生长良好,如霍乱弧菌在pH 8.4~9.2时生长良好,而结核分枝杆菌的最适pH则为6.5~6.8。

4. 必要的气体环境   多数细菌生存需要O_2和CO_2参与,也有必须在厌氧条件下才能生存的厌氧菌,还有部分细菌,如脑膜炎双球菌在初次分离时需要较高浓度的CO_2。一般可根据细菌对O_2的需求情况分为四类:①**专性需氧菌**,只能在有氧的环境中才能生长繁殖的细菌,如结核分枝杆菌、脑膜炎奈瑟菌;②**微需氧菌**,在低氧压(5%~6%)条件下生长的最好,氧浓度>10%对其有抑制作用,如幽门螺杆菌、空肠弯曲菌;③**兼性厌氧菌**,兼有需氧呼吸和发酵两种能力,有氧无氧条件下均可生长,但在有氧条件下生长的较好,大多数病原菌属于此类;④**专性厌氧菌**,只能在无氧条件下生长,有氧环境对其有较强抑制作用,如破伤风梭菌、双歧杆菌等。

(二)细菌的繁殖方式和速度

典型的细菌通常以简单的无性二分裂方式繁殖,**速度极快**,一般细菌20~30分钟分裂一代;个别菌较慢,如结核分枝杆菌18~20小时分裂一代。也有一些细菌如支原体除二分裂外,还可见出芽、分枝等其他分裂方式。

衣原体(*Chlamydia*)是专性细胞内寄生的病原体,其增殖方式较为特殊,具有独特的发育周期,分为原体、始体两个时期(图9-10)。原体是衣原体的感染状态,呈小球形、椭圆形或梨形,直径为0.2~0.4mm。原体在宿主细胞外较稳定,无繁殖能力,但具有高度的感染性。当进入易感细胞后,体积增大进入增殖状态,形成始体。始体是衣原体在宿主细胞中的繁殖状态,呈大球形,直径为0.5~1mm,无细胞壁。始体经二分裂方式繁殖出众多子代,形成致密的包涵体。始体在包涵体内逐渐成熟为子代原体,然后从破坏的感染细胞中释出;再感染新的易感细胞,从而完成整个发育周期。每个发育周期为48~72小时。

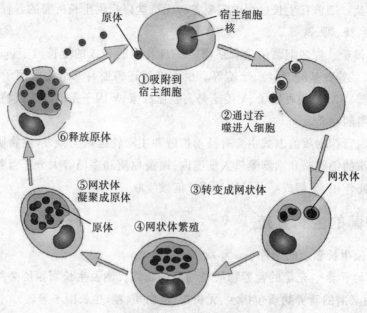

图9-10   衣原体发育周期

（三）细菌群体生长繁殖的规律

将一定数量的细菌接种于适宜的液体培养基中，可观察到细菌在体外的生长繁殖规律。以培养时间为横坐标，培养物中活菌数的对数为纵坐标，可绘制成生长曲线。根据生长曲线，细菌群体的生长繁殖可分为四期（图9－11）。

1. 迟缓期（lag phase）　细菌接种至培养基后，对新环境有一个短暂适应过程，因此细菌繁殖极少，曲线平坦稳定。迟缓期一般为1～4小时，此时细菌体积增大，代谢活跃，为细菌的增殖储备充足的酶、能量及中间代谢产物。

2. 指数期（exponential phase）　又称对数期（Logarithmic phase），细菌以稳定的几何级数极快增长，可持续几小时至几天不等。**此期细菌形态、染色、生物活性都很典型，对外界环境因素的作用敏感**，因此研究细菌性状、抗生素作用等以此期细菌最好。

3. 稳定期（stationary phase）　由于培养基中营养物质消耗、毒性产物积累等不利因素的影响，细菌繁殖速度渐趋下降，细菌死亡数开始逐渐增加，细菌增殖数与死亡数渐趋平衡，曲线平坦。**这一时期细菌形态、染色、生物活性可出现改变，并产生相应的代谢产物如外毒素、内毒素、抗生素及芽胞等。**

4. 衰亡期（decline phase）　随着时间的增加，细菌繁殖越来越慢，生理代谢活动趋于停滞，死亡菌数明显增多。此期细菌变长肿胀或畸形衰变，甚至发生自溶，形态难以鉴别。

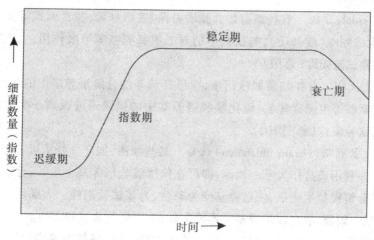

图9－11　细菌生长曲线

体内及自然界细菌的生长繁殖受机体免疫因素和环境因素的影响较大，不会出现像培养基中那样典型的生长曲线。掌握细菌生长规律，可有目的地研究控制病原菌的生长，培养对人类有用的细菌，并获取有用的代谢产物。

第三节　细菌的新陈代谢

新陈代谢包括分解代谢与合成代谢两类，细菌新陈代谢的显著特点是代谢旺盛、类型多样。

一、细菌的分解代谢产物及生化检测

各种细菌所具有的酶不完全相同,对营养物质的分解能力也不一致,故代谢产物也有区别,因此可用来鉴别不同细菌。利用生物化学方法来鉴别不同细菌称为细菌的生化反应试验。

1. 糖发酵试验　不同细菌分解糖类的能力和代谢产物不同。如大肠埃希菌能分解葡萄糖,产酸产气,而痢疾志贺菌则只产酸不产气;大肠埃希菌可分解乳糖,而伤寒沙门菌因缺少相应的酶,不能分解乳糖。通过在培养基中加入酸性指示剂,观察指示剂变色情况以及有无气泡产生即可鉴别。

2. VP(Voges – Proskauer)试验　大肠埃希菌和产气杆菌均能发酵葡萄糖,产酸产气,两者不能区别。但产气杆菌能使丙酮酸脱羧生成中性的乙酰甲基甲醇,后者在碱性溶液中被氧化生成二乙酰,二乙酰与含胍基化合物反应生成红色化合物,为 VP 试验阳性。大肠埃希菌不能生成乙酰甲基甲醇,为 VP 试验阴性。

3. 甲基红(methyl red)试验　产气杆菌分解葡萄糖产生丙酮酸,后者经脱羧后生成中性的乙酰甲基甲醇,故培养液 pH > 5.4,甲基红指示剂呈橘黄色,为甲基红试验阴性。大肠埃希菌分解葡萄糖产生丙酮酸,培养液 pH ≤ 4.5,甲基红指示剂呈红色,则为甲基红试验阳性。

4. 吲哚(indol)试验　有些细菌如大肠埃希菌、变形杆菌、霍乱弧菌等能分解培养基中的色氨酸生成吲哚(靛基质),与试剂中的对二甲基氨基苯甲醛作用,生成玫瑰吲哚而呈红色,为吲哚试验阳性(彩图9)。

5. 硫化氢试验　有些细菌如沙门菌、变形杆菌等能分解培养基中的含硫氨基酸,如胱氨酸、甲硫氨酸等生成硫化氢,硫化氢和培养基中的铅离子或铁离子生成黑色的硫化物,为硫化氢试验阳性(彩图10)。

6. 枸橼酸盐利用(citrate utilization)试验　某些细菌,如产气杆菌可利用枸橼酸盐作为唯一碳源,并利用铵盐作为唯一氮源,即可在枸橼酸盐培养基上生长,分解枸橼酸盐生成碳酸盐,并分解铵盐生成氨,使培养基变为碱性,为该试验阳性。大肠埃希菌不能利用枸橼酸盐为唯一碳源,故在该培养基上不能生长,为枸橼酸盐试验阴性。

7. 尿素酶试验　有些细菌如变形杆菌有尿素酶,能分解培养基中的尿素产生氨,使培养基变碱,以酚红为指示剂检测为红色,为尿素酶试验阳性。

细菌的生化反应用于鉴别细菌,尤其对形态、革兰染色和培养特性相同或相似的细菌更为重要。吲哚(I)、甲基红(M)、VP(Vi)、枸橼酸盐利用(C)四种试验常用于鉴定肠道杆菌,合称 IMViC 试验。例如大肠埃希菌对这四种试验的结果是" + + – –",产气肠杆菌则为" – – + +"。

二、细菌的合成代谢产物及其意义

细菌利用分解代谢中的产物和能量不断合成菌体自身成分,同时还合成一些在医学上具有重要意义的代谢产物。

1. 热原质 是细菌合成的一种注入人体或动物体内能引起发热反应的物质,如脂多糖。产生热原质的细菌大多是革兰阴性菌。

2. 毒素 细菌可产生外毒素和内毒素两类毒素,在细菌致病作用中甚为重要。外毒素是多数革兰阳性菌和少数革兰阴性菌在生长繁殖过程中释放到菌体外的蛋白质;内毒素是革兰阴性菌细胞壁的脂多糖,当菌体死亡崩解后游离出来。

3. 侵袭性酶 指某些细菌产生的能损伤机体组织、促使细菌的侵袭和扩散的酶类物质,如链球菌产生的透明质酸酶等。

4. 色素 某些细菌能产生不同颜色的色素,有助于鉴别细菌。细菌的色素有两类,一类为水溶性,能弥散到培养基或周围组织,如铜绿假单胞菌产生的水溶性色素能使培养基或感染的脓液呈绿色;另一类为脂溶性,不溶于水,只存在于菌体,使菌落显色而培养基颜色不变(彩图11),如金黄色葡萄球菌产生的金黄色色素。

5. 抗生素 某些微生物代谢过程中产生的一类能抑制或杀死其他微生物或肿瘤细胞的物质,称为抗生素。抗生素大多由放线菌和真菌产生。

6. 细菌素 某些菌株产生的一类具有抗菌作用的蛋白质称为细菌素。细菌素与抗生素不同的是其作用范围狭窄,仅对与产生细菌素的细菌有亲缘关系的细菌有杀伤作用,如大肠埃希菌产生的大肠菌素等。

7. 维生素 细菌能合成某些维生素除供自身需要外,还能分泌至周围环境中,如乳酸杆菌产生的 B 族维生素和维生素 K。

第四节 细菌的人工培养

人工培养细菌,除需要提供充足的营养物质使细菌获得生长繁殖所需要的原料和能量外,还要有适宜的环境条件,如酸碱度、渗透压、温度和必要的气体等。根据不同细菌标本及不同培养目的,可选用不同的接种和培养方法。常用的有细菌分离培养和纯培养两种方法。

一、培养基

培养基是由人工方法配制而成的,专供微生物生长繁殖使用的混合营养物质。培养基制成后必须经过灭菌处理。按其性状可分为液体、半固体和固体培养基三类;按其营养组成和用途不同,可分为基础培养基、营养培养基、鉴别培养基、选择培养基和厌氧培养基等。

1. 基础培养基(basic medium) 尽管不同微生物的营养需求各不相同,但大多数微生物所需的基本营养物质是相同的。基础培养基是含有一般微生物生长繁殖所需的基本营养物质的培养基,是最常用的培养基。如牛肉膏蛋白胨培养基、营养肉汤、蛋白胨水等。基础培养基是配制特殊培养基的基础,也可作为一般培养基用。

2. 营养培养基(enrichment medium) 是指为适应某种细菌的特殊营养要求,在基础培养基中添加血液、血清、酵母浸膏、动植物组织提取液以及合适的生长因子或微量元素等营养物质,用以培养要求比较苛刻的某些微生物。例如链球菌、肺炎链球菌需在含血液或血清的培养基中生长。

3. 选择培养基(selective medium)　在培养基中加入某种化学物质,使之抑制某些细菌生长,而有利于另一些细菌生长,从而将后者从混杂的标本中分离出来,这种培养基称为选择培养基。例如培养肠道致病菌的 SS 琼脂,其中的胆盐能抑制革兰阳性菌,枸橼酸钠和煌绿能抑制大肠埃希菌,因而容易分离到致病的沙门菌和志贺菌。

4. 鉴别培养基(differential medium)　在培养基中加入某种特殊化学物质,某种细菌在培养基中生长后能产生某种代谢产物,而这种代谢产物可以与培养基中的特殊化学物质发生特定的化学反应,产生明显的特征性变化,根据这种特征性变化鉴别细菌,这种培养基称为鉴别培养基。鉴别培养基主要用于微生物的快速分类鉴定,如糖发酵管、三糖铁培养基、伊红－美蓝琼脂等。

5. 厌氧培养基(anaerobic medium)　专供厌氧菌的分离、培养和鉴别使用。厌氧培养基营养成分丰富,含有特殊生长因子,氧化还原电势低,并加入美蓝作为氧化还原指示剂。心、脑浸液和肝块、肉渣含有不饱和脂肪酸,能吸收培养基中的氧;硫乙醇酸盐和半胱氨酸是较强的还原剂;维生素 K_1、氯化血红素可以促进某些类杆菌的生长。常用的有庖肉培养基、硫乙醇酸盐肉汤等,并在液体培养基表面加入凡士林或液体石蜡以隔绝空气。

二、细菌在培养基中的生长情况

病原菌的人工培养一般采用35℃～37℃,培养时间多数为18～24小时,但有时需根据菌种及培养目的作最佳选择。

知识链接

为了确诊患者感染了何种病原菌,标本送检后需要多长时间检验科才能观察到细菌的生长?

假如有100个传代时间为30分钟的细菌在早上8点整被接种到新鲜的无菌培养基中,在最适宜温度下培养一天。在下午3点整细菌数量是多少?到下午5点整传了多少代?在上述例子中,你认为细菌数目能无限制每隔30分钟就倍增一次吗?为什么?

(一)在液体培养基中的生长情况

大多数细菌在液体培养基生长后呈现均匀混浊状态,少数链状的细菌则呈沉淀生长,枯草芽胞杆菌和结核分枝杆菌等专性需氧菌常呈菌膜生长(彩图12)。

(二)在固体培养基中的生长情况

将标本或培养物划线接种在固体培养基的表面,因划线的分散作用,使许多原混杂的细菌在固体培养基表面上散开,称为分离培养。一般经过18～24小时培养后,**单个细菌分裂繁殖成一堆肉眼可见的细菌集团,称为菌落(colony)。多个菌落可连成一片,称为菌苔**(彩图13)。挑取一个菌落,移种到另一培养基中,生长出来的细菌均为纯种,称为纯培养(pure culture)。这是从临床标本中检查鉴定细菌重要的第一步。

各种细菌在固体培养基上形成的菌落,在大小、形状、颜色、气味、透明度、表面光滑或粗糙、湿润或干燥、边缘整齐与否,以及在血琼脂平板上的溶血情况等均有不同表现,这些有助于识别和鉴定细菌(图9-12)。

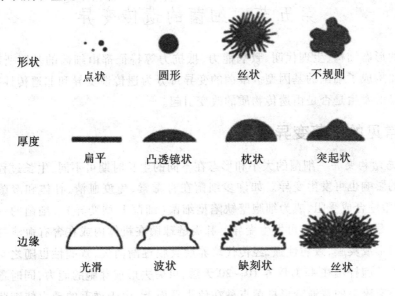

形状	点状	圆形	丝状	不规则
厚度	扁平	凸透镜状	枕状	突起状
边缘	光滑	波状	缺刻状	丝状

图9-12 细菌菌落形态

细菌的菌落一般分为三型:

1. 光滑型菌落(smooth colony,S型菌落) 菌落表面光滑、湿润、边缘整齐。新分离的细菌大多呈S型菌落,如肺炎链球菌等。

2. 粗糙型菌落(rough colony,R型菌落) 菌落表面粗糙、干燥,呈皱纹或颗粒状,边缘大多不整齐。R型细菌多是由S型细菌变异失去菌体表面多糖或蛋白质形成,毒力和抗吞噬能力都较S型菌落强;也有少数细菌如结核分枝杆菌等,新分离毒株就成R型菌落。

3. 黏液型菌落(mucoid colony,M型菌落) 菌落黏稠,有光泽,似水珠样。多见于有厚荚膜或丰富黏液层的细菌,如肺炎克雷白菌等。

(三)在半固体培养基中的生长情况

主要用于检测细菌的动力,有鞭毛的细菌沿穿刺线向四周扩散生长,穿刺线模糊不清;无鞭毛细菌则沿穿刺线生长,穿刺线清晰。

三、人工培养细菌的用途

细菌的人工培养在科学研究、工农医药等领域具有重要意义。在医学领域的应用主要有:

1. 感染性疾病的病原学诊断 明确感染性疾病的病原菌必须取患者的有关标本进行细菌分离培养、鉴定和药物敏感试验,其结果可指导临床用药。

2. 细菌学的研究 有关细菌生理、遗传变异、致病性和耐药性等研究都离不开细菌的培养和菌种的保存等。

3. 生物制品的制备 供防治用的疫苗、类毒素、抗毒素、免疫血清及供诊断用的菌液、抗血清等均来自培养的细菌或其代谢产物。

第五节 细菌的遗传变异

细菌的形态结构、生理代谢、致病能力、抵抗力等特征都由细菌的基因所决定,细菌的遗传物质构成了细菌的基因型。细菌的变异可分为遗传性变异和非遗传性变异,其核心在于变异的发生是否是由遗传物质的改变引起。

一、常见的细菌变异现象

1. 形态结构变异 细菌的大小和形态在不同的生长时期可不同,生长过程中受外界环境条件的影响也可发生变异。如许多细菌在青霉素、免疫血清、补体和溶菌酶等因素影响下,细胞壁合成受阻,成为细胞壁缺陷型细菌(细菌 L 型变异)。细菌的一些特殊结构,如荚膜、芽胞、鞭毛等也可发生变异。肺炎链球菌在机体内或在含有血清的培养基中初分离时可形成荚膜,致病性强,经传代培养后荚膜逐渐消失,致病性也随之减弱。将有芽胞的炭疽芽胞杆菌在 42℃ 培养 10 ~ 20 天后,可失去形成芽胞的能力,同时毒力也会相应减弱。将有鞭毛的普通变形杆菌点种在琼脂平板上,由于鞭毛的动力使细菌在平板上弥散生长(称迁徙现象)菌落形似薄膜(德语 hauch 意为薄膜),故称 H 菌落。若将此菌点种在含 1% 石炭酸的培养基上,细菌失去鞭毛,只能在点种处形成不向外扩展的单个菌落,称为 O 菌落(德语 Ohne hauch 意为无薄膜)。通常将失去鞭毛的变异称为 H－O 变异,此变异是可逆的。

2. 毒力变异 细菌的**毒力变异包括毒力的增强和减弱**。有毒菌株长期在人工培养基上传代培养,可使细菌的毒力减弱或消失。如卡－介(Calmette－Guerin)二氏将有毒的牛型结核分枝杆菌在含胆汁、甘油、马铃薯的培养基上培养,经过 13 年,连续传 230 代,终于获得了一株毒力减弱但仍保持免疫原性的变异株,即卡介苗(Bacillus of Calmette－Guerin,BCG)。白喉棒状杆菌感染 β－棒状杆菌噬菌体后变成溶源性细菌,获得产生白喉毒素的能力,由无毒株变成有毒株。

3. 菌落变异 细菌的菌落主要有光滑(smooth,S)型和粗糙(rough,R)型两种。S 型菌落表面光滑、湿润、边缘整齐。细菌经人工培养多次传代后菌落表面变为粗糙、干燥、边缘不整,即从光滑型变为粗糙型,称为 S－R 变异。S－R 变异常见于肠道杆菌,这种变异是由于失去 LPS 的特异性寡糖重复单位而引起的。往往伴有其他性状的改变,如抗原性、生化反应和毒力等。

4. 耐药性变异 细菌对某种抗菌药物由敏感变成耐药的变异称耐药性变异。从抗生素广泛应用以来,细菌对抗生素耐药的不断增长是世界范围内的普遍趋势。细菌的耐药性变异给临床治疗带来很大的困难,并成为当今医学上的重要问题。

二、细菌遗传变异的物质基础

细菌遗传变异的物质基础是细菌的基因组,包括细菌染色体和染色体外的遗传物质,其中染色体外的遗传物质包括质粒、转座子和前噬菌体等。

(一)细菌染色体

细菌的染色体大都为双链 DNA 分子组成的封闭的环,缺乏组蛋白,无核膜包围,长度从 $250\mu m$ 到 $35\,000\mu m$ 不等,包含 580kb 至超过 4600kb 的 DNA,如大肠埃希菌,其染色体长 $1300 \sim 2000\mu m$,在菌体内高度盘旋缠绕成丝团状。

近年来随着大量细菌基因组测序工作的完成,对细菌基因结构的认识也越来越深入。到目前为止已完成了一百多种细菌的全基因组序列测序工作。还有更多的细菌的全基因组测序工作正在进行,随着测序工作的完成,对细菌基因组的认识势必会更全面、更深入。

(二)质粒

质粒(plasmid)**是细菌染色体外的遗传物质**,存在于胞质中,**具有自主复制能力**,是环状闭合的双链 DNA 分子。因此,一个质粒就是一个复制子(replicon)。质粒携带多种遗传信息,尽管这些遗传信息对于细菌的生命活动并不重要(质粒的丢失或消除并不影响细菌的存活),却常常是有益的。例如,耐药性质粒编码的各种蛋白使细菌对抗菌药物或重金属盐类产生耐药性;细菌素质粒编码的细菌素通过抑制同系或近缘细菌对自身起保护作用;毒力质粒编码毒素或其他与致病相关的毒力因子有利于细菌在宿主体内生存;代谢质粒编码某些独特的酶使细菌能够代谢某些底物;致育质粒或称 F 质粒(fertility plasmid)则编码细菌的有性生殖功能。细菌只要携带某种质粒,就表现出相应的功能。有时一种质粒可携带多种遗传信息,表现出相应的多种功能,如有些 F 质粒不仅携带致育基因,还携带其他多种基因如耐药基因,某些耐药性质粒上还带有编码毒力因子的基因,细菌获得这种质粒后,不仅具备了耐药性,而且获得了相应的毒力。

(三)噬菌体

噬菌体(phage)**是侵袭细菌、真菌、放线菌和螺旋体的病毒**,也是赋予宿主菌生物学性状的遗传物质。**噬菌体必须在活菌内寄生,有严格的宿主特异性**,其特异性取决于噬菌体吸附器官和受体菌表面受体分子结构和互补性(彩图 14)。

1. 形态与结构　噬菌体的体积微小,需用电子显微镜观察,其形态有蝌蚪形、微球形和细杆形。大多数噬菌体称蝌蚪形,由头部和尾部两部分组成。

噬菌体由核酸和蛋白质组成。蛋白质构成噬菌体头部的外壳及尾部。蛋白质起保护核酸的作用,并决定噬菌体的外形和表面特征。噬菌体的核酸仅有一种类型,即 RNA 或 DNA。

2. 噬菌体与细菌的相互关系　噬菌体感染细菌有两种结果,一是噬菌体增殖,细菌被裂解,建立溶菌性周期,这类噬菌体称为毒性噬菌体(virulent phage,or lytic phage);二是噬菌体核酸与细菌染色体整合,成为前噬菌体(prophage),细菌变成溶原性细菌,建立溶原周期,这类噬菌体称为温和噬菌体(temperate phage)。

(1)溶菌性周期　毒性噬菌体能在宿主菌内复制增殖,产生许多子代噬菌体,并最终裂解细菌。增殖过程包括吸附、穿入、生物合成、成熟释放几个阶段。从噬菌体吸附到细菌溶解释放出子代噬菌体的过程,称为噬菌体的复制周期或溶菌周期(life cycle)。一般来说,每个被感染的细菌中可以释放出 50~200 个噬菌体。

(2)溶原性周期　温和噬菌体感染细菌后不增殖,其核酸整合到细菌染色体上,即前噬菌体(prophage),随细菌染色体的复制而复制,并随细菌分裂而分配至子代细菌染色体中。带有前噬菌体基因组的细菌称为溶原性细菌。温和噬菌体又称为溶原性噬菌体。它可偶尔自发地或在某些理化或生物因素的诱导下,整合的前噬菌体从宿主菌染色体脱离,进入溶菌性周期导致细胞裂解,并产生新的成熟噬菌体。因此,温和噬菌体可有溶原性周期和溶菌性周期,而毒性噬菌体只有一个溶菌周期(图 9-13)。

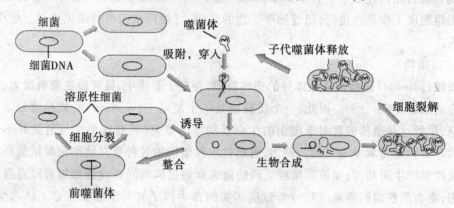

图 9-13　溶原、溶菌周期

(四)转位因子

转位因子(transposable element)是存在于细菌染色体或质粒 DNA 分子上的一段可移动的遗传元素,它能在一个基因组内或不同的基因组间从一个位置移动到另一个位置。原核生物中的转位因子有三类:

1. **插入序列**(insertion sequence,IS)　是最简单的转位因子,长度不超过 2kb,携带有编码转位酶(transposase)的基因,使其能够从一个遗传位点转移到另一个遗传位点,但不携带任何已知与转位功能无关的基因。几乎所有的细菌都具有插入序列,不同种的细菌具有其特征性插入序列,而不同细菌中又往往能够发现相关的插入序列。

2. **转座子**(transposon,Tn)　是一类分子量较大的转位因子,一般为 2~25kb,除了含有转位功能相关基因(如转位酶基因)外,还含有其他与转位无关的基因,如抗生素耐受基因、抗金属基因、毒素基因及其他结构基因等,这些基因的两侧为插入序列。和质粒不同的是,转座子不携带任何用于自我复制的遗传信息。转座子通过位移可将新的基因带入基因组,使细菌获得新的生物学性状,细菌的多重耐药即与此有关。

3. **转座噬菌体**　大肠埃希菌 Mu 噬菌体(mutator phage,诱变噬菌体)是一种温和噬菌体,但又与一般温和噬菌体不同,它含有与转位功能有关的基因和反向重复序列,可随机整合到宿主菌染色体的任何位置,导致宿主菌变异。

三、细菌变异的发生机制

遗传性变异是由于细菌基因组发生改变所致,而非遗传性变异则是细菌针对环境的变化,某些基因的表达产生明显的改变,而基因结构并未改变。基因组的改变主要通过基因突变、基因损伤后的修复、基因的转移与重组等方式来实现。

（一）基因突变与损伤后修复

1. 突变（mutation） 是 DNA 在复制过程中发生差错导致基因组内核苷酸序列的改变，是细菌基因组发生的可遗传的变异。根据范围的不同，突变分为两种，一种是多位点突变（multisite mutation），涉及广泛的染色体重排；另一种是点突变（point mutation），仅影响一个或很少几个核苷酸。点突变又有三种基本类型：核苷酸的置换、插入和丢失。

2. DNA 的损伤修复 当细菌 DNA 受到损伤，其结构发生改变时，突变并不一定发生，因为细菌细胞会利用有效的 DNA 修复系统进行细致的修复，清除或纠正不正常的 DNA 分子结构，阻止突变的发生，使细菌能继续存活。但损伤修复本身也有可能发生错误，造成细菌的变异。

（二）基因转移与重组

与上述基因本身发生突变不同，外源性的遗传物质由供体菌转入受体菌细胞内的过程称为基因转移（gene transfer）。在原核生物的不同株之间，DNA 的转移是很普遍的现象，这也是造成细菌遗传多样性的一个重要原因。自然条件下细菌的基因转移和重组可通过转化、接合、转导等方式进行。

1. 转化（transformation） **是供体菌裂解后，游离的 DNA 片段被受体菌直接摄取并整合到受体菌基因组中，使受体菌获得新的性状的过程。**

转化现象最早在肺炎链球菌中被发现。1928 年 Griffith 将有毒力的Ⅲ型肺炎链球菌（有荚膜，光滑型，ⅢS 型）加热杀死，再与活的无毒力Ⅱ型肺炎链球菌（无荚膜，粗糙型，ⅡR 型）混合在一起给小鼠注射，导致小鼠死亡，之后从死鼠体内分离出ⅢS 型菌（图 9-14）。这表明ⅡR 型菌从死亡裂解的ⅢS 型菌中获得了产生荚膜的遗传物质，而转化为ⅢS 型菌。1944 年 Avery 进一步研究发现，用活的ⅡR 型菌加上提取的ⅢS 型菌 DNA 片段注入小鼠体内，同样致小鼠死亡，且从死鼠体内分离出ⅢS 型菌。这些实验充分证明引起转化的物质是 DNA。

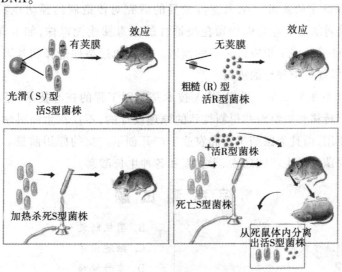

图 9-14 肺炎链球菌转化实验

2. 接合(conjugation)　是在细菌交配过程中由供体菌将 DNA 转移给受体菌的过程。供体菌的性菌毛接合至受体菌,然后性菌毛收缩使两菌接触,DNA 则通过性菌毛转移。能通过接合方式转移的质粒称为接合性质粒,不能通过性菌毛在细菌间转移的质粒称为非接合性质粒。接合作用广泛存在于革兰阴性菌,近年来发现某些革兰阳性菌也存在接合系统,如 F 质粒的接合、耐药质粒的接合等。

3. 转导(transduction)　是以噬菌体为载体,将供体菌的一段 DNA 转移到受体菌内,使受体菌获得供体菌的某些性状的过程。根据转导基因片段的范围可分为普遍性转导和局限性转导大两类。

4. 溶原性转换(lysogenic conversion)　是温和噬菌体感染宿主菌后,以前噬菌体形式与细菌基因组整合,成为溶原性细菌,从而使细菌获得由噬菌体基因编码的某些性状。溶原性转换可使某些细菌发生毒力变异或抗原性变异,例如,不产生毒素的白喉棒状杆菌被 β - 棒状杆菌噬菌体感染成为溶原性细菌时,便可产生白喉外毒素。此外,A 群链球菌产生红疹毒,肉毒梭菌产生 C、D 肉毒毒素,金黄色葡萄球菌产生 α 溶血素、δ 溶血素、肠毒素 A 等都与溶原性转换有关,这些物质都是前噬菌体携带的毒素蛋白基因编码产生的。

四、细菌变异的实际应用

1. 在疾病诊断中的应用　由于细菌的变异可发生在形态、结构、染色性、生化特性、抗原性及毒力等各个方面,给细菌的鉴定工作带来困难。因此在临床细菌学检查中不仅要熟悉细菌的典型特性,还要掌握各种细菌的变异现象和规律,只有这样才能对细菌感染性疾病作出正确的诊断。

2. 在疾病治疗中的应用　由于抗生素的广泛应用及滥用,临床分离的细菌中耐药株日益增多,更发现有耐多种抗菌药物的多重耐药菌株。对细菌耐药性变异的研究有助新药的开发。

3. 在疾病预防中的应用　细菌遗传变异的研究对传染病的预防也具有重要意义。用人工的方法减弱细菌的毒力而保留免疫原性的减毒株或无毒株,如卡介苗、炭疽和鼠疫减毒活疫苗,已成功用于相应传染病的预防。目前通过条件选择和基因工程技术来获取新的变异株,以制备更理想的疫苗。

4. 在基因工程中的应用　重组 DNA 技术是基因工程的核心技术,是根据遗传变异中细菌可因基因转移和重组而获得新性状的原理设计的,不仅在生命科学的基础理论研究中发挥重要作用,而且为医药工业和农业生产开创了广阔的应用前景。目前通过基因工程已能使工程菌大量生产胰岛素、干扰素和各种生长激素。

▶▶▶ 综 合 测 试 题 ◀◀◀

A1 型题

1. 细菌个体的繁殖方式是
　A. 无性二分裂

　B. 菌丝断裂

　C. 细胞出芽

　D. 有性繁殖

E. 复制

2. 与动物细胞结构相比较,细菌所特有的重要结构是
   A. 核蛋白体(核糖体)
   B. 线粒体
   C. 高尔基体
   D. 细胞膜
   E. 细胞壁

3. 关于革兰阴性菌细胞壁的叙述,下列哪项是正确的
   A. 肽聚糖含量多
   B. 肽聚糖为三维立体结构
   C. 含脂类少
   D. 缺乏五肽交联桥
   E. 有磷壁酸

4. 有关芽胞错误的是
   A. 为细菌的休眠体
   B. 为细菌的特殊结构
   C. 对外界环境的抵抗力很强
   D. 是细菌的繁殖体
   E. 不同的细菌其芽胞的形态、大小、位置也不相同

5. 细菌哪种结构的功能类似真核细胞的线粒体
   A. 核蛋白体
   B. 中介体
   C. 胞质颗粒
   D. 质粒
   E. 核质

6. 对人致病的细菌大多是
   A. 专性厌氧菌
   B. 专性需氧菌
   C. 微需氧菌
   D. 兼性厌氧菌
   E. 以上均不对

7. 溶菌酶的杀菌机制是
   A. 干扰菌细胞壁交联桥的合成
   B. 干扰二氨基庚二酸的活性
   C. 破坏菌壁多糖骨架 $\beta - 1,4$ 糖苷键的连接

D. 干扰菌细胞核质的活性
E. 破坏聚糖骨架上四肽侧链的连接

8. 在细菌生长过程中,细菌生长最快、生物学性状最典型的是
   A. 迟缓期
   B. 对数期
   C. 减数期
   D. 稳定期
   E. 衰退期

9. 测量细菌的常用单位是
   A. mm
   B. μm
   C. nm
   D. pm
   E. m

10. 青霉素、头孢霉素导致细菌死亡的机制是
    A. 破坏磷壁酸
    B. 裂解黏肽的聚糖骨架
    C. 抑制黏肽四肽侧链与五肽桥的联结
    D. 干扰核糖体抑制细菌体蛋白合成
    E. 损伤细胞膜

11. 关于菌毛的说法,错误的是
    A. 多见于革兰阴性菌
    B. 是细菌的运动器官
    C. 有普通菌毛与性菌毛之分
    D. 普通菌毛与细菌黏附有关
    E. 性菌毛可传递遗传物质

12. 与细菌的运动有关的结构是
    A. 鞭毛
    B. 菌毛
    C. 纤毛
    D. 英膜
    E. 轴丝

13. 与细菌致病作用有关的代谢产物不包括
    A. 热原质
    B. 细菌素
    C. 内毒素
    D. 外毒素
    E. 侵袭性酶

14. 具有抗吞噬作用的细菌结构是
    A. 鞭毛
    B. 菌毛
    C. 细胞壁
    D. 荚膜
    E. 芽胞

15. 需用电子显微镜才能观察到的结构是
    A. 荚膜
    B. 异染颗粒
    C. 鞭毛
    D. 菌毛
    E. 芽胞

16. 关于质粒的描述,错误的是
    A. 是细菌生命活动不可缺少的基因
    B. 为细菌染色体外的遗传物质
    C. 具有自我复制传给后代的特点
    D. 可从一个细菌转移至另一个细菌体内
    E. 可自行丢失

17. 单个细菌在固体培养基上的生长现象是
    A. 菌落
    B. 菌膜
    C. 菌丝
    D. 菌团
    E. 菌苔

18. 繁殖速度最慢的是
    A. 链球菌
    B. 大肠杆菌
    C. 破伤风杆菌
    D. 葡萄球菌
    E. 结核杆菌

19. 卡介苗的制备是利用了细菌的哪种变异
    A. 形态结构变异
    B. 耐药性变异
    C. 毒力变异
    D. 菌落变异
    E. 以上都不是

(李晓红)

第十章 真菌的生物学性状

真菌(fungus)是一类具有典型细胞核和细胞壁的真核细胞型微生物。真菌的细胞结构比较完整,细胞核高度分化,有核膜和核仁,并有由 DNA 和组蛋白组成的线状染色体。真菌的细胞质内有多种细胞器,如线粒体、内质网、高尔基复合体等。真菌的细胞壁由几丁质或纤维素组成,无根、茎、叶的分化,不含叶绿素。因真菌无叶绿素,故能进行异养生活,多数为腐生,少数为寄生或共生。

真菌在自然界分布广泛且种类繁多、数量较大,目前已发现的真菌有数十万种之多。**大多数真菌对人类有益无害,少数可引起人类、动物、植物疾病。**真菌含有丰富的淀粉酶和蛋白酶,在自然界的物质循环中发挥重要作用,与人类的关系非常密切。许多真菌被广泛用于医药、食品、化工和农业等领域,如食品发酵、酿酒、生产抗生素和酶制剂等,具有重要的经济价值。但有些真菌可导致农产品、饲料、食品、衣物等发生霉变,少数真菌还可引起人类及动、植物疾病。目前已知的与医学有关的真菌达百余种,可引起人类感染性、中毒性及超敏反应性疾病,甚至与某些肿瘤的发生有关。近年来,由于抗生素、激素、抗癌药物等的大量使用,造成机体内正常菌群失调或免疫功能低下,真菌感染明显增多。

第一节 真菌的形态与结构

真菌的形态多种多样,小到用普通显微镜放大几十到数百倍才能观察到的白假丝酵母菌、新生隐球菌等,大到肉眼可见的蘑菇、木耳、灵芝等。

一、真菌的形态

真菌按形态、结构可分为单细胞和多细胞两大类。大部分真菌为多细胞结构,少数为单细胞结构。

单细胞真菌呈圆形或卵圆形,形态较为简单,包括酵母型和类酵母型真菌。

(一)单细胞真菌

1. **酵母型真菌** 长为 5~30μm,宽为 3~5μm,不产生菌丝,以芽生方式繁殖,其菌落特征与细菌菌落相似。

2. **类酵母型真菌** 以芽生方式繁殖,其延长的芽管可伸进培养基内,称为假菌丝。其菌落与酵母型真菌相似,但在培养基内可见由假菌丝联结形成的假菌丝体,称为类酵母型菌落。

(二)多细胞真菌

多细胞真菌的形态较为复杂,**由菌丝和孢子组成**。菌丝伸长分枝,交织成团,称丝状真菌(filamentous fungus)或霉菌(mold)。有些真菌,如组织胞浆菌、皮炎芽生菌等,可因环境条件,如营养、温度、氧气等的不同而发生丝状菌或酵母菌两种形态的互变,称为二相性真菌(dimorphic fungus)。二相性真菌在体内或在含有动物蛋白的培养基上,经37℃培养呈酵母菌型,在普通培养基上,经25℃培养时则呈丝状菌型。**不同种真菌的菌丝和孢子不同,是鉴别真菌的重要标志。**

1. 菌丝(hypha) 真菌的孢子生出嫩芽,称为芽管,芽管逐渐延长呈丝状,称为菌丝(hypha)。菌丝可长出许多分枝并交织成团,称菌丝体。显微镜下菌丝的形态多样,有螺旋状、球拍状、鹿角状、破梳状、结节状等,可作为鉴别真菌的重要标志(图10-1)。

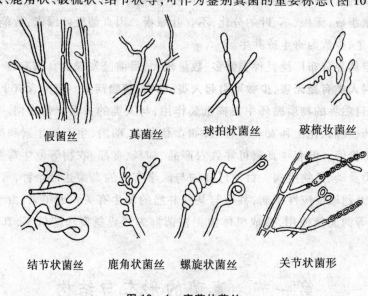

假菌丝　　真菌丝　　球拍状菌丝　　破梳妆菌丝

结节状菌丝　鹿角状菌丝　螺旋状菌丝　　关节状菌形

图10-1　真菌的菌丝

根据菌丝功能,可分为以下三类:①伸入到培养基内的菌丝称为营养菌丝;②露出培养基表面伸展到空气中的菌丝称为气中菌丝;③能产生孢子的气中菌丝称为生殖菌丝。

根据菌丝结构,分为有隔菌丝和无隔菌丝(图10-2)。①有隔菌丝:菌丝以一定的间距形成横隔,称之为隔膜。它把菌丝分成多个细胞,每一个细胞可含一至数个核,隔膜中有小孔,可允许

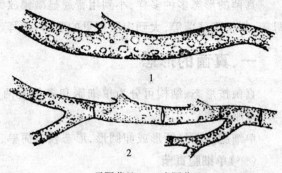

1.无隔菌丝　2.有隔菌丝

图10-2　无隔菌丝及有隔菌丝示意图

胞浆通过。有隔膜的菌丝称为有隔菌丝,如曲霉、皮肤癣菌等。②无隔菌丝:菌丝中无横隔,一条菌丝即为一个细胞,其中可含多个细胞核,如毛霉和根霉等。

2. 孢子(spore) **孢子是真菌的繁殖器官**,由生殖菌丝产生,一条菌丝可长出多个孢子。孢子在适宜条件下又可发芽伸出芽管,发育成菌丝。真菌孢子易于传播,它们对不利环境的抵抗力要强于菌丝体,因此孢子大大增强了真菌的生存能力。但真菌孢子的抵

抗力又明显弱于细菌的芽胞,它们于 60℃ ~70℃ 短时间加热即可死亡。真菌孢子和细菌芽胞的英文名均为"spore",但两者的生物学特性是截然不同的(表 10 - 1)。孢子也是鉴别真菌和真菌分类的主要依据。

表 10 - 1　真菌孢子和细菌芽胞的区别

真菌孢子	细菌芽胞
抵抗力不强,60℃ ~70℃ 短时间即死	抵抗力强,短时间煮沸难以杀死
一条菌丝可形成多个孢子	一个细菌只能形成一个芽胞
真菌的繁殖结构	细菌的休眠状态

真菌的孢子分有性孢子和无性孢子两种。

(1)有性孢子　同一菌体或不同菌体上的两个细胞融合,经减数分裂形成的孢子称有性孢子。有接合孢子、子囊孢子、担孢子及卵孢子 4 种。有性孢子绝大多数为非致病性真菌所具有。

(2)无性孢子　是指不经过两性细胞的接合而产生的孢子,由生殖菌丝细胞直接分化或出芽形成。病原性真菌大多产生无性孢子。无性孢子根据其形态又可分为 3 种(图 10 - 3)。

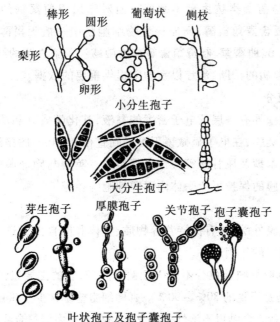

图 10 - 3　真菌的孢子

1)分生孢子:由生殖菌丝末端及其分支的细胞分裂或浓缩形成的单个、成簇或链状的孢子(彩图 15),是真菌常见的一种无性孢子,有大小之分,分别称为大分生孢子和小分生孢子。①大分生孢子:体积较大,由多个细胞组成,呈纺锤形、梭形或梨形。②小分生孢子:体积小,一个孢子即为一个细胞,壁薄,有球形、梨形、卵形以及棍棒状等不同形状。

2)叶状孢子:**是在生殖菌丝细胞内直接形成的孢子,包括芽生孢子、厚膜孢子、关节**

孢子 3 种类型。①芽生孢子:是通过生殖菌丝体以发芽方式形成的圆形或卵形的孢子。许多真菌,如白假丝酵母菌、小球类酵母菌、圆酵母菌等皆可产生芽生孢子。芽生孢子长到一定大小多与母细胞脱离,若不脱离而互相连接成链就被称为假菌丝。②厚膜孢子:由生殖菌丝顶端或中间部分变圆、胞质浓缩、胞壁加厚而形成。大多数真菌在不利的环境中都能形成厚膜孢子,并使真菌本身的代谢降低,抵抗力增强,是真菌的一种休眠形态,在适宜的条件下厚膜孢子可再发芽繁殖。③关节孢子:由生殖菌丝细胞分化形成隔膜且断裂成长方形的几个节段,胞壁稍增厚。多出现于陈旧培养物中。

3)孢子囊孢子:由菌丝末端形成一种囊状结构即孢子囊,内有许多孢子称为孢子囊孢子。孢子成熟后破囊散出,如毛霉、根霉等均能形成孢子囊孢子。

二、真菌的结构

真菌与细菌相比,其结构和化学组成存在着很大差异。真菌的结构比细菌复杂,除**具有典型的真核细胞结构外**,还有一些有别于其他真核细胞的特征性结构,如含有特殊成分与结构的细胞壁,以及结构特殊的隔膜等。**真菌的细胞壁主要由多糖和蛋白质组成,不含肽聚糖**,其主要成分为几丁质(一种由 N - 乙酰葡糖胺长链组成的多糖)和葡聚糖,故对青霉素和头孢菌素类抗生素不敏感。但对作用于葡聚糖的抗真菌药敏感。另外,真菌细胞膜中主要含麦角甾醇,而原核生物细胞膜中一般无甾醇。因此它们对**多烯族抗生素如两性霉素 B、曲霉素、制霉菌素等药物敏感**。了解真菌的结构有利于了解真菌的致病机制,并为真菌病的诊断、治疗以及预防提供重要的依据。

(一)细胞壁外成分

部分真菌在细胞壁外有一层低电子密度的黏液,其化学成分和功能与细胞壁完全不同。如新生隐球菌的荚膜,在电子显微镜下可见到直径 3 ~ 4nm 的微细纤维,呈放射状伸出细胞壁,由甘露醇、木糖及尿甘酸等酸性多糖组成。荚膜与隐球菌的致病性有关,当真菌入侵宿主后凭借荚膜的保护可免受体内吞噬细胞的吞噬。

(二)细胞壁

细胞壁位于细胞膜外层,具有保持营养物质、气体和酶自由通透及维持真菌形态、避免细胞受外界高渗透压的作用。

1. 化学组成 真菌细胞壁成分不同于细菌细胞壁,**它的主要成分是多糖而不是肽聚糖**,其中多糖可占细胞壁干重的 80% ~90% 。真菌细胞壁也含少量蛋白质(2% ~13%)、脂质(2% ~8%)及无机盐。多糖以不溶性多糖晶体和高分子多糖复合物两种形式存在:前者以微细纤维形式构成细胞壁的骨架,后者填入骨架缝隙中,构成细胞壁基质的组成成分。

(1)骨架 **由微细纤维组成的骨架以几丁质(chitin)和葡聚糖为主**,这是真菌与其他高等植物不同的特征之一。几丁质的基本成分是 N - 乙酰葡聚糖胺残基的直链多聚体,不同种类的真菌几丁质含量差别很大,其中以丝状真菌的含量最高,其作用与菌丝生长和芽管形成有关。葡聚糖广泛存在于各类真菌的细胞壁内,但以酵母菌型真菌的含量最高,是维持真菌细胞外形坚固性的分子基础。

低等真菌的细胞壁成分以纤维素为主,酵母菌以葡聚糖为主,而高等真菌则以几丁质为主。

（2）基质 由多糖、蛋白质、脂质及无机盐组成。多糖含量在同一真菌细胞壁的不同发育阶段明显不同,其含量直接影响真菌的形态变化。蛋白质可单独或与多糖组成糖蛋白存在。细胞壁中的糖蛋白具有酶活性,其中以水解酶居多,可分解基质,使营养物质易于进入胞内,糖蛋白也是细胞壁抗原的分子基础。基质中的糖蛋白以甘露聚糖蛋白复合物的含量为最高,其作用可能与维持真菌的形态有关。脂质中以磷脂为主,不饱和脂肪酸也比较多,脂质的存在可保持水分不被蒸发。无机盐中以磷为主,另含少量钙和镁等元素。

2. 结构 真菌细胞壁一般由四层结构组成,由外向内依次是无定形葡聚糖层(87nm)、糖蛋白形成的粗糙网(49nm)、蛋白质层(9nm)和几丁质微细纤维层(18nm)。虽然不同真菌的细胞壁结构不完全相同,但均可用蜗牛酶消化脱壁,制成真菌原生质体。

（三）隔膜

隔膜位于菌丝或细胞间,不同属真菌的隔膜各异,因此可作为真菌分类的依据之一。低等真菌的隔膜完整,随真菌的进化,隔膜出现大小不等的小孔,如皮肤丝状菌、组织胞浆菌和球孢子菌的菌丝隔膜具有中心小孔并附有球形的间隔小体,小孔与间隔小体可调节两侧细胞质的流动速度,并在菌丝受损后可堵住隔膜小孔,防止细胞液的流失,因此隔膜也是防御菌丝受损的一种保护性结构。

（四）细胞膜

真菌细胞的细胞膜与原核生物十分相似,**主要由蛋白质和脂类组成**。真菌的细胞膜不同于其他生物细胞膜的主要特征是排列成双层结构的磷脂为不恒定的微团结构,**其间有大量的麦角甾醇类化合物,易与多烯族抗生素结合,故为抗真菌药物作用的靶分子。**

（五）细胞核等结构

与其他真核细胞相比,真菌的细胞核小(1~5nm)而圆,数目不等,一个细胞或每个菌丝节段中可有1~2个细胞核,甚至可多达20~30个(如皮炎芽生菌等)。核仁除DNA外还含有RNA,但RNA在细胞核分裂时消失。核仁与核膜在细胞分裂期仍然存在。真菌的核蛋白体也有别于细菌,其沉降系数一般为80S,由60S和40S的2个小亚基组成。此外在真菌细胞内还有线粒体、内质网等多种细胞器。

第二节 真菌的培养、变异与抵抗力

一、真菌的培养

（一）真菌的繁殖方式

真菌的繁殖方式多样,可分为有性繁殖和无性繁殖两种。

1. 有性繁殖 是指经过两性细胞的结合后产生新个体的繁殖过程。一般包括三个阶段:第一阶段是质配,它是两性细胞通过多种不同的结合方式把两个带核的原生质体相互融合为一体的过程;第二阶段是核配,由质配带入同一细胞内的两性核融合,导致二倍体核的形成;第三阶段是减数分裂,染色体数目减少一半,子核发育成单倍体有性孢子。在适宜的环境条件下,有性孢子萌发,生长发育成新的菌体。

2. 无性繁殖　是指不经过两性细胞的结合就能产生新个体的繁殖方式。这是真菌繁殖的主要方式,其特点是简单、快速、产生个体多。可分为以下几种形式:

(1)芽生　从细胞壁发芽,母细胞进行核分裂,一部分核进入子细胞,后在母细胞和子细胞之间产生横膈,成熟后子细胞从母体分离。这是真菌较常见的繁殖方式,常见于酵母型和类酵母型真菌。

(2)菌丝断裂　菌丝断裂成许多小片段,在适宜的环境条件下,每一片段又能发育成新的菌丝体。

(3)裂殖　细胞以二分裂方式产生子细胞。

(4)隔殖　在分生孢子梗某一段落形成一隔膜,随之原生质浓缩而形成一个新的孢子,孢子可再独立繁殖。

(二)真菌的培养条件

真菌的营养要求不高,可在一般培养基上生长。单糖、双糖、糊精和淀粉等都可作为真菌生长的碳源,而且多数真菌都能利用无机氮源或有机氮源。真菌生长过程中也需要无机盐类,个别真菌需要微量元素和生长因子。**实验室常用沙保弱培养基**(sabourauds medium)培养。该培养基的成分简单,**主要含有蛋白胨、葡萄糖、氯化钠和琼脂**。真菌在各种不同培养基中虽然都能生长,但菌落及菌体形态却有很大差别。为了统一标准,鉴定时以沙保弱培养基上生长的真菌形态为准。真菌的繁殖能力强,但生长速度比细菌慢,常需 1~4 周才能形成典型菌落,故在培养基内常加入抗生素,以抑制细菌的生长。培养真菌的最适 pH 值为 4.0~6.0,但大多数真菌在 pH 值 2.0~9.0 范围内均可生长。真菌生长的最适温度为 22℃~28℃,但有的病原性真菌需在 37℃ 条件下才能良好生长,还有部分真菌在 0℃ 以下也可生长,从而引起冷藏物品的腐败。**真菌培养亦需较高的湿度与氧气。**

(三)真菌的菌落特征

在沙保弱培养基上不同种的真菌形成的菌落有三种类型:

1. **酵母型菌落**(yeast type colony)　是多数单细胞真菌的菌落形式,与一般细菌菌落相似但较大,表面光滑、湿润、柔软而致密、边缘整齐、不透明、乳白色的圆形菌落,培养物镜下可见有卵圆形单细胞性芽生孢子,无菌丝,如新生隐球菌菌落。

2. **类酵母型菌落**(yeastlike type colony)　有些单细胞真菌的菌落外观类似酵母型菌落,但有假菌丝伸入培养基中。显微镜下可看到孢子伸出的芽管,延长的芽管不与母细胞脱离而形成的假菌丝,如白假丝酵母菌落。

3. **丝状型菌落**(filamentous type colony)　为多细胞真菌的菌落形式。菌落较大,由许多疏松的菌丝体构成。由于菌丝一部分向空中生长,从而使菌落呈絮状、绒毛状或粉末状并在培养基正反面呈现不同的颜色。丝状型菌落的形态、结构和颜色常作为鉴定真菌属的依据之一。

二、真菌的变异与抵抗力

1. **变异性**　真菌很容易发生变异,经人工培养基中多次传代接种或较长时间培养,都可出现形态、培养特性、甚至毒力的改变。另外用含有不同成分的培养基或在不同温度条件下进行真菌培养,其形态、颜色等性状也会发生改变。

2. 抵抗力 真菌对干燥、日光、紫外线及一般消毒剂均有较强抵抗力,但不耐热,60℃1 小时可杀死菌丝和孢子。真菌对 1% 石炭酸、2.5% 碘酊和 10% 甲醛等较敏感。用甲醛液熏蒸被真菌污染的物品,可达到杀死真菌的目的。对常用的抗生素,如青霉素、链霉素及磺胺类药物不敏感,但制霉菌素、灰黄霉素、两性霉素 B、酮康唑、咪康唑等对多种真菌有抑制作用。

▶▶▶ 综 合 测 试 题 ◀◀◀

A1 型题

1. 真菌的无性繁殖不包括
   A. 菌丝断裂
   B. 接合
   C. 裂殖
   D. 隔殖
   E. 芽生

2. 下列属于真核细胞型微生物的是
   A. 病毒
   B. 支原体
   C. 真菌
   D. 细菌
   E. 衣原体

3. 真菌的繁殖结构是
   A. 芽胞
   B. 孢子
   C. 包涵体
   D. 原体
   E. 始体

4. 真菌细胞壁不含有
   A. 几丁质
   B. 葡聚糖
   C. 肽聚糖
   D. 蛋白质
   E. 脂质

5. 单细胞真菌多以哪种方式增殖
   A. 以复制方式增殖
   B. 以有丝分裂方式繁殖

   C. 以芽生方式繁殖
   D. 以二分裂方式繁殖
   E. 以分枝方式繁殖

6. 一般真菌生长的最适温度是
   A. 20℃ ~25℃
   B. 22℃ ~28℃
   C. 30℃ ~32℃
   D. 32℃ ~35℃
   E. 35℃ ~37℃

7. 分离培养真菌常用下列哪种培养基
   A. 沙保弱培养基
   B. 巧克力培养基
   C. SS 培养基
   D. 组织细胞
   E. 鉴别培养基

8. 关于真菌的抵抗力,不正确的是
   A. 对干燥、阳光和紫外线抵抗力较强
   B. 对一般消毒剂抵抗力较强
   C. 灰黄霉素、制霉菌素和两性霉素 B 可抑制真菌生长
   D. 对一般抗细菌的抗生素不敏感
   E. 耐热,60℃1 小时不会被杀死

9. 抗真菌药物不包括
   A. 制霉菌素
   B. 两性霉素 B
   C. 灰黄霉素
   D. 青霉素
   E. 酮康唑

10. 培养真菌的条件错误的是
    A. 最适 pH 为 4.0 ~ 6.0
    B. 培养浅部感染真菌最适温度
       为 22℃ ~ 28℃
    C. 培养深部感染真菌最适温度为 37℃
    D. 厌氧
    E. 高湿度

（李晓红）

第十一章　人体寄生虫的生物学性状

　　寄生虫是病原生物世界里体型最大的杀手，每年会对数百万人的生命构成威胁，其所引起的疾病一直是普遍存在的公共卫生问题，这点在热带及亚热带地区的发展中国家里尤为重要。寄生虫的种类繁多，大小形态各异，但都来源于生物进化过程中，**某些低等动物逐渐失去自生生活的能力，暂时或长久地依附在另一种生物的体内或体表来维持个体的生存和种系的繁衍，并给对方造成损害，这类低等动物统称为寄生虫**(parasite)。寄生于人体的寄生虫称人体寄生虫或医学寄生虫。

第一节　寄生关系及其演化

　　在人类生活的环境中，遍布着各种各样的生物，在漫长的生物进化过程中，自然界中生物与生物之间的关系复杂多样，除少数能导致患病的病原生物外，大多数生物并不具有致病性，还有不少是人类生活所必需的，如生活在人体内的细菌，它们的数量甚至比人体自身的细胞还要多10倍，它们已与人体之间形成了互相适应乃至互惠互利的关系。

一、种间关系

　　我们把两种或多种生物在一起生活的生物学现象称为"共生"。根据其利害关系，共生可分为三类。

　　1. 互利共生　指两种生物生活在一起，**相互获利且相互依存**。例如，牛的胃为纤毛虫提供了生存、繁殖所需的条件，而纤毛虫则能帮助牛分解纤维素，有助消化，且其自身迅速繁殖和死亡又为牛提供蛋白质。

　　2. 共栖　指两种生物生活在一起，**一方受益，另一方无益也无害**。如很多微生物生活在我们的皮肤表面，利用毛孔分泌的代谢产物生存，微生物受益，而我们不受益也不受害。

　　3. 寄生　指两种生物生活在一起，**一方受益，另一方受害**。例如人体与所有病原生物之间的关系。

　　物种间的相互关系并没有严格的界限，在特定情况下也能发生转变。例如，在人的体表和与外界相通的口腔、鼻腔、肠道、泌尿生殖道等腔道中都寄居着不同种类和数量的细菌。通常这些细菌与宿主处于共栖状态，其中定植在肠道中的大肠埃希菌正常情况下既能拮抗病原微生物的侵袭，又能向宿主提供必需的维生素等营养物质，这是互利共生的关系。但是在一定条件下也会致病，使其从原来与人处于共栖或互利共生关系转变为寄生关系。如大肠埃希菌在肠道内不致病，在泌尿道或腹腔中就会引起感染。

二、寄生虫与宿主

1. **寄生物（parasite）和寄生虫** **在寄生关系中获利的一方称寄生物**，通常都是体积比较小或较原始的物种。所有的病原生物都是寄生物，它们需要永久或长期、或短暂地寄生于植物、动物和人的体表或体内，从宿主获取生长发育所需的营养物质，并损害对方。按照习惯，我们通常把那些属于低等动物的寄生物统称为寄生虫。

2. **宿主（host）** 是指在寄生关系中**为寄生物提供营养和生长繁殖场所的生物**，几乎所有的生物皆有寄生物的寄生。

三、寄生关系的演化

营自生生活本是动物界中主流的生活的方式，从自生生活演化到寄生生活，寄生虫经历了漫长的适应宿主环境的过程，其基因、形态及功能均发生了一系列的变化，在不同程度上逐步丧失了独立生活的能力。

（一）形态结构变化

寄生虫可因寄生环境的影响而发生形态结构变化，表现为体形的改变、器官的变化和新器官的产生。

1. **体形的改变** 如跳蚤，虫体两侧扁平、无翅、外形如梭，便于行走在皮毛之间。而寄生于肠道的蠕虫多为线状或带状，以适应狭长的腔道。

2. **器官的变化** ①某些器官退化或消失：譬如寄生在肠内的绦虫，其消化管道已退化无遗，只依靠其体壁直接吸收营养；寄生于宿主组织、细胞和体液中的寄生虫，因无须自主活动，运动器官普遍退化。②某些器官发达：譬如线虫的生殖器官极为发达，几乎占原体腔全部，如雌蛔虫的卵巢和子宫的长度为体长的 15~20 倍，产卵能力极强；有的吸血节肢动物，其消化道长度大为增加，以利大量吸血，如软蜱饱吸一次血可耐饥数年之久。

3. **新器官的产生** 譬如吸虫和绦虫，由于定居和附着需要，演化产生了吸盘、吸槽、顶突和小钩等附着器官。

（二）生理功能的改变

自由生活的生物通常经过三羧酸循环等有氧途径进行能量代谢，但肠道寄生虫处于低氧状态，三羧酸循环难于进行，于是改由糖酵解提供能量。生殖功能的增强也是寄生虫对其复杂寄生生活的一种适应，如每条雌性蛔虫日产卵量约 24 万个，巨大的产卵量便于其种群的维持；又如吸虫具备有性生殖和无性生殖的世代交替现象。这种繁殖方式的多样性，也是其对寄生环境多样性的适应。

（三）侵袭力的变化

寄生虫为增强入侵宿主的机会，其入侵机制得到专门强化，如刚地弓形虫的棒状体能分泌穿透增强因子以增强其侵袭细胞的能力；溶组织内阿米巴原虫具有阿米巴穿孔素和半胱氨酸蛋白酶，参与致宿主细胞孔状破坏和溶解作用。

（四）免疫逃避功能的形成

寄生虫在寄生的同时也会不断遭到来自宿主免疫系统的攻击，在两者长期相互适应的过程中,寄生虫也进化出了逃避宿主免疫攻击的能力。其主要机制包括:解剖位置的隔离、表面抗原的改变以及对免疫应答的抑制作用三方面。如寄生在眼部或脑部的囊尾蚴,寄生在红细胞内的疟原虫等;寄生在吞噬细胞中的利氏曼原虫等,可在细胞内形成纳虫空泡,借以逃避宿主细胞内溶酶体酶的杀伤作用;非洲锥形虫体表面的糖蛋白抗原可不断更新,从而逃避来自宿主适应性免疫系统的攻击。

第二节　寄生虫、宿主、生活史的类型

一、寄生虫的类型

寄生虫的种类繁多,按其与宿主的关系,可分为以下不同类型:

(一)按寄生部位

1. 体内寄生虫　指寄生于宿主体内器官、组织或细胞内的寄生虫。如蛔虫寄生于小肠;疟原虫的红内期寄生于红细胞,红外期则寄生于肝细胞。

2. 体外寄生虫　主要指一些昆虫,如虱、蚊、蜱、蚤等,寄生于人体外或动物的体表。

(二)按寄生性质

1. 专性寄生虫　指寄生虫生活史的各个时期或某个阶段必须营寄生生活,否则就不能完成其整个生活史的寄生虫。如疟原虫的各个发育阶段必须在人体和蚊体内进行,否则就不能完成其生活史;又如钩虫,其幼虫虽可在自然界营自生生活,但发育到某一阶段后必须侵入人体营寄生生活,才能进一步发育为成虫。

2. 兼性寄生虫　既可营自生,又可营寄生生活,如粪类圆线虫,一般在土壤内自由生活,但也可侵入人体,寄生于肠道营寄生生活。

3. 偶然寄生虫　某些寄生虫因偶然机会侵入宿主而营寄生生活,如蝇蛆。

4. 机会致病寄生虫　常发生隐性感染,仅当机体免疫力降低时,虫体大量繁殖,导致宿主出现临床症状,如微小隐孢子虫、刚地弓形虫等。

(三)按寄生时间的长短

1. 长期性寄生虫　如蛔虫、钩虫等可长期在体内寄生。

2. 暂时性寄生虫　如蚊、蚤、虱等,当它们在体表刺吸血液时,与宿主构成暂时的寄生关系,离开后寄生关系随即中止。

二、宿主的类型

被寄生虫寄生并遭到损害的生物称为宿主。通常依据寄生虫不同发育阶段对宿主的要求不同,将宿主分为以下几类:

1. 终宿主(definitive host)　寄生虫成虫或有性生殖阶段所寄生的宿主称为终宿主,如血吸虫的成虫寄生于人体并在人体内产卵,故人是血吸虫的终宿主。

2. 中间宿主(intermediate host)　寄生虫的幼虫或无性生殖阶段所寄生的宿主称为中间宿主。对于有些完成整个生活史需要两个或多个中间宿主的寄生虫,可按寄生的先后顺序分别称为第一中间宿主和第二中间宿主等。如华支睾吸虫的第一中间宿主为某些淡水螺,第二中间宿主是某些淡水鱼。

3. **保虫宿主**(reservoir host) 也称储存宿主,指某些寄生虫既可寄生于人,又可寄生于某些脊椎动物。后者在一定条件下将其体内的寄生虫传播给人,我们把这类脊椎动物称之为保虫宿主或储存宿主。譬如布氏姜片虫成虫可寄生于人体小肠,亦可寄生于猪的肠道内,故人是其终宿主,猪是其保虫宿主。

4. **转续宿主**(paratenic host) 某些寄生虫的幼虫侵入非适宜宿主后不能发育为成虫,但能存活并长期维持幼虫状态,只有当该幼虫有机会进入适宜宿主体内时,才能发育为成虫,这类非适宜宿主称为转续宿主。如卫氏并殖吸虫的适宜宿主有人、犬等动物,野猪是其非适宜宿主,童虫侵入野猪体内后不能发育为成虫,仅维持在幼虫状态。如果人或犬生食或半生食含有此种幼虫的野猪肉,则幼虫即可发育为成虫,野猪即是该虫的转续宿主。

三、生活史的类型

寄生虫完成一代生长、发育、繁殖的全部过程称寄生虫的生活史(life cycle)。寄生虫的生活史往往需要经历多个阶段,**通常把具有感染人体能力的发育阶段称感染阶段**(infective stage)。感染阶段的寄生虫进入人体后需经一定路径游移至最终寄生部位,称体内移行。寄生虫完成生活史除需要有适宜的宿主外,还需要有适宜的外界环境条件。寄生虫的种类繁多,生活史多种多样,了解和掌握寄生虫的生活史,不仅可以认识人体是如何感染某种寄生虫的,而且还可以针对生活史的某个发育阶段采取有效的防治措施。寄生虫的生活史大致可分为以下两种类型:

1. **直接发育型** 有些寄生虫完成生活史不需要中间宿主,虫卵或幼虫在外界环境中发育到感染阶段后直接感染人,如寄生于人体肠道内的蛔虫、钩虫、蛲虫、鞭虫等。

2. **间接发育型** 有些寄生虫完成生活史需要中间宿主,幼虫在其体内发育到感染阶段后经中间宿主感染人,如旋毛虫、丝虫、华支睾吸虫、血吸虫、猪带绦虫等。

习惯上,我们常将直接型生活史的蠕虫称为土源性蠕虫,间接型生活史的蠕虫称为生物源性蠕虫。

知 识 链 接

我国寄生虫病现状 我国地域宽广,寄生虫的种类和数量较多。血吸虫病、疟疾、丝虫病、黑热病和钩虫病五大寄生虫病一度肆虐横行,经过半个多世纪的防治,流行区域不断缩小,取得了举世瞩目的成就。但由于传播疾病的媒介昆虫广泛存在,各地区人口大量流动,交往日趋频繁,不良饮食习惯的人数增加,城乡食品卫生监督制度不健全,耐药性寄生虫不断产生,使得局部地区寄生虫病的流行仍较严重,因此寄生虫病流行仍是长期困扰我国的重要公共卫生问题。

第三节　寄生虫的营养、代谢与生殖

一、寄生虫的营养

各种寄生虫所需的营养成分基本相同,如糖类、蛋白质、脂肪、维生素和微量元素等。

1. 原虫　所必需的营养物质与一般动物大致相同,如葡萄糖、氨基酸、碱基及核苷、脂肪酸、维生素以及微量元素等。一般而言,原虫从细胞外获得营养的方式包括简单扩散、易化扩散、主动转运等。有胞口的原虫,如结肠小袋纤毛虫,从胞口获取营养;有伪足的原虫,如溶组织内阿米巴,吞噬食物后在胞质内形成吞噬泡再消化吸收。

2. 蠕虫　有消化道的寄生虫,如线虫,主要从消化道摄取和吸收营养物质;无消化道的绦虫,则可借助体壁直接吸取。

二、寄生虫的代谢

寄生虫的代谢包括分解代谢和合成代谢两类。

1. 分解代谢　能量的来源主要通过糖酵解获得。由于寄生环境及其氧含量的差异,使得寄生虫在能量转换过程中采取的呼吸方式有所不同。如蛔虫,感染期幼虫生活在氧分压高的环境中,进行有氧呼吸,即葡萄糖经糖酵解和三羧酸循环分解,生成大量的 ATP。而当感染期幼虫进入人体后,在氧分压相对较低的小肠内发育为成虫,通过延胡索酸呼吸获得较高数量的 ATP。延胡索酸呼吸系统是一种重要的能量获取方式。除蛔虫外,许多蠕虫和原虫也采取这种方式,如寄生于宿主红细胞内的疟原虫、寄生于肠道内的溶组织内阿米巴等。还有许多寄生虫,在得不到糖类等营养物质时可从蛋白质代谢获得能量。

2. 合成代谢　由于寄生虫所需的营养成分主要来自宿主,因此大多数寄生虫的合成代谢种类十分有限。如寄生蠕虫大多不能合成胆固醇和不饱和脂肪酸,缺乏从初级阶段合成脂类的能力,而多数原虫也不能合成胆固醇,完全依赖从宿主体内获得游离脂肪酸和胆固醇。

(1)核苷酸代谢　寄生性原虫和蠕虫缺乏嘌呤的初始合成途径,完全依赖补救途径。大多数寄生虫自身不能合成嘌呤,而是依赖宿主体内含量丰富的碱基、核苷来适应嘌呤合成途径。与嘌呤的合成途径不同,嘧啶的合成可通过初始合成途径和补救途径共同发挥作用,如锥虫、疟原虫和弓形虫等。

(2)氨基酸代谢　原虫氨基酸的代谢因虫种不同而有所差异,如溶组织内阿米巴先将甘氨酸转变为丙酮酸,再参与能量代谢;蠕虫则以主动吸收的方式从宿主获得氨基酸。

三、寄生虫的生殖

寄生虫种类繁多,生殖方式多种多样,由于其特殊的生活史,通常都有较强的生殖能力,其主要生殖方式有如下几类。

(一)无性生殖

有些寄生虫进行无性生殖,如阿米巴原虫、阴道毛滴虫、蓝氏贾第鞭毛虫、利什曼原虫等。

1. **简单的有丝分裂**　是某些原虫的主要生殖方式,如杜氏利曼原虫、阿米巴原虫和蓝氏贾第鞭毛虫等,虫体在数日内可迅速分裂并产生大量子代个体。

2. **多分裂**　又称裂体增殖。与普通有丝分裂不同,在多分裂过程中,细胞质分裂前,细胞核已分裂数次,产生的子细胞充满其所在的微环境并再感染下一个宿主或细胞,开始新的发育阶段,如疟原虫在人体内即以此种方式繁殖。

3. **出芽生殖**　指母体细胞经过不均等的细胞分裂产生一个或多个芽体,然后分化发育成新的个体的生殖方式。如刚地弓形虫滋养体在细胞内以内二芽殖法不断繁殖,一般含数个至 20 多个虫体,这种由宿主细胞膜包绕的虫体集合体称假包囊,内含的虫体称速殖子。

(二)有性生殖

有些寄生虫进行有性生殖,如蛔虫、蛲虫、钩虫、蚊等,通常有雌雄的分化,通过交配后以卵生的方式生殖。但也有部分种类的寄生虫同一虫体内同时具有雌雄两种生殖系统,如绦虫和大多数吸虫都是如此。雌雄同体的寄生虫以自体受精或异体受精的方式进行繁殖,以此产生足够数量的子代以维系种群的繁衍。

(三)世代交替

有些寄生虫完成一代的发育需经无性生殖世代与有性生殖世代交替进行,称为世代交替(alternation of generations)。常见于吸虫的幼虫,如胞蚴和雷蚴可在中间宿主体内以无性生殖的方式产生许多新的子代;而吸虫的成虫则在终宿主体内进行有性生殖。

▶▶综合测试题◀◀

A1 型题

1. 寄生的正确含义为
   A. 双方均得利
   B. 双方均有害
   C. 双方既无利也无害
   D. 一方得利,一方受害
   E. 以上均不是

2. 寄生虫的幼虫或无性生殖阶段寄生的宿主称
   A. 终宿主
   B. 中间宿主
   C. 保虫宿主
   D. 转续宿主
   E. 传播媒介

3. 寄生虫有性生殖阶段寄生的宿主称
   A. 终宿主
   B. 中间宿主
   C. 保虫宿主
   D. 转续宿主
   E. 传播媒介

4. 可作为寄生虫病的传染源、被寄生感染的其他脊椎动物是
   A. 终宿主
   B. 中间宿主
   C. 保虫宿主
   D. 转续宿主

E. 第一中间宿主

5. 人体寄生虫的生殖方式不包括

    A. 出芽生殖

    B. 世代交替

    C. 裂体增殖

    D. 胎生

    E. 卵生

6. 下列不属于生物源性蠕虫的是

    A. 丝虫

    B. 蛔虫

    C. 华支睾吸虫

    D. 血吸虫

    E. 猪带绦虫

（蔚振江）

第十二章 病原生物的感染与免疫

人类与病原生物的战争旷日持久,全球每年大约有 1400 万人死于各种病原生物所致的感染性疾病。我们把**病原生物与宿主机体间相互作用,引起不同程度的病理过程称为感染**(infection)。感染的过程就像是一场"军备竞赛",侵入宿主的病原生物不断地想扩大自己的领地,而宿主的免疫系统则不停地尝试清除或是限制入侵者。当病原生物繁殖到一定程度,机体就会出现临床上可检测的损伤,感染性疾病就这样发生了。当然,感染性疾病所导致的损伤并不一定全是由病原生物造成的,有时机体的免疫系统在清除病原生物的同时也会无意的攻击自身组织。"道高一尺,魔高一丈",在与病原生物的战斗中,人类尚处下风,部分的原因是我们对这些"敌人"的了解还不够深入。因此研究不同病原生物的感染、致病机制及与机体的抗感染免疫机制,将有助于我们更好地预防和控制感染性疾病。

第一节 感染的来源与传播

一、感染的来源

引起感染的病原生物既可来自宿主体外,也可来自宿主体内。根据病原体来源,感染可分为外源性感染(exogenous infection)和内源性感染(endogenous infection)两类。

1. **外源性感染** 引起感染的病原生物来源于宿主体外,传染源包括患者、病原携带者、患病及携带病原生物的动物。此外在诊断、治疗或预防过程中,因血液、血制品和器械等消毒不严所导致的医源性感染也不容忽视。一般我们也常把这种**病原生物通过一定方式或媒介从一个宿主传播到另一宿主机体引起的感染称为传染**(communication)。

2. **内源性感染** 引起感染的病原生物常来自于宿主体内的正常菌群,在患者免疫力减弱、细菌寄居部位改变或菌群失调等特定条件下,正常菌群会转化为条件致病菌,引起内源性感染。目前,内源性感染在临床中的发生率逐年增多。

二、感染的传播

(一)传播方式

传播方式主要指病原生物感染宿主的中间过程与方式,又称感染方式,包括水平传播和垂直传播两大类。

1. **水平传播**(horizontal transmission) 可以发生在人与人、人与动物、动物与动物之间,这种由病原生物在不同个体间传播导致的感染称为水平感染。常见的有细菌性痢疾、肺结核、某些由动物传染给人引起的动物源性疾病、还有来自土壤的芽胞引起的破伤风等。

2. **垂直传播**(vertical transmission) 由来自母体的病原生物经胎盘、产道或母乳传播给子代，这种病原生物由亲代直接传染给子代导致的感染称为垂直感染。垂直感染通常发生于胎儿期、分娩期，常导致死胎、流产、早产或先天畸形，子代也可没有任何症状而成为病毒携带者。常见的有风疹病毒、巨细胞病毒、人类免疫缺陷病毒、乙型肝炎病毒、淋病奈瑟菌、弓形虫、疟原虫、梅毒螺旋体等病原生物所致的感染。

(二)传播途径

传播途径指病原生物从传染源排出，借助于某些传播方式或途径，侵入另一宿主的全过程。病原生物常见的传播途径有：

1. **消化道** 大多因食物、饮料或水源被患者、携带者的排泄物污染后，病原生物以消化道为门户侵入机体并引起感染，又称粪－口途径感染。水、食物、手指及苍蝇等节肢动物都是重要的媒介。常见的病原生物有伤寒沙门菌、志贺菌、甲型肝炎病毒、溶组织内阿米巴、蛔虫、鞭虫、蛲虫、华支睾吸虫等。

2. **呼吸道** 痰液、唾液或呼吸道分泌物中的病原生物经患者或携带者咳嗽、打喷嚏、说话时喷出，飞沫溶于空气形成气溶胶，或是沾染灰尘，并借助空气经呼吸道进入人体引起感染。常见的有流感病毒、麻疹病毒、结核分枝杆菌、脑膜炎奈瑟菌、白喉棒状杆菌、嗜肺军团菌、卡氏肺孢子菌等。

3. **接触** 某些病原生物可通过人与人之间的接触而感染。分为直接接触和间接接触两类。前者指传染源与易感者的皮肤、黏膜直接接触，包括普通接触与性接触两类，如疥螨通过接触患者皮肤感染；人类免疫缺陷病毒、淋病奈瑟菌、梅毒螺旋体、阴道毛滴虫、溶脲脲原体等可通过性接触而感染。后者又称为日常生活接触传播，常因接触了来自传染源的分泌物或排泄物污染的日常生活用品或餐具等引起，如沙眼衣原体等。

4. **皮肤创伤** 皮肤是宿主抗感染的"第一道防线"。如果皮肤出现细小的破损或烫烧伤，金黄色葡萄球菌、铜绿假单胞菌等可侵入引起化脓性感染；泥土中存在的破伤风梭菌的芽胞，可进入皮肤深部伤口，在适宜条件下出芽、繁殖、产生外毒素而致病；狂犬病毒可经动物咬伤机体而致感染。

5. **节肢动物媒介** 以节肢动物为媒介而造成的感染，可分为吸血传播和机械传播两类。前者通过蚊子、白蛉等吸血节肢动物叮咬传播，如乙型脑炎、疟疾、鼠疫、斑疹伤寒等；后者通过苍蝇、蟑螂等媒介生物机械携带病原生物传染给易感者。

6. **血液** 通过输血或使用血液制品感染，例如人类免疫缺陷病毒、乙型肝炎病毒等。

病原生物的感染需要特定的微环境，故多数病原生物主要以一种途径侵入宿主，但也有些病原生物可通过多种途径侵入宿主，如结核分枝杆菌、炭疽芽胞杆菌等可经皮肤、呼吸道、消化道等多途径感染。

第二节 病原生物的致病机制

大多数感染性疾病起源于皮肤或黏膜表面定植的微生物，也可由病原生物直接侵入血流或内部器官而引起。病原生物的定植并不一定导致疾病的发生,有时可因病原生物被清除而中止。只有当病原生物的增殖引起机体组织细胞损伤或功能异常,产生炎症和免疫反应时,感染性疾病才真正发生(图12-1)。

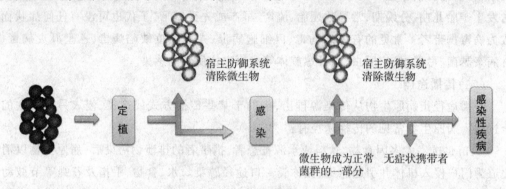

宿主防御系统清除微生物

宿主防御系统清除微生物

定植

感染

感染性疾病

微生物成为正常菌群的一部分

无症状携带者

图12-1 感染过程示意图

我们把病原生物引起宿主疾病的能力称为**致病性**(pathogenicity)。病原生物的致病具有一定的宿主选择性,有些病原生物仅对人类有致病性,有些仅对动物有致病性,有些则两者皆有。不同的病原生物感染宿主后所引起的疾病也往往不同,如脑膜炎奈瑟菌引起流行性脑脊髓膜炎,淋病奈瑟菌引起淋病,结核分枝杆菌引起结核病,流感病毒引起流感等。感染所致疾病的病理过程和临床症状也有强弱,我们把**病原生物致病性的强弱程度称为毒力**(virulence)。毒力可用半数致死量(median lethal dose,LD_{50})或半数感染量(median infective dose,ID_{50})来表示,即在一定条件下引起半数实验动物死亡或感染所需的最少的病原生物数量或毒素剂量。

除了毒力因素外,病原生物的感染还需要有足够的数量和合适的侵入门户。感染所需病原生物的数量,一方面取决于病原生物的毒力强弱,另一方面取决于宿主免疫力的高低。一般情况下**病原生物感染所需的数量与毒力成反比**,毒力越强,引起感染所需的病原生物数量越少,如毒力较强的鼠疫耶尔森菌只需数个细菌,即可导致一个无特异性免疫力的健康成年人感染鼠疫;反之毒力越弱感染所需的病原生物数量越多,如毒力较弱的伤寒沙门菌常需食入数亿个细菌才可致感染。除毒力和数量因素外,病原生物还必须侵入合适的宿主部位才能引起感染,例如霍乱弧菌经消化道感染才能引起霍乱等。

一、病毒的致病机制

病毒感染机体后在易感细胞内增殖,可导致宿主细胞结构受损和功能障碍,亦可与免疫系统相互作用,通过诱发病理性免疫反应而致机体损伤。病毒的致病机制主要有以下三类:

(一)病毒对宿主细胞的直接作用

病毒侵入机体后,特异性吸附在易感细胞表面,然后穿入细胞进行复制,通过杀伤宿主细胞、破坏宿主细胞正常生理功能,或是诱发机体炎症和免疫反应,从而直接或间接地导致疾病的发生。根据病毒与宿主细胞相互作用的结果不同,病毒的致病作用可分为杀细胞效应、稳定状态感染和整合感染等类型。

1. 杀细胞效应（cytocidal effect）　病毒在宿主细胞内复制的过程中，阻断细胞核酸与蛋白质的合成，使细胞新陈代谢功能出现紊乱。待子代病毒成熟后，在很短时间内一次性释放，导致细胞裂解；与此同时，细胞内溶酶体膜通透性增高，释放过多的水解酶，致使细胞溶解死亡的过程称杀细胞效应。常见于引起急性感染的病毒，如脊髓灰质炎病毒、柯萨奇病毒等。

2. 稳定状态感染（steady state infection）　包膜病毒在宿主细胞内复制的过程中，对细胞正常的新陈代谢影响不大，以出芽方式释放病毒，因其过程缓慢、病变较轻，短时间内不会引起细胞裂解和死亡，称为病毒的稳定状态感染。但感染会引起宿主细胞融合及细胞表面产生新抗原，病毒长期感染并多次释放子代病毒后，仍会不可避免地导致宿主细胞死亡。

3. 包涵体的形成（Formation of inclusion bodies）　**细胞被病毒感染后，在宿主细胞质或细胞核内出现光镜下可见的斑块状结构，称为包涵体**（inclusion body）。包涵体主要由病毒颗粒或未装配的病毒成分组成，可作为某些病毒，如狂犬病毒感染的诊断依据。

4. 整合感染（integrated infection）　某些 DNA 病毒和反转录病毒在感染过程中可将全部或部分基因整合于宿主细胞染色体 DNA 中，形成前病毒，导致细胞遗传性状发生改变，称为整合感染。在一定条件下细胞也可发生转化形成肿瘤细胞，如人乳头瘤病毒引发的子宫颈癌、乙型肝炎病毒引发的原发性肝癌等。

5. 细胞凋亡（cell apoptosis）　是一种由基因控制的细胞程序性死亡。病毒感染可导致宿主细胞发生凋亡，例如人类免疫缺陷病毒（HIV）与 Th 细胞 CD4 分子结合后，通过信号传导作用，启动凋亡基因，逐步使细胞出现鼓泡、核浓缩、染色体被降解等变化，并可形成凋亡小体。

（二）病毒感染的免疫病理损伤

病毒诱导的免疫应答除引起免疫保护作用外，还可通过免疫病理作用，导致组织损伤。诱发免疫病理反应的抗原种类较多，常见的有病毒抗原、机体感染后产生的自身抗原等。

1. 体液免疫病理作用　一些病毒特别是包膜病毒能诱发宿主细胞表面出现新抗原，当特异性抗体与这些抗原结合后，会诱发 Ⅱ 型或 Ⅲ 型超敏反应。例如在补体参与下，登革热病毒可引起 Ⅱ 型超敏反应。又如乙型肝炎病毒抗原能与相应抗体结合后形成免疫复合物，可长期在血液中循环，当其沉积在某些组织器官的膜表面时，可激活补体引起 Ⅲ 型超敏反应，造成局部损伤和炎症，如沉积在肾毛细血管基底膜则导致肾小球肾炎，出现蛋白尿、血尿，如沉积在关节滑膜上则导致关节炎等。

2. 细胞免疫病理作用　细胞免疫在机体抗病毒感染中发挥重要作用，但在特定条件下，也可诱发 Ⅳ 型超敏反应，造成组织损伤。例如在乙型肝炎的感染过程中，机体生成的特异性 Tc 细胞会杀伤被感染的肝细胞，并引起局部炎症反应；生成的特异性 Th 细胞还可通过释放多种细胞因子引起组织损伤和炎症反应。

（三）病毒对免疫系统的影响

某些病毒的感染还可损伤或抑制机体免疫功能。

1. **病毒感染引起的免疫抑制** 巨细胞病毒、麻疹病毒、风疹病毒的感染能抑制淋巴细胞发生转化，导致细胞免疫功能低下，检查中 OT 试验出现阴性。

病毒感染所致的免疫抑制可激活体内潜伏的病毒或促进某些肿瘤的生长，使病情复杂化，也成为病毒持续感染的原因之一。

2. **病毒对免疫活性细胞的杀伤** 病毒直接攻击免疫细胞，甚至可使整个免疫系统完全缺陷。如 HIV 侵犯 CD4$^+$细胞后，由于 HIV 对 CD4$^+$细胞具有较强的亲和性和杀伤性，使其数量大量减少，造成免疫功能低下。因此，艾滋病患者极易发生机会感染或并发肿瘤。

3. **病毒感染引起自身免疫病** 某些病毒感染细胞后，因改变了宿主细胞膜的抗原结构或导致隐蔽的自身抗原暴露或释放，导致机体对这些细胞产生免疫应答，从而发生自身免疫病。

二、细菌的致病机制

病原菌的致病性主要与其毒力有关，细菌的毒力主要包括侵袭力和毒素。

(一)侵袭力

病原菌突破机体的防御功能，在体内生长繁殖和扩散的能力，称为侵袭力(invasiveness)，与荚膜、菌毛等菌体表面结构以及细菌释放的侵袭性酶有关。

1. 菌体表面结构

(1)荚膜和微荚膜 细菌荚膜和微荚膜具有抗吞噬、抗体液中杀菌物质的作用，使细菌有机会在体内大量繁殖，引起疾病。如肺炎链球菌有荚膜的菌株致病力强，而失去荚膜后致病力大为减弱。细菌的荚膜和微荚膜还具有黏附作用，可形成微菌落和生物膜，有利于细菌在宿主体内的生存。

(2)黏附素 具有黏附作用的细菌特殊结构及有关物质统称为黏附因子，又称黏附素。革兰阴性菌的黏附因子一般为普通菌毛，如痢疾志贺菌、霍乱弧菌、伤寒沙门菌等均有菌毛；革兰阳性菌的黏附因子一般为菌体表面的某些成分，如 A 群链球菌的脂磷壁酸等。**黏附是细菌与宿主接触和感染的第一步**。细菌在感染过程中，可黏附于呼吸道、消化道、泌尿生殖道等处的黏膜上皮细胞，亦可黏附于血管内皮细胞、白细胞或某些组织细胞间质。正常情况下，呼吸道的纤毛运动、肠壁蠕动、黏液的分泌、尿液的冲洗、血液等其他体液的流动，均不利于细菌的黏附。而细菌只有在黏附的基础上，才有可能定植、繁殖，进而侵入和扩散，故黏附作用是细菌感染所必需的。

(3)鞭毛 在黏附与定植过程中，少数细菌的鞭毛有重要作用。例如，幽门螺杆菌借助活泼的鞭毛运动，迅速穿过胃黏膜表面的黏液层，到达胃黏膜上皮细胞，以避免胃酸对细菌的杀灭作用；霍乱弧菌和空肠弯曲菌通过鞭毛运动，迅速穿越小肠黏液层，到达小肠黏膜上皮细胞表面黏附与定植，从而避免被肠蠕动排出体外。

(4)细菌形成的生物被膜 在自然界中，绝大多数细菌并不是以单个浮游状态的形式分布，而是以细菌生物被膜的形式存在。**细菌生物被膜是相对于浮游状态的一种群体生存形式，由细菌、胞外多糖、藻酸盐等多种成分组成，可由单一菌种或多菌种混合构成。**

细菌生物被膜具有屏障作用，故存在于生物被膜中的菌体(被膜菌)较其单个浮游状态的菌体(浮游菌)，对抗菌药物、消毒剂表现出更强的抵抗性，可抵抗宿主免疫防疫机制的清除作用，**因此常引起难治性慢性细菌感染**。例如甲型链球菌、铜绿假单胞菌、大肠埃希菌、凝固酶阴性葡萄球菌等可通过表面糖蛋白和(或)脂磷壁酸等介导，黏附于人体黏膜上皮细胞或植入的医疗材料，如人工瓣膜、人工关节、人工晶体、插管导管等表面，形成生物被膜，从而阻断抗生素、免疫细胞、免疫分子的渗入和杀伤作用，引起持续性和难治性感染，如亚急性感染性心内膜炎、铜绿假单胞菌囊性纤维变性肺炎、呼吸机相关感染、人工关节感染、导管相关感染等。

2. **侵袭性酶**　指病原菌在代谢过程中产生的与致病性有关的酶，可保护病原菌免受吞噬细胞作用或有利于细菌扩散，如金黄色葡萄球菌产生的血浆凝固酶、A群链球菌产生的透明质酸酶、链激酶和链道酶等。

(二)毒素

细菌在生长繁殖过程中产生和释放的毒性成分称为毒素(toxin)，按其来源、性质和作用的不同可分为外毒素(exotoxin)与内毒素(endotoxin)两类。

1. **外毒素**　主要由革兰阳性菌和部分革兰阴性菌产生并释放到菌体外的毒性蛋白质。也有极少数外毒素存在于菌体内，需细菌溶解后才能释放。外毒素的主要特点是：

(1)理化性质　都是蛋白质，性质不稳定，绝大多数外毒素不耐热，但葡萄球菌肠毒素较为特殊，可耐100℃30分钟。

(2)毒性作用强　极少量即可使动物致死。例如，$1\mu g$ 肉毒毒素可杀死20万只小鼠，其对人的致死量是0.1μg。毒性比氰化钾大1万倍，是目前已知的生物毒素中毒性最强的。

(3)组织选择性　不同细菌产生的外毒素，对机体的组织细胞具有选择作用，引起特殊的病变。如破伤风芽胞梭菌产生的痉挛毒素可引起肌肉强直性痉挛，而肉毒芽胞梭菌产生的肉毒毒素则引起肌肉麻痹性松弛。

(4)免疫原性强　可刺激机体产生相应的抗体。外毒素在0.3%~0.4%甲醛溶液作用下，毒性消失但仍保留其免疫原性称为类毒素，常用于人工主动免疫预防相应疾病。

根据外毒素对宿主细胞的亲和性及作用机制不同，外毒素可分为细胞毒素、神经毒素和肠毒素三大类(表12-1)。

表12-1　细菌外毒素的种类与作用机制

类别	外毒素及产生的细菌	作用机制	症状与体征
细胞毒素	白喉毒素(白喉棒状杆菌)	抑制细胞蛋白质合成	肾上腺出血、心肌损伤、外周神经麻痹
	杀白细胞素(葡萄球菌)	损伤细胞膜	白细胞溶解
	致热外毒素(A群链球菌)	损伤毛细血管内皮细胞	猩红热皮疹

续表

类别	外毒素及产生的细菌	作用机制	症状与体征
神经毒素	肉毒毒素(肉毒梭菌)	阻断乙酰胆碱的释放	肌肉松弛性麻痹
	痉挛毒素(破伤风梭菌)	阻断神经元之间抑制性冲动的传导	骨骼肌强直性痉挛
肠毒素	肠毒素(霍乱弧菌)	激活腺苷酸环化酶,提高 cAMP 水平	严重的上吐下泻,米泔水样粪便
	肠毒素(产气荚膜梭菌)	同霍乱肠毒素	呕吐、腹泻
	肠毒素(产毒性大肠埃希菌)	不耐热肠毒素同霍乱肠毒素,耐热毒素使细胞内 cGMP 增多	呕吐、腹泻

2. 内毒素　一般为革兰阴性细菌细胞壁外膜层中的脂多糖(LPS),部分细菌如脑膜炎奈瑟菌则为脂寡糖(lipooligosaccharide,LOS),只有当细菌死亡裂解时才释放出来。螺旋体、衣原体、支原体、立克次体亦有类似的内毒素物质。内毒素的特点是:

(1)理化性质　性质稳定,耐热,加热到 160℃ 作用 2~4 小时才被破坏。

(2)化学成分　脂多糖,由 O 特异多糖、非特异核心多糖和类脂 A 三部分组成,类脂 A 是内毒素的主要毒性组分。

(3)毒性作用　较外毒素弱。对机体组织器官的作用无选择性,各种细菌的内毒素引起的临床表现大致相同。主要有发热、白细胞反应、休克、弥散性血管内凝血(DIC)等。

(4)免疫原性　弱,虽可刺激机体产生抗体,但无保护作用。不能被甲醛处理成为类毒素。

细菌外毒素与内毒素的主要区别见表 12-2。

表 12-2　外毒素与内毒素的主要区别

区别要点	外毒素	内毒素
来源	革兰阳性菌与部分革兰阴性菌	革兰阴性菌
释放方式	菌体内合成后分泌到菌体外	细胞壁的成分,细菌裂解后释放
热稳定性	不稳定,加热 60℃~80℃ 30 分钟被破坏	稳定,加热 160℃ 2~4 小时被破坏
化学成分	蛋白质	脂多糖
毒性作用	强,对组织器官具有选择性的毒性作用,引起特殊的临床表现	较弱,各种细菌的内毒素毒性作用大致相同,引起发热、白细胞增多、休克、DIC 等
免疫原性	强,能刺激机体产生抗毒素	弱
甲醛处理	可制成类毒素	不能制成类毒素
典型疾病	破伤风、肉毒中毒、白喉等	细菌性脑膜炎、革兰阴性菌败血症等

三、真菌的致病机制

真菌致病的物质包括侵袭力和毒素两方面。侵袭力方面,如白假丝酵母菌具有黏附人体细胞的能力,随着其芽管的形成,黏附力逐渐增强;新生隐球菌的荚膜有抗吞噬作用;两相性真菌如荚膜组织胞浆菌、皮炎芽生菌等进入机体后便转换成酵母型真菌,侵袭力的存在使其在巨噬细胞中不仅不被杀死,反而有利于其在组织中扩散。在毒性物质方面,如烟曲霉和黄曲霉的细胞壁糖蛋白有内毒素活性,能引起组织化脓性病变和休克,甚至还能导致多种器官出血和坏死。总之,真菌的致病形式多样,归纳起来主要有以下几种:

1. **致病性真菌感染** **致病性真菌感染主要为外源性感染**,根据感染部位可分为浅部和深部致病性真菌感染两类,如各种癣、组织慢性肉芽肿性炎症和组织坏死。皮肤癣菌感染是由于这些真菌有嗜角质性,其中部分能产生酯酶和角蛋白酶,分别分解细胞的脂质和角蛋白,在皮肤大量繁殖后,通过机械性刺激和代谢产物的作用,引起局部炎症和病变。深部真菌感染后,被吞噬细胞吞噬,能在吞噬细胞内生长繁殖,抑制机体的免疫反应,引起组织慢性肉芽肿性炎症和组织坏死。

2. **机会致病性真菌感染** **为内源性感染**,多发生在机体免疫力降低时,如接受放疗或化疗的肿瘤患者、免疫抑制剂的长期使用者、艾滋病患者、免疫缺陷患者及糖尿病患者等。其次,在临床上使用各种导管的患者,因为导管为真菌的侵入提供了门户,使其可进一步扩散入血而导致全身感染。在我国最常见的是白假丝酵母菌,其次是新生隐球菌以及卡氏肺孢子菌、曲霉菌和毛霉菌。

3. **真菌超敏反应性疾病** **是指由于吸入或食入某些真菌的菌丝或孢子而引发的各类由超敏反应所致的疾病**。呼吸道是其主要的侵入门户。常见的有曲霉、青霉等真菌引起的荨麻疹、接触性皮炎、哮喘、过敏性鼻炎等疾病。

4. **真菌毒素的致病作用** 真菌毒素与人类疾病的关系主要有两个方面:一是真菌性中毒,二是与肿瘤的关系。

(1)真菌性中毒 许多真菌可产生有毒的次级代谢产物,称为真菌毒素,人食入后导致急性或慢性中毒和损伤,称为真菌中毒症。**真菌中毒与食品受潮霉变、摄入大量真菌及其毒素有关**。有些蘑菇可产生多种毒素,且烹饪加工并不能使之破坏,人食入后可引起严重的肝和肾功能损伤,重者可危及生命,应引起医务工作者高度重视。

(2)真菌毒素与肿瘤 已经证实真菌毒素有致癌作用,研究最多的是黄曲霉毒素。黄曲霉毒素是一种双呋喃环氧杂萘邻酮衍生物,毒性很强,小剂量即有致癌作用。

四、寄生虫的致病机制

人体感染寄生虫后,寄生虫在宿主的细胞、组织或腔道内寄生,引起一系列的损伤,寄生虫对宿主的致病机制主要表现在以下几方面:

1. **夺取营养** 寄生虫在宿主体内生长、发育和繁殖所需的营养物质主要来源于宿主。如蛔虫和绦虫在肠道内寄生,夺取大量的养料,并影响肠道吸收功能,引起宿主营养不良;钩虫附于肠壁上吸食大量血液,引起宿主贫血症。

2. **机械性损伤** 寄生虫在宿主体内移行和定居的过程中,可对宿主组织造成损伤或破坏。如布氏姜片吸虫依靠强有力的吸盘吸附在肠壁上,可造成肠壁损伤;蛔虫数量多时在肠道中相互缠绕可堵塞肠腔,引起肠梗阻;猪囊尾蚴压迫脑组织可引起癫痫等。

3. **毒性作用** 寄生虫的排泄物、分泌物、虫卵与虫体死亡后的分解产物对机体均有毒性作用,这是寄生虫危害宿主方式中最重要的一种类型。例如溶组织内阿米巴侵入肠黏膜和肝脏,分泌的溶组织酶会导致组织细胞溶解,引发宿主肠壁溃疡和肝脓肿。

4. **免疫病理损伤** 寄生虫代谢产物、虫体和虫卵死亡后的崩解物、蠕虫的蜕皮液等都具有抗原性,可使宿主致敏,引起局部或全身超敏反应。如钩蚴性皮炎、尾蚴性皮炎、肺炎、疟原虫感染导致的溶血、日本血吸虫抗原与宿主抗体结合后形成抗原抗体复合物引起的肾小球基底膜损伤及虫卵肉芽肿等,其本质是Ⅰ型、Ⅱ型、Ⅲ型或Ⅳ型超敏反应。

第三节　抗感染免疫

人类生活在自然环境中,时刻都会受到各种病原生物的威胁,但在长期的进化过程中,机体建立了抗感染免疫,包括固有免疫和适应性免疫两类。固有免疫是抗感染免疫的基础,适应性免疫是对固有免疫功能的加强,两者相互配合,共同发挥抗感染免疫效应。

一、固有免疫

固有免疫又称为先天免疫或非特异性免疫,是机体在长期种系发育和进化过程中逐渐建立起来的防御功能。固有免疫主要由屏障结构、固有免疫细胞和固有免疫分子构成。

（一）屏障结构

1. **皮肤黏膜屏障** 构成机体的第一道防线,由物理、化学和生物屏障等作用构成。

（1）机械性阻挡与排除作用 完整健康的皮肤黏膜具有强大的阻挡病原生物入侵的作用(图 12 - 2),如鼻孔中的鼻毛、呼吸道黏膜表面的黏液和纤毛都能机械性阻挡和排除病原生物。

（2）分泌杀菌和抑菌物质 皮肤和黏膜上存在一些附属腺体,这些腺体能分泌杀菌和抑菌物质,如皮脂腺分泌的脂肪酸,汗腺分泌的乳酸,胃液中的胃酸,唾液、泪液、呼吸道和泌尿生殖道分泌液中的溶菌酶都有不同程度的杀菌或抑菌作用。

（3）正常菌群的生物拮抗作用 寄居在人体各部位的正常菌群可通过与病原生物发生拮抗作用来抑制病原生物。

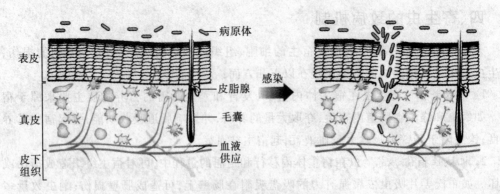

图 12 - 2　皮肤的机械阻挡作用

2. **血脑屏障**　是位于血液与脑组织、脑脊液之间的屏障,由软脑膜、脉络丛的脑毛细血管壁和包在壁外的星状胶质细胞形成的胶质膜所组成。其组织结构致密,可阻挡病原生物及大分子物质从血液进入脑组织和脑脊液,从而保护中枢系统不受侵害。**婴幼儿由于血脑屏障发育不够完善,故易发生中枢神经系统感染。**

3. **胎盘屏障**　**是位于母体和胎儿之间的屏障**,由母体子宫内膜的底蜕膜和胎儿绒毛膜共同构成,可防止母体内的病原生物及其他大分子有害物质进入胎儿体内,起到保护胎儿的作用。妊娠三个月内,胎盘屏障尚未发育完善,此时孕妇若感染风疹病毒、巨细胞病毒、梅毒螺旋体、弓形虫等,病原生物可通过胎盘进入胎儿体内,干扰胎儿正常发育,导致胎儿发育畸形或死亡。

(二)参与固有免疫的免疫细胞

参与固有免疫的免疫细胞主要包括吞噬细胞、树突状细胞、NK 细胞、肥大细胞、嗜碱粒细胞以及嗜酸粒细胞等,这些细胞在固有免疫中起到重要作用。本节主要讲述吞噬细胞的抗感染作用。

1. **吞噬细胞的种类**　吞噬细胞包括小吞噬细胞和大吞噬细胞两大类。前者主要是外周血液里的中性粒细胞,后者为血液中的单核细胞和组织中的巨噬细胞,构成单核 - 巨噬细胞系统。

2. **吞噬过程**　一般分为三个阶段。①**吞噬细胞与病原生物接触**:这种接触可以是随机的,也可通过趋化因子的吸引。②**吞入病原生物**:吞噬细胞与较大的病原生物如细菌或真菌结合后,接触部位的细胞膜内陷,伸出伪足将病原生物包围并摄入细胞内形成吞噬体,此为吞噬。吞噬细胞与较小的病原生物如病毒接触后吞噬细胞内陷形成吞饮小泡将病毒包绕在小泡中,此为吞饮。③**杀死和破坏病原生物**:当吞噬体形成后吞噬细胞中的溶酶体与吞噬体融合形成吞噬溶酶体,溶酶体内的酶可以将病原生物杀死,然后进一步消化分解,最后将不能消化的残渣排出细胞外(彩图16,图12 - 3)。

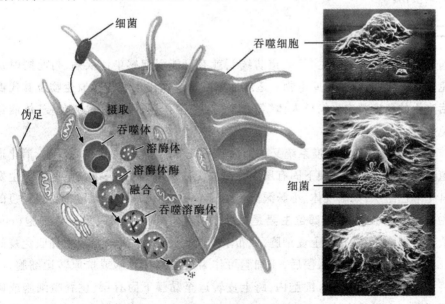

图12 - 3　吞噬细胞吞噬、杀菌过程示意图

3. **吞噬的结果** 吞噬的结果与吞噬细胞所吞噬细菌的种类、毒力及机体的免疫状态有关。①**完全吞噬**：病原生物在吞噬溶酶体中被杀死与消化,未被消化的残渣被排出细胞外,此为完全吞噬,如化脓性细菌被吞噬后,经 5~10 分钟可被杀死,30~60 分钟被消化;②**不完全吞噬**：病原生物虽被吞噬,但不能被杀死,反而在吞噬细胞内繁殖,并随吞噬细胞游走,经淋巴液、血液向机体其他部位扩散,如伤寒沙门菌、结核分枝杆菌等胞内寄生菌;③**造成组织损伤**：吞噬细胞在吞噬和杀菌过程中可向胞外释放多种溶酶体酶,破坏邻近正常组织细胞,如损伤肾小球基底膜,引起肾小球肾炎。

(三)参与固有免疫的免疫分子

机体正常组织和体液中有多种抵抗病原生物的物质,主要包括补体(见第三章)、细胞因子(见第四章第三节)、溶菌酶、乙型溶素、急性期反应蛋白、防御素等。

1. **溶菌酶** 是一种低分子的碱性蛋白质,主要存在于哺乳动物的泪液、唾液、血浆、尿液、乳汁等体液中。**溶菌酶能裂解革兰阳性菌细胞壁中肽聚糖**,从而导致细菌溶解破坏。

2. **乙型溶素** 是血清中一种对热较稳定的碱性多肽,主要来源于血小板,在血液凝固时由血小板释放。乙型溶素作用于革兰阳性菌的细胞膜,**发生非酶性破坏效应**,但对革兰阴性菌无效。

3. **防御素** 是一类富含精氨酸的小分子多肽,目前发现 4 种,对胞外感染如细菌、真菌和某些包膜病毒具有直接杀死作用。

4. **急性期蛋白** 是在细菌脂多糖、IL-6 等刺激下,主要由肝细胞产生的一组血浆蛋白,包括 C-反应蛋白、脂多糖结合蛋白、甘露糖结合凝集素、血清淀粉样蛋白 A 和蛋白酶抑制剂等。急性期蛋白的主要功能是最大限度地激活补体系统和调理吞噬作用,并引发炎症反应。蛋白酶抑制剂可抑制吞噬细胞所释放酶类的活性,减少由病原生物感染所致的组织损伤。

二、适应性免疫

病原生物一旦突破宿主"第一道防线",就有可能引起感染性疾病,与此同时诱发适应性免疫应答,最终清除病原生物。**适应性免疫是个体出生后与病原生物及其代谢产物接触后产生的免疫效应**,担负人体"第二道防线"的作用,可分为黏膜免疫、体液免疫和细胞免疫。

1. **黏膜免疫** 黏膜免疫系统又称为黏膜相关淋巴组织,主要指呼吸道、消化道及泌尿生殖道黏膜上皮内和黏膜下固有层中弥散的无被膜淋巴组织,以及某些带有生发中心的器官化淋巴组织,如扁桃体、小肠派氏小结(Payer's patches)和阑尾。**黏膜免疫的诱导部位主要是派氏小结**,效应部位主要是**黏膜上皮内或黏膜下固有层**。M 细胞(microfold cell,微皱褶细胞)为特化的上皮细胞,散布于黏膜上皮细胞之间,是启动黏膜免疫的关键细胞。当病原生物经黏膜入侵后,M 细胞可作为抗原捕获细胞或抗原转运细胞,以吞饮方式将病原生物等抗原吞入细胞内,跨上皮转运至黏膜下固有层,供吞噬细胞或树突状细胞所摄取。在派氏小结内,抗原提呈细胞、T 细胞、B 细胞等发生相互作用,促使 B 细胞活化、增殖、分化为浆细胞,合成和分泌大量特异性抗体,其中主要是 sIgA,可在第一时间阻断病原生物在黏膜上皮表面的黏附与定植(图12-4)。由于绝大多数病原生物感染是从黏膜入侵或仅发生在黏膜局部,故黏膜免疫在抗病原生物感染中的作用备受关注。

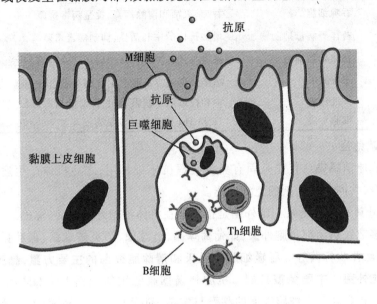

图12-4　黏膜抗感染免疫示意图

2. 体液免疫　体液免疫主要由 B 细胞介导,CD4⁺Th2 细胞起辅助作用。**体液免疫的效应分子是抗体**,但抗体本身不能直接杀伤和清除病原生物,而需在吞噬细胞和 NK 细胞及补体等参与下,通过激活补体、调理吞噬、ADCC 等机制,杀伤并清除病原生物及其代谢产物,在抗细胞外病原生物的感染中起到重要作用。

3. 细胞免疫　细胞免疫的主要效应细胞包括 CD4⁺Th1 和 CD8⁺Tc 细胞,在抗感染过程中可通过 CD8⁺Tc 细胞的直接杀伤和 CD4⁺Th1 细胞释放细胞因子,激活并促进吞噬细胞的作用来清除病原生物。**在抗细胞内病原生物的感染中起到重要作用。**

三、各类病原生物感染的免疫特点

根据所清除的病原生物不同,抗感染免疫又分为抗病毒免疫、抗菌免疫、抗真菌免疫和抗寄生虫免疫。

(一)抗病毒免疫

病毒为专性细胞内寄生,与宿主关系密切。一些病毒的基因和抗原易发生变异,导致抗病毒感染的方式多种多样,使机体对某些病毒感染难以产生满意的免疫效果。因此,抗病毒免疫除了具有抗感染免疫的共性外,还有其特殊性。机体抗病毒感染免疫应答包括固有免疫和适应性免疫(表12-3)。病毒感染后普遍存在发热症状,发热也是一种非特异性防御功能,可抑制病毒增殖,全面增强机体免疫反应,有利于病毒的清除。

表 12 - 3　抗病毒免疫主要作用机制

免疫类型	免疫因素	免疫机制
固有免疫	屏障作用	防止病毒侵入
	吞噬细胞	吞噬、灭活和清除病毒,提呈病毒抗原
	补体等病毒抑制物	增加抗体的中和活性,抑制病毒增殖
	自然杀伤细胞	感染早期非特异性杀伤病毒感染细胞,不受 MHC 限制
	干扰素	感染早期诱导细胞产生抗病毒蛋白,抑制病毒复制
适应性免疫	体液免疫	中和抗体阻止病毒吸附,针对游离病毒发挥调理作用
	细胞免疫	Tc 和 Th1 细胞能杀伤病毒感染细胞,清除细胞内病毒

（二）抗菌免疫

机体受病原菌感染后首先是固有免疫发挥抗感染作用,之后机体产生适应性免疫,两者相互配合,共同完成复杂的免疫功能。

1. **抗胞外菌感染的免疫**　胞外菌是指寄居在机体细胞外的血液、淋巴液和组织液中的细菌。大多数致病菌都是胞外菌,如葡萄球菌、链球菌、肺炎链球菌、霍乱弧菌、破伤风芽胞梭菌、白喉棒状杆菌等。**吞噬细胞是杀灭和清除胞外菌的主要力量,黏膜免疫和体液免疫是抗胞外菌的主要免疫机制。抗胞外菌感染的抗体包括 IgG、IgM 和 sIgA。sIgA**可阻断病原菌在黏膜上皮细胞表面的黏附与定植,使病原菌失去致病能力,乳汁中的 sIgA 可将母体有关抗体传递给新生儿,保护新生儿免受感染;抗毒素(IgG、sIgA)对外毒素具有中和作用;IgG 和 IgM 与病原菌特异性结合后,可激活补体,溶解细菌;抗体、补体可通过调理作用提高吞噬细胞的吞噬杀伤能力而发挥杀菌作用。

2. **抗胞内菌感染的免疫**　胞内菌可分为兼性和专性两类。兼性胞内菌既可在宿主体内寄居在细胞内生长繁殖,又可在体外无活细胞的适宜环境中生存和繁殖。医学上重要的兼性胞内菌有结核分枝杆菌、伤寒沙门菌、布鲁菌、嗜肺军团菌等。专性胞内菌则不论在宿主体内或体外,都只能在活细胞内生长繁殖,如立克次体和衣原体。胞内菌感染的特点除细胞内寄生外,还因细胞毒性低而常导致慢性感染。由于特异性抗体不能进入细胞内发挥作用,**故清除胞内寄生菌主要通过 CD8$^+$Tc 细胞和 CD4$^+$Th1 细胞参与的细胞免疫来完成**。在致病过程中,胞内菌也有存在于细胞外的阶段,故特异性抗体也有辅助抗菌作用。

（三）抗真菌免疫

真菌在自然界分布广泛,但真菌病的发病率较低,说明人体对真菌有较高的固有免疫力。在感染过程中,人体能产生针对真菌的特异性细胞免疫和体液免疫,但免疫力不强。

1. **固有免疫**　**健康的皮肤黏膜对皮肤癣菌具有一定的屏障作用。**一旦发育不全或受损,真菌即可侵入。如皮脂腺分泌的不饱和脂肪酸有杀真菌作用,儿童皮脂腺发育不完善,故易患头癣;成人掌跖部缺乏皮脂腺,且手、足汗较多,有利于真菌生长,因而手足癣较多见。真菌进入机体后易被吞噬细胞吞噬,但被吞噬的真菌孢子并不能完全被杀灭。有的可以在细胞内增殖,刺激组织增生,引起细胞浸润形成肉芽肿;有的还被吞噬细胞带到深部组织器官(如内脏器官或脑)中增殖,引起病变。此外,TNF、IFN – γ 等细胞因子也具有一定的抗真菌作用。

2. 适应性免疫 真菌侵入机体,刺激机体的免疫系统,产生适应性免疫应答。其中**以细胞免疫为主**,同时可诱发迟发型超敏反应,以控制真菌感染的扩散。患 AIDS、恶性肿瘤或应用免疫抑制剂的人因其 T 细胞功能受抑制,易并发播散性真菌感染并导致死亡。但细胞免疫对真菌感染者的康复起何作用尚不清楚。真菌感染一般不能形成稳固的病后免疫。某些真菌感染后可发生迟发型超敏反应,如临床常见的癣菌疹,对真菌感染者进行皮肤试验,可用于诊断或进行流行病学调查。真菌是完全抗原,深部真菌感染可刺激机体产生相应抗体。

(四)抗寄生虫免疫

机体对寄生虫的免疫也包括固有免疫和适应性免疫。

1. 固有免疫 固有免疫是宿主在进化过程中形成的,包括皮肤黏膜、血脑及胎盘的屏障作用,消化液的化学作用,单核吞噬细胞系统的吞噬作用,体液中的补体作用等。

2. 适应性免疫 适应性免疫包括体液免疫和细胞免疫。由于寄生虫的抗原成分比较复杂,又具有种属特异性,加之宿主对寄生虫的免疫反应相对复杂、产生慢、程度弱且较难持久,很难完全清除体内寄生虫。因此决定了机体对寄生虫免疫具有不同于微生物的特殊免疫现象,具体来讲有以下两种类型:

(1)消除性免疫 是指机体被寄生虫感染后,能完全消除寄生虫,并对再感染具有终生免疫力,如宿主对杜氏利什曼原虫产生的免疫。

(2)非消除性免疫 人体感染寄生虫后所产生的一种既不能完全清除体内寄生虫,又对再感染缺乏防御能力的免疫形式,是人体寄生虫感染中最常见的免疫类型,分为两种。①**带虫免疫**:当体内有活虫寄生时,机体对同种寄生虫的再感染具有免疫力,若虫体被清除,免疫力也随之消失,如疟原虫感染后的免疫。②**伴随免疫**:当机体感染某些寄生虫后产生的免疫力对已经寄生在人体内活的成虫无作用,但可以杀伤再次入侵的童虫,如血吸虫感染后的免疫。

第四节 感染的类型

感染的发生、发展、结局与转归,是机体同病原生物在一定条件下相互作用、相互抗衡的能力对比过程。发生感染的可能性就像天平,一端是人的免疫力,另一端是病原生物的致病力,当天平向病原生物一侧倾斜时,就会发生感染。根据宿主和病原生物相互作用的结果,感染类型可表现为**隐性感染**(inapparent infection)、**显性感染**(apparent infection)、**病原携带状态**(carrier state)等。随着双方力量的消长,这几种类型可以转化或交替出现。

(一)隐性感染

当侵入的病原生物数量不多、毒力较弱,或者宿主的免疫力较强时,**感染后对机体损害较轻,不出现明显的临床症状,称为隐性感染**。隐性感染后,机体可以获得特异性免疫,能防御相同病原生物特别是细菌及病毒再次感染。通常在一次传染病的流行中,隐性感染者约占人群的 90% 以上。

(二)病原携带状态

机体在显性感染或隐性感染后病原生物并未及时消失,在体内继续留存一定的时间,**与机体的免疫力处于相对平衡状态,并持续或间歇向体外排出病原生物,称为病原携带状态**(carrier state)。处于带菌、带虫、带病毒状态的人分别称为带菌者、带虫者和病毒携带者,是重要的传染源之一。

(三)显性感染

当侵入的病原生物数量较多或毒力较强,或者宿主的免疫力较弱时,**机体的组织细胞受到不同程度的损害,导致病理生理变化并出现明显的临床症状或体征,称为显性感染**。在大多数的传染病中,显性感染仅占极少数。由于不同个体抵抗能力和病原生物毒力存在差异,显性感染又分为不同的临床类型。

根据病情缓急和病程长短分为:

1. **急性感染**(acute infection) **起病急,病程较短**,一般数日至数周。病愈后病原生物从宿主体内消失。如霍乱弧菌、脑膜炎奈瑟菌、流感病毒、甲肝病毒等引起的感染。

2. **慢性感染**(chronic infection) 许多病毒、胞内寄生菌和大多数寄生虫通常引起慢性感染,如乙型肝炎病毒、结核分枝杆菌、麻风分枝杆菌、血吸虫等。

在病原学中慢性感染有广义与狭义之分,广义的慢性感染是指那些病原生物持续存在于机体内,疾病的病程缓慢,常会持续数月至数年以上的感染。慢性感染尤以病毒引发的感染最常见,且临床表现复杂,习惯上称之为持续性感染。狭义的慢性感染是指病毒持续性感染中的一种类型,病毒的持续性感染包括:潜伏性感染、慢发病毒感染、慢性感染和急性病毒感染的迟发并发症四类。

(1)潜伏感染(latent infection) **指经急性或隐性感染后,病毒基因组潜伏在特定组织或细胞内,但并不能产生有感染性的病毒体**,此时用常规方法不能分离出病毒。在某些条件下病毒可被激活而急性发作,并可检测出病毒的存在,如单纯疱疹病毒和水痘 - 带状疱疹病毒感染(图 12 - 5)。

(2)慢性感染 指经显性或隐性感染后,病毒持续存在于机体血液或组织中,病毒不断排出体外,经血液传播。病程长达数月或数十年,患者临床症状轻微或为无症状病毒携带者。如乙型肝炎病毒、巨细胞病毒等常形成慢性感染。

(3)慢发病毒感染(slow virus infection) 又称迟发感染,为慢性发展的进行性加重的病毒感染。指经显性或隐性感染后,病毒有很长潜伏期,可达数月、数年甚至数十年。一旦出现症状则进行性加重,直至死亡。如人类免疫缺陷病毒感染引起的获得性免疫缺陷综合征(acquired immunodeficiency syndrome,AIDS)。

(4)急性病毒感染的迟发并发症 指急性感染后 1 年或数年,发生致死性的病毒病,如麻疹病毒引起的亚急性硬化性全脑炎(subacute sclerosing panencephalitis,SSPE)。该病是在儿童期感染麻疹病毒,青春期才发作,表现为中枢神经系统疾病。

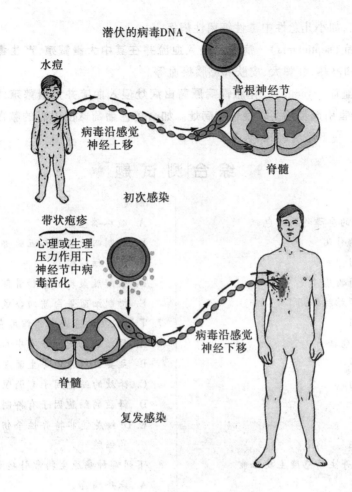

图 12 - 5　潜伏感染示意图

临床上按感染部位及性质的不同可分为：

1. **局部感染**（localized infection）　指病原生物侵入宿主体内后,局限在一定部位生长繁殖引起病变的一种感染类型。例如化脓性球菌所致的疖、痈,幽门螺杆菌所致的胃炎和消化性溃疡,流感病毒引起的流行型感冒等。

2. **全身性感染**（systemic infection）　感染发生后,病原生物或其毒性代谢产物通过血液向全身播散引起病变的一种感染类型称为全身性感染。不同种类的病原生物在不同的情况下,可引起不同的全身症状。

（1）病毒血症（viremia）　病毒进入机体血液系统,**血液中有病毒存在但不复制**,病毒可由此播散全身,如麻疹病毒、脊髓灰质炎病毒等。

（2）菌血症（bacteremia）　**病原菌由原发部位一时性或间断性进入血液,但在血中不繁殖**,如伤寒、布鲁菌病等。

（3）毒血症（toxemia）　**病原菌在局部繁殖,产生的外毒素入血**,引起特殊的临床症状,如破伤风、白喉等。

（4）内毒素血症（endotoxemia）　革兰阴性菌感染使血液中有内毒素而引起的症状。其症状可轻可重,因血液中内毒素量的不同而异,轻则仅发热或伴不适,重则出现休克、

DIC,甚至死亡,如小儿急性中毒性细菌性痢疾。

(5)败血症(septicemia)　病原菌侵入血流并在其中大量繁殖,产生毒素,出现全身性中毒症状,如高热、肝脾大、皮肤和黏膜瘀血等。

(6)脓毒血症(pyemia)　化脓性病原菌由病灶侵入血流并大量繁殖,随血流扩散至全身组织和器官引起新的多发性化脓病灶。如金黄色葡萄球菌引起的脓毒血症,常引起多发性肝脓肿、皮下脓肿、肺脓肿等。

综合测试题

A1 型题

1. 皮肤与黏膜的屏障作用不包括
   A. 机械阻挡作用
   B. 排除作用
   C. 分泌杀菌物质
   D. 正常菌群拮抗作用
   E. 吞噬作用

2. 固有免疫不包括
   A. 吞噬细胞
   B. 屏障结构
   C. 溶菌酶
   D. 抗体
   E. 补体

3. 机体抗胞内寄生菌感染主要依靠
   A. 体液免疫
   B. 细胞免疫
   C. 补体
   D. 溶菌酶
   E. 干扰素

4. 与细菌侵袭力无关的物质是
   A. 毒素
   B. 血浆凝固酶
   C. 荚膜
   D. 菌毛
   E. 透明质酸酶

5. 可经多种途径感染的细菌是
   A. 伤寒沙门菌
   B. 淋病奈瑟菌
   C. 脑膜炎奈瑟菌
   D. 结核分枝杆菌
   E. 白喉棒状杆菌

6. 溶菌酶杀伤金黄色葡萄球菌的作用机

制是
   A. 破坏磷壁酸
   B. 抑制四肽侧链与五肽桥的连接
   C. 损伤细胞膜
   D. 裂解肽聚糖的聚糖骨架
   E. 抑制细菌蛋白质的合成

7. T细胞在抗感染中的作用有
   A. 释放的细胞因子有中和毒素的作用
   B. 主要针对胞内寄生菌发挥作用
   C. 释放的细胞因子有调理吞噬作用
   D. 释放的细胞因子有抑制细菌黏附作用
   E. Tc细胞能非特异性杀伤病原生物感染的细胞

8. 下列哪种病原生物常引起潜伏感染
   A. 麻疹病毒
   B. 脑膜炎奈瑟菌
   C. 水痘-带状疱疹病毒
   D. 肺炎链球菌
   E. 金黄色葡萄球菌

9. 细菌致病性强弱主要取决于细菌的
   A. 侵袭力和毒素
   B. 特殊结构
   C. 分解代谢产物
   D. 基本结构
   E. 侵入机体的部位

10. 内毒素不具有的毒性作用是
   A. 发热
   B. 休克
   C. DIC
   D. 白细胞反应
   E. 对组织器官有选择性,引起特殊症状

11. 关于外毒素的叙述,哪一项是错误的

A. 化学成分是蛋白质

B. 毒性部分是类脂 A

C. 经甲醛作用可制成类毒素

D. 毒性作用有选择性

E. 不耐热

12. 下列哪组物质或结构与细菌致病性有关

A. 毒素和靛基质

B. 细菌素和热原质

C. 异染颗粒和侵袭性酶

D. 磷壁酸和菌毛

E. 荚膜和中介体

13. 细菌的侵袭力不包括下列哪一种能力

A. 黏附能力

B. 产生毒素能力

C. 繁殖能力

D. 扩散能力

E. 抗吞噬能力

14. 带菌者是指

A. 体内带有正常菌群者

B. 病原菌潜伏在体内,不向体外排菌者

C. 体内带有条件致病菌者

D. 感染后,临床症状明显,并可传染他人者

E. 感染后,临床症状消失,但体内病原菌未被彻底清除,又不断向体外排菌者

A2 型题

15. 患者,男,40 岁。10 天前感到后颈部热、痛,检查发现局部红肿,诊断为疖,现局部红肿发展到手掌大,体温38℃,采用局部手术切开引流。当晚患者即恶寒、高热、头痛,次日体检发现患者出现轻度黄疸,肝脾大,体温39.5℃,WBC 计数21×10^9/L。此患者属于下列哪种全身感染

A. 菌血症

B. 毒血症

C. 败血症

D. 内毒素血症

E. 脓毒血症

(蔚振江)

第十三章 医学微生态学与医院感染

第一节 医学微生态学

过去,由于我们对人体微生态平衡的重要性认识不足,导致因临床上滥用抗菌药物而诱发的微生态失调或感染,如假膜性肠炎等疾病屡见不鲜,对患者、社会产生了较大的危害。维护人体的健康,不仅要保护宏观生态的平衡,还要保卫人体微生态的平衡。

一、生态学及微生态学的概念

生态学(ecology)是一门研究生物与环境间相互关系的学科。最早由德国生物学家Haeckel 于 1866 年提出,经过近 150 年的发展,生态学的研究不断深入,研究领域也逐步由宏观向微观层次发展。微生态学(microecology)是研究微生物在细胞或分子水平上与环境、宿主相互关系的学科。医学微生态学是研究寄居在人体表面和与外界相通腔道黏膜表面的微生物与微生物、微生物与人体以及微生物和人体与外界环境的相互关系的学科,其研究对象主要是正常微生物及其在特定条件下引起机会性感染的条件致病菌。

二、病原生物在自然界中的分布

1. **在土壤中的分布** 土壤中的病原生物种类繁多,包括病毒、细菌、真菌、寄生虫。这些病原生物一般来自人和动物的排泄物以及死于传染病的生物尸体。它们多数在土壤中存活时间较短,但也有能存活多年甚至几十年的,如破伤风芽胞梭菌等能形成芽胞的细菌。

2. **在水中的分布** 江河、小溪、池塘、湖泊和海洋中均含有病原生物。它们主要来自人和动物的粪便,如甲型肝炎病毒、伤寒沙门菌、痢疾志贺菌、霍乱弧菌、寄生虫卵及幼虫等。不同水源中的病原生物种类和数量有较大差异,在营养丰富、污染较严重的水中病原生物数量尤多,易导致消化道传染病的暴发流行,所以注意粪便管理和水源保护对于控制消化道传染病具有重要意义。

3. **在空气中的分布** 因日光的照射以及缺乏营养物质和水分,空气不利于病原生物的生存,但由于土壤中的病原生物以及人群和各种动物的呼吸道及口腔中的细菌可随唾液、飞沫及尘土散布到空气中。因此,空气中依然存在多种病原生物,它们主要引起呼吸道感染或皮肤化脓性感染,如结核分枝杆菌、金黄色葡萄球菌、化脓性链球菌等。空气中的微生物也常常造成生物制品、药物制剂及培养基的污染,所以应做好空气消毒,以防止疾病传播、术后感染、生物制品和培养基的污染。

三、正常微生物群

人与自然环境密切接触,在人的体表和与外界相通的各种腔道中,均寄居有不同种类和数量的微生物,在进化过程中,这类微生物通常对机体有益无害,故称其为正常微生物群。由于其中以细菌为主,亦常称为正常菌群。

(一)分类

1. **按微生物所在生境可分为**

(1)常居菌群 也称原籍菌群,由相对固定的微生物组成,有规律地定居于特定部位,成为宿主不可缺少的组成部分。

(2)过路菌群 也称外籍菌群,由非致病菌或潜在致病菌组成,来自周围环境或宿主其他生存环境,可在皮肤或黏膜上存留数小时、数天或数周。如果宿主免疫功能受损或常居菌群发生紊乱,过路菌群可在人体内定植、繁殖和引起疾病。

2. **按微生物与宿主的关系可分为**

(1)共生菌 指与长居菌群有共生关系的细菌。正常微生物群当中的各种微生物间多数属共生关系。

(2)寄生菌 指与宿主有寄生关系的细菌。

(二)分布

不同种类宿主的正常微生物群通常是各不相同的,即便是同一个宿主,如人体,其各个部位的正常微生物群亦有差异(图13－1)。

(三)生理意义

1. **营养作用** 正常菌群参与宿主的物质代谢、营养转化和合成,如肠道内的双歧杆菌、乳杆菌和大肠埃希菌等能合成 B 族维生素、维生素 K 和叶酸等供人体利用。

2. **生物拮抗作用** 正常菌群构成皮肤和黏膜的重要生物屏障。寄居在各部位的正常菌群可通过营养竞争或产生有害代谢产物等方式抑制和排斥过路菌群的入侵和定植。如口腔中的唾液链球菌产生过氧化氢,能限制白喉棒状杆菌和脑膜炎奈瑟菌生长。实验发现用鼠伤寒沙门菌攻击小鼠,需十万个活菌才能引起50%感染小鼠死亡,若先给予口服链霉素,抑制肠道正常菌群,则十个活菌就可引起50%感染小鼠死亡。

3. **免疫作用** 正常菌群可促进宿主免疫器官的发育,刺激机体产生免疫应答,诱生的抗体对具有交叉抗原组分的致病菌有一定的抑制或杀灭作用。正常菌群还能激活巨噬细胞,增强其吞噬和抗原提呈能力,并使其释放多种细胞因子,以抵御病原生物的入侵。

4. **排毒作用** 双歧杆菌能使肠道内过多的革兰阴性杆菌下降到正常水平,减少内毒素的释放量,并可产生酸性产物,维持肠道的正常蠕动,有利于各种毒素、致癌物等排出体外。

此外,正常菌群还具有抗衰老和抗肿瘤的作用。

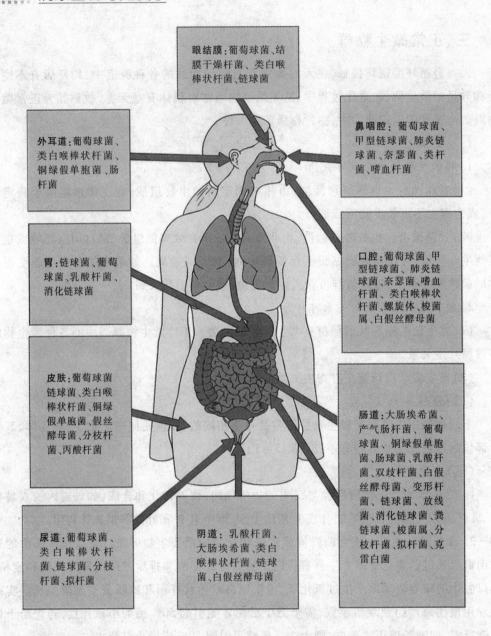

眼结膜：葡萄球菌、结膜干燥杆菌、类白喉棒状杆菌、链球菌

鼻咽腔：葡萄球菌、甲型链球菌、肺炎链球菌、奈瑟菌、类杆菌、嗜血杆菌

外耳道：葡萄球菌、类白喉棒状杆菌、铜绿假单胞菌、肠杆菌

胃：链球菌、葡萄球菌、乳酸杆菌、消化链球菌

口腔：葡萄球菌、甲型链球菌、肺炎链球菌、奈瑟菌、嗜血杆菌、类白喉棒状杆菌、螺旋体、梭菌属、白假丝酵母菌

皮肤：葡萄球菌、链球菌、类白喉棒状杆菌、铜绿假单胞菌、假丝酵母菌、分枝杆菌、丙酸杆菌

肠道：大肠埃希菌、产气肠杆菌、葡萄球菌、铜绿假单胞菌、肠球菌、乳酸杆菌、双歧杆菌、白假丝酵母菌、变形杆菌、链球菌、放线菌、消化链球菌、粪链球菌、梭菌属、分枝杆菌、拟杆菌、克雷白菌

尿道：葡萄球菌、类白喉棒状杆菌、链球菌、分枝杆菌、拟杆菌

阴道：乳酸杆菌、大肠埃希菌、类白喉棒状杆菌、链球菌、白假丝酵母菌

图 13-1 人体常见的正常微生物群

(四)微生态平衡与失调

微生态平衡(microeubiosis)是指在生物长期的进化过程中形成的一种正常微生物群与其宿主生态环境在不同发育阶段的相互依赖、相互制约的生理性组合的动态平衡。微生态系始终处于动态的变化当中,宿主的免疫、营养及代谢与正常微生物群的种类、数量及位置,还有环境因素发生变化时,老的平衡被打破,而新的平衡又重新建立,周而复始地自我调节。

微生态失调(microdysbiosis)是微生态平衡的反面。通常情况下,正常微生物群中大多数微生物为不能使宿主致病的非致病菌;但在外界环境影响下,微生态平衡可能会被破坏,继而发生微生态失调,导致部分原本不致病的微生物,也发生致病作用,这类微生物常被称为机会性致病菌或条件致病菌。

导致微生态失调的常见原因有:

1. **定位转移**　**是指正常菌群由原籍生境转移到外籍生境或本来无菌生存部位的现象**。正常菌群在原籍生境通常是不致病的,如果转移到非正常寄居部位则可能致病。如大肠埃希菌原籍生境为肠道,因外伤、手术等进入血流、腹腔、泌尿生殖道时,可引起相应部位的炎症。再如,当拔牙或插鼻胃管时,正常寄居在口腔或鼻咽部的甲型链球菌可侵入血液,引起菌血症,还可能在心瓣膜上黏附、定植和繁殖,引起亚急性细菌性心内膜炎。

2. **机体免疫力低下**　宿主因先天或后天免疫缺陷(如艾滋病)、应用大剂量糖皮质激素、接受放疗或化疗、烧伤或烫伤、器官移植后使用免疫抑制剂等,导致免疫防御能力普遍下降,易发生机会性(或内源性)感染,可引起严重疾病,甚至危及生命。

3. **菌群失调**　长期大剂量使用广谱抗生素,使正常菌群中的敏感菌被抑制,而原来数量少又耐药的菌株则大量繁殖,**引起了原籍菌与外籍菌的数量和比例发生变化,称为菌群失调,严重菌群失调出现的一系列临床症状,称为菌群失调症**。菌群失调可导致二重感染,即在抗菌药物治疗原感染性疾病的过程中,因体内菌群失调而导致的新感染,如金黄色葡萄球菌、铜绿假单胞菌、大肠埃希菌和白色假丝酵母菌等,临床上易引发假膜性肠炎、医院内肺炎、尿路感染、鹅口疮、败血症等。**临床工作中如遇二重感染,应立即停用原用抗菌药物,并进行药敏试验,以选用敏感药物治疗**,也可同时使用微生态制剂,如双歧杆菌、乳杆菌等益生菌,协助调整菌群类型和数量,加快恢复微生态平衡。

第二节　医院感染

医院感染(nosocomial infection)又称医院获得性感染(hospital – acquired infection),**是指医院内的各类人群(包括住院患者、门诊患者、探视者、陪护人员及医院工作人员等),在医院接受诊断、治疗、护理时获得的感染**。目前,医院感染发生率高达 5% ~ 20%,已成为全球性公共卫生问题。

一、常见病原生物及其特点

细菌是引起医院感染的主要病原生物,其次是病毒、真菌等(表 13 – 1)。

表 13 – 1　医院感染的常见病原生物

感染部位	常见病原生物
呼吸道感染	流感嗜血杆菌、铜绿假单胞菌、肺炎链球菌、分枝杆菌、金黄色葡萄球菌、嗜肺军团菌、呼吸道病毒等
泌尿道感染	大肠埃希菌、表皮葡萄球菌、粪肠球菌、铜绿假单胞菌、白假丝酵母菌等
胃肠道感染	志贺菌、沙门菌、空肠弯曲菌、致病性大肠埃希菌、金黄色葡萄球菌、病毒等

续表

感染部位	常见病原生物
手术伤口感染	金黄色葡萄球菌、凝固酶阴性葡萄球菌、大肠埃希菌、甲型链球菌、铜绿假单胞菌、克雷白菌属、脆弱类杆菌等
与输血相关的感染	人类免疫缺陷病毒、乙型肝炎病毒、丙型肝炎病毒、梅毒螺旋体等

引起医院感染的常见病原生物具有以下特点：

1. **主要为条件致病菌** 引起医院感染的病原生物多种多样，但更多的是患者体内毒力较弱的条件致病菌，如凝固酶阴性葡萄球菌、大肠埃希菌、白假丝酵母菌等。

2. **常具有耐药性** 由于在医院环境内长期接触大量抗生素，医院内耐药菌的检出率远比社区高，尤其是多重耐药菌株的出现，使许多抗生素失效，如铜绿假单胞菌、肺炎克雷白菌、金黄色葡萄球菌、白假丝酵母菌等均有多重耐药菌株的出现。

3. **适应性强** 医院感染的病原生物既可来自机体，亦可来自外部环境，如水、土壤、尘埃及污染的医疗器械及物品。其中的革兰阴性杆菌能长期存活，即使在无养料的液体，或潮湿的环境中亦可繁殖；而革兰阳性球菌，虽一般不能在外界环境中繁殖，但也可存活较长时间，故增加了医院感染的机会。如表皮葡萄球菌、铜绿假单胞菌等具有黏附于插（导）管、人工瓣膜等医用材料表面的能力，可形成生物被膜，增强对抗生素、消毒剂以及机体免疫细胞和免疫分子的抵抗能力。如果医疗材料受到细菌生物被膜的污染，可使心脏手术和插静脉导管的患者出现败血症、感染性心内膜炎等。

二、医院感染的类型

根据感染来源的不同，可将医院感染分为外源性感染和内源性感染两大类。

（一）外源性感染

1. **交叉感染** 由医院内患者、病原携带者和医护人员直接或间接传播引起的感染。

2. **医源性感染** 在治疗、诊断和护理过程中，由于所用器械消毒不严或医护用品被污染而引起的感染。在医院干燥环境中常存在金黄色葡萄球菌、表皮葡萄球菌、粪肠球菌和结核分枝杆菌；在医院公共设施如肥皂盒中液体、水池，甚至空调机等处，常有铜绿假单胞菌、军团菌、产气肠杆菌等细菌存在。如果将细菌生物被膜污染的各种插入性诊疗器械接触机体内的组织或无菌部位，亦可造成感染。

（二）内源性感染

患者自身的正常菌群也可因菌群失调或定位转移而引起医院感染。如寄居在肠道或咽喉部的机会致病菌侵入肺部引起的医院获得性肺炎；由尿道口处的细菌经导管上行后引起的尿路感染。

三、医院感染的特点

1. **感染对象** 是一切在医院里活动的人群，包括住院患者、探视者、陪护人员及医院工作人员等，但主要是住院患者。

2. 发生的地点　必须是医院内,发生的时间界限是指患者在医院期间和出院后不久发生的感染,不包括入院前已经发生或处于潜伏期的感染。

3. 病原生物　主要是机会致病菌,易产生耐药性,治疗较为困难。

4. 感染途径　以密切接触为主,如侵入性诊疗技术等。医护人员的双手在医院感染的传播中起很重要的作用。

四、医院感染的危险因素

1. 易感对象　与易感对象相关的因素主要是年龄因素和基础疾病(原有疾病)。婴幼儿免疫器官尚未发育完善,免疫功能处于未完全成熟状态;老年人免疫水平随着寿命的延长却相应地呈下降趋势,并可能患有造成免疫受损的基础性疾病,如糖尿病、恶性肿瘤与血液病等,对病原生物的抵抗力较青年和中年人低。因此,婴幼儿和老年人易发生医院感染。

2. 诊疗技术与侵入性检查　在现代医院,侵入性检查与诊疗手段甚多,如插(导)管及内窥镜的使用、穿刺、注射、血液或腹膜透析、外科手术、器官移植、介入性治疗、呼吸机的使用等,均有可能将病原生物直接带入患者体内,也可使患者自身的微生物转移至外籍生境或无菌部位,引起医院感染,如导尿相关感染、内窥镜相关性感染等。

3. 损害免疫系统的因素　接受免疫抑制剂、激素治疗、放射治疗、化学治疗,使患者免疫功能受损的机会增加。

4. 抗生素使用不当　长期大量使用抗生素或滥用抗生素,可导致菌群失调而出现二重感染。

五、医院感染的防治原则

目前国际上普遍认为易感人群、环境及病原生物是发生医院感染的主要因素,而易感对象、侵入性诊疗技术则是医院感染的危险因素。因此,控制医院感染危险因素是预防和控制医院感染最有效的措施。具体做法主要是:①健全和完善预防医院感染的管理制度,进行广泛宣传,提高患者和医护人员对医院感染的认识。②严格执行医院清洁、消毒灭菌和隔离制度。③严格进行无菌操作、尽量减少侵袭性操作。其中手部卫生如洗手最为重要,是阻断医护人员经医疗操作导致在患者之间传播疾病的关键环节。④合理使用抗生素。

▶▶综合测试题◀◀

A1 型题

1. 人体正常微生物群分布最多的部位是

　A. 皮肤

　B. 肠道

　C. 血液

　D. 呼吸道

　E. 口腔

2. 在正常情况下,下列人体部位中无菌的是

　A. 子宫

　B. 外耳道

　C. 皮肤

　D. 黏膜表面

　E. 眼结膜

3. 关于正常微生物群的生理意义不正确

的是

A. 拮抗作用

B. 营养作用

C. 排毒作用

D. 免疫作用

E. 致病作用

4. 微生态失调的常见原因有

A. 定位转移

B. 机体免疫力低下

C. 菌群失调

D. 长期大量使用抗生素

E. 以上都对

5. 关于条件致病菌的叙述,正确的是

A. 只能由正常微生物群在特殊条件下转化而成

B. 其引起感染的主要原因是细菌易产生耐药性

C. 仅在宿主免疫功能降低时感染

D. 滥用抗菌药物是引起其感染的重要原因

E. 以上都对

6. 长期口服广谱抗生素导致的腹泻多属于

A. 内源性感染

B. 交叉感染

C. 潜伏性感染

D. 外源性感染

E. 环境感染

7. 关于医院感染的叙述错误的是

A. 感染对象主要是患者

B. 主要由病原生物引起

C. 病原生物常有耐药性

D. 病原生物来源广泛

E. 指人员在医院接受诊断、治疗、护理时获得的感染。

(蔚振江)

第十四章 病原生物感染的实验室检查

人类的许多疾病都是由病原生物引起的,如感冒、肝炎、肺结核、胃肠炎、肺炎、灰指甲等,采集合适的临床标本对病原生物进行分离和鉴定,将为感染性疾病的诊断、治疗以及流行病学调查等提供可靠的依据。目前常用的病原生物感染的实验室检查包括病原生物学诊断和血清学诊断。前者主要检测病原生物及其代谢产物或核酸,后者主要检测患者血清中特异性抗体。

第一节 病原生物学诊断

一、标本的采集与送检

临床标本的采集与送检质量直接关系到检测结果的准确性,故采集标本应遵循以下原则:

1. **采集时间** 标本采集最好在疾病早期、急性期或症状典型时进行。细菌标本应在使用抗生素之前或在下一次用药之前采集。在急性期采集标本,较易检出病毒,例如麻疹病毒分离标本必须在出疹前3天或出疹后5天内采集,脊髓灰质炎病毒分离标本尽量在发病后14天内采集。

2. **无菌采集** 标本采集过程应严格遵循无菌操作的原则,如血液、骨髓、脑脊液、深部脓肿、尿液等,采集后的标本应迅速置于无菌容器中,避免外界污染。

3. **采集部位** 标本采集应依据疾病的部位及病程,如呼吸道感染应取鼻咽洗漱液、咽拭子、痰液等,消化道感染应采集粪便(粪便中不可混入尿液和其他污染物,以免影响检查结果),脑内感染应采取脑脊液,泌尿系感染应取尿液等,真菌浅部感染可取病变部位的鳞屑、毛发或甲屑。伤寒患者在病程1~2周内取血液,2~3周内取粪便或尿液,在疾病全程都可取骨髓。

4. **尽快送检** 许多病原生物对外界环境很敏感,容易死亡,故应及时送检。例如淋病奈瑟菌和脑膜炎奈瑟菌对寒冷和干燥非常敏感,故常做床边接种。对不耐寒冷的病原生物在送检过程中还应注意保温。病毒或病变组织可置于含抗生素的50%甘油盐水中低温保存。不能及时送检的标本应置于 -70℃低温冰柜或液氮中保存,如需较长时间运送,应将标本置于装有冰块或其他维持低温的材料的保温容器内冷藏。

5. **做好标记** 标本应贴上标签,注明患者姓名、床号、编号、诊断、年月日等,应与所填化验单相符,以保证各环节准确无误。

二、病原生物的分离培养

(一)病毒的分离培养

1. 动物接种 是最原始的分离病毒的方法,但目前已很少应用。常用小鼠、大鼠、豚鼠、家兔和猴等动物,接种途径根据各病毒对组织的亲嗜性而定,有鼻内、皮内、脑内、腹腔及静脉等。例如乙型脑炎病毒接种鼠脑内,柯萨奇病毒可接种于乳鼠腹腔内。接种后逐日观察实验动物发病情况,如有死亡,则取病变组织剪碎,研磨均匀,制成悬液,继续传代,并做鉴定。但要注意有些动物对人类病毒不敏感或感染后症状不明显。此外,也应防止将动物体内的潜在病毒当作真正的病原体。

2. 鸡胚培养 许多病毒对鸡胚敏感,通常采用 9 ～ 12 日龄的鸡胚,根据病毒特性将病毒标本接种于鸡胚的绒毛尿囊膜、尿囊腔、羊膜腔、卵黄囊等部位。因鸡胚对流感病毒最敏感,故目前除分离流感病毒外,其他病毒的分离已基本被细胞培养所取代。

3. 细胞培养 将离体活器官、活组织块或分散的活细胞在体外进行培养,统称为细胞培养。细胞培养也叫单层细胞培养,常用的细胞有:①原代培养细胞,如猴肾或人胚肾细胞等;②二倍体细胞株,可有限传 50 代左右;③传代细胞系(株),如 Hela 细胞、Hep－2 细胞等。病毒在细胞中增殖的指征有细胞病变、红细胞吸附、病毒干扰作用以及细胞代谢的改变。

(二)细菌的分离培养

根据采集的标本(血液、尿液、粪便、痰液、脓液、脑脊液、胸腹水等)以及致病菌种类的不同,选择不同的培养基做细菌的分离培养,以获得纯培养后进一步鉴定,是确诊细菌性感染最可靠的方法。根据细菌在不同培养基上生长的情况可以对细菌进行鉴定。观察内容包括细菌培养物的颜色、气味、溶血性、菌落形态、细菌动力以及在液体、半固体、固体培养基中的生长现象等。

(三)真菌的分离培养

真菌的分离培养是鉴定真菌种类的重要方法。常用于直接镜检不能确定有无真菌感染,或需要确定感染真菌的种类,则需进行真菌培养。皮肤、毛发标本须先经 70% 乙醇或 2% 苯酚浸泡 2～3 分钟以杀死杂菌,再接种于含抗生素和放线菌酮(抑制细菌、放线菌生长)的沙保弱培养基。如标本为血液,则需先进行增菌再分离;如标本为脑脊液,则应离心取沉淀物进行分离培养。培养温度以 25℃(丝状真菌)或 37℃(酵母型真菌)为宜。根据实际需要,有时还可选用其他特殊培养基。依据菌落的形态及镜下菌丝、孢子的特征进行鉴定。

(四)寄生虫的分离培养

少数寄生虫,如阴道毛滴虫,可取阴道后穹隆部分泌物或前列腺液分离培养,溶组织内阿米巴滋养体可取粪便标本分离培养,以提高检出率。

三、病原生物的鉴定

(一)形态鉴定

可通过光学显微镜、电子显微镜或免疫电镜检查进行形态观察和大小的测定。

1. **病毒**　大多数病毒颗粒只能依靠电子显微镜观察,根据病毒的形态可作出明确的鉴别诊断。部分能在宿主细胞中形成包涵体的病毒可通过光学显微镜观察病变组织或细胞内有无包涵体及大小、数量等,作为病毒感染的辅助诊断。

2. **细菌**　细菌的形态常使用光学显微镜来观察。在形态和染色性上具有特征的病原菌,可将标本直接涂片镜检或染色后镜检即可作出初步诊断,例如痰液中查见抗酸杆菌、脑脊液中发现革兰阴性双球菌等;也可直接涂片后,用特异性荧光抗体染色,然后在荧光显微镜下观察,快速鉴定某些病原菌。对于细菌超微结构如鞭毛、荚膜等可采用电子显微镜观察。

(1)**不染色标本检查法**　适用于检查细菌的动力及运动状况,常采用压滴法和悬滴法,可用暗视野显微镜或相差显微镜观察,如疑似有霍乱弧菌或螺旋体的标本。

(2)**染色标本检查法**　在细菌鉴定中应用最多,可观察到菌体形态、大小、排列方式和染色性,并根据其染色性对细菌进行初步分类。细菌的染色方法有多种,最常用的细菌染色法有:①**革兰染色法**:由于细菌细胞壁成分的不同,将细菌分为革兰阳性菌如葡萄球菌属、链球菌属等,革兰阴性菌如大肠埃希菌、沙门菌、志贺菌等;②**抗酸染色法**:通过抗酸染色可将细菌分为抗酸性细菌和非抗酸性细菌,抗酸性细菌种类较少,如结核分枝杆菌、麻风分枝杆菌;③**特殊染色法**:用以检测荚膜、芽胞、鞭毛、细胞壁等。

(3)**便球杆比检查**(stool cocus/bacillus)　即革兰阳性球菌与革兰阴性杆菌之比。正常值情况下便球杆比为1∶3。该检查的临床意义在于健康人肠道内寄居着大量厌氧菌和小部分需氧菌,除人乳喂养的婴儿肠道内以革兰阳性球菌为主外,其余人均以革兰阴性杆菌占绝对优势。在肠道发生致病菌如沙门菌、志贺菌、弧菌感染时往往由于使用抗生素而使革兰阴性杆菌受到抑制,此时球菌、杆菌比值有可能变大。若比值显著增大,常提示肠道菌群紊乱或发生二重感染。

3. **真菌**　直接镜检对于浅部和皮下真菌感染最有帮助。在皮肤刮屑、毛发或指(趾)甲标本中发现皮肤癣菌、念珠菌和花斑癣菌的成分可提供对相应真菌病的可靠诊断。如果在无菌体液的直接镜检中发现真菌成分可确立深部真菌病的诊断。

(1)**不染色标本**　浅部感染真菌镜检时通常不染色。皮屑、甲屑和病发等角质标本,可先用10% KOH 微加热处理,促进角质蛋白溶解,使标本软化和透明,加盖玻片按压后在低倍或高倍镜下检查。若见孢子或菌丝即可初步诊断为真菌病。

(2)**染色标本**　深部真菌感染,如若疑似白假丝酵母菌等感染,可取分泌物或体液标本离心沉淀物做涂片和革兰染色后镜检,若发现卵圆形、大小不均、着色不匀有芽生孢子,甚至有假菌丝的革兰阳性菌体即可初步诊断。若怀疑新型隐球菌感染,可取脑脊液3000r/min 离心沉降后,沉淀物用墨汁负染色镜检,见有肥厚荚膜的酵母型菌体即可确诊。

4. 寄生虫 粪便检查是诊断寄生虫病的主要方法。为了取得准确的结果,送检标本一般不超过 24 小时。常用的方法有直接涂片法、涂片染色法、厚涂片透明法、浓聚法、毛蚴孵化法和钩蚴培养法等。根据寄生虫生活史的特点,用肉眼或光学显微镜直接检查各种标本中的寄生虫某一发育期。如粪便检查蛲虫的成虫、幼虫或虫卵,原虫的滋养体或包囊等;血液检查疟原虫或丝虫的微丝蚴等;痰液检查肺吸虫卵、蛔虫幼虫、尘螨等;阴道分泌物检查阴道毛滴虫;肌肉组织压片观察猪囊尾蚴等。另外也可检查与之相关的细胞变化以及某些特殊产物,如阿米巴痢疾患者粪便中可见到夏科-雷登结晶。

(二)生化鉴定

生化鉴定又称生化反应试验,它是利用各种不同细菌在进化过程中形成的独特的酶系统,在其生长环境中加入相应作用底物和指示剂,培养一定时间后,细菌的代谢产物呈肉眼可见或仪器可分析的变化,根据这些变化可对细菌种类进行鉴别。生化反应试验包括:糖代谢试验,如糖发酵试验、甲基红试验、VP 试验等;蛋白代谢试验,如硫化氢试验、吲哚试验等;碳源和氮源利用试验,如枸橼酸盐利用试验、醋酸盐利用试验等;同时包括呼吸酶类试验、卵磷脂酶试验、凝固酶试验等几十种单项检测试验。在临床上,目前常使用细菌自动化生化检测仪进行快速生化检测。

(三)动物实验

动物实验主要用于分离、鉴定细菌和病毒,测定菌株产毒性等,常用实验动物有小白鼠、豚鼠、家兔等。接种途径有皮内、皮下、腹腔、肌肉、静脉等。如金黄色葡萄球菌肠毒素可用呕吐物接种幼猫进行检测;又如取可疑产气荚膜梭菌培养液接种小鼠,可致动物尸体膨胀并有恶臭,出现"泡沫肝"等。临床病原生物检查一般很少使用动物实验,但科研工作却离不开,尤其对追溯新出现或未明病原生物感染的传染源,研究病原生物的传播途径、诊断和防治措施等,均要进行适当的动物实验。

(四)病原生物成分的检查

1. 病原生物抗原的检测 用一些快速检测方法,如 IF、RIA、ELISA 等,直接检测标本中的病原生物特异性抗原成分,也可用气-液相色谱法和荧光分析技术去解读病原生物抗原的组成。由于病毒的分离培养鉴定困难繁琐,故直接从标本中检测病毒的各种抗原成为早期诊断病毒感染的主要方法。如用 RIA 和 ELISA 法检测血液中乙肝病毒的 HBsAg、HBeAg、PreS1 和 PreS2 等抗原,用 ELISA 法检测呼吸道分泌物中流感病毒的 HA、NA、M、NP 等抗原。

2. 病原生物毒性物质的检测 病原生物的毒性物质既是某些病原生物的特有物质,也是其具有致病性的标志物,包括毒素和侵袭性酶等。用鲎实验来检测内毒素,能对内毒素血症、革兰阴性细菌败血症和革兰阴性细菌感染的患者做出早期诊断和治疗。毒血症常用毒素-抗毒素中和试验和其他免疫学方法(ELISA、RIA)检测,如检测肠产毒型大肠埃希菌(ETEC)的耐热(ST)或不耐热(LT)肠毒素。此外,检测与致病性相关的酶也是确定病原性的试验,如金黄色葡萄球菌凝固酶和耐热核酸酶的检测等。

3. 病原生物核酸的检测 随着分子生物技术的不断发展和微生物基因组计划的实施,目前已经完成 80 余种细菌和已发现病毒的基因测序,因此,检测微生物的特异核酸

片断可作为鉴定某种微生物的方法,主要方法有:

(1)核酸杂交技术　根据核酸碱基互补原理,应用放射性核素或生物素、辣根过氧化酶等非放射性物质标记的已知序列核酸单链作为探针,在一定的条件下,检测标本中有无相应的 DNA 片段,从而做出早期诊断。

(2)聚合酶链反应(polymerase chain reaction,PCR)技术　是在体外经数小时即可将某一基因或其片段进行数百万倍扩增的分子生物学技术,具有快速、灵敏和特异性强等特点,现已广泛应用于医学各个领域中。在病原学诊断方面,可用 PCR 技术检测标本中的细菌、病毒、真菌、寄生虫等的特异性 DNA 片段,以明确体内有无相应的病原生物感染。

(3)反转录 – 聚合酶反应(reverse transcription – PCR,RT – PCR)技术　是将 RNA 的反转录(RT)和 cDNA 的聚合酶链式扩增(PCR)相结合的技术。首先经反转录酶的作用从 RNA 合成 cDNA,再以 cDNA 为模板,扩增合成目的片段。RT – PCR 技术灵敏而且用途广泛,可用于检测细胞中基因表达水平,细胞中 RNA 病毒的含量和直接克隆特定基因的 cDNA 序列。RT – PCR 广泛应用于遗传病的诊断,并且可以用于定量监测某种 RNA 的含量。近来应用 RT – PCR 法检测 HAV – RNA 等。

(4)基因芯片技术　是近年来在生命科学领域中迅速发展起来的一项高新技术,是建立在基因探针和杂交测序技术上的一种高效快速的核酸序列分析手段。在一张基因芯片上可集成有成千上万排列的分子微阵列,能够在短时间内分析大量的生物分子标本,并能快速准确地获取样品中的生物信息。为感染性疾病的诊断提供了一个快速、敏感的高质量检测平台。有利于发现病原体毒力相关基因和开展宿主与病原体相互作用的研究。

(五)药物敏感性试验

致病菌的药物敏感性试验简称药敏试验,虽不属于病原学诊断范畴,但测定细菌对不同抗生素的敏感性,对指导临床选择用药、耐药菌株的流行病学调查、耐药率监测及耐药机制研究等具有重要意义。药敏试验方法有常规使用的纸片扩散法和液体稀释法及后来发展起来的 E 测定法(E test)、自动化药敏测定法及分子生物学的耐药基因测定法等。

第二节　血清学诊断

应用免疫学原理及检测技术对病原生物的抗原及宿主产生的抗体进行检测,具有特异性高、敏感性强、操作简便、反应迅速等特点。病原生物感染人体后,免疫系统受抗原的刺激可产生特异性抗体,与抗原发生特异性免疫反应。基于这一原理,用已知病原生物的抗原,检测患者血清中或其他体液中的抗体及其效价的变化,也可用已知的抗体检测患者血清中有无相应的抗原及抗原的量,可以作为感染性疾病的辅助诊断。由于多采用患者的血清进行试验,故称血清学诊断(见第七章)。血清学诊断一般适用于抗原性较强的病原生物,以及病程较长的慢性感染性疾病。也可用于调查人群对某种病原生物的免疫应答水平以及检测疫苗接种后的预防效果,如肥达反应(Widal)、外斐反应、布氏杆菌凝集试验等。

▶▶综合测试题◀◀

A1 型题

1. 有关病毒标本的采集和运送,不正确的方法是
   A. 发病早期或急性期采集标本
   B. 标本运送应放在带有冰块的保温箱
   C. 发病中晚期采集标本
   D. 标本采集后应立即送实验室检查
   E. 病变组织可置于含抗生素的 50% 甘油盐水中低温保存

A2 型题

2. 某患者,疑为新生隐球菌性脑膜炎,最有意义的快速诊断方法是:采集脑脊液,离心沉渣后进行
   A. 钩端螺旋体培养
   B. 新生隐球菌培养
   C. 白色念珠菌培养
   D. 涂片后墨汁染色
   E. 涂片后革兰染色

3. 标本涂片镜检可见圆形或卵圆形菌体,革兰染色阳性,从菌体上有芽管伸出,但不与菌体脱离,形成假菌丝;将标本接种至玉米粉培养基上,可长出厚膜孢子,此微生物可能是
   A. 葡萄球菌
   B. 链球菌
   C. 白色念珠菌
   D. 放线菌
   E. 毛癣菌

4. 一位18岁女学生就诊时主诉:近1个多月来咳嗽,痰中时有血丝。消瘦并常感疲乏无力,午后潮热,心悸,盗汗,食欲不振。对该患者的痰标本应选用的染色法是
   A. 革兰染色法
   B. 墨汁染色法
   C. 鞭毛染色法
   D. 抗酸染色法
   E. 镀银染色法

(李晓红 马 锐)

第十五章　病原生物感染的防治

第一节　消毒灭菌

环境适宜时病原生物能进行快速的新陈代谢、生长繁殖;环境条件变化,可引起病原生物的代谢紊乱和性状变异;若环境条件改变剧烈,可使病原生物生长受到抑制,甚至死亡。因此掌握病原生物与周围环境的关系,在医疗实践中,一方面可创造有利条件促进病原生物的生长繁殖,分离培养病原生物,有助于传染病的诊断以及疫苗的制备;另一方面,也可利用环境对病原生物的不利因素,抑制或杀灭病原生物,以达到消毒灭菌的目的,保证外科手术等顺利进行。本节重点介绍外界环境对病原生物的不利因素,提高在实际工作中对消毒灭菌的认识,以便加以应用。

一、常用术语及其概念

1. 消毒(disinfection)　**杀灭物体上病原生物的方法**。用以消毒的化学药物称为消毒剂(Disinfec – tants),一般消毒剂在常用浓度下,只对细菌的繁殖体有效,对于芽胞则需要提高消毒剂的浓度和延长作用的时间。

2. 灭菌(sterilization)　**杀灭物体上包括芽胞的所有的微生物**(包括病原微生物和非病原微生物)**的方法**。因此,灭菌比消毒的要求高。

3. 无菌(asepsis)　物体上或容器内无活菌的意思。**无菌操作是防止微生物进入机体或其他物品的操作技术**。例如,进行外科手术或微生物学实验时,须注意无菌操作。

4. 防腐(antisepsis)　**防止或抑制微生物生长繁殖的方法**。用于防腐的化学药物称为防腐剂。有些药物在高浓度时为消毒剂,低浓度时为防腐剂,只有抑菌作用。

消毒与灭菌法分为物理法、化学法、生物法三大类,具体方法的选择,取决于多种因素,在实际工作中根据消毒灭菌的对象和目的要求不同,选择合适的方法。本章主要介绍物理法和化学法。

二、物理消毒灭菌法

各种物理因素对细菌都能产生一定的影响作用。

(一)热力灭菌

高温对细菌有明显的致死作用。热力灭菌主要是利用高温使菌体蛋白变性或凝固,酶失去活性,而使细菌死亡。但是,有人认为 DNA 单螺旋的断裂可能是主要的致死因素。多数无芽胞菌在 55℃ ~60℃ 液体中经 30 ~60 分钟即死亡,100℃ 时迅速被杀灭。细菌的芽胞对高热有很强的抵抗力,例如炭疽杆菌芽胞可耐受 5 ~15 分钟煮沸,破伤风杆菌和肉毒杆菌的芽胞需 3 小时才死亡。热力灭菌是最可靠而普遍应用的灭菌法,包括湿热灭菌和干热灭菌法。

1. 湿热灭菌法　**在同样的温度下,温热的杀菌效果比干热好**,其原因有:①蛋白质凝固所需的温度与其含水量有关,含水量愈大,发生凝固所需的温度愈低。②湿热灭菌过程中蒸汽放出大量潜热,加速提高湿度。因而湿热灭菌比干热灭菌所要温度低,如在同一温度下,则湿热灭菌所需时间比干热短。③湿热的穿透力比干热大,使深部也能达到灭菌温度,故湿热比干热收效好。

湿热灭菌法包括:

(1)煮沸法　煮沸100℃ 5 分钟,能杀死一般细菌的繁殖体。许多芽胞需经煮沸 5 ~ 6 小时才死亡。水中加入 2% 碳酸钠,可提高其沸点达 105℃。既可促进芽胞的杀灭,又能防止金属器皿生锈。煮沸法可用于饮水和一般器械(刀剪、注射器等)的消毒。

(2)流通蒸汽灭菌法　利用100℃左右的水蒸气进行消毒,加热 15 ~ 30 分钟,可杀死细菌繁殖体。消毒物品的包装不宜过大、过紧,以利于蒸汽穿透。

(3)间歇灭菌法　利用反复多次的流通蒸汽,以达到灭菌的目的。100℃加热 15 ~ 30 分钟,可杀死其中的繁殖体,但芽胞尚有残存。取出后放37℃孵箱过夜,使芽胞发育成繁殖体,次日再蒸一次,如此连续三次以上。本法适用于不耐高温的营养物(如血清培养基)的灭菌。

(4)巴氏消毒法(pasteurization)　加温 61.1℃ ~ 62.8℃ 30 分钟,或 71.7℃ 15 ~ 30 秒,利用热力杀死液体中的病原菌或一般的杂菌,同时不致严重损害其营养的消毒方法。由巴斯德创用,故名,常用于牛奶和酒类的消毒。

(5)高压蒸汽灭菌法　压力达到 103.4kPa 时温度可达 121.3℃,**是热力灭菌中使用最普遍、效果最可靠的一种方法**。其优点是穿透力强,灭菌效果可靠,能杀灭所有微生物,包括芽胞。适用于耐高温、耐水物品的灭菌。

2. 干热灭菌法　干热灭菌比湿热灭菌需要更高的温度与较长的时间。

(1)干烤　利用干烤箱,加热160℃ ~180℃ 2 小时,可杀死一切微生物,包括细菌芽胞。主要用于玻璃器皿、瓷器等的灭菌。

(2)烧灼和焚烧　烧灼是直接用火焰杀死微生物,适用于微生物实验室的接种针等不怕热的金属器材的灭菌。焚烧是彻底的灭菌方法,但只限于处理废弃的污染物品,如无用的衣物、纸张、垃圾等。焚烧应在专用的焚烧炉内进行。

(3)红外线　红外线辐射是一种 0.77 ~ 1000μm 波长的电磁波,有较好的热效应,尤以 1 ~ 10μm 波长的热效应最强,亦被认为一种干热灭菌。红外线由红外线灯泡产生,不需要经空气传导,所以加热速度快,但热效应只能在照射到的表面产生,因此不能使一个物体内外均匀加热。红外线的杀菌作用与干热相似,利用红外线烤箱灭菌的所需温度和时间亦同于干烤。多用于医疗器械的灭菌。人受红外线照射时间较长会感觉眼睛疲劳及头疼,长期照射会造成眼内损伤。因此,工作人员应穿戴防红外线防护镜。

(二)电磁辐射

1. 日光与紫外线　日光是有效的天然杀菌法,对大多数微生物均有杀伤作用,其主要的作用因素为紫外线,此外,热与氧气起辅助作用。但光线效应受很多因素的影响,如烟尘笼罩的空气、玻璃及有机物等都能减弱日光的杀菌力。

紫外线是一种低能量的电磁辐射,波长范围为240~280nm,最适的波长为260nm,这与DNA吸收光谱范围相一致。其杀菌原理是紫外线易被核蛋白吸收,使DNA的同一条螺旋体上相邻的碱基形成胸腺嘧啶二聚体,从而干扰DNA的复制,导致细菌死亡或变异。**紫外线的穿透能力弱,不能通过普通玻璃、尘埃,只能用于消毒物体表面及空气、手术室、无菌操作实验室及烧伤病房,亦可用于不耐热物品表面消毒。**杀菌波长的紫外线对人体皮肤、眼睛均有损伤作用,使用时应注意防护。

2. 电离辐射　包括高速电子、X射线和γ射线等。具有较高的能量与穿透力,可在常温下对不耐热的物品灭菌,故又称"冷灭菌"。其机制在于产生游离基,破坏DNA。可用于消毒不耐热的塑料注射器和导管等,亦能用于食品消毒而不破坏其营养成分。

3. 微波　微波是一种波长为1mm~1m的电磁波,频率较高,可穿透玻璃、塑料薄膜与陶瓷等物质,但不能穿透金属表面。消毒中常用的微波有2450MHz与915MHz两种。可用于检验室用品、非金属器械、无菌病室的食品食具、药杯及其他用品的消毒。长期接触微波可引起眼睛的晶状体混浊、睾丸损伤和神经功能紊乱等全身性反应,因此必须关好门后才开始操作。

(三)滤过除菌法

将液体或空气通过含有微细小孔的滤器,只允许小于孔径的物体,如液体和空气通过,大于孔径的物体不能通过。主要用于一些不耐热的血清、毒素、抗生素、药液、空气等除菌。但是不能除去病毒、支原体和L型细菌。

三、化学消毒灭菌法

化学药物能影响细菌的化学组成、物理结构和生理活动,从而发挥防腐、消毒,甚至灭菌的作用。消毒及防腐药物对人体组织有害,只能外用或用于环境消毒。

(一)化学消毒剂的作用机制

不同的化学消毒剂其作用原理也不完全相同,大致归纳为三个大类。一种化学消毒剂对细菌的影响常以某类作用为主,兼有其他类型的作用。

1. 改变细胞膜通透性　表面活性剂(Surface – active agent)、酚类及醇类可导致胞膜结构紊乱并干扰其正常功能,使小分子代谢物质溢出胞外,影响细胞物质传递和能量代谢,甚至引起细胞破裂。

2. 蛋白变性或凝固　酸、碱和醇类等有机溶剂可改变蛋白构型,造成蛋白质变性,如乙醇、大多数重金属盐、氧化剂、醛类、染料和酸碱等。

3. 改变酶的活性和代谢　改变或抑制细菌胞内酶的功能、活性(如巯基),如某些氧化剂和重金属盐类能与酶的巯基结合并使之失去活性。

(二)化学消毒剂种类

化学消毒剂的种类很多,一般可根据用途与消毒剂的特点选择使用(表15–1)。

表 15 – 1　消毒剂的种类、性质与用途

类别	名称	主要性状	使用浓度	用途
重金属盐类	升汞	杀菌作用强,腐蚀金属器械	0.05% ~0.1% 溶液	非金属器皿消毒
	硫柳汞	杀菌力弱,抑菌力强,不沉淀蛋白质	0.01% 溶液 0.1% 溶液	生物制品防腐,皮肤、手术部位消毒
	硝酸苯汞	同硫柳汞,难溶于水	1/1500 高压灭菌,再稀释至 0.002%	生物制品防腐
	硝酸银	有腐蚀性	1% 溶液	新生儿滴眼,预防淋球菌感染,眼及尿道黏膜消毒
	蛋白银	银有机化合物	1% ~5% 溶液	
	弱蛋白银		10% ~20% 溶液	
氧化剂	高锰酸钾	弱氧化剂,稳定	0.1%	皮肤、尿道消毒,蔬菜、水果消毒
	过氧化氢	新生氧杀菌,不稳定	3%	口腔黏膜、创口消毒
	过氧乙酸	性质不稳定,原液对皮肤、金属有强烈腐蚀性	0.2% ~0.5%	塑料,玻璃,人造纤维消毒,皮肤消毒(洗手)
卤素及其化合物	氯	氯气刺激性强,有毒	0.2 ~0.5ppm	饮水及游泳池消毒
	漂白粉	白色粉末,有效氯易挥发,有氯味,腐蚀金属、棉织品,刺激皮肤,易潮解	乳状液:10% ~20% 乳液澄清液:乳状液放 24 小时后,取上清液	地面、厕所及排泄物消毒,少量饮水消毒
	漂粉精	白色结晶,有氯味,含氯较稳定	0.5% ~1.5%	地面、墙壁、家具、饮水消毒
	氯胺	白色结晶,有氯味,杀菌力较弱,可持久,腐蚀作用小	0.2 ~0.5% 水溶液	室内空气及表面消毒(喷雾) 0.1% ~0.2% 浸泡衣服
	二氯异氰酸尿素酸钠	白色粉末,有氯味,杀菌力强,较稳定,含有效氯62% ~64%	4ppm（余氯 0.3 ~0.4mg/L)	水、游泳池消毒,空气消毒(喷雾)
	碘伏	无刺激性,兼有去污作用	0.5% 有效碘溶液 0.025% ~0.05% 有效碘溶液	皮肤消毒 黏膜消毒
醇类	乙醇	消毒力不强,对芽胞无效	70% ~75% 溶液	皮肤、体温表消毒
醛类	戊二醛	挥发慢,刺激性小,碱性溶液,有强大杀菌作用	0.3% NaHCO₃ 调整pH 至 7.5 ~8.5,配成 2% 水溶液	用于不能用热力灭菌物品(如精密仪器)的消毒
酚类	石炭酸 来 苏	溶液杀菌力强,有特殊气味	3% ~5%	地面、家具、器皿表面消毒,2% 皮肤消毒
表面活性剂	新洁尔灭	易溶于水,刺激性小,稳定,对芽胞无效;遇肥皂或其他合成洗涤剂效果减弱	0.05% ~0.1%	外科洗手及皮肤黏膜消毒,浸泡手术器械
	杜灭芬	稳定,易溶于水,遇肥皂或其他洗涤剂效果减弱	0.05% ~0.1%	皮肤创伤冲洗;金属器械、棉织品、塑料、橡皮类物品消毒

续表

类别	名称	主要性状	用法	用途
己烷	洗必泰	白色结晶,稳定,略溶于水,溶于醇,应用其盐类,与升汞配伍禁忌	0.02% ~ 0.05% 水溶液	术前洗手(浸泡5分钟),腹腔、膀胱等内脏冲洗
烷基化合物	环氧己烷	常温下无色气体,沸点10.4℃,易燥易燃,有毒	50mg/1000ml密闭塑料袋	手术器械、敷料等消毒灭菌
酸碱	醋酸 生石灰	浓烈醋味,杀菌力强,腐蚀性大	5 ~ 10ml/m³加等量水蒸发 加水 1:4 或1:8配成糊状	消毒房间,控制呼吸道感染,消毒排泄物及地面

(三)影响消毒灭菌效果的因素

1. 消毒剂的性质、浓度与作用时间　各种消毒剂的理化性质不同,对微生物的作用大小也差异。例如表面活性剂对革兰阳性菌的灭菌效果比对革兰阴性菌好,龙胆紫对葡萄球菌的效果特别强。同一种消毒剂的浓度不同,其消毒效果也不一样。大多数消毒剂在高浓度时起杀菌作用,低浓度时则只有抑菌作用。在一定浓度下,消毒剂对某种细菌的作用时间越长,其效果也越强。若温度升高,则化学物质的活化分子增多,分子运动速度增加使化学反应加速,消毒所需要的时间可以缩短。

2. 微生物的污染程度　微生物污染程度越严重,消毒就越困难,因为微生物彼此重叠,加强了机械保护作用。所以在处理污染严重的物品时,必须加大消毒剂浓度或延长消毒作用的时间。

3. 微生物的种类和生活状态　不同种类的微生物对消毒剂的敏感性不同。敏感性高低排序通常如下:真菌、细菌繁殖体、有包膜病毒、无包膜病毒、分枝杆菌、细菌芽胞。细菌芽胞的抵抗力最强,幼龄菌比老龄菌敏感。此外,微生物的数量越多,所需消毒剂的浓度越高,作用时间越长。

4. 环境因素　当细菌和有机物,特别是蛋白质混在一起时,某些消毒剂的杀菌效果可受到明显影响,因此在消毒皮肤及器械前应先清洁再消毒。

5. 温度、湿度、酸碱度　消毒剂的消毒效果还受温度、酸碱度、穿透力等因素影响。消毒速度一般随温度的升高而加快,所以温度越高消毒效果越好,如使用2%戊二醛杀灭10^4/ml的炭疽芽胞杆菌,56℃时仅需1分钟,而20℃时则需15分钟;湿度对许多气体消毒剂有影响;酸碱度的变化可影响剂杀灭微生物的作用。例如,戊二醛药物在碱性环境中杀灭微生物效果较好,酚类和次氯酸盐则在酸性条件下杀灭微生物的作用较强。环境的 pH 偏高或偏低时细菌易被杀死。

6. 化学拮抗物　阴离子表面活性剂可降低季胺盐类和洗比泰的消毒作用,因此不能将新洁尔灭等消毒剂与肥皂、阴离子洗涤剂合用;次氯酸盐和过氧乙酸会被硫代硫酸钠中和,金属离子的存在对消毒效果也有一定影响,可降低或增加消毒作用。

四、消毒灭菌的实际应用

(一)手和皮肤的消毒

在人体皮肤上存有大量微生物,尤其在皮肤皱褶处及甲沟缘处较多,因此,手臂的消毒非常重要。用流动水和洗手液经常并正确地洗手是预防许多病原生物感染的有效方法。目前许多医院科室或实验室内设立了非接触式水龙头开关,以避免手的二次污染。常用的皮肤消毒剂有 75% 乙醇、0.2% 过氧乙酸溶液以及含有效碘 0.5% 的碘伏等。外科医生手术前要去除手和手臂皮肤上的暂存菌及部分常存菌,防止术后感染。

(二)黏膜的消毒

可用 1% 过氧化氢液或 0.05% 醋酸氯己定溶液漱口,消毒口腔黏膜,或用含有效碘 0.05% 的碘伏局部涂抹;尿道、阴道、膀胱等可用 0.1%~0.5% 醋酸氯己定溶液或含有效碘 0.025% 的碘伏消毒。

(三)医疗器械物品的消毒灭菌

医院中使用的手术器械、敷料、针头、注射器、注射液体等,常规采用高压蒸汽灭菌法灭菌。但有些医疗器械不能耐受热力灭菌,如各种内镜、人工心肺机、人工瓣膜、各种导管等,应该选用其他的有效方法。同时还要注意清除污染的内毒素和热原质。

1. 内窥镜的消毒灭菌 对耐湿热的内镜,如金属直肠镜、关节镜、腹腔镜等,可采用高压蒸汽灭菌法灭菌。对不耐湿热的内镜等可选用化学方法,先对导管的内腔或通道清洗、干燥后,再用消毒液浸泡,在使用前还须用无菌水冲洗,以除去残留的消毒液。可选用高效消毒剂,如 0.06%~0.08% 环氧乙烷气体作用 4 小时,或用 2% 戊二醛浸泡 10 小时。

2. 口腔器材的消毒灭菌 对不怕高温的金属器械、玻璃器械最有效的灭菌法是高压蒸汽灭菌法,也可选用干热灭菌法(如弯盘、牙挺、牙凿、充填器、玻璃调板等),将清洁干燥的器械置于干热灭菌器内,180℃作用 60 分钟可达到灭菌要求。不耐高温的器材常选择灭菌效果好、刺激性和对金属腐蚀性小的消毒剂,如新洁尔灭、乙醇和洗必泰、碘伏擦拭等。

(四)患者排泄物与污物的消毒灭菌

患者的粪、尿和痰液等,一般用含 5% 有效氯的次氯酸钠、漂白粉等消毒液作用 1 小时;日常生活小用具可煮沸 15~30 分钟。家具用 0.2%~0.5% 过氧乙酸擦洗、喷洒。衣服、被褥用流通蒸汽消毒 30 分钟,或用含 5% 有效氯的消毒液作用 30 分钟。运输工具用 0.5% 过氧乙酸擦洗、喷洒表面。对污水可采用二氧化氯、次氯酸钠,按有效氯 20~50mg/L 用量加入污水中处理。

(五)室内空气的消毒灭菌

1. 通风换气 一般病房可以经常把窗户打开,使室内外的空气对流,往往在半小时内就可以使室内的空气得到净化。虽然开窗通风本身不能消灭病原生物,但是通过空气相互对流,可以大量稀释室内的病原生物,并把它们排出室外。在室外空气中的病原生物一般经阳光照射、干燥等自然因素的作用而很快死亡。

2. 滤过除菌　将空气通过含有微细小孔的滤器,只允许小于孔径的物体和空气通过,大于孔径的物体不能通过。

3. 紫外线灯照射　将紫外线灯固定在离地面约2.5m高的地方,进行局部照射消毒空气,每次消毒时间为15～30分钟,在消毒时间内不要留人在室内,时间到后开窗通风,以消除紫外线所产生的臭氧味。

4. 使用化学消毒剂　利用喷雾和熏蒸消毒剂的方法,来杀灭空气中的病原生物,常用以下几种化学消毒剂:

(1)漂白粉上清液　用5%溶液进行室内喷雾,一些呼吸道传染病的房间可在喷雾后关闭门窗1～2小时后再通风换气。

(2)过氧乙酸　由于过氧乙酸对空气中的细菌繁殖体和芽胞、病毒等都有很强的杀灭作用,故常采用3%～5%的水溶液放于容器内进行加热熏蒸对室内空气进行消毒。在熏蒸消毒时,过氧乙酸的用量按4g/m^{3}来计算,一般熏蒸2小时即可。

(3)过氧化氢　又称双氧水,有较强的杀菌作用。喷雾使用30mg/m^{3}的浓度,20分钟可快速杀灭空气中90%左右的微生物。

(六)饮用水的消毒

自来水用氯气消毒,少量的饮用水可用漂白粉消毒。

(七)环境的消毒

患者居住过的房间、地板、墙壁、门窗可用0.2%～0.5%过氧乙酸200mg/m^2 30～60分钟或1g/L含氯消毒液30～60分钟于房间无人时喷洒,注意药物的腐蚀性。厕所、阴沟可用生石灰,其有效成分是氢氧化钙。垃圾可焚烧或用10g/L有效氯的消毒液喷洒。污水可用有效氯消毒(总余氯量大于65mg/L)处理。

第二节　病原生物感染的防治

一、病原生物感染的预防

(一)病原生物感染的预防原则

病原生物的感染是病原生物(病原菌、病毒、寄生虫等)通过一定的途径进入机体,引起机体不同的病理损伤。抗感染免疫是机体在与病原生物及其有害产物长期斗争的过程中逐步形成的,机体的非特异性免疫与特异性免疫相互配合,共同发挥着维护机体健康的作用。特异性免疫通过抗体和效应性淋巴细胞而发挥体液免疫和细胞免疫作用。体液免疫是由B细胞受病原生物及其代谢产物的刺激后,活化、增殖、分化成为浆细胞,浆细胞合成分泌抗体,由抗体清除病原生物。细胞免疫是由T细胞介导的通过产生效应性T细胞及细胞因子而发挥效应的免疫应答。病原生物感染的特异性防治就是利用人工的方法启动体液免疫、细胞免疫,达到预防和治疗该病原生物感染的目的。

1. 病毒感染的特异性预防

(1)人工自动免疫　用作预防病毒感染的疫苗主要有减毒活疫苗、灭活疫苗、基因工程疫苗、核酸疫苗等。减毒活疫苗一般选用毒力下降的病毒突变株,如脊髓灰质炎疫苗、麻疹疫苗、流感疫苗、腮腺炎疫苗、风疹疫苗、水痘疫苗等;灭活疫苗有流行性乙型脑炎疫苗、狂犬疫苗、流感疫苗等;基因工程疫苗有乙肝疫苗。

(2)人工被动免疫 注射含有抗病毒抗体的免疫血清、丙种球蛋白和细胞因子,使机体立即获得特异性免疫力。常用于甲型肝炎、麻疹、脊髓灰质炎、狂犬病、疱疹病毒感染等的紧急预防和治疗,可减轻症状。

2. 细菌感染的特异性预防

(1)人工自动免疫 将疫苗或类毒素接种于人体增强宿主的抗病能力的方法。常用疫苗有死疫苗、活疫苗、类毒素、亚单位疫苗等,如卡介苗、破伤风、白喉类毒素等。

(2)人工被动免疫 将免疫血清或免疫球蛋白、细胞因子注入机体,使机体即刻获得特异性免疫的方法,常用的有含抗毒素的动物血清、血清中提取的丙种球蛋白、胎盘球蛋白等。

3. 寄生虫感染的特异性预防 消灭传染源、切断传播途径、保护易感人群是控制寄生虫病的基本措施,人类对寄生虫普遍易感,所以提高人群对寄生虫的免疫力显得尤为重要。如接种疫苗是防止疟疾传播的有效措施。

(二)常用的人工免疫生物制品

人工自动免疫常用减毒活疫苗(如脊髓灰质炎疫苗、卡介苗和麻疹疫苗等)、灭活病毒疫苗(流感疫苗、狂犬病疫苗等)、亚单位疫苗、基因工程疫苗等。尤其是减毒活疫苗的应用,常能获得持久、有效的预防效果。近年来研究应用多肽疫苗及基因工程疫苗等,有高效、安全、可以大量制备等优点。人工被动免疫常注射恢复期血清及免疫球蛋白,用来短期预防和治疗,如麻疹患者恢复期血清和丙种球蛋白预防麻疹,乙型肝炎高价免疫球蛋白预防乙型肝炎等。

二、病原生物感染的治疗

(一)病毒感染的治疗

常用干扰素和干扰素诱生剂,干扰素为广谱抗病毒药,对 DNA 和 RNA 病毒均有抑制作用;干扰素诱生剂有聚肌胞、甘草甜素、灵芝多糖等。碘脱氧尿嘧啶核苷(疱疹净)、阿糖腺苷、无环鸟苷对疱疹病毒等感染有一定疗效;三氮唑核苷(病毒唑)对流行性出血热病毒可能有抑制作用;叠氮胸苷、双脱氧肌苷、拉夫嘧啶等对人类免疫缺陷病毒有明显的抑制作用;金刚烷胺可以预防流感;中草药可以减轻一些病毒性疾病的症状,缩短病程,如黄芪、板兰根、大青叶等能抑制多种病毒。

(二)细菌感染的治疗

及时选用适当的抗菌药物是治疗的关键,应注意早期、足量使用具有杀菌或抑菌活性的抗菌药物,包括人工合成的磺胺、喹诺酮、青霉素等。每种抗菌药物都有一定的抗菌范围,称为抗菌谱。根据药物抗菌范围的大小,又分为窄谱和广谱抗菌药。各类抗菌药物的作用包括影响细胞壁的合成,影响细胞膜的功能,影响细菌细胞蛋白质的合成以及影响核酸合成等几种机制(图 15 - 1)。革兰阳性球菌感染者可选用青霉素、红霉素、头孢菌素等;革兰阴性杆菌感染则选用庆大霉素、丁胺卡那霉素、头孢菌素及半合成广谱青霉素;厌氧菌感染则首选甲硝唑,也可选用青霉素、氯霉素、氯洁霉素等。

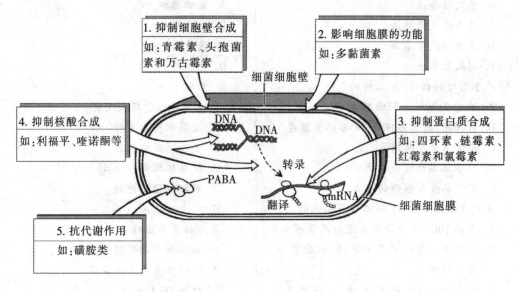

图 15 - 1 抗菌药物作用机制

(三)真菌感染的治疗

抗真菌药物的主要作用机制是破坏真菌细胞膜的完整性。抗真菌药物的种类较少,且部分具有较强的不良反应。各种癣症的治疗以外用药为主,可选用抗真菌霜剂或软膏,如 5% 硫黄软膏、克霉唑软膏、咪康唑霜等。必要时内服抗真菌药物,但较难根治,易复发。深部真菌病的治疗,主要应除去各种诱因,提高机体抵抗力。治疗药物有两性霉素 B、5 - 氟胞嘧啶、制霉菌素、克雷唑、伊曲康唑等。

(四)寄生虫感染的治疗

抗寄生虫药物主要作用机制有:**干扰虫体代谢、抑制虫体内酶的活性或影响虫体神经肌肉系统的功能。**常用的抗蠕虫药有:阿苯哒唑(商品名肠虫清)、乙胺嗪(又名海群生)、呋喃嘧酮、吡喹酮、槟榔、南瓜子仁等;常用的抗原虫的药物有:青蒿素、奎宁、甲硝唑、氯喹、伯喹、乙胺嘧啶、乙酰螺旋霉素等。

▶▶▶ 综 合 测 试 题 ◀◀◀

A1 型题

1. 关于紫外线杀菌不正确的是

   A. 紫外线杀菌与波长有关

   B. 紫外线干扰细菌 DNA 复制

   C. 紫外线的穿透力弱,故对人体无害

   D. 紫外线适用于空气或物体表面的消毒

   E. 消毒效果与作用时间有关

2. 关于高压蒸汽灭菌法不正确的是

   A. 灭菌效果最可靠,应用最广

   B. 适用于耐高温和潮湿的物品

   C. 可杀灭包括细菌芽胞在内的所有微生物

   D. 通常压力为 2.05kg/cm²

   E. 通常温度为 121.3℃

3. 对普通培养基的灭菌,宜采用
   A. 煮沸法
   B. 巴氏消毒法
   C. 流通蒸汽灭菌法
   D. 高压蒸汽灭菌法
   E. 间歇灭菌法

4. 关于乙醇的叙述,不正确的是
   A. 浓度在70%～75%时消毒效果好
   B. 易挥发,需加盖保存,定期调整浓度
   C. 经常用于皮肤消毒
   D. 用于体温计浸泡消毒
   E. 用于黏膜及创伤的消毒

5. 关于煮沸消毒法,下列哪项是错误的
   A. 煮沸100℃5分钟可杀死细菌繁殖体
   B. 可用于一般外科手术器械、注射器、针头的消毒
   C. 水中加入1%碳酸氢钠,可提高沸点到105℃
   D. 常用于食具消毒
   E. 不足以杀死所有细菌

6. 杀灭细菌芽胞最常用而有效的方法是
   A. 紫外线照射
   B. 干烤灭菌法
   C. 间歇灭菌法
   D. 流通蒸汽灭菌法
   E. 高压蒸汽灭菌法

7. 湿热灭菌法中效果最好的是
   A. 高压蒸汽灭菌法
   B. 流通蒸汽法
   C. 间歇灭菌法
   D. 巴氏消毒法
   E. 煮沸法

8. 酒精消毒最适宜的浓度是
   A. 100%
   B. 95%
   C. 75%
   D. 50%

E. 30%

9. 实验室常用干烤法灭菌的器材是
   A. 玻璃器皿
   B. 移液器头
   C. 滤菌器
   D. 手术刀、剪
   E. 橡皮手套

10. 关于消毒剂作用原理是
    A. 使菌体蛋白变性
    B. 使菌体蛋白凝固
    C. 使菌体酶失去活性
    D. 破坏细菌细胞膜
    E. 以上均正确

11. 紫外线杀菌原理是
    A. 破坏细菌细胞壁肽聚糖结构
    B. 使菌体蛋白变性凝固
    C. 破坏DNA构型
    D. 影响细胞膜通透性
    E. 与细菌核蛋白结合

12. 血清,抗毒素等可用下列哪种方法除菌
    A. 加热56℃30分钟
    B. 紫外线照射
    C. 滤菌器过滤
    D. 高压蒸汽灭菌
    E. 巴氏消毒法

13. 判断消毒灭菌是否彻底的主要依据是
    A. 繁殖体被完全消灭
    B. 芽胞被完全消灭
    C. 鞭毛蛋白变性
    D. 菌体DNA变性
    E. 以上都不是

14. 杀灭物体表面病原生物的方法称为
    A. 灭菌
    B. 防腐
    C. 无菌操作
    D. 消毒
    E. 无菌

(王小莲)

第三篇 病原生物学各论

第十六章 呼吸道感染的病原生物

呼吸道感染的病原生物是指**一大类以呼吸道作为侵入门户,仅引起呼吸道局部感染,或经呼吸道入侵导致呼吸道及其他组织器官感染的病原生物**,包括病毒、细菌、衣原体等。常见的引起呼吸道感染性疾病的病毒有:流行性感冒病毒、麻疹病毒、腮腺炎病毒、风疹病毒、腺病毒、鼻病毒等;常见的细菌有:脑膜炎奈瑟菌、肺炎链球菌、结核分枝杆菌、白喉棒状杆菌、麻风分枝杆菌、百日咳鲍特菌、流感嗜血杆菌等。其他病原生物有:鹦鹉热衣原体、肺炎支原体、肺孢子菌属、新生隐球菌、曲霉等。

第一节 常见病毒

呼吸道病毒是指一类能侵犯呼吸道,引起呼吸道感染或以呼吸道为侵入门户引起其他组织器官病变的病毒。呼吸道病毒中最主要的是流行感冒病毒和麻疹病毒,此外常见的还有腮腺炎病毒、冠状病毒、风疹病毒、腺病毒、鼻病毒。据统计在急性呼吸道感染中90% ~ 95%由病毒引起。呼吸道病毒具有感染力强、传播快、潜伏期短、起病急等特点,常可造成大流行,甚至暴发流行。

一、流行性感冒病毒

流行性感冒病毒(influenza virus,IFV)简称流感病毒,是流行性感冒的病原体。属正黏病毒科,分甲、乙、丙三型,可引起人和动物流行性感冒(简称流感)。甲型流感病毒常引起大流行,甚至世界性大流行,如 1918—1919 年的流感大流行,50% 的世界人口被感染,死亡人数至少为 2000 万,比第一次世界大战死亡总人数还多。除感染人外,还可引起禽、猪等多种动物感染。乙型流感病毒可引起地区性流行。丙型流感病毒主要侵犯婴幼儿,引起普通感冒。

(一)生物学性状

1. **形态与大小** 病毒呈球形或椭圆形,从患者体内初次分离时常呈丝状。球形病毒颗粒直径为 80 ~ 120nm。

(1)**核心** 由病毒核酸、核蛋白及 RNA 多聚酶组成。病毒核酸为分节的单股负链RNA,甲型、乙型流感病毒分 8 个节段,丙型流感病毒分 7 个节段。流感病毒核酸分节段这一特点使病毒在复制过程中易发生基因重组,导致新的病毒株出现。核蛋白抗原性稳定,很少发生变异。核蛋白(NP)与包膜中的基质蛋白共同组成流感病毒的型特异性抗原。

(2)**包膜** 流感病毒包膜分两层。内层为基质蛋白(MP),抗原性较稳定,具有保护核心及维持病毒外形的作用。MP 也可表达于感染细胞膜,使复制后的核衣壳能选择性地从该部位出芽释放。外层为脂质双层,来源于宿主细胞膜。甲型和乙型流感病毒在外层包膜上镶嵌有两种由病毒基因编码的糖蛋白刺突:一种为血凝素(hemagglutinin,HA),呈柱状;另一种为神经氨酸酶(neuraminidase,NA),呈蘑菇状。HA 和 NA 即流感病毒的表面抗原,其抗原性极不稳定,常发生变异,是划分流感病毒亚型的重要依据(图 16 - 1)。

2. 分型与变异

(1)分型 根据 NP 和 MP 抗原性不同,将流感病毒分为甲、乙、丙三个型,三型之间无交叉免疫。甲型流感病毒又根据 HA、NA 抗原性不同,分为若干亚型;乙型、丙型流感病毒尚未发现亚型。

(2)变异 甲型流感病毒的 HA、NA 极易发生变异,尤以 HA 为甚。两者变异可同时出现,也可单独发生,病毒的变异幅度与流行关系密切,可直接影响到流行的规模。

流感病毒变异有两种形式:
①**抗原漂移**(antigenic drift):基

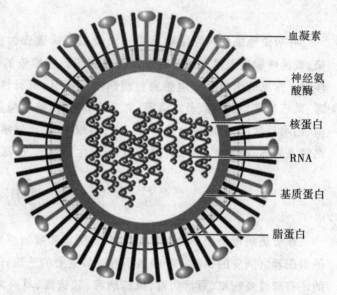

图 16 - 1 流感病毒形态与结构模式图

右侧标注(自上而下):血凝素;神经氨酸酶;核蛋白;RNA;基质蛋白;脂蛋白

因发生点突变,使编码 HA、NA 氨基酸序列的基因发生变异,变异率小于 1%,属量变,每 2 ~ 5 年出现一次,常引起局部中小型流行。②**抗原转换**(antigenic shift):基因点突变累积导致编码 HA 氨基酸序列的基因变异率大于 20% ~ 50%,属质变,常形成新亚型。由于人群对新亚型无免疫力,所以每次一种新亚型出现即伴随着一次大规模的流行(表16 - 1)。

表 16 - 1 流感病毒的抗原型别及流行年代

流行年代	抗原性结构	亚型名称	代表病毒株 *
1930—1946	H0N1	原甲型(A0)	A/PR/8/34(H0N1)
1946—1957	H1N1	亚甲型(A1)	A/FM/1/47(H1N1)
1957—1968	H2N2	亚洲甲型(A2)	A/Singapore/1/57(H2N2)
1968—1977	H3N2	香港甲型	A/HongKong/1/68(H3N2)
1977—	H1N1、H3N2	亚洲甲型与香港甲型	A/USSR/90/77(H1N1)

注: * 代表病毒株命名法:型别/分离地点/毒株序号/分离年代(亚型)

1977 年,H1N1 亚型又重新出现,感染者大多为 30 岁以下的青年,表明过去感染有一定的保护作用。与以前新亚型出现不同的是,此次 H1N1 并未完全取代 H3N2,而是与其共同流行。

3.抵抗力　流感病毒抵抗力较弱,56℃ 30分钟即可灭活,室温下感染性很快消失,0℃~4℃可存活数周,-70℃或冷冻真空干燥可长期保存。对干燥、日光、紫外线、脂溶剂、氧化剂、乳酸等化学消毒剂均敏感。

（二）致病性与免疫性

1.致病性　流感为冬春季节呼吸道传染病,传染源主要为患者和隐性感染者及被感染的动物。**病毒主要经飞沫在人与人之间传播,也可经握手、共用毛巾等密切接触而感染,传染性极强。**感染后症状轻重不等,约50%感染者无症状,严重者可致病毒性肺炎。病毒通过表面HA与呼吸道柱状上皮细胞受体结合,进入细胞内增殖后可导致细胞变性、坏死、脱落、黏膜充血水肿等局部病理改变。潜伏期为1~4天,患者常突然起病,呼吸道卡他症状明显,并有畏寒、发热、头痛、肌肉关节酸痛等全身表现,有时伴有呕吐、腹痛、腹泻等消化道症状。病毒仅在呼吸道局部增殖,一般不进入血液。病程持续3~5天,但年老体弱者和婴儿易继发细菌感染,使病程延长,严重可危及生命。

值得注意的是,近年来世界许多国家发生了禽流感大流行,并从家禽和候鸟中分离到高致病性的禽流感病毒H5N1、H7N7、H7N9等亚型,通常禽流感病毒与人流感病毒存在受体特异性差异,禽流感病毒不易感染给人。人类禽流感的传染源主要为患者或携带禽流感病毒的家禽,病毒可以随病禽的呼吸道、眼鼻分泌物及粪便排出,禽类通过消化道和呼吸道途径感染发病。被病禽粪便、分泌物污染的任何物体,如饲料、禽舍、笼具、饲养管理用具、饮水、空气、运输车辆、人、昆虫等,都可能传播病毒。虽然任何年龄对禽流感病毒均易感,但12岁以下儿童发病率较高,病情较重。

2.免疫性　病后可获得对同型病毒的免疫力,一般维持1~2年。但由于流感病毒包膜抗原易变异,机体对新出现的亚型无交叉免疫,故病后免疫力不牢。免疫的物质基础主要是呼吸道产生特异性sIgA。

（三）防治原则

流感病毒传染性强,传播迅速,易引起暴发流行,切实做好预防工作十分重要。

流行期间,应避免人群聚集,必要时戴口罩。公共场所可用乳酸蒸熏进行空气消毒。通常每100m²空间以2~4ml乳酸溶于20~40ml水中加热蒸熏,能灭活空气中的流感病毒。

接种疫苗是预防流感的最有效的方法,但疫苗必须与当前流行株抗原型相同。流感尚无特效疗法,主要是对症治疗和预防继发性细菌感染。盐酸金刚烷胺可抑制病毒穿入与脱壳,在发病24~48小时使用,可减轻全身中毒症状。此外,干扰素及中药板蓝根、大青叶有一定疗效。

近年来,由H5N1、H7N9亚型禽流感病毒引起的疫情对人类的健康造成重大威胁。由于病毒不断变异,开发新型抗禽流感病毒药物已成为全世界医学领域研究的重大问题。

二、冠状病毒

冠状病毒(coronavirus)在分类上属于冠状病毒属(*Coronavirus*),该属包括人冠状病毒、禽传染支气管炎冠状病毒、鼠肝炎病毒等。冠状病毒是一类有包膜的单股正链 RNA 病毒,冠状病毒广泛分布于自然界,对理化因素的耐受力较弱。只感染脊椎动物,可引起人和动物的呼吸道、消化道、肝脏和神经系统疾病。2002—2003 年,全球暴发流行的严重急性呼吸综合征(severe acute respiratory syndrome,SARS)的病原体是一种新的冠状病毒(图 16 - 2),被称为 SARS 冠状病毒(SARS - CoV)。

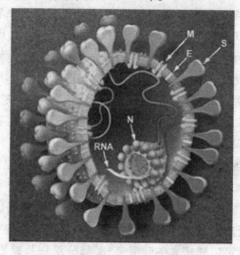

图 16 - 2　冠状病毒结构模式图

现已知,SARS - CoV 基因组有 29 751 个碱基对,由 5 个主要开放读码框(ORF)组成,分别编码 RNA 聚合酶蛋白、S 蛋白、E 蛋白、M 蛋白、N 蛋白。S 蛋白是病毒感染过程中吸附与穿入细胞的关键蛋白,也会引起宿主的免疫反应,是疫苗的理想靶位。

冠状病毒对理化因素的抵抗力较弱。因包膜中含有脂类,故对脂溶剂敏感,乙醚、氯仿、乙醇(70%)、甲醛、胰酶、紫外线等均可灭活病毒。56℃ 30 分钟或 37℃ 数小时可使病毒失去感染性。**在酸性环境中能很快灭活病毒。**

冠状病毒感染多发于冬春季节,传播方式常可通过呼吸道飞沫传播和经口传播,呼吸道感染呈普通感冒症状,很少波及下呼吸道。消化道感染以水样腹泻为主,偶有冠状病毒引起新生儿坏死性结肠炎的报道。

2002 年 11 月,我国广东发现并报告首例非典型肺炎,这种不明原因的传染性疾病迅速向其他地区传播。许多病例快速死亡。2003 年 3 月 12 日,WHO 将该病命名为严重急性呼吸综合征(SARS)。我国卫生部将 SARS 列入法定传染病。主要通过飞沫侵入鼻和肺而传播,其感染性的物质如粪便和尿液产生的气溶胶被吸入后,其中的病毒侵入黏膜也可导致感染的传播,是否还存在呼吸道之外的传播途径尚无定论。实验证明经吸入气溶胶颗粒感染的动物与经密切接触吸入飞沫感染的动物相比,排出病毒的时间更长,病情也严重。

SARS 起病急,潜伏期 1 ~ 12 天,最长的 1 例达 14 天,发病后快则 1 天,慢则 7 ~ 10 天都发展为肺炎。患者表现为发热、干咳或咳痰、胸闷伴憋气、胸痛、呼吸困难等,还有的患者伴有腹泻。SARS 病理研究发现,患者肺内主要为细胞毒 T 细胞浸润,说明肺内的免疫反应主要为细胞免疫反应,这种免疫反应是把"双刃剑",即可清除感染细胞内的病毒,又可因过度反应造成免疫病理损伤。

SARS 的预防主要是严密隔离患者和严格消毒,在疫情控制后坚持监测,WHO 提示病情过后至少还需要坚持监测 1 年。SARS 的治疗主要是采取综合性支持疗法和对症治疗。目前,尚未发现有肯定疗效的抗 SARS 病毒药物,用于 SARS 特异性预防的疫苗正在研制中。

三、麻疹病毒

麻疹病毒(measles virus)**是麻疹的病原体**,麻疹是儿童常见的急性呼吸道传染病,传染性强,易感年龄为 6 个月至 5 岁的婴幼儿,无免疫力者接触后发病率几乎达100%。据 WHO 估计,麻疹疫苗使用前,全世界每年大约有 1.3 亿儿童患病,700 万~800 万患儿因并发症死亡。自广泛应用麻疹减毒活疫苗以来,病发率已大幅度下降,但近年来出现发病年龄推迟的现象。

(一)生物学性状

病毒颗粒呈球形,直径 150nm,不分节段,病毒结构由核衣壳和包膜组成。核酸为单股负链 RNA、衣壳呈螺旋对称型,包膜上有放射状排列的棘突,由血凝素(H)和融合因子(F)组成。麻疹病毒抗原性稳定,只有一个血清型,过去认为极少发生变异。但 20 世纪 80 年代以来,各国都有关于麻疹病毒抗原性变异的报道,经核苷酸序列分析表明,麻疹病毒也存在抗原漂移现象。麻疹病毒抵抗力弱,对热、紫外线、脂溶剂如乙醇、氯仿等敏感。

(二)致病性与免疫性

1. **致病性**　传染源为麻疹患者,在出疹前、后 4~5 天传染性最强。病毒经飞沫或通过鼻咽腔分泌物污染的玩具、用具等传播,冬春季发病率高,潜伏期为 9~12 天。病毒首先在呼吸道上皮细胞内增殖,然后进入血流,形成第一次病毒血症;病毒随血流到达全身淋巴组织和单核巨噬细胞系统,在细胞内增殖达一定数量后再次侵入血流,形成第二次病毒血症,引起全身性病变。患者的前驱症状有高热、畏光、鼻炎、结膜炎、咳嗽等。发热两天后,口颊黏膜可出现中心灰白色、外绕红晕的黏膜斑即柯氏斑(koplik),对早期诊断具有一定的意义。此后 1~2 天,全身皮肤相继出现斑丘疹。皮疹出全后,体温逐渐下降,若无并发症,可自然痊愈。但抵抗力低下者,常继发支气管炎、肺炎、中耳炎、脑炎等,严重者可导致患者死亡。

2. **免疫性**　病毒感染后可获得终身免疫力,一般不会出现再次感染。

血清中抗 H 抗体和抗 F 抗体在预防再感染中发挥重要作用。细胞免疫是清除细胞内病毒使麻疹痊愈的主要因素。T 细胞缺陷者会出现麻疹持续感染状态,甚至死亡。

(三)病原生物学检查

麻疹一般无需进行实验室检查即可诊断。

1. **病毒分离及病毒核酸检测**　可采取发病早期咽拭子或漱口液,经抗生素处理后,接种于原代人胚肾细胞或传代细胞培养,观察有无多核巨细胞形成及细胞核或细胞质中是否出现嗜酸性包涵体,进行初步诊断。然后再以特异性抗血清进行中和试验鉴定病毒。对慢性中枢神经系统感染者可用原位核酸杂交法或 PCR 检测病毒核酸。

2. **血清学诊断** 可取患者急性期和恢复期双份血清做血凝抑制试验,恢复期抗体滴度较急性期升高 4 倍及以上有诊断意义,也可在发病早期检测特异 IgM 抗体进行早期诊断。

(四)防治原则

接种麻疹减毒活菌苗是最有效的预防措施。我国已将接种麻疹减毒活菌苗列入计划免疫,初次接种在 8 个月龄,接种后抗体转阳率达 90% 以上,但免疫力仅维持 10 ~ 15 年,因此规定 7 岁进行再次免疫。WHO 已将消灭麻疹列入继消灭脊髓灰质炎后的主要目标。无免疫力者接触麻疹患者后,注射丙种球蛋白进行紧急预防,可防止发病或减轻症状。

四、腮腺炎病毒

腮腺炎病毒(mumps virus)是流行性腮腺炎的病原体。

(一)生物学性状

腮腺炎病毒呈球形,直径约 150nm,基因组为单股负链 RNA,核衣壳呈螺旋对称型,有包膜,包膜上有血凝素 - 神经氨酸酶棘突(HN)及融合因子棘突(F),免疫原性稳定,只有一个血清型。抵抗力较弱,56℃ 30 分钟可被灭活,对热、紫外线及脂溶剂均敏感。

(二)致病性与免疫性

人是腮腺炎病毒的唯一宿主,传染源为急性期患者,病毒通过飞沫经呼吸道传播,易感者为学龄前儿童,好发于冬春季节。本病潜伏期为 2 ~ 3 周,病毒侵入呼吸道上皮细胞核局部淋巴结内增殖后,进入血流,然后经血流侵入腮腺和其他腺体器官如睾丸、卵巢、胰腺、肾脏和中枢神经系统等。临床表现主要为一侧或双侧腮腺肿大、疼痛,伴发热、乏力、肌肉疼痛等。病程 1 ~ 2 周,青春期感染者,男性易并发睾丸炎(约 20%),甚至可导致不育;女性可并发卵巢炎(约 5%);也有少数(约 0.1%)患者并发无菌性脑膜炎。此外,腮腺炎病毒感染也是导致儿童期获得性耳聋的常见原因。腮腺炎病后可获得牢固的免疫力。

(三)病原生物学检查

典型病例不需要做实验室检查即可诊断。不典型病例特别是无菌性脑膜炎患者需做病毒分离和血清学鉴定。

(四)防治原则

对于腮腺炎患者应及时隔离,防止传播。接种疫苗是有效的预防措施。目前,我国使用的为 S97 株减毒活疫苗,免疫效果良好,90% 出现抗体。美国等国家已研制出腮腺炎病毒 - 麻疹病毒 - 风疹病毒三联疫苗(MMR),我国的三联疫苗正在研制中。

五、风疹病毒

风疹病毒(rubella virus)是引起风疹的病原体,由于风疹症状较轻,一向不受重视,直到 1941 年澳大利亚医生 Gregg 报道孕妇在妊娠头 3 个月内患风疹,所产婴儿可出现先天性畸形后,才引起病毒学家及医学界的重视。风疹病毒可在多种细胞内增殖,1962 年首次分离成功,该病毒只有一个血清型,人是唯一的自然宿主。

（一）生物学特性

病毒呈球形,直径约 60nm,核酸为单股正链 RNA,有包膜。病毒可在多种细胞内增殖,如人羊膜细胞、兔肾细胞、非洲绿猴肾细胞等,细胞病变出现较慢,可形成空斑。

（二）致病性与免疫性

人群对风疹病毒普遍易感,儿童为主要易感者。病毒经呼吸道传播,在局部淋巴结增殖后,侵入血流传播全身。临床表现有发热、麻疹样出疹（但较麻疹轻）、耳后及枕下淋巴结肿大。成人症状较重,除皮疹外,常伴有关节疼痛、血小板减少、出疹后脑炎等。风疹一般为自愈性疾病,病后可获得持久免疫力。

风疹病毒感染最严重的危害是孕妇受染后可致胎儿先天畸形。若孕妇在妊娠早期感染风疹病毒,病毒可通过胎盘感染胎儿,引起胎儿畸形或先天性风疹综合征（congenital rubella syndrome,CRS）。患儿出生后可表现为先天性心脏病、先天性耳聋、失明、智力低下等。一般妊娠 1 个月内感染风疹病毒,婴儿先天性畸形发生率为11% ~58%,2 个月内为 11% ~36%,3 个月内为 7% ~15%,4 个月内为 7% 以下,妊娠 6 个月以上感染风疹病毒无致畸危险。

（三）防治原则

接种风疹病毒减毒活疫苗是有效的预防措施,接种对象为风疹病毒抗体阴性的育龄妇女及学龄前儿童,免疫效果良好。风疹病毒抗体阴性的孕妇,如接触风疹患者应立即大剂量注射丙种球蛋白紧急预防。

六、其他病毒

其他呼吸道病毒见表 16 - 2。

表 16 - 2　其他呼吸道病毒

病毒名称	生物学特性	传播途径	所致疾病	防治原则
腺病毒	球形、双链 DNA 无包膜	呼吸道、胃肠道和密切接触等途径传播	主要感染儿童,为急性呼吸道感染、肺炎等;眼部感染,滤泡性结膜炎;其他感染有小儿胃肠炎、出血性膀胱炎	目前无特异性疫苗
鼻病毒	单股、正链 RNA、 无 包膜	飞沫传播,如污染手或物品,最易经眼、鼻黏膜传播	支气管炎、支气管肺炎	治疗主要采用肾上腺素缓解喘息症状

第二节　常见细菌

常见的经呼吸道感染的细菌分布广泛,常寄居于人类呼吸道、鼻咽腔黏膜等处,仅少数引起疾病。

一、脑膜炎奈瑟菌

脑膜炎奈瑟菌(*Neisseria meningitidis*)通称脑膜炎球菌(meningococcus),是流行性脑脊髓膜炎(流脑)的病原菌。

(一)生物学特性

1. 形态与染色　脑膜炎球菌是革兰阴性菌,呈肾形或豆形,凹面相对,直径为 0.6 ~ 0.8μm,常成双排列,人工培养后呈卵圆形或球形,排列不规则。在患者脑脊液中,多位于中性粒细胞内,形态典型。新分离的菌株大多有荚膜和菌毛。

2. 培养特性与生化反应　营养要求高,常用巧克力血琼脂培养基,即经80℃加热的血琼培养基中培养。专性需氧,初次分离在5% ~ 10% CO_2 环境中生长更佳。最适宜生长温度为37℃,最适 pH 值为 7.4 ~ 7.6,形成 1.0 ~ 1.5mm 无色、圆形、凸起、光滑、透明、呈露滴状的菌落。在血琼脂平板上不溶血,在血清肉汤中呈混浊生长,能产生自溶酶。人工培养超过 48 小时,菌体易裂解死亡,因此培养物需及时转种。一般能分解葡萄糖和麦芽糖,产酸不产气。氧化酶和触酶试验阳性。

3. 抗原成分及分类　多数脑膜炎球菌有荚膜多糖群特异性抗原、外膜蛋白型特异性抗原、脂寡糖(LOS)抗原和核蛋白抗原。根据荚膜多糖抗原性不同,将脑膜炎球菌至少分为 13 个血清群,对人致病多的多属 A、B、C 群,我国以 A 群为主。

4. 抵抗力　本菌抵抗力极弱,对干燥、热、寒冷及紫外线等理化因素十分敏感,室温中 3 小时即死亡,55℃5 分钟内被破坏。常用消毒剂可迅速将其杀死。本菌对磺胺、青霉素、氯霉素和链霉素等敏感。对磺胺药易产生耐药性。

(二)致病性与免疫性

1. 致病物质　**主要有菌毛、荚膜和脂寡糖。** 菌毛可使细菌黏附于宿主细菌表面,有利于细菌入侵。荚膜有抗吞噬作用。**脂寡糖是脑膜炎奈瑟菌最主要的致病物质,** 可引起机体发热,白细胞升高,小血管和毛细血管内皮细胞损伤、局部血管栓塞及出血,还可引起出血性皮疹或瘀斑。严重时导致 DIC 和中毒性休克。

2. 所致疾病　**引起流行性脑脊髓膜炎,传染源是流脑患者或带菌者,主要通过飞沫经空气直接传播。** 细菌侵入易感者机体,首先自鼻咽部繁殖,潜伏期一般为 2 ~ 4 天,病情的发展取决于细菌的毒力、数量和机体的免疫力。机体抵抗力强,多无症状或只表现上呼吸道炎症,而抵抗力弱时,细菌大量繁殖后入血引起菌血症或败血症,患者突然恶寒、高热、恶心呕吐、皮肤黏膜上出现出血点或瘀斑。少数患者可因细菌突破血脑屏障到达脑膜,引起化脓性炎症,患者出现剧烈头痛、喷射性呕吐、颈强直等脑膜刺激症状。严重者有微循环障碍、DIC、肾上腺出血。可导致中毒性休克,预后不良。

3. 免疫性　**机体对脑膜炎球菌的免疫以体液免疫为主,** sIgA 可以阻止脑膜炎球菌对上呼吸道黏膜细胞的侵袭。患者及带菌者体内都可产生群特异性抗体,抗体可通过调理作用促进白细胞的吞噬、活化补体引起溶菌。母体的 IgG 类抗体可通过胎盘传给胎儿,故 6 个月内婴儿极少患流脑。儿童因血脑屏障的发育尚未成熟,流脑发病率一般较成人高。

（三）病原生物学检查

1. 标本　取患者脑脊液、血液或刺破出血瘀斑取其渗出液直接涂片检查。因本菌对低温和干燥敏感而易死亡,故标本采集后应注意保暖、保湿并立即送检,接种于预温培养基内,最好是床边接种。

2. 直接涂片镜检　镜检时发现中性粒细胞内外有革兰阴性双球菌,即可初步诊断。

3. 分离培养与鉴定　脑脊液或血液标本可先经血清肉汤增菌或直接接种到事先预温的巧克力血琼脂平板,置 5% ~ 10% CO_2 中孵育 24 小时,挑取可疑菌落涂片染色镜检,并做生化反应和血清凝集试验鉴定。

4. 快速诊断法　脑膜炎奈瑟菌易自溶,患者脑脊液中有病菌释放的抗原,可用已知抗体通过对流电泳,SPA 协同凝集试验或 ELISA 等方法快速检测其抗原。

（四）防治原则

及时隔离和治疗患者,消除传染源。治疗首选青霉素 G 和磺胺药,对青霉素 G 过敏的患者应考虑选用氯霉素或头孢曲松、头孢唑啉等第三代头孢菌素。对易感儿童可用纯化的群特异性多糖疫苗接种,免疫效果好。

二、肺炎链球菌

肺炎链球菌(*Streptococcus pneumoniae*)简称肺炎球菌(pneumococcus),广泛分布于自然界中,常寄居在正常人的鼻咽腔。多数不致病或致病力弱,仅少数引起大叶性肺炎、中耳炎、鼻窦炎等疾病。

（一）生物学特征

1. 形态与染色　本菌为革兰阳性球菌,菌体呈矛头状,尖端向外,成对排列(彩图 17),直径为 0.5 ~ 1.5 μm,在患者痰或脓汁中可见短链排列。无鞭毛,也不形成芽胞,毒力菌株在机体内形成较厚的荚膜,人工培养后荚膜消失。

2. 培养特性及生化反应　兼性厌氧,营养要求高,在含有血液或血清的培养基上才能生长,血平板上肺炎链球菌菌落与甲型溶血性链球菌菌落相似。菌落细小、圆形、光滑、扁平、透明或半透明,有 α 溶血环。培养时间稍久,因细菌产生自溶酶,菌体溶解,故血平板上的菌落中间下陷呈“脐形”。在血清肉汤中呈混浊生长,培养稍长时也可因细菌自溶而使培养液又变澄清。自溶酶可被胆盐或胆汁等物质激活,加速细菌溶解,故可用胆汁溶菌实验与甲型链球菌相区别。

3. 抗原构造与分型

（1）荚膜多糖抗原　该抗原是一种可溶性物质,存在于细菌荚膜中,具有型特异性。肺炎链球菌可分为 90 个血清型,1 ~ 3 型致病力较强。

（2）C 物质　存在于胞壁中的一种磷壁酸,可与血清中蛋白片段即 C 反应蛋白结合而沉淀。

4. 抵抗力　该菌对理化因素抵抗力较弱,56℃20 分钟即被杀死,有荚膜菌株抗干燥能力较强,对一般消毒剂、青霉素、红霉素、林可霉素等敏感。

（二）致病性与免疫性

本菌主要的致病物质是荚膜，荚膜有抗吞噬作用，可使病菌迅速繁殖而致病。一旦失去荚膜，细菌就失去致病力。此外，本菌产生的溶血素 O、紫癜形成因子及神经氨酸酶等物质参与致病。

正常机体对肺炎链球菌感染有较高抵抗力，只有当机体免疫功能降低时才引起疾病，多为内源性感染，肺炎链球菌寄生在正常人的口腔及鼻腔，一般不致病，当免疫力低下时肺炎链球菌可由上呼吸道侵入，经支气管到达肺组织，引起大叶性肺炎。患者突然发病，恶寒、高热、胸痛、咳嗽、咳铁锈色痰。肺炎后可继发胸膜炎、脓胸，也可引起中耳炎、乳突炎、败血症和脑膜炎等。麻疹病毒等呼吸道病毒感染后的患者或营养不良、抵抗力差的小儿、老年人易感染本菌。

病后可获得牢固的型特异性免疫，其免疫机制主要是产生荚膜多糖抗体，发挥其调理作用，增强吞噬细胞的吞噬功能。

（三）病原生物学检查

1. **直接涂片染色镜检**　取痰、脓或脑脊液沉淀物直接涂片染色镜检，如发现典型的革兰阳性、有荚膜的双球菌，可初步诊断。

2. **培养与鉴定**　将痰或脓汁直接接种于血琼脂平板做分离培养，发现有草绿色溶血环的可疑菌落，再做胆汁溶菌实验，与甲型溶血性链球菌相鉴别。血液标本肉汤增菌后做分离培养。

（四）防治原则

目前应用荚膜多糖疫苗是预防肺炎链球菌感染的主要措施。儿童、老人和慢性感染者接种有较好效果。肺炎链球菌感染的治疗主要采用大剂量青霉素或林可霉素。

三、结核分枝杆菌

结核分枝杆菌（*Mycobacterium tuberculosis*）俗称**结核杆菌**（tubercle bacillus），**是引起结核病的病原菌**。可经多途径侵犯全身各器官，但**以肺结核最多见**。结核病至今仍为重要的传染病。据 WHO 报道，全世界现有结核病患者 2000 万，每年有 800 万～1000 万新病例发生，至少有 300 万人死于该病。新中国成立前死亡率达 200/10 万～300/10 万，居各种疾病死亡原因之首。新中国成立后，结核病的发病率与死亡率大为降低。但是，世界上有些地区因艾滋病、吸毒、免疫抑制剂、酗酒、贫困等原因，结核病的发病率又呈上升趋势。

（一）生物学特性

1. **形态结构与染色**　结核分枝杆菌为细长略带弯曲的杆菌，长 1～4μm，宽约 0.4μm，分枝状排列或聚集成团。该菌无芽胞和鞭毛，胞壁外有一层荚膜，脂质含量较高，可影响染料的穿入。常用抗酸染色法染色，结核分枝杆菌被染成红色，为抗酸阳性菌。

2. **培养特性与生化反应**　**营养要求高，专性需氧**，最适生长温度为 37℃，低于 30℃不生长，最适 pH 为 6.5～6.8，**常用罗氏**（Lowenstein - Jensen）**固体培养基培养**。细胞质中的脂质成分影响了营养物质的吸收及代谢产物的排出，导致细菌缓慢生长，在固体培养基 2 ~ 4 周才可见菌落生长。典型的菌落为粗糙型,呈颗粒、结节或菜花状,乳白色或米黄色,不透明。在液体培养基中,由于细菌脂质含量高,具有疏水性,并有需氧的要求,故易形成皱褶的菌膜浮于液面。

3. 抵抗力　结核分枝杆菌**细胞壁中含大量脂质,可防止菌体水分的丢失,故对干燥和化学消毒剂有较强的抵抗力**。在干燥的痰内可存活 6 ~ 8 个月,在 3% 的盐酸、6% 的硫酸和 4% 的氢氧化钠中作用 15 分钟不受影响。对 1:13000 孔雀绿或 1:75000 结晶紫有抵抗力,将此加入培养基可抑制杂菌生长。

该菌**对湿热敏感**,在液体中加热 62℃ ~ 63℃ 15 分钟或煮沸即被杀死。**对紫外线敏感**,直接日光照射 2 ~ 7 小时可被杀死,可用于结核患者衣服、书籍等的消毒。对湿热敏感,可采用巴氏消毒法。**对乙醇敏感**,在 75% 乙醇中 2 分钟死亡。**对链霉素、异烟肼、利福平、环丝氨酸、乙胺丁醇、卡那霉素、对氨基水杨酸等敏感**,但是长期用药**容易出现耐药性**。

4. 变异性　结核分枝杆菌可发生形态、菌落、毒力、免疫原性和耐药性等变异。1908 年,法国人 Calmette 和 Guerin 将有毒的牛型结核分枝杆菌在含甘油、胆汁、马铃薯的培养基中经 13 年 230 次传代,获得一株减毒活菌苗,这种活菌苗可使人获得对结核的免疫力,从而被广泛用于免疫接种预防结核病。结核分枝杆菌易产生耐药性,目前已出现对多种抗结核药同时耐药的多重耐药菌株。

(二)致病性

结核分枝杆菌不产生内、外毒素及侵袭性酶类。其致病性与细菌在组织细胞内大量繁殖引起的炎症、菌体成分和代谢产物的毒性以及机体对菌体成分产生的免疫损伤有关。

1. 致病物质

(1)脂质　脂质的含量与毒力有密切关系。脂质的毒性成分有:①**磷脂**:能刺激单核细胞增生,引起结核结节形成干酪样坏死。②**索状因子**:为 6,6 - 双分枝菌酸和海藻糖的一种糖脂,能抑制白细胞游走和引起慢性肉芽肿。③**蜡质 D**:是一种糖脂和分枝杆菌酸的复合物,具有佐剂作用,能激发机体产生针对结核菌蛋白的细胞免疫应答,产生迟发型超敏反应。④**硫酸脑苷脂**:是有毒杆菌表面的一种糖脂。能够抑制吞噬溶酶体的形成。使结核分枝杆菌能在吞噬细胞内长期存活。

(2)蛋白质　结核分枝杆菌有多种蛋白质成分,结核菌素是其中的主要成分。作为变应原可刺激机体产生Ⅳ型超敏反应,引起组织坏死和全身中毒症状,并在结核结节的形成中起一定的作用。

(3)荚膜　结核分枝杆菌的致病作用有:①**抗吞噬作用**:能抑制吞噬体与溶酶体融合,使侵入的病原菌逃逸溶酶体酶的杀伤与消化;②**黏附作用**:荚膜能与吞噬细胞表面的 C3b 受体结合,有助于结核分枝杆菌的黏附、侵入;③**荚膜可阻止药物及化学物质透入菌体内**。

2. 所致疾病　结核分枝杆菌可**通过呼吸道、消化道及损伤的皮肤黏膜等多种途径侵入易感机体,可引起多种组织器官的感染**,但其中经呼吸道感染的肺结核最为多见。

(1)原发感染　**多见于儿童**。结核分枝杆菌借飞沫或尘埃经呼吸道侵入易感者肺泡,立即被肺泡中的吞噬细胞吞噬。由于菌体中细胞壁的脂质成分能阻止吞噬溶酶体的形成,使结核分枝杆菌能在细胞内大量生长繁殖,并导致吞噬细胞裂解,释放出大量的细菌,引起淋巴细胞及单核细胞浸润为主的渗出炎症,称为原发灶。结核分枝杆菌可经淋巴管扩散至肺门淋巴结,引起肺门淋巴结肿大。**原发灶、淋巴管炎和肿大的肺门淋巴结称为原发综合征。X 线检查见哑铃型阴影为其主要特征。**原发综合征常能自愈,仅留钙化点,但病灶内常有一定量的结核分枝杆菌长期潜伏,不断刺激机体维持特异性免疫,也可作为日后内源性感染的渊源。仅少数患者因免疫力低下,结核分枝杆菌可随吞噬细胞经血流、淋巴播散至全身而引起粟粒性肺结核,并常侵犯各处淋巴结、骨、关节、肾及脑膜等部位,引起相应的结核病。

(2)原发后感染　**成人以肺部多见。**结核分枝杆菌可以是外来的(外源性感染)或潜伏在病灶内的(内源性感染)。由于机体已产生一定的特异性细胞免疫,故病灶一般局限。多产生增生样病变而形成慢性肉芽肿,即结核结节,最终发生干酪样坏死或纤维化、钙化痊愈。若干酪样坏死被液化,排入邻近支气管,大量结核分枝杆菌随痰排出体外,传染性很强,此为开放性肺结核。部分患者结核分枝杆菌可进入血液循环引起肺内、外播散,如脑、肾结核。痰被咽入消化道也可以引起肠结核、结核性腹膜炎等。

(三)免疫性与超敏反应

1. **免疫性**　人类对结核分枝杆菌感染率很高,但发病率不高,这表明人类机体对结核分枝杆菌有一定的免疫力。机体感染结核分枝杆菌后,虽能产生多种抗体,但这些抗体无保护作用。抗结核免疫主要是细胞免疫。结核分枝杆菌初次侵入呼吸道后,原肺泡中未活化的巨噬细胞抗菌活性弱,不能阻止被吞噬的结核分枝杆菌生长,反而可将结核分枝杆菌带到别处。但巨噬细胞可呈递抗原,使周围 T 淋巴细胞致敏。致敏淋巴细胞可产生多种细胞因子如 IL-2、IL-6、IFN-γ 等,激活巨噬细胞,使吞噬作用加强引起呼吸爆发,导致活性氧中介物和氮中介物的产生而将病菌杀死。有些可直接杀伤靶细胞。常伴有超敏反应的发生。致敏性 T 细胞可直接杀伤带结核分枝杆菌的靶细胞,还可以释放多种细胞因子,在杀灭病灶中的结核分枝杆菌中起重要作用。**结核的免疫属于感染免疫,又称有菌免疫,**即体内有菌存在时机体对结核分枝杆菌的再次感染有一定的免疫力,一旦体内结核分枝杆菌消失,机体的免疫力也随之消失。

2. **超敏反应**　随着机体对结核分枝杆菌产生保护作用,也可以看到有迟发型超敏反应的发生,二者均为 T 细胞介导的结果。从郭霍现象(Koch phenomenon)可以看到,将结核分枝杆菌初次注入健康豚鼠皮下,10~14 天后局部溃烂不愈,附近淋巴结肿大,细菌扩散至全身,表现为原发感染的特点。若用结核分枝杆菌对以前曾感染过结核的豚鼠进行再感染,则于 1~2 天内局部迅速发生溃烂,易愈合;附近淋巴结不肿大,细菌亦很少扩散,表现为原发后感染的特点。可见,再感染时溃疡浅、易愈合、不易扩散,表明机体已有一定免疫力。但再感染时溃疡发生快,说明产生免疫的同时有超敏反应的参与。

近年来研究表明,结核分枝杆菌诱导机体产生免疫和迟发型超敏反应的物质不同。超敏反应主要由结核菌蛋白和蜡质 D 共同引起,而免疫则由结核分枝杆菌核糖体 RNA(rRNA)引起。因两种不同抗原成分激活不同的 T 细胞亚群释放不同的细胞因子所致。

3. **结核菌素试验**　在结核分枝杆菌的感染中,感染、免疫、超敏反应三者同时存在,因而可以通过检查机体对结核菌素的超敏反应来了解机体对结核分枝杆菌的细胞免疫水平。结核菌素试验是应用结核菌素来测定机体对结核分枝杆菌是否有细胞免疫力及引起超敏反应的一种皮肤试验。结核菌素有两种：①旧结核菌素（OT）：系将结核分枝杆菌接种于甘油肉汤培养基，经 4～8 周的培养，加热、浓缩、过滤而成，主要成分是结核分枝杆菌蛋白；②纯蛋白衍生物（PPD）：系将 OT 经过三氯醋酸沉淀后的纯化物。目前多用后者，常规试验取 PPD5U 注射前臂屈侧皮内，48～72 小时如红肿硬结直径大于 5mm 为**阳性，≥15mm 为强阳性，**对临床诊断有意义。

结核菌素试验应用：①选择卡介苗接种对象和测定免疫效果，结核菌素试验阴性者应接种或补种卡介苗；②作为婴儿（尚未接种卡介苗者）结核病诊断的参考，小儿越小，诊断价值越大；③测定肿瘤等患者的细胞免疫功能；④对未接种卡介苗的人群做结核分枝杆菌的流行病学调查。

（四）病原生物学检查

1. **标本采集**　标本的选择根据感染部位，可取痰、支气管灌洗液、尿、粪便、浓汁、胸水、腹水、脑脊液等。

2. **直接涂片检镜**　标本直接涂片或集菌后涂片，用抗酸染色镜检。若找到抗酸阳性菌，即可初步诊断。

3. **分离培养**　将处理后的标本接种于固体培养基上，器皿口加盖橡皮塞，于 37℃ 培养，每周观察一次，2～4 周形成肉眼可见的菌落，根据生长速度、菌落特点、涂片及抗酸染色结果做出判断。此法可提高检出的阳性率。

此外，还可通过动物实验检查结核分枝杆菌，也可用核酸分子杂交、PCR 等方法进行快速诊断。

（五）防治原则

1. **特异性预防**　除进行卫生宣传教育，对结核病患者早期发现、隔离和积极治疗，防止结核病的传播外，主要是特异性预防，即接种卡介苗。新生儿可直接接种，约 80% 以上可获得保护力。

2. **治疗**　抗结核药物治疗应着重遵循以下原则：早期发现和早期治疗，联合用药，彻底治愈。第一线的药物有利福平、异烟肼、乙胺丁醇和链霉素。利福平和异烟肼合用可以减少耐药性的产生。

四、白喉棒状杆菌

白喉棒状杆菌（*Corynebacterium diphtheriae*）属于棒状杆菌属，是人类白喉的病原菌。白喉是一种急性呼吸道传染病，其特征是咽喉等处形成灰白色假膜。**本菌不侵入血流，其外毒素进入血液后可引起全身中毒症状。**

（一）生物学特性

1. **形态与染色**　菌体细长微弯，一端或两端膨大成棒状，排列不规则，常呈 L、V、Y 形或呈栅栏状。革兰染色阳性。无鞭毛、无荚膜、无芽孢。用亚甲蓝和奈瑟（Neisser）染色可见**异染颗粒，是本菌的形态特征之一，具有鉴别意义。**

2. **培养特征**   需氧或兼性厌氧。营养要求高,在含凝固血清的吕氏(loeffler)培养基上生长迅速,异染颗粒明显。形成灰白色、圆形的菌落,形态典型。在含有 0.03% ~ 0.04% 亚碲酸钾血清琼脂平板上生长时,菌体能吸收碲盐,将其还原为碲,使菌落呈灰黑色或黑色。故此培养基可用作棒状杆菌的选择和鉴别。

3. **抵抗力**   白喉棒状杆菌对湿热抵抗力不强,煮沸 1 分钟或加热 60℃ 10 分钟可致死,3% 来苏 10 分钟死亡。但对干燥、日光和寒冷的抵抗力较大多数无芽胞细菌强。对青霉素、红霉素及常用广谱抗生素敏感,对磺胺药不敏感。

(二)致病性

1. **致病物质**   白喉毒素是白喉棒状杆菌的主要致病物质,只有携带 β - 棒状杆菌噬菌体的白喉棒杆菌才能产生白喉毒菌。此毒素能抑制敏感细胞的蛋白质合成,破坏细胞正常生理功能,引起组织坏死。白喉毒素是一种毒性强、具有高度抗原性的外毒素,其分子质量为 62kDa,分别由 A、B 两个片段组成,其中 A 为毒性片段,B 为结合片段,可协助 A 片段进去易感细胞内。A 片段进入细胞质通过干扰细胞内蛋白质的合成致细胞变性坏死。

2. **所致疾病**   白喉多在秋冬季流行,儿童易感。白喉棒状杆菌存在于患者和带菌者鼻腔中,随飞沫经呼吸道侵入机体,在鼻咽部黏膜上繁殖,产生毒素,引起局部炎症及全身中毒症状(图 16 - 3)。由于细菌和毒素在局部作用使局部黏膜上皮细胞坏死、血管扩张、组织水肿、炎症细胞浸润,血管渗出液中含有纤维蛋白,将炎症细胞、黏膜坏死组织和细菌凝聚在一起形成灰白色膜状物,称为假膜。假膜容易脱落而引起呼吸道阻塞,导致呼吸困难或窒息,这

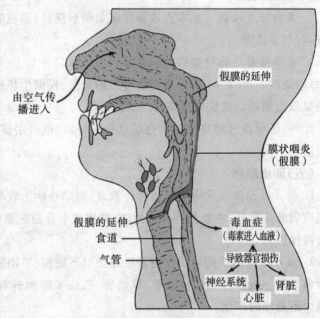

图 16 - 3   白喉致病性示意图

是白喉早期致死的主要原因。白喉棒状杆菌不侵入血流,其毒素由呼吸道进入血液,迅速与敏感组织如周围神经、心肌、肾上腺、肝、肾等结合,引起临床各种表现,如心肌炎、软腭麻痹、声嘶,肾上腺功能障碍等。约有 2/3 患者心肌受损,多在发病后 2 周出现心肌中毒症状。

(三)免疫性

白喉的免疫主要依靠抗毒素。人体血清中抗毒素含量超过 0.01U/ml 以上者,即有免疫力。故病后、隐形感染及预防接种均可获得免疫力。

调查人群对白喉的免疫力可用锡克试验(Schick test)进行测定。锡克试验的原理是毒素抗毒素中和试验。

(四)病原生物学检查

1. 直接涂片镜检　用棉拭子从患者病变部位假膜边缘取材,直接涂片,用亚甲蓝、革兰染色法或 Neisser 染色法染色,镜检有典型异染颗粒的白喉棒状杆菌,结合临床症状可做初步诊断。

2. 分离培养　将标本接种于吕氏血清斜面上,培养至 18 小时即可见灰白色小菌落,再涂片染色镜检。

(五)防治原则

白喉的特异性预防是控制白喉流行的关键,目前我国应用百白破三联疫苗进行人工主动免疫,效果良好。对白喉患者或密切接触过白喉患者的易感人群,应肌内注射白喉抗毒素做紧急预防和治疗。

白喉患者应及时隔离和治疗。应尽早使用白喉抗毒素和抗生素治疗。抗毒素能中和游离的毒素,但不能中和已与易感细胞结合的毒素。常用抗生素为青霉素或红霉素。

五、其他病原菌

其他呼吸道感染的病原菌见表 16-3。

表 16-3　其他呼吸道感染的病原菌

菌名	主要生物学特性	致病物质	传播途径	所致疾病	预防原则
麻风分枝杆菌	与结核分枝杆菌相似,细长略带弯曲,常呈束状排列,抗酸染色阳性	不产生毒素,其致病作用与本菌在宿主细胞内存活和增殖的能力,以及机体对其产生免疫病理损伤相关	麻风患者是唯一的传染源,通过破损的皮肤、黏膜、呼吸道吸入或密切接触传播	麻风病	尚无特异性的预防方法,早发现、早隔离、早治疗患者为主要的防治措施
嗜肺军团菌	革兰阴性球杆菌,有显著多形性,无芽胞,有菌毛和单端鞭毛	多种侵袭性酶、内毒素样物质和外毒素	通过飞沫或气溶胶方式传播	军团病	尚无特异预防方法,治疗首选红霉素
百日咳鲍特菌	革兰染色阴性卵圆形短小杆菌,有荚膜和菌毛,无鞭毛和芽胞	荚膜、菌毛及多种毒素等	通过飞沫、呼吸道传播	百日咳	早发现、早隔离,用百白破三联疫苗进行主动免疫,治疗可用红霉素、氨苄西林等
流感嗜血杆菌	为革兰阴性小杆菌,无芽胞、无鞭毛,多数菌株有菌毛	主要是内毒素、荚膜	主要通过呼吸道传播	鼻咽炎、喉炎、化脓性关节炎、脑膜炎等	接种流感嗜血杆菌荚膜多糖菌苗,治疗首选广谱抗生素

第三节　其他常见病原生物

一、鹦鹉热衣原体

鹦鹉热衣原体(*Chlamydophila psittaci*)是鹦鹉热的病原体,属于嗜衣原体属,主要在鸟类及家禽中传播。**人接触带菌的动物或其粪便而感染,可引起呼吸道疾病。**鹦鹉热是一种自然疫源性疾病,可在哺乳动物之间传播。鸟类多为隐性持续感染,甚至终生携带。人类通过与鸟类粪便和上呼吸道排出的分泌物接触而感染。潜伏期1～2周,临床表现多为急剧发病,寒战、发热、咳嗽和胸痛,呼吸道分泌物有传染性,所致疾病为非典型性肺炎,亦称鹦鹉热,为人畜共患病。感染后以细胞免疫为主。

二、肺炎衣原体

肺炎衣原体(*Chlamydophila pneumoniae*)是衣原体属中的一个新种,只有一个血清型。其原体平均直径为0.38μm,在电镜下呈梨形,并有清晰的胞浆周围间隙,但有时呈多形性,肺炎衣原体寄生于人类,无动物储存宿主。**通过呼吸道传播。**潜伏期30天左右,感染有散发和流行交替出现的特点。**肺炎衣原体可引起肺炎和上呼吸道感染。**还可引起心包炎、心肌炎和心内膜炎。近年来还发现肺炎衣原体与冠状动脉粥样硬化和心脏病有关。

三、肺炎支原体

肺炎支原体(*Mycoplasma pneumoniae*)**主要引起人类原发性非典型肺炎。传染源为患者和带菌者,主要经呼吸道传播,**多发生在夏末秋初,以5～15岁的儿童及青少年多见。肺炎支原体以顶端结构黏附于呼吸道上皮细胞表面,从细胞膜中获得脂质和胆固醇,并释放核酸酶、过氧化氢等,引起细胞损伤。肺炎支原体有超抗原作用,可刺激炎症细胞释放 TNF-α、IL-1 等细胞因子引起组织损伤。有的患者感染后发生 I 型超敏反应,促进哮喘急性发作。临床症状一般较轻,以头痛、咽痛、咳嗽、发热等为主,个别患者可有呼吸道以外的并发症,如心血管、神经系统症状和皮疹。感染后呼吸道局部产生的 sIgA 对再感染有一定的保护作用,但不够牢固,可重复感染。

三、真菌

机会致病性真菌多数是宿主正常菌群的成员,机体免疫力降低是其致病的主要条件。机会致病性真菌主要有肺孢子菌、新型隐球菌、曲霉。呼吸道是主要的入侵途径。

(一)肺孢子菌

肺孢子菌(*Pneumocystis*)是肺孢子菌肺炎(pneumocystis pneumonia,PCP)或肺孢子菌病的病原体。PCP 是一种重要的机会感染性疾病,是 HIV 感染者及其他免疫功能低下患者最常见的并发症和主要死亡原因,因而受到广泛的关注。肺孢子菌为机会致病性和嗜肺性病原体。感染健康宿主时,可形成长期潜伏或短暂无症状的隐性感染后被宿主清除;当宿主免疫力低下时,可引起弥漫性间质性炎症为特征的 PCP;当宿主免疫力严重受损或感染严重时,病原体可随血行播散至全身或直接侵入组织或脏器,引起肺外感染,表现为肺孢子菌性肝炎、结肠炎、中耳炎、眼脉络膜炎等多种组织器官病变。

(二)新生隐球菌

新生隐球菌(*Cryptococcus neoformans*)广泛分布于自然界。正常人体表、口腔、粪便有时也能查见此菌。**主要传染源是鸽子,在鸽粪中大量存在。**鸽子自身有抗此菌能力。人因鸽粪污染的空气而感染,特别是免疫力低下者。主要引起肺和脑的急性、亚急性和慢性感染。肺部感染可扩散至皮肤、黏膜、骨和内脏等。

新生隐球菌一般是外源性感染。呼吸道是主要的入侵途径。大多数患者感染后症状不明显,且能自愈。有的患者可引起支气管肺炎。严重病例可见大片浸润,呈暴发性感染,迅速致死。部分患者发生血行播散而累及中枢神经系统及其他组织,主要引起脑膜的亚急性、急性或慢性感染,临床表现类似结核性脑膜炎,预后不良。近年来,抗生素、激素和免疫抑制剂的广泛使用,导致新生隐球菌病例增多。

(三)曲霉

曲霉(*Aspergillus*)广泛分布于自然界,种类繁多,总数达 800 多种。可引起人类疾病的主要有黄曲霉、黑曲霉、烟曲霉、土曲霉和构巢曲霉五种。**其中以烟曲霉最为多见,主要由呼吸道侵入引起支气管哮喘和肺部感染。**有些曲霉能产生毒素,如黄曲霉的毒素与恶性肿瘤(尤其是肝癌)的发生密切相关。

▶▶综合测试题◀◀

A1 型题

1. 流感病毒引起流感大流行的主要原因是
   A. 病毒毒力强
   B. 病毒传染性强
   C. 人对病毒的免疫力低下
   D. 病毒 HA 和 NA 易发生变异
   E. 病毒一般不进入血流

2. 孕妇感染哪种病毒可引起胎儿先天性畸形
   A. 流感病毒
   B. 麻疹病毒
   C. 流行性腮腺炎病毒
   D. 风疹病毒
   E. 埃可病毒

3. 麻疹患者具有传染性的时间段为
   A. 出疹前 1～5 天
   B. 出疹后 1～5 天
   C. 出疹后 10 天
   D. 出疹前、后 10 天
   E. 出疹前、后 5 天

4. 麻疹患者早期特异性体征是
   A. 红色皮疹
   B. 玫瑰色皮疹
   C. 柯氏斑
   D. 皮肤出血点
   E. 结膜炎

5. 关于腮腺炎病毒的致病性,下列哪项是错误的
   A. 传染源为患者
   B. 经消化道传播
   C. 一侧或两侧腮腺肿大
   D. 隐性感染后可获得持久免疫力
   E. 有时可侵犯性器官

6. 以下哪项不是脑膜炎奈瑟菌的生物学

性状

A. 呈肾型或豆型

B. 革兰染色阳性

C. 凹面相对

D. 呈双排列

E. 在患者的脑脊液中多位于中性粒细胞内

7. 以下哪项不是引起肺炎链球菌的致病物质

A. 荚膜

B. 溶血素O

C. 紫癜形成因子

D. 菌毛

E. 神经氨酸酶

8. 结核杆菌的主要致病物质是

A. 磷脂

B. 索状因子

C. 蜡质D

D. 脂质

E. 蛋白质

9. 白喉棒状菌的主要致病物质是

A. 外毒素

B. 内毒素

C. 异染颗粒

D. 荚膜

E. 溶血素

10. 以下哪项疾病不是由流感嗜血杆菌引起的

A. 流感

B. 鼻咽炎

C. 化脓性关节炎

D. 喉炎

E. 脑膜炎

（王丽萍）

第十七章　消化道感染的病原生物

消化道感染病原生物主要是指通过污染食物、水源等经口食入引起消化系统疾病以及消化系统以外器官疾病的病原生物的总称,包括病毒、细菌和人体寄生虫。

第一节　常见病毒

肝炎病毒是引起病毒性肝炎的病原体。目前公认的人类肝炎病毒有五种,即甲型肝炎病毒(HAV)、乙型肝炎病毒(HBV)、丙型肝炎病毒(HCV)、丁型肝炎病毒(HDV)和戊型肝炎病毒(HEV)。近年来还发现了庚型肝炎病毒和 TT 型肝炎病毒等。本节主要介绍通过消化道途径感染的甲型、戊型肝炎,其他肝炎病毒详见第十八章。

一、甲型肝炎病毒

甲型肝炎病毒(hepatitis A virus,HAV)**是引起甲型肝炎的病原体**。甲型肝炎呈世界性分布,主要感染儿童和青少年,大多数表现为隐性感染或亚临床型感染,仅少数人发生急性甲型肝炎。

(一)生物学性状

甲型肝炎病毒呈球形,直径 27～32nm,核衣壳呈二十面体立体对称结构,无包膜。核酸为单正链 RNA。HAV 抗原性稳定,仅发现一个血清型(图 17－1)。

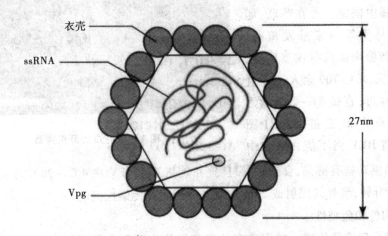

衣壳

ssRNA

27nm

Vpg

图 17－1　甲型肝炎病毒

甲型肝炎病毒对理化因素有较强的抵抗力,耐酸,在水中可生存数月,100℃ 5 分钟方可使之灭活,对紫外线、甲醛和氯敏感。

（二）致病性和免疫性

甲型肝炎的传染源为患者及隐性感染者，尤其是无黄疸肝炎患者。**主要经粪－口途径传播**，病毒首先在口咽部及唾液腺中增殖，后到达结肠黏膜及其局部淋巴结内增殖，潜伏期为 15～45 天（平均 30 天），在发病前后两周粪便中存在大量病毒，传染性强，病毒入血流引起病毒血症，并侵入肝细胞。感染后大多表现为隐性感染，不出现明显的症状和体征。临床主要表现为急性肝炎，预后多较好，一般不转变为慢性肝炎或慢性携带者。

无论显性或隐性感染，机体均先出现 IgM 抗体，再出现 IgG 抗体，随着特异性抗体的产生，血液及粪便的传染性逐渐消失。IgG 体内维持多年，对 HAV 的再感染有免疫力。

（三）病原生物学检查

主要应用 ELISA 法、RIA 法或免疫电镜法检测患者血清中的抗原或抗体。检出 IgM 有助于早期诊断。近来应用 RT－PCR 法检测 HAV－RNA。

（四）预防原则

注意饮食卫生和个人卫生是预防甲型肝炎的重要环节。对密切接触者、可疑患者等注射丙种球蛋白，有预防和减轻症状的作用。接种甲肝减毒活疫苗，可获得较持久的免疫力。

二、戊型肝炎病毒

戊型肝炎病毒（hepatitis E virus, HEV）是引起戊型肝炎的病原体，自 20 世纪 50 年代开始在世界各地引起多次流行，主要见于亚洲、非洲及美洲等地区的发展中国家。曾在苏联、印度、苏丹、索马里等国家暴发流行。1986 年我国新疆南部流行戊型肝炎，约 12 万人发病，死亡 700 余人。

HEV 呈球形，直径 27～34nm，无包膜，其核酸为单正链 RNA（图 17－2）。目前 HEV 尚不能在细胞中

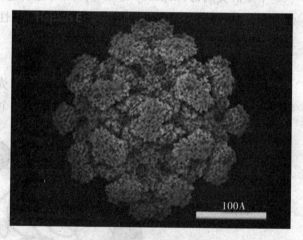

图 17－2　戊型肝炎病毒

大量培养。易感动物有猕猴、食蟹猴、黑猩猩和乳猪等。HEV 在 4℃～20℃时易被破坏，加热 100℃ 5 分钟，紫外线照射或 20% 次氯酸处理后其传染性消失。

（二）致病性和免疫性

本病经粪－口途径传播。 常因患者的粪便污染水源和食物所致。病毒经胃肠道进入血液，在肝细胞内复制，可随胆汁经粪便排出，**潜伏期末和急性期初传染性最强。** 有明显季节性，常在雨季或洪水后流行。**戊型肝炎潜伏期为 10～60 天，** 可表现为亚临床型或临床型，与甲型肝炎相似。青壮年于 4～6 周内恢复，慢性者罕见。少部分可表现为重症肝炎，病死率高。尤其孕妇感染后，可引起流产和死胎，病死率高达 10%～20%。HEV

可通过直接和免疫病理作用导致肝细胞坏死。病后有一定的免疫力。

（三）病原生物学检查

用 ELISA 等方法检测患者血清中抗 HEV-IgM，阳性为 HEV 近期感染。病原学诊断可用免疫电镜技术检测患者粪便中 HEV 颗粒，也可用 PCR 法检测患者粪便中的 HEV RNA。

（四）防治原则

对戊型肝炎的预防主要是保护水源、注意个人和环境卫生等。HEV 特异性疫苗尚在研制中。流行病学调查表明，HEV 污染水源可致戊型肝炎暴发流行。

三、脊髓灰质炎病毒

脊髓灰质炎病毒（poliovirus）是引起脊髓灰质炎的病原体。脊髓灰质炎是儿童的一种急性传染病，流行于全世界。该病毒感染人体后，以隐性感染多见，轻型感染仅表现为上呼吸道及胃肠道症状；重型感染则出现中枢神经系统症状，主要表现为脊髓前角运动神经细胞病变，导致肢体肌肉弛缓性麻痹。由于该疾病多见于儿童，故又称为小儿麻痹症。自 1962 年采用减毒活疫苗在全世界进行大规模免疫接种以来，脊髓灰质炎发病率大幅度下降。

（一）生物学特性

脊髓灰质病毒为球形，直径 27~30nm，核心为单股 RNA，衣壳为二十面体立体对称。该病毒对外界的抵抗力较强，在污水和粪便中可存活数月。在酸性环境中较稳定，不易被胃酸和胆汁灭活。各种氧化剂，如高锰酸钾、双氧水、漂白粉等可使之灭活。对紫外线、干燥、热敏感，加热 56℃ 10 分钟可被灭活，-70℃ 可长期保存。

（二）致病性和免疫性

1. **致病性** 患者、无症状带病毒者及隐性感染者为传染源。主要经粪-口途径传播。病毒经口侵入人体后，首先与宿主细胞受体结合，先在咽部扁桃体和肠道下端上皮细胞、肠系膜淋巴结内增殖，90% 以上病毒感染后，由于机体免疫力较强，病毒仅限于肠道，不进入血流，不出现症状或只有微热、咽痛、腹部不适等，表现轻症感染或隐性感染。少数感染者由于机体抵抗力较弱，在肠道局部淋巴结内增殖的病毒侵入血流，引起第一次病毒血症。随后扩散至单核吞噬细胞系统增殖，大量病毒再次进入血流形成第二次病毒血症。患者全身症状加重，免疫力减弱，则病毒经血流播散至靶器官，如脊髓前角神经细胞、脑膜、心脏等引起细胞病变、坏死，是病毒感染后很快阻断宿主细胞的核酸和蛋白质合成所致。若细胞病变轻微则仅引起暂时性肢体弛缓性麻痹，极少数患者发展为延髓麻痹，导致呼吸、心脏功能衰竭死亡。

2. **免疫性** 病后可获得对同型病毒的牢固免疫力。主要是 sIgA、血清中 IgG、IgA 及 IgM 在体液免疫中发挥作用。sIgA 能清除咽喉部和肠道内病毒，防止其侵入血流。血清中的中和抗体可以阻止病毒进入神经系统。中和抗体在体内维持时间甚久，它不仅对同型病毒具有牢固免疫力，对异型也有交叉免疫现象。6 个月以内的婴儿可从母体中获得被动免疫。

（三）病原生物学检查

1. **病毒分离**　发病1周内粪便标本用抗生素处理后，接种至原代猴肾或人胚肾细胞，37℃培养7~10天，观察细胞病变做出诊断，再用中和试验进一步鉴定其型别。

2. **PCR直接检测病毒**　此法敏感、特异，几小时内即可检出。

3. **血清学诊断**　取发病早期及恢复期双份血清进行中和试验、补体结合试验，若血清抗体有4倍或以上增长，有诊断意义。

（四）防治原则

1. **一般性预防**　早期发现患者，及时隔离治疗，加强粪便、饮水管理。

2. **人工自动免疫**　目前多采用口服脊髓灰质三价混合减毒活疫苗（糖丸）免疫法，即在儿童出生后2、3、4个月各口服三价混合疫苗一粒，并在1岁半及4~6岁各加强一次，预防效果甚好。口服疫苗宜在冬、春季进行，以使易感者在本病流行时（夏、秋季）既具有免疫力，并免受其他肠道病毒的干扰；忌用热开水溶化或送服，以免将糖丸中的病毒灭活而降低免疫效果；也不要在哺乳前后服用，因母乳中含有特异性抗体。

3. **人工被动免疫**　对未服用疫苗而又与脊髓灰质炎患者有密切接触的易感儿童，注射丙种球蛋白或胎盘球蛋白，可减少发病率或麻痹型发生率。

四、轮状病毒

人类轮状病毒（human rotavirus，HRV）属于呼肠病毒科中的轮状病毒属。该病毒在肠道细胞内增殖，从粪便中排出，**主要引起婴幼儿严重腹泻**（急性胃肠炎），是导致发展中国家婴幼儿死亡的主要原因之一。

（一）生物学性状

轮状病毒呈球形，直径60~85nm，**有双层衣壳**，内衣壳的壳粒沿病毒核心边缘呈放射状排列，如车轮的辐条结构，故命名为轮状病毒。外层衣壳的外面在电子显微镜下可见有一层半透明的光滑薄膜，这是经典的轮状病毒的形态特征，有诊断价值（图17-3）。只有具有双层衣壳结构的完整病毒颗粒才有感染性。病毒基因组为双股RNA，由11个基因片段组成。

人类轮状病毒对理化因素及外界环境有比较强的抵抗力，在粪便中可存活数天至数周，耐乙醚、酸碱，pH适用范围广（pH 3.5~10），55℃ 30分钟可被灭活。

（二）致病性与免疫性

根据病毒内衣壳抗原性的不同，可将轮状病毒分为A~G 7组。A~C组轮状病毒能引起人类和其他动物腹泻，其中以A组轮状病毒最为常见。**轮状病毒经粪-口途径传播**，病毒侵入人体后在小肠黏膜绒毛细胞内增殖，造成微

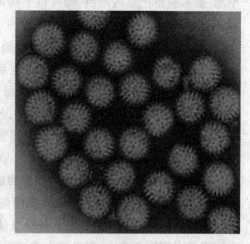

图17-3　轮状病毒的形态

绒毛萎缩、变短、脱落,受损细胞脱落至肠腔并释放大量病毒,随粪便排出。潜伏期为24～48小时,患者可出现发热、水样腹泻、呕吐、腹痛等,一般为自限性,病程3～5天,可完全恢复。腹泻严重者,可出现脱水、酸中毒而导致死亡。

感染轮状病毒后,血清中很快产生 IgM、IgG、IgA 抗体,但起作用的抗体是肠道局部 sIgA。由于抗体只对同型病毒具有中和保护作用,加上6个月至2岁的婴幼儿 sIgA 含量较低,故病愈后还可重复感染。

(三)病原生物学检查

轮状病毒具有特殊形态和结构,用电子显微镜直接观察或免疫电镜检查,特异性诊断率达90%～95%以上;也可以用 ELISA 或免疫荧光法检测粪便中的病毒抗原或血清中的抗体。使用聚丙烯酰胺凝胶电泳法分析判断基因的特殊分布图形,在临床诊断和流行病学调查中有重要意义。

(四)防治原则

目前,对轮状病毒引起的急性胃肠炎的预防主要通过控制传染源、切断传播途径等措施。特异性疫苗正在研制中。对患者的治疗原则是对症治疗,及时补液,纠正电解质失调,防止严重脱水和酸中毒的发生,以减少死亡率。

五、柯萨奇病毒

柯萨奇病毒(coxsackievirus)是1948年从美国纽约州柯萨奇镇两名疑似麻痹型脊髓灰质炎患儿粪便中分离到的一株病毒,故而得名。

(一)生物学性状

柯萨奇病毒的生物学性状与脊髓灰质炎病毒基本相同,但前者除对灵长类动物细胞易感外,对新生乳鼠也具有致病性。根据对乳鼠的致病性特点不同将其分为 A、B 两组。A 组病毒有23个血清型,B 组有6个血清型。A 组病毒引起乳鼠广泛骨骼肌炎以及弛缓性麻痹而死亡;B 组病毒引起乳鼠局灶性骨骼肌炎和痉挛性麻痹,伴有脑炎、脂肪组织坏死、心肌炎、肝炎等。

(二)致病性与免疫性

柯萨奇病毒的传播途径和对人体的致病过程与脊髓灰质炎病毒感染极为相似,以隐性感染多见,表现为轻微的上感或腹泻等症状。但**病毒最终可侵犯多种组织器官**,如呼吸道、肠道、皮肤、肌肉、心脏、肾上腺和中枢神经系统等。**因此,临床表现多样化是柯萨奇病毒的致病特点**,临床表现与特定的血清型别有关。**我国成人以及儿童的病毒性心肌炎中多数是由柯萨奇病毒所致**。B 组某些型别的病毒还可以经胎盘传给胎儿,引起新生儿心肌炎。人体感染本病毒后血清中很快出现中和抗体,对同型病毒有持久免疫力。

(三)病原生物学检查

由于本病毒所致临床症状多样化的特点,因此,仅根据临床症状不能对病因作出准确诊断,必须进行病毒分离或血清学检查,双份血清抗体检测结果,滴度≥4倍者可辅助病因诊断。还可以应用 PCR 法检查脑脊液以及用原位杂交法对心肌炎及慢性心肌病进行核酸检测。目前尚无特异防治方法。

六、埃可病毒

埃可病毒最早是 1951 年在脊髓灰质炎流行期间，偶然从健康儿童的粪便中分离出来的，因当时不知它与人类何种疾病相关，故称之为人类肠道致细胞病变孤儿病毒(enteric cytopathogenic human orphan virus)，简称埃可病毒(ECHO)。目前，已发现有 31 个血清型。

埃可病毒的生物学性状与脊髓灰质炎病毒和柯萨奇病毒类似。对人及猴的组织细胞均有致病性，对乳鼠无致病力。与脊髓灰质炎病毒、柯萨奇病毒无交叉免疫反应。病毒感染后常出现多种临床综合征，如无菌性脑膜炎、类脊髓灰质炎、出疹性发热病、皮疹等。感染后几天产生特异性中和抗体，对同型病毒感染有持久免疫力。各型间存在部分共同抗原，故有时可出现异型交叉反应。

在脊髓灰质炎病毒已经基本消灭的地区，由埃可病毒和柯萨奇病毒所致的中枢神经系统感染显得更加突出。1 岁以下的婴儿感染后常因神经性后遗症导致智力障碍，应引起注意。

第二节　常见细菌

一、埃希菌属

埃希菌属(Escherichia)包括 6 个种，一般不致病，**为人和动物肠道中的正常菌群，其中以大肠埃希菌(E. coli)最为重要**。大肠埃希菌俗称大肠杆菌，在婴儿出生后数小时即进入肠道并伴随终生，在肠道中合成维生素 B 和 K 等供人体吸收利用。当人体免疫力下降或该菌侵入肠外组织或器官时，可引起肠道外化脓性炎症。某些血清型菌株致病性强，在肠道内可引起感染，导致腹泻，被称为致病性大肠杆菌。

(一)生物学特性

1. 形态与染色　细菌长 $1\sim3\mu m$，宽 $0.5\sim0.7\mu m$，为革兰阴性无芽胞杆菌。多数菌株有周鞭毛、菌毛，引起肠道外感染的菌株常有多糖类包膜(图 17 - 4，彩图 18)。

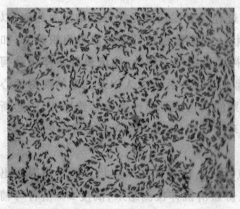
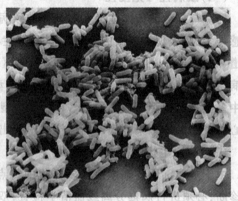
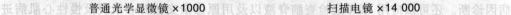

普通光学显微镜 ×1000　　　　　　　　　　扫描电镜 ×14 000

图 17 - 4　大肠埃希菌

2. 培养特性与生化反应　营养要求不高。能分解多种糖类,产酸产气。在SS琼脂等肠道选择培养基上,由于能分解乳糖产酸而形成有色菌落,易与沙门菌、志贺菌等致病菌区别。典型大肠埃希菌的吲哚、甲基红、VP、枸橼酸盐利用(IMViC)试验结果为"＋＋－－"。

3. 抗原构造　大肠埃希菌均有O抗原、H抗原,新分离菌株表面有K抗原。

4. 抵抗力　对理化因素抵抗力不强。60℃30分钟即死亡,易被一般化学消毒剂杀灭。

(二)致病性

1. 致病物质

(1)定居因子(colonization factor,CF)　又称黏附因子,类似菌毛,具有黏附于肠黏膜上皮细胞的能力。

(2)肠毒素　由产毒素大肠埃希菌产生,根据耐热性分为不耐热肠毒素(LT)和耐热肠毒素(ST)两种,均可引起腹泻。

(3)K抗原　位于细胞壁外层,具有抗吞噬作用。

2. 所致疾病

(1)肠道外感染　大肠埃希菌是肠道正常菌群,一般不致病,若离开肠道侵入其他组织器官时,可引起化脓性炎症,如肾盂肾炎、腹膜炎、泌尿道感染等。还能引起老年人败血症和新生儿脑膜炎。

(2)肠道感染　引起肠道感染的大肠埃希菌主要有5组:①**产毒性大肠埃希菌**,能产生肠毒素。临床表现为轻度腹泻,严重的可出现类似霍乱样症状,是婴儿及旅游者腹泻的重要病原菌。②**肠致病性大肠埃希菌**,是婴儿腹泻的主要病原菌,成人少见。③**肠侵袭性大肠埃希菌**,临床表现类似细菌性痢疾,是引起较大儿童及成人腹泻的病原菌。④**肠出血性大肠埃希菌**,能产生志贺毒素样细胞毒素(Vero毒素),引起出血性腹泻。⑤**肠凝集性大肠埃希菌**,主要引起小儿顽固性腹泻,腹泻症状持续2周以上。

(三)病原生物学检查

1. 临床细菌学检查

(1)标本　肠外感染取中段尿、脓汁、血液等,腹泻取粪便。

(2)分离培养与鉴定　粪便标本接种肠道鉴别培养基,血液应先增菌培养后再转种血液琼脂平板;中段尿、脓汁等标本,应同时接种血液琼脂平板和肠道选择培养基,然后挑取可疑菌落进行生化反应等鉴定。尿路感染还应计数中段尿细菌总数。

2. 卫生细菌学检查　常以大肠菌群指数和细菌总数作为饮用水、食品等被粪便污染的指标,我国卫生部规定饮用水的卫生标准是:大肠杆菌指数每升不得超过3个,细菌总数每毫升不得超过100个。

二、志贺菌属

志贺菌属(*Shigella*)是引起细菌性痢疾(菌痢)的病原菌,通称痢疾杆菌。1898年,Shiga首先分离到该菌,故名。

(一)生物学性状

1. **形态、染色与培养特性**　细菌长 2 ~ 3μm,宽 0.5 ~ 0.7μm,为革兰阴性杆菌。**无鞭毛、无芽胞、无荚膜、多数有菌毛**。营养要求不高,在普通培养基上易于生长。分解葡萄糖,产酸不产气。除宋内志贺菌个别菌株迟缓发酵乳糖(一般 3 ~ 4 天)外,均不分解乳糖。**故在 SS 等肠道选择培养基上形成无色半透明菌落**。IMViC 试验结果为“ - + - - ”。

2. **分类**　志贺菌属有 O 和 K 两种抗原。O 抗原是分类的依据,根据抗原及生化反应不同,将细菌分为 A、B、C、D 四群(种)40 余个血清型。四群分别是痢疾志贺菌、福氏志贺菌、鲍氏志贺菌和宋内志贺菌,**我国流行的主要是福氏志贺菌,其次为宋内志贺菌和痢疾志贺菌 2 型**。

3. **抵抗力**　志贺菌对理化因素抵抗力较弱,加热 60℃ 10 分钟可杀死细菌,对酸及一般消毒剂敏感。

(二)致病性与免疫性

1. **致病物质**　主要是菌毛和内毒素,有的菌株还产生外毒素。

(1)菌毛　可黏附、穿入回肠末端和结肠黏膜上皮细胞,在上皮细胞内繁殖,形成感染灶,引起炎症反应。细菌一般不进入血流。

(2)内毒素　使肠黏膜通透性增高,促进对内毒素的吸收,引起发热,神志障碍等;破坏肠黏膜形成炎症、溃疡,呈现典型的黏液脓血便;作用于肠壁自主神经,使肠功能发生紊乱,出现腹痛、里急后重等症状。

(3)外毒素　称志贺毒素,由 A 群志贺菌产生,具有神经毒性、细胞毒性和肠毒性,引起水样腹泻、昏迷等症状。

2. **所致疾病**　**细菌性痢疾(简称菌痢),是最常有的肠道传染病之一**。传染源是患者和带菌者,主要经粪 - 口途径传播。细菌性痢疾临床有三种类型。

(1)急性菌痢　经 1 ~ 3 天的潜伏期后突然发病。**常有发热、腹痛、里急后重、排黏液脓血便等症状**。如治疗及时,预后良好。

(2)中毒性菌痢　以小儿多见,无明显的消化道症状,主要表现为全身严重的中毒症状。各型志贺菌都能引起。临床主要有高热、神志障碍、休克,病死率较高。

(3)慢性菌痢　急性菌痢治疗不彻底,病程超过 2 个月以上者。

3. **免疫性**　病后建立的型特异性免疫(sIgA)维持时间短暂,无交叉免疫力。

(三)病原生物学检查

1. **标本**　取患者服药前的新鲜粪便的黏液脓血部分,立即送检,或将标本保存在 30% 甘油盐水中。中毒性菌痢患者可取肛拭子。

2. **分离培养与鉴定**　标本接种到肠道选择培养基 SS 平板上,培养后挑取无色半透明可疑菌落,做生化反应和血清学试验,做出鉴定。

3. **快速诊断法**　可用胶乳凝集试验、协同凝集试验、免疫荧光菌球、聚合酶链反应(PCR)等免疫学方法。

(四)防治原则

及时发现菌痢患者,彻底治疗,加强饮水、食品卫生管理,避免病从口入。目前,可采用口服减毒活菌苗(如多价志贺菌链霉素依赖株,Sd)进行特异性预防。治疗志贺菌感染的药物颇多,如磺胺、氯霉素、环丙沙星等。

三、沙门菌属

沙门菌属(*Salmonella*)是一大群寄生于人和动物肠道中,形态、抗原构造、生化反应均相似的革兰阴性杆菌。其血清型现已达2500种以上,但对人类有致病性的只占少数,如引起肠热症的伤寒沙门菌和甲、乙、丙型副伤寒沙门菌等。其他大多数沙门菌仅对动物致病,偶可传染给人,引起食物中毒或败血症,如鼠伤寒沙门菌、肠炎沙门菌、猪霍乱沙门菌。

(一)生物学性状

1. 形态、染色与培养特性　革兰阴性无芽胞杆菌,细菌长2~4μm,宽0.6~1.0μm。多数具有周鞭毛(图17-5)和菌毛,一般无荚膜。在普通培养基上易于生长;不分解乳糖,故在SS琼脂等肠道选择培养基上呈无色菌落。

2. 抗原构造　主要有O和H两种抗原,少数菌有包膜抗原即Vi抗原。

(1)O抗原　为脂多糖,O抗原刺激机体产生IgM类抗体。

(2)H抗原　为鞭毛蛋白,特异性高。H抗原刺激机体主要产生IgG类抗体。

(3)Vi抗原　为不耐热的酸性多糖多聚体,在新分离的伤寒沙门菌的菌体表面有Vi抗原,具有抗吞噬作用,可阻止O抗原与其相应抗体的凝集反应。

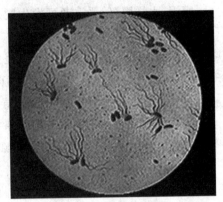

图17-5　伤寒沙门菌鞭毛

3. 分类　依据O抗原的免疫原性不同将沙门菌分为42个组,用A、B、C等字母表示,其中引起人类疾病的沙门菌主要在前5组(A~E组)。依据H抗原的免疫原性不同将沙门菌分为2500多个血清型。**伤寒沙门菌、甲型副伤寒沙门菌和乙型副伤沙门菌之间在O抗原上存在有共同抗原,故三型细菌之间可发生交叉反应。**

4. 抵抗力　沙门菌对理化因素抵抗力较弱,加热65℃15分钟可杀死细菌,对70%乙醇、5%石炭酸敏感。在水中能存活2~3周,在粪便中存活1~2个月,冰冻土中可过冬。对氯霉素敏感。

(二)致病性与免疫性

1. 致病物质　沙门菌有较强的内毒素,并有一定的侵袭力,个别菌尚能产生肠毒素。Vi抗原具有微荚膜功能,能抗御吞噬细胞的吞噬和杀伤,并阻挡抗体、补体等的破坏作用。沙门菌死亡后释放出内毒素,可引起宿主体温升高、白细胞数下降,大剂量可引发中毒症状和休克。

2. 所致疾病

(1)肠热症　包括伤寒沙门菌引起的伤寒,以及甲型副伤寒沙门菌、肖氏沙门菌(原称乙型副伤寒沙门菌)、希氏沙门菌引起的副伤寒。伤寒病程约4周,副伤寒病程较短,病情较轻,两者的致病机制和临床症状基本相似。传染源为患者及带菌者。

　　病菌随污染的食物进入消化道后,侵入小肠壁和肠系膜淋巴组织并在此繁殖,经胸导管进入血液,引起第一次菌血症。患者出现发热、不适、全身酸痛等症状,通常潜伏期为2周。病菌随血流进入骨髓、肝、脾、肾、胆囊等器官并在其中繁殖后,细菌再次进入血液,导致第二次菌血症。此时是病程的第2~3周,患者出现持续高热(39℃~40℃)、相对缓脉、皮肤玫瑰疹、肝脾大、粒细胞减少等全身中毒症状。胆囊内的细菌可随胆汁进入肠道,一部分随粪便排出;另一部分再次侵入肠壁淋巴组织,**使已致敏的组织发生超敏反应,导致局部坏死、溃疡,若吃粗糙食物易导致肠出血或肠穿孔等并发症**。肾脏内的病菌可随尿排出。若无并发症,第3~4周后病情开始好转。

　　(2)胃肠炎(食物中毒)　是最常见的沙门菌感染,约占70%。因食入大量鼠伤寒沙门菌、猪霍乱沙门菌、肠炎沙门菌等污染的食物引起。起病急,主要临床症状为发热、呕吐、腹泻、水样腹泻,严重者可发生脱水、休克、肾衰竭而死亡。多在2~3天自愈。常为集体性食物中毒。

　　(3)败血症　多见于儿童及免疫力低下的成年人。由猪霍乱沙门菌、鼠伤寒沙门菌、肠炎沙门菌等引起。经口感染后,病菌早期即侵入血循环,出现高热、寒战、厌食、贫血等症状,少数患者因细菌的血液播散,导致脑膜炎、骨髓炎、胆囊炎、心内膜炎、关节炎等。

　　(4)无症状带菌　伤寒或副伤寒病愈后1年或更长时间内,部分患者的粪便或尿液排菌,可成为带菌者,是危险的传染源。排菌3周至3个月的为恢复期带菌者,超过3个月的为慢性带菌者。

　　3. 免疫性　沙门菌为胞内寄生菌,病愈后有牢固的免疫力,以细胞免疫为主。

　　(三)病原生物学检查

　　1. 病原菌检查

　　(1)标本采集　肠热症因病程不同采集不同标本,**病程第1~2周取血液,第2周起取粪便、尿液;全程均可取骨髓;食物中毒取粪便、呕吐物或可疑食物;败血症取血液**。

　　(2)方法　有分离培养与鉴定和快速诊断。

　　2. 肥达反应(widal test)　用已知伤寒沙门菌O抗原、H抗原和甲型副伤寒沙门菌、**肖氏沙门菌和希氏沙门菌H抗原与患者血清作试管法凝集试验,以测定受检血清中有无相应抗体及其含量,以辅助诊断伤寒及副伤寒**。正常人因为隐性感染或预防接种沙门菌疫苗,血清中含有一定量的抗体,因此只有当检出的抗体大于正常人血清中的抗体时才有临床诊断价值。通常抗体凝集效价的试验结果:**伤寒沙门菌O抗体≥1:80,H抗体≥1:160,甲、乙副伤寒沙门菌H抗体≥1:80时,才有诊断价值**。如果急性期和恢复期双份血清试验结果显示,后一次较前一次抗体效价在4倍或4倍以上,有诊断价值。

　　(四)防治原则

　　对患者及带菌者应早发现、早隔离、早治疗,控制传染源。加强食品、饮水卫生。对易感者可注射疫苗,治疗可用氯霉素等。

四、弧菌属

弧菌属(*Vibrio*)细菌是一群菌体短小、弯曲呈弧状、运动活泼的革兰阴性细菌,广泛分布于自然界,尤以水中多见,大部分为非致病性病菌,对人致病的主要是霍乱弧菌和副溶血性弧菌。

(一)霍乱弧菌

霍乱弧菌(*V. cholerae*)是引起人类霍乱的病原体。霍乱是烈性传染病,历史上曾引起了7次世界性大流行,死亡几百万人。1992年起在印度等国家发现霍乱弧菌新血清型(O 139)所致的流行引起各国重视。霍乱弧菌分为两个生物型:古典生物型和埃托(EL Tor)生物型。

1. 生物学性状

(1)形态与染色　菌体呈弧形或逗点状,菌体长1.5~3μm,宽0.5~0.8μm。有菌毛、单鞭毛(图17-6),细菌运动非常活泼,可做"穿梭"样运动,个别有荚膜、无芽胞,革兰染色阴性。

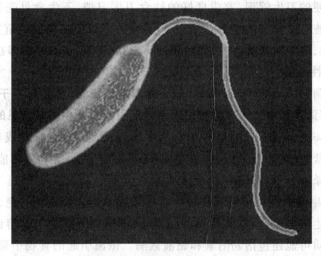

图17-6　霍乱弧菌鞭毛

(2)培养　兼性厌氧,但在氧气充分的条件下生长得更好。营养要求不高,耐碱不耐酸,最适酸碱环境为pH 8.8~9.0,故常用碱性蛋白胨水或碱性琼脂平板分离培养。

(3)抵抗力　埃托生物型在外环境中的生存力比古典生物型强,在水中可存活1~3周。本菌对酸敏感,正常胃酸中仅存活4分钟。煮沸2分钟即可杀死。以1:4漂白粉处理患者排泄物或呕吐物1小时可达消毒目的。

2. 致病性与免疫性

(1)致病物质

①菌毛与鞭毛:霍乱弧菌通过活泼的鞭毛运动穿过黏膜表面的黏液层,通过菌毛黏附于小肠黏膜上皮细胞。

②霍乱肠毒素:是目前致泻毒素中最为强烈的外毒素。化学成分为蛋白质,由A亚单位、B亚单位组成。A亚单位为毒性中心,B亚单位能与小肠黏膜上皮细胞受体结合,

介导 A 亚单位进入细胞,发挥毒性作用。

(2)所致疾病 引起烈性肠道传染病霍乱,人是霍乱弧菌的唯一易感者。传染源是**患者和带菌者。**传播途径是通过污染的水源或食物等经口感染。大量饮水使胃酸稀释,有利霍乱弧菌经过胃进入小肠。病菌到达小肠后黏附于肠黏膜表面迅速繁殖并产生霍乱肠毒素而致病。A 亚单位作用于小肠黏膜上皮细胞,使其分泌功能亢进,Na^+、K^+、HCO_3^-、水、黏液分泌增加,一般在吞食细菌后 2~3 天突然出现剧烈腹泻及呕吐,**粪便呈米泔水样,多无腹痛,**每天大便数次。由于水、电解质大量丢失,患者严重脱水,微循环障碍,发生代谢性酸中毒,**重者可因肾衰竭、休克而死亡。**未经治疗死亡率高达 60%。霍乱弧菌古典生物型所致疾病较埃托生物型严重。

(3)免疫性 病后可获牢固免疫力,主要是肠道局部黏膜的 sIgA 在起保护作用。

3. 病原生物学检查 霍乱是我国的**甲类法定传染病,传播快、波及广,**对首例患者的病原学诊断应快速、准确。取米泔水样粪便或呕吐物,标本应尽快送检,若不能及时送检应将标本置于保存液中,严密保管,专人送检。

4. 防治原则 及时发现、隔离、治疗患者,做好疫情报告,加强国境检疫;加强饮水、食品、呕吐物、粪便的卫生管理、养成良好的饮食卫生习惯,不生食贝壳类海产品等是预防感染的重要措施。接种霍乱疫苗,提高人群免疫力。口服减毒活疫苗正在研制中。**治疗以补液、纠正水、电解质紊乱为主,同时用四环素、氯霉素、诺氟沙星等抗菌药物治疗。**

(二)副溶血性弧菌

副溶血性弧菌(*V. parahaemolyticus*)是一种嗜盐性细菌,主要存在于海水、海底沉积**物及鱼类、贝壳等海产品中。该菌是我国沿海地区引起食物中毒最常见的一种病原菌。**

1. 生物学性状 本菌的形态特点是具有多形性,常呈弧状、杆状或丝状。革兰染色阴性,有鞭毛,嗜盐,在培养基中加 3.5% NaCl 最适宜其生长,无盐则不能生长。不耐热,90℃ 1 分钟可被杀死,不耐酸,在 1% 醋酸或 50% 食醋中 1 分钟即死亡。

2. 致病性 副溶血性弧菌引起食物中毒的致病机制尚待阐明。绝大多数致病性副溶血性弧菌能产生溶血素,该毒素是一种肠毒素,细菌的致病力与其溶血能力呈平行关系。其他致病物质可能还包括黏附素和黏液素酶。该菌引起的食物中毒常年均可发生,但以夏秋季节多发,多因食入烹饪不当的海产品或盐腌制品所致;食物容器或砧板生熟不分污染本菌后,也可引发食物中毒。该病的潜伏期通常为 5~72 小时。患者有腹痛、腹泻、呕吐和低热等症状,粪便多为水样,少数为血水样。该病病程短,恢复较快,但病后免疫力不强,可重复感染。

3. 病原生物学检查 取患者粪便或呕吐物,直接接种于 SS 琼脂平板或嗜盐菌选择平板,出现可疑菌落后进一步做生化反应和耐盐试验,最后用神奈川试验和诊断血清进行鉴定。

4. 预防措施 动物性食品应煮熟;生熟食物操作应分开;海蜇等海产品食用前必须用冷水反复冲洗,并用食醋调味杀菌。治疗可选用庆大霉素、复方新诺明、氟哌酸、吡哌酸等。

五、肉毒梭菌

肉毒梭菌(*Clostridum. botulinum*)广泛分布于土壤和动物粪便中。污染食物后在厌氧环境中,可产生肉毒毒素,引起食入者肉毒毒素中毒,出现特殊的神经中毒症状,死亡率极高。

1. **生物学性状**

(1)**形态染色**　本菌为革兰阳性粗大杆菌,两端钝圆,长 4～6μm,宽 0.9μm。有周身鞭毛,无荚膜。芽胞椭圆形,宽于菌体,位于次极端,使菌体呈网球拍状(图 17－7)。

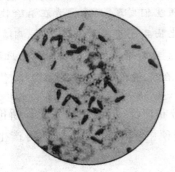
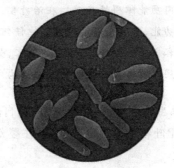

普通光镜×1000　　　　　　　　扫描电镜×12 000

图 17－7　肉毒梭菌

(2)**培养特性与生化反应**　严格厌氧,在普通琼脂平板上形成直径 3～5mm 不规则、灰白色、半透明的菌落,血液琼脂平板上有 β 溶血。疱肉培养基中,能消化肉渣,使之变黑,有腐败恶臭。分解葡萄糖、麦芽糖及果糖,产酸产气。

(3)**抵抗力**　芽胞强大,干热 180℃ 2 小时,高压蒸汽 121℃ 30 分钟才能杀死芽胞。肉毒毒素对酸的抵抗力强,胃酸作用 24 小时不被破坏,可被胃肠道吸收。毒素不耐热,100℃ 1 分钟即可被破坏。

2. **致病性**

(1)**致病物质**　**主要是肉毒毒素。该毒素是已知最剧烈的神经毒素,毒性比氰化钾强 1 万倍**;纯化结晶的肉毒毒素 1mg 能杀死 2 亿只小鼠,对人的致死剂量约 0.1μg。根据抗原性不同,将毒素分为 A、B、C1、C2、D、E、F、G 8 个型。其中致病的为 A、B、E 和 F 型,我国以 A 型为主。毒素由肠道吸收后,经淋巴和血液扩散,**作用于脑神经和外周神经末梢的神经肌肉接头处,阻碍神经末梢释放乙酰胆碱,影响神经冲动传递,导致肌肉迟缓性麻痹**。

(2)**所致疾病**　①**成人肉毒中毒**:主要由于食入被肉毒毒素污染的豆制品、肉类、腊肠及罐头食品等。肉毒中毒的临床表现与其他细菌性食物中毒不同,胃肠道症状很少见,主要为神经末梢麻痹。先有乏力、头痛,接着出现复视、斜视、眼睑下垂、眼球肌肉麻痹及吞咽呼吸困难等,严重者可因呼吸肌或和心肌麻痹而死亡。②**婴儿肉毒中毒**:多见于 2 周至 8 个月的婴儿。临床表现为便秘、吮乳无力、吞咽困难、眼睑下垂、全身肌张力减退。严重者因呼吸肌麻痹而造成婴儿猝死,在病儿粪便中可查到该菌及毒素。可能是肉毒梭菌寄生在婴儿肠道内生长繁殖产生少量肉毒毒素所致。③**创伤性肉毒中毒**:是肉毒梭菌芽胞感染伤口所致的神经麻痹综合征。特别在开放性骨折,深层肌肉广泛挫伤,伤口内有死腔或有异物残留,或并有血管挫伤以及局部处于严重缺血和缺氧状态时,更适于芽胞发芽、繁殖和产生毒素。

知识链接

肉毒毒素：最毒的美容明星

由于肉毒毒素具有麻痹肌肉的能力，医学上被用于治疗面部痉挛和其他许多与肌肉功能障碍有关的疾病。1989年，美国食品药品管理局（FDA）批准其用于治疗眼科、神经科和耳鼻喉科有关肌肉功能障碍性疾病。在治疗实践中，医生们发现，肉毒毒素在消除皱纹方面有着异乎寻常的功能，其效果远远超过其他任何一种化妆品或整容术。2002年，肉毒毒素正式被用于整形美容当中，最常用于脸部的整容，如除皱、瘦脸等。但是必须掌握适应证和禁忌证，杜绝盲目滥用。应当在有资质的医疗机构内完成治疗，避免并发症发生。

3. 病原生物学检查　肉毒梭菌在自然界分布广泛，检出细菌并无诊断价值，主要是检查食物、呕吐物中的肉毒毒素，但在婴幼儿粪便中检出此菌，并证实可产生毒素，则诊断意义较大。

（1）直接涂片镜检　涂片镜检为革兰阳性杆菌，芽胞位于次极端，呈网球拍状。

（2）分离培养与鉴定　标本常用厌氧增菌培养，以促进混合培养物中肉毒梭菌的生长和毒素的产生，再经动物接种和保护性试验，以证明毒素的性质。

（3）毒素检验　取待检物上清液两份，其中一份与抗毒素混合，分别注射小鼠腹腔，如果抗毒素处理小鼠未发病而另一只小鼠出现中毒症状，表明有毒素存在。

4. 防治原则　加强食品卫生管理和监督。低温保存食品，食用前消毒以破坏毒素。感染者应早期足量注射 A、B、E 三型多价抗毒素，同时加强护理和对症治疗，特别是维持呼吸功能，以降低死亡率。

六、其他病原菌

其他消化道病原菌见表17-1。

表 17-1　其他消化道病原菌

菌名	幽门螺杆菌	空肠弯曲菌	变形杆菌
生物学特征	G⁻杆菌，呈 S 形、螺形，有鞭毛	G⁻菌，弯曲呈 S 形或螺旋形	G⁻菌，有多形性，有鞭毛和菌毛，有迁徙现象
致病物质	尿素酶、细胞毒素、内毒素	肠毒素、细胞毒素	尿素酶
所致疾病	与慢性胃炎、胃溃疡、胃癌发病有关	婴幼儿急性肠炎和食物中毒	泌尿系统和创伤感染，食物中毒、婴幼儿腹泻
预防	试用幽门螺杆菌疫苗预防	加强粪便管理，主要食品卫生	注意个人和饮食卫生

第三节　其他常见病原生物

一、溶组织内阿米巴

溶组织内阿米巴(*Entamoeba histolytica* Schaudinn,1903)也称痢疾阿米巴,主要寄生于人体结肠,在一定条件下侵入肠壁组织形成溃疡,引起肠内阿米巴病(阿米巴痢疾);也可随血流转移至肝、肺、脑等处,引起各种类型的肠外阿米巴病。本病呈世界性分布,我国各地均有分布,农村高于城市。

(一)形态

1. 滋养体

(1)大滋养　虫体较大,直径为 20～60μm,多数为 20～30μm,外形多呈不规则变化,细胞质分为外质和内质,内、外质的界限清晰。外质透明,位虫体表层,约占虫体的1/3;内质混浊,呈细颗粒状。**当温度合适时,虫体运动迅速,体形变化多端,先是外质向外伸出舌状或指状的伪足,内质随即流进伪足,使虫体沿伪足定向前进,即典型阿米巴运动**(彩图 19)。内质可见到大小不等被吞噬的红细胞。未染色的虫体,细胞核不易见到;铁苏木素染色后,核呈圆形,染成蓝黑色,核膜较薄,核膜内缘有排列整齐、大小均匀、细小的染色质粒,核仁小而圆,多位于核的中央,核仁与核膜之间有核纤维。

(2)小滋养体　虫体较小,直径为 12～20μm,体形变化不大,内、外质分界不明显。虫体伪足短小,运动缓慢,内质中无红细胞,但含有很多细菌。细胞核的形态同大滋养体。

(3)包裹　圆球形,直径为 5～20μm,囊壁厚,内含 1～4 个细胞核,核的构造同大滋养体。碘液染色,包囊呈淡黄色,可见到核及核仁,在未成熟包囊内可见染成棕色的糖原泡及无色棒状的拟染色体,拟染色体及糖原泡随包囊的成熟而消失。**四核包囊,是痢疾阿米巴的感染阶段**(图 17－8)。

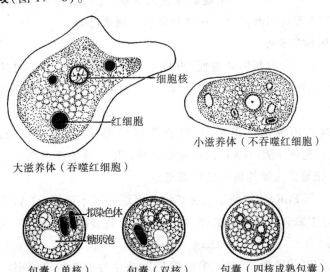

图 17－8　溶组织内阿米巴

(二)生活史

溶组织内阿米巴发育基本过程为包囊—小滋养体—包囊。四核包囊经口感染,在小肠下段,经碱性消化液作用,囊壁变薄,囊内虫体脱囊而出,随即分裂成4个小滋养体,生活并定居在回盲部,以宿主肠黏液、细菌及消化食物为营养,并以二分裂法增殖。部分小滋养体随肠内容物向下移动,因肠内环境变化,如营养、水分被吸收减少等,小滋养体停止活动,排出未消化的食物,虫体缩小圆形,分泌胶状物质形成具囊壁包囊。最初包囊内只有1个细胞核,随着包囊的逐渐成熟而分裂成4个核,包囊随粪便排出,粪便中可见单核、双核或四核包囊。包囊对外界抵抗力强,通过污染饮水或食物而感染新的宿主。肠蠕动加快时,小滋养体可随粪便排出,因其抵抗力低而迅速死亡。

当机体免疫力下降、生理变化和肠壁受损时,肠腔内的小滋养体可侵入肠壁组织,吞噬红细胞和组织细胞变为大滋养体,并大量繁殖。肠壁组织内的大滋养体也可随血液侵入肝、肺等器官。大滋养体可随坏死肠壁组织排出体外,或在肠腔内变为小滋养体后随粪便排出,排出体外的大滋养体,迅速死亡。

(三)致病性

溶组织内阿米巴滋养体侵入组织器官后,能适应宿主的免疫力,并表达致病因子,破坏细胞外间质,溶解组织和抵抗补体的溶解作用。**该虫的致病作用与虫株的毒力、数量、寄生部位的理化性状、生物群落以及宿主的免疫功能密切相关**。就虫株毒力而言,主要包括:凝集素的吸附作用、穿孔素对细胞的破坏作用和半胱氨酸蛋白酶的溶组织作用。

当机体抵抗力下降、肠功能紊乱及阿米巴原虫共生菌群改变时,**滋养体即侵入肠壁组织,导致组织溶解坏死,形成口小底大的"烧瓶状"溃疡,引起阿米巴痢疾**,即肠阿米巴病。临床表现为腹痛、腹泻、排出内含坏死组织、滋养体和腥臭味的果酱色粪便,一日数次至十数次不等。病变多见于盲肠、升结肠等处。

侵入肠黏膜下层的滋养体还可随血流进入肝,破坏肝组织形成肝脓肿;再向横膈和胸腔破溃,蔓延至肺,引起肺脓肿;随血流进入大脑,导致脑脓肿。此外,偶可在会阴部、生殖器皮肤和黏膜等处引起溃疡。这些均属肠外阿米巴病。

(四)病原生物学检查

急性阿米巴痢疾可取新鲜脓血便,直接涂片显微镜检查,必要时可用乙状结肠镜或纤维结肠镜取活组织或刮拭物涂片显微镜检查;阿米巴肝脓肿或肺脓肿时,取穿刺物或痰液查找滋养体。

对疑为溶组织内阿米巴患者,但又查不到病原体时,可采用酶联免疫吸附试验(ELISA)、间接荧光抗体法(IFA)、间接血凝试验(IHA)等协助诊断。近年来应用单克隆抗体检测粪便、脓液中虫源性抗原的效果更好。

DNA检查可用PCR,从粪便中直接扩增溶组织内阿米巴的DNA,以区别溶组织内阿米巴种群复合体中致病与非致病虫种,是一种新型、特异的诊断技术。

(五)防治原则

普查普治,控制传染源,切断阿米巴病传播途径为主要防治原则。治疗急性阿米巴病(包括阿米巴脓肿)首选甲硝唑。根治肠阿米巴病时,还可配用巴龙霉素、喹碘方、安特酰胺等。治疗肝脓肿如配以外科穿刺引流效果会更好。中草药大蒜素、白头翁等也有一定疗效,且副作用小。

二、似蚓蛔线虫

似蚓蛔线虫(*Ascaris lumbricoides* Linnaeus,1758)又称蛔虫,**寄生在人体的小肠,可引起蛔虫病**,本病呈世界性分布,遍布国内,农村高于城市,是我国常见的寄生虫病之一。我国古代将蛔虫称为蛟蛕、蚘虫,并对该病的症状及驱治方法有详细记载。

(一)形态

1. 成虫　虫体呈长圆柱形,似蚯蚓,头端较细。活时略带粉红色或微黄色,死后灰白色。体表有横纹,两条侧线明显。虫体头端有三个唇瓣,排列成"品"字形围绕口孔。雌虫长 20～35cm,尾端尖直。雄虫长 15～31cm,尾部向腹部卷曲(图 17-9)。

2. 虫卵(图 17-10,彩图 38)

(1)受精卵　呈宽椭圆型,大小为(45～75)μm×(35～50)μm。卵壳厚而透明,壳的表面有一层凹凸不平排列较均匀的蛋白质膜,被胆汁染成棕黄色,卵内含有未分裂的圆形卵细胞,在卵细胞与两端卵壳之间,有新月形的间隙。

(2)未受精卵　呈棕黄色,较狭长,形状不规则,多为长椭圆形,大小为(88～94)μm×(39～44)μm。蛋白质膜及卵壳均较薄,卵内含有许多大小不等、折光性强的卵黄颗粒。

(3)脱蛋白质膜卵　受精卵或未受精卵的蛋白质膜有时可脱落,称为脱蛋白质膜卵。蛔虫卵脱去蛋白质膜后,无色透明,检查时应注意与钩虫卵的区别。

图 17-9　似蚓蛔线虫成虫

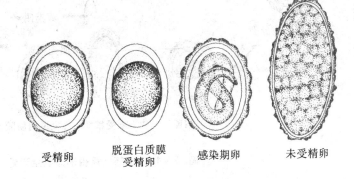

受精卵　脱蛋白质膜受精卵　感染期卵　未受精卵

图 17-10　似蚓蛔线虫卵

(二)生活史

蛔虫在**生长发育过程中,不需要中间宿主。成虫寄生在人体小肠中**,以肠内半消化**食糜为营养。**雌、雄成虫交配后,雌虫产卵,卵随宿主粪便排出体外,受精卵在适宜的温度(20℃～32℃)、潮湿、荫蔽和氧气充足的泥土中,约经 2 周发育为含蚴卵,再经 1 周幼虫在卵内脱皮一次成为感染性虫卵。该卵若污染食物、蔬菜被人误食,进入小肠,卵内幼虫分泌的孵化液可消化卵壳,幼虫孵出,钻进肠黏膜和黏膜下层的静脉或淋巴管,沿门静脉或胸导管,经右心至肺,穿过肺毛细血管进入肺泡,在肺泡内幼虫蜕皮两次,然后沿支气管、气管向上移动至咽喉,随吞咽动作经食道、胃返回小肠,再次脱皮后,逐渐发育为成虫(图17-11)。从误食感染性虫卵到发育成虫产卵需60~75天。蛔虫的寿命一般在1年左右。

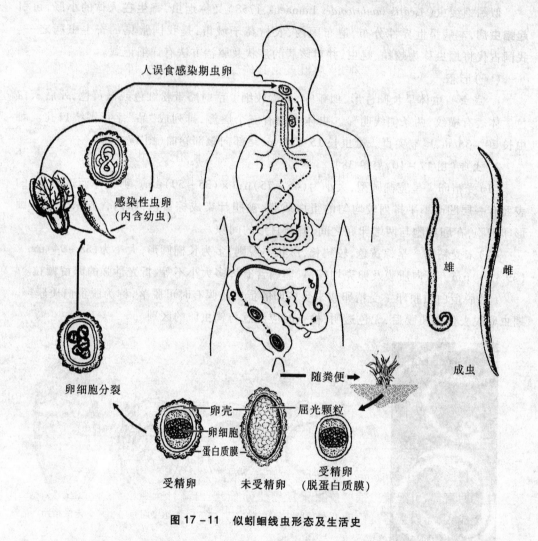

图17-11 似蚓蛔线虫形态及生活史

(三)致病性

1. **幼虫的致病作用** 幼虫移行所引起的病变主要是机械性的损害。当幼虫穿破肺毛细血管进入肺泡时,可造成肺局部出血、炎性渗出和嗜酸性粒细胞浸润。大量感染可导致蛔蚴性肺炎,出现发热、咳嗽、哮喘、吐黏液痰或血痰,甚至呼吸困难等临床症状,多数病例在发病后4~14天可自愈。严重感染病例,幼虫还可侵入脑、肝、脾、肾等器官,引起异位寄生。

2. **成虫的致病作用** 成虫寄居在人体小肠中,引起蛔虫病。**成虫的致病因素主要为机械损伤,夺取营养及毒性和抗原物质的作用。**由于夺取营养、损伤肠黏膜影响吸收,常导致机体营养不良,临床表现为食欲不振、恶心、呕吐、腹痛等,儿童重度感染可出现发育障碍。**成虫有钻孔的习性**,如钻入胆道、胰管、阑尾等处,**可引起胆道蛔虫症、蛔虫性胰腺炎和阑尾炎,严重者可穿通肠壁引起肠穿孔,导致腹膜炎。**此外,成虫大量扭结成团,堵塞肠管或蛔虫寄生部位的肠段蠕动障碍,可引起肠梗阻。蛔虫变应原被人体吸收后,引起Ⅰ型超敏反应,临床表现为荨麻疹、皮肤瘙痒、血管神经性水肿等。

(四)病原生物学检查

1. **虫卵的检查** 蛔虫产卵量多,一般用直接涂片法检查粪便即可查获蛔虫卵,必要时也可采用沉淀集卵法和盐水浮聚法检查虫卵。

2. **成虫的检查** 由粪便排出、呕吐及由其他部位取出的成虫,可根据虫体的形态特征进行确诊。若为雄虫单性感染。粪便中查不到虫卵时,可用试验驱虫法,如驱出蛔虫,便能诊断。

(五)防治原则

加强饮食卫生,防止食入感染期卵,改善环境卫生,使用无害化粪便做肥料,减少土壤中及地面上的虫卵。治疗常用的驱虫药有左旋咪唑、噻嘧啶、川楝素等。

临床链接

胆道蛔病有哪些症状?

1. **腹痛** 常为突然发作的剑突下钻顶样剧烈绞痛,患者面色苍白、坐卧不宁、大汗淋漓、弯腰捧腹、哭喊不止、十分痛苦,腹部绞痛时可向右肩背部放射,但也可突然缓解。腹痛多为阵发性、间歇发作,持续时间长短不一,疼痛过后,可见患者安静或戏耍,或精神萎靡。这种症状是胆道蛔虫病的特点,有助诊断。

2. **恶心呕吐** 常有发生,多在绞痛时相伴发生,吐出物中可含胆汁或黄染蛔虫。有的为"干呕",患者不能正常进食。

3. **全身症状** 早期无明显发冷发热,当并发急性化脓性胆管炎、胆囊炎时可有发冷发热和黄疸。如并发肝脓肿、膈下感染、败血症等,则出现寒战高热,甚至中毒性休克。

三、蠕形住肠线虫

蠕形住肠线虫 (*Enterobius vermicularis* Linnaeus,1758)又称蛲虫(pinworm),主要寄生于人体的回盲部,引起蛲虫病。蛲虫呈世界性分布,国内流行也很广泛,城市高于农村,儿童高于成人,尤以集体机构的儿童感染率为高。

(一)形态

1. **虫卵** 略呈椭圆形,无色透明,大小为$(50 \sim 60) \mu m \times (20 \sim 30) \mu m$。卵壳厚,一侧扁平,另一侧凸出,形似柿核。卵自虫体产出时,卵内细胞已发育成蝌蚪期胚。**在外界与空气接触后,蝌蚪期胚胎很快发育为幼虫,在卵内经一次蜕皮后成为感染期卵**(图17-12,彩图38)。

2. **成虫** 虫体呈乳白色,细小似线头,虫体前端角皮膨大形成其特征性的头翼。雌雄虫体大小差异悬殊,雄虫大小为$(2 \sim 5) mm \times (0.1 \sim 0.2) mm$,尾部向腹面弯曲;雌虫大小为$(8 \sim 13) mm \times (0.3 \sim 0.5) mm$,略呈长纺锤形,体中部因内含充盈虫卵的子宫而较宽,尾端直而尖细(图17-12)。

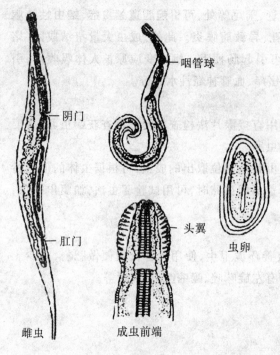

阴门

肛门

雌虫

咽管球

头翼

虫卵

成虫前端

图 17-12　蛲虫虫卵、成虫

（二）生活史

蛲虫的生活史简单，不需中间宿主，成虫寄生在人体回盲部，借助其头翼附着在肠黏膜上，以肠腔内容物、组织液和血液为食。雌、雄成虫交配后，雄虫很快死亡，随宿主粪便排出体外。孕卵的雌虫逐渐向宿主肛门移动，当宿主睡眠后，肛门括约肌松弛，部分雌虫移形至肛门周围皮肤上产卵，**肉眼有时可见白色的虫卵团块**。雌虫产卵后多数自然死亡，少数可返回肛门或误入阴道、尿道等处引起异位寄生。因卵壳具有黏性，黏附在肛周的虫卵，约经 6 小时卵细胞发育为胚蚴，蜕皮一次即为感染性虫卵。该卵污染手指或散落在食物上，经口进入人体，也可随空气吸入再吞入消化道，幼虫在小肠内孵出后下行，途中蜕皮两次，至结肠再次蜕皮发育为成虫（图 17-13）。自误食感染性虫卵到发育为成虫产卵约需 1 个月。雌虫在人体内可存活 2~4 周。

（三）致病性

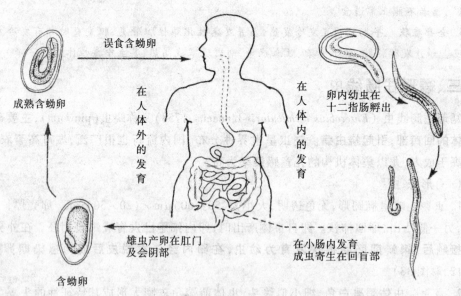

成熟含蚴卵

误食含蚴卵

在人体外的发育

在人体内的发育

卵内幼虫在十二指肠孵出

雄虫产卵在肛门及会阴部

在小肠内发育成虫寄生在回盲部

含蚴卵

图 17-13　蛲虫形态及生活史

雌虫产卵活动所引起的肛门及会阴部皮肤瘙痒是蛲虫病的主要症状。患者常有烦躁不安、失眠、食欲减退、夜惊、夜间磨牙等表现，抓破皮肤可致继发感染。虫体的异位寄生可形成以虫体或虫卵为中心的肉芽肿病变,引起蛲虫性阑尾炎、蛲虫性泌尿生殖系统和盆腔炎症。因虫体附着肠黏膜会有轻度损伤,有时也会导致宿主消化功能紊乱或慢性炎症。

（四）病原生物学检查

1. 虫卵的检查　常采用肛门拭擦法检查虫卵,多用透明胶纸法和棉拭漂浮法。一般在清晨便前检查虫卵,如为阴性,可连续检查 2~3 次,能提高检出率。

2. 成虫的检查　如在粪便中或夜间在患者肛门周围检获雌虫,即可确诊。

（五）防治原则

1. 注意公共卫生、家庭及个人卫生,防止相互感染。

2. 患者夜间不穿开裆裤,避免手指直接搔抓肛周皮肤,以防自身反复感染。

3. 常用药物有甲苯咪唑、噻嘧啶。蛲虫合并感染可外用蛲虫膏,有止痒和杀虫作用。

知识链接

蛲虫感染者大多数没有严重的症状,蛲虫病值得注意的是蛲虫可异位寄生于尿道、阴道等处,引起外阴炎,泌尿生殖道炎,子宫、输卵管炎,阑尾炎,肛周脓肿或肉芽肿等。有文献报道蛲虫感染与盆腔脓肿、瘘、结肠癌、卵巢癌等也有相关性。临床发现有蛲虫感染的儿童其遗尿的发生率较正常儿童高。究其原因是因为蛲虫雌虫的产卵部位是肛周,产卵后可异位寄生于尿道。由于蛲虫活动刺激尿道口、尿道或因蛲虫进入膀胱后刺激膀胱内膜,引起逼尿肌的收缩而导致遗尿。多数家长认为儿童遗尿不是病,没有引起足够重视,但遗尿症可危害儿童身心健康,导致儿童缺乏自信心,处事能力差,焦虑等;少数严重者甚至出现难以与他人沟通、偏执、暴力倾向等精神障碍。因此对不明原因的遗尿患者,有必要进一步检查有无蛲虫感染,以明确诊断并及早治疗。蛲虫寿命短,易于治疗,由蛲虫感染引起的遗尿一经确诊,能够很快治愈。临床发现年龄的高低与感染率成反比,其差异有显著性意义,这表明儿童随着年龄的增长、卫生习惯的改善,蛲虫的感染率会逐渐降低。

四、华支睾吸虫

华支睾吸虫〔*Clonorchis sinesis*（Cobbold,1875）Looss,1907〕,简称肝吸虫,**成虫寄生于人体肝胆管引起肝吸虫病**。肝吸虫病主要分布于中国、日本、朝鲜、越南和中南亚国家,我国除青海、宁夏、新疆、内蒙古及西藏等地尚无报道外,其余 24 个省、市、自治区均有不同程度流行。

（一）形态

1. 成虫　葵花籽仁状,背腹扁平,前端较尖,后端钝圆。大小为（10~25）mm×（3~5）mm。活时为肉红色,死后为灰白色。口吸盘位于虫体前端,腹吸盘位于虫体前 1/5 处,略小于口吸盘。雌、雄同体。一对睾丸前后排列于虫体后 1/3 处,呈分支状,故名华支睾吸虫（图 17-14）。

2. 虫卵　黄褐色,略似芝麻形。大小为（27~35）μm×12μm,为最小的蠕虫卵。一端较窄且有卵盖,卵盖两侧有肩峰突起。另一端稍宽且钝圆,有一小疣状突起。卵从子宫排出时已发育成熟,内含毛蚴（图 17-14,彩图 38）。

（二）致病性

肝吸虫的致病作用,**主要是机械刺激和代谢产物引起的超敏反应造成肝胆管内膜及胆管周围的炎症反应**,管腔变窄,周围纤维组织增生,严重时可使肝实质萎缩和坏死,甚至肝硬化、腹水,易并发细菌感染。虫卵、死亡的虫体及脱落肝管组织,易形成结石的核心,发生胆石症,胆汁淤滞。患者常有上腹部胀满、钝痛、食欲不振、厌油腻、消瘦、不规则的腹泻、便秘等。**儿童若感染严重,可引起发育不良或侏儒症。**此外,肝吸虫感染与肝癌的发生有一定关系。

（三）生活史

成虫寄生于人或猫、犬、猪等哺乳动物的肝胆管内,以肝胆管黏膜、分泌物和血细胞为食物。虫卵随胆汁进入肠腔,随粪便排出体外。卵入水后,**被第一宿主沼螺或豆螺吞食**,在其消化道内浮出毛蚴,经胞蚴、雷蚴增殖发育成大量尾蚴。尾蚴自螺体逸出进入水中,遇到**第二中间宿主淡水鱼、虾**时,钻入到皮下、肌肉等处,脱去尾部形成囊蚴,**人若食入含有活囊蚴的生或半生的淡水鱼、虾,就可造成感染**。囊蚴经胃液、肠液的消化作用,在十二指肠,幼虫从囊内逸出,称为童虫,经胆总管到肝胆管或胆囊内寄生。实验证明,童虫也可以经血管或穿过肠壁经腹腔进入肝脏后,再侵入肝胆管（图17-14）。从食入囊蚴到发育为成虫卵,需1个月左右。成虫的寿命为20～30年。

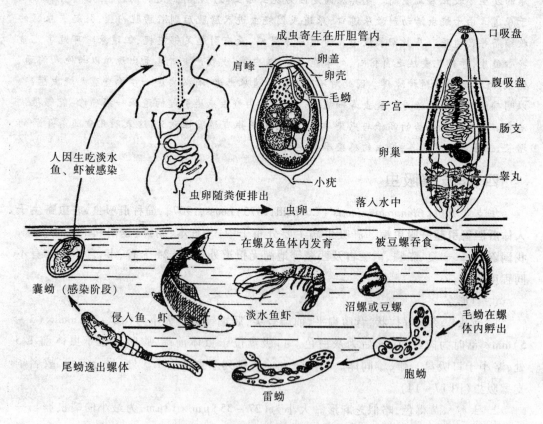

图 17-14　肝吸虫形态及生活史

（四）病原生物学检查

1. 虫卵的检查　常用各种集卵法检查虫卵。优点是速度快，能提高检出率。粪便直接涂片法简便易行，但由于虫卵小且产卵量低，故常易漏检。

2. 免疫学检查　常用的方法有皮内试验、间接血凝试验、酶联免疫吸附试验，间接荧光抗体试验等。

（五）防治原则

1. 开展卫生宣传教育，不吃生的或半生的鱼或虾，防止囊蚴感染人体。

2. 加强粪便管理，防止污染水源改变养鱼习惯，清理鱼塘。杀灭中间宿主螺类，切断传播途径，妥善处理保虫宿主，减少传染源。

3. 积极治疗患者及带虫者，常用的药物有吡喹酮等。

五、布氏姜片吸虫

布氏姜片吸虫〔*Fascisolopsis buski*(Lankester, 1857) Odhner, 1902〕简称姜片虫，**是寄生于人体小肠中的一种大型吸虫，可引起姜片虫病**。姜片虫病主要分布于亚洲，我国除东北、内蒙古、新疆、西藏、青海、宁夏等尚无报道外，其余 24 个省、市、自治区已有报道。我国隋朝已有文字记载和描述。从明朝干尸的粪便中检出姜片虫卵，证明在 400 多年前，我国就有姜片虫病的流行。

（一）形态

1. 成虫　虫体肌肉丰富肥厚，椭圆形，背腹扁平，前窄后宽，长为 20 ~ 75mm，宽 8 ~ 20mm，厚 0.5 ~ 3mm，是人体寄生吸虫中最大的吸虫。成虫形似姜片，活时呈肉红色，死后为青灰色，口吸盘位于虫体前端，腹吸盘位于靠近口吸盘后方，漏斗状，大小为口吸盘的 4 ~ 5 倍，雌雄同体（图 17 – 15）。

2. 虫卵　椭圆形，淡黄色。大小为（130 ~ 140）μm ×（80 ~ 85）μm，为人体蠕虫卵中最大的虫卵，卵壳薄，一端有不明显的卵盖，卵内含有一个卵细胞和 2 ~ 40 个卵黄细胞（图 17 – 15，彩图 38）。

（二）生活史

成虫寄生在人和猪的小肠中，虫卵随粪便排出体外，入水后在适宜温度（27℃ ~ 32℃）下，经 3 ~ 7 周的发育，浮出毛蚴，若遇到中间宿主扁卷螺，则钻入螺体内，经胞蚴、母雷蚴、子雷蚴繁殖发育成大量的尾蚴。尾蚴自螺体内逸出到水中，遇到水生植物荸荠、菱、茭白等（彩图 20），就附着于表面，脱去尾部，形成囊蚴。人若生食入含有囊蚴的水生植物，囊蚴经消化液的作用，在十二指肠内脱囊为童虫。童虫吸附在小肠黏膜，经 1 ~ 3 个月，发育为成虫（图 17 – 15）。成虫寿命一般为 1 ~ 5 年。

（三）致病性

成虫寄生在小肠上端，由于口吸盘、腹吸盘吸附肠黏膜，造成机械性损伤，使肠壁局部出现点状出血、水肿、炎症、脓肿、溃疡。患者有腹痛，腹泻和消化不良。若虫体较多时，还可出现消瘦、贫血、水肿或肠梗阻等。儿童重度反复感染，可导致发育障碍。

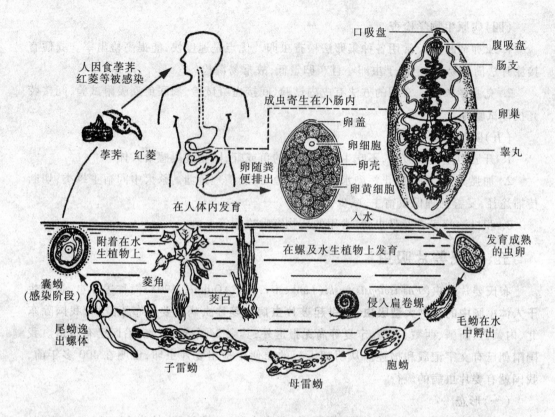

图 17 - 15　布氏姜片吸虫形态及生活史

(四)病原生物学检查

采用粪便直接涂片法和沉淀法查虫卵即可确诊,也可根据吐出或随粪便排出的成虫形态特征予以诊断。

六、卫氏并殖吸虫

卫氏并殖吸虫〔*Paragonimus Westermani*(kerbert,1878)Braun,1899〕简称肺吸虫,**可寄生于多种器官,但主要寄生于肺脏,引起肺吸虫病。本病流行于日本、朝鲜、东南亚等地,我国东北、山东、云南等 26 个地区、省市有流行。**

(一)形态

1. 成虫　虫体肥厚,长椭圆形,腹面扁平,背部隆起形如半粒黄豆。其长为 7 ~ 12mm,宽 4 ~ 6mm,厚 2 ~ 4mm。活时为红褐色,死后呈灰白色。口、腹吸盘大小略同,口吸盘位于虫体前端,腹吸盘位于虫体中横线之前。雌雄同体,卵巢与子宫并列于腹吸盘之后,**分支状的睾丸左右并列在虫体后端 1/3 处,故名并殖吸虫**(图 17 - 16)。

2. 虫卵　金黄色,椭圆形,大小为(80 ~ 118)μm ×(48 ~ 60)μm,无卵盖端较厚。卵内含一个卵细胞和十多个卵黄细胞(图 17 - 16,彩图 38)。

(二)生活史

成虫寄生在人或猫、犬、虎、豹等动物的肺,以坏死的组织和血液为食,产出的虫卵随痰液或粪便排出体外。

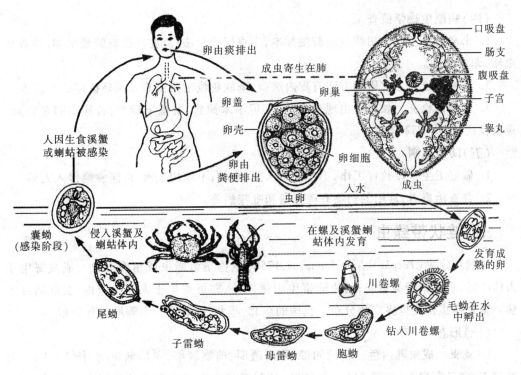

图 17 - 16　卫氏并殖吸虫的形态及生活史

1. 在川卷螺内的发育　虫卵入水,在25℃~30℃水温中,经2~3周的发育虫卵孵化出毛蚴。毛蚴侵入**第一中间宿主川卷螺**,经过胞蚴、母雷蚴、子雷蚴等无性生殖阶段,最后形成大量的尾蚴。

2. 在淡水蟹或蝲蛄内的发育　成熟的尾蚴自螺体逸出,在水中游动,如遇**第二中间宿主淡水蟹**、**蝲蛄**即钻入。尾蚴也可随川卷螺一起被淡水蟹、蝲蛄食入。尾蚴在淡水蟹、蝲蛄的肌肉或内脏中分泌成囊物质,形成囊壁成为囊蚴。**囊蚴是肺吸虫的感染阶段**。如淡水蟹、蝲蛄死亡裂解,囊蚴也可脱落,散布于水中。

3. 在人或其他哺乳动物体内的发育　人或猫、犬及其他野生肉食类动物食入含有活囊蚴的淡水蟹、蝲蛄或生水后被感染。囊蚴进入消化道经消化液的作用,幼虫在小肠脱囊而出,成为童虫。童虫活动能力强,可穿过肠壁进入腹腔,再穿过膈,经胸腔到达肺寄居,并在肺中发育为成虫(图17-16)。自囊蚴进入人体发育为成虫并产卵,约需2个月。童虫在进入腹腔后,在移行过程中可停留在沿途各处,或侵入皮下、肝、脑、脊髓、肌、眼眶等处,引起异位寄生,异位寄生的虫体成熟时间长,不一定能发育成熟。成虫在体内的寿命一般为5~6年,也有长达20年者。

（三）致病性

当肺吸虫童虫在组织内游走或定居时,对肺等组织器官造成机械性损伤;虫体的代谢产物等也具有毒性作用并可引起免疫病理反应。临床表现为胸痛、咳嗽、痰中带血或铁锈色痰。此外,肺吸虫病常累及全身多个器官,症状较复杂。若虫体移行到脑,可引起癫痫、偏瘫等。若虫体移行至皮下组织,可引起皮下移行性包块及结节。

（四）病原生物学检查

1. **虫卵的检查** 采集痰液或粪便标本，用直接涂片法、沉淀法检查肺吸虫卵，如查获虫卵，即可确诊。

2. **免疫学检查** 常用的方法有皮内试验、酶联免疫吸附试验及循环抗原的检测等。

3. **活组织检查** 如患者出现皮下结节，可手术摘除，置镜下检查，若检出肺吸虫卵、童虫及成虫，均有诊断意义。

（五）防治原则

1. 做好卫生宣传教育工作，不生食淡水蟹、蝲蛄，不饮用生水，以防囊蚴侵入人体。

2. 普查治患者，常用的药物有硫氯酚和吡喹酮等。

七、链状带绦虫

链状带绦虫（*Taenia solium* Linnaeus，1758）也称猪带绦虫或猪肉绦虫。成虫寄生于人体小肠，引起猪带绦虫病；幼虫除寄生于猪体外，亦可寄生于人体组织内，引起猪囊虫病。猪带绦虫在全世界广泛分布。我国的东北、华北、西北及云南等地均有分布。

（一）形态

1. **成虫** 成虫乳白色。扁长如带，薄而透明，前端较细，向后渐扁阔，长 2～4m。前端较细，向后渐扁阔（彩图21）。由 700～1000 个节片组成。整个虫体可分为头节、颈部和链体三部分（图 17－17）。

（1）**头节** 头节近似球形，似小米粒，直径约 1mm，有 4 个吸盘，顶端还具有能伸缩的顶突，其上有内外两圈小钩（彩图22）。

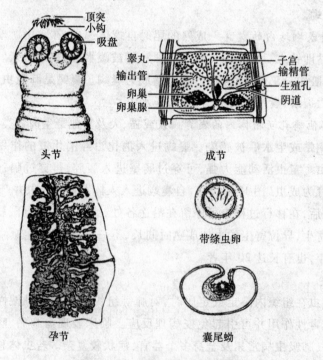

图 17－17 链状带绦虫各期形态

（2）颈节　颈节纤细，直径约为头节的一半，长 5 ~ 10mm。颈节具有生发作用，向后不断长出新的节片形成链体。

（3）链体　根据节片形状和结构特点的不同，链体分为幼节、成节和孕节三种。幼节又称未成熟节片，短而宽，生殖器官发育不成熟，结构不明显。成节即成熟节片，近方形，每一节片内均有成熟的雌、雄生殖器官各一套。孕节又称妊娠节片，长度大于宽度，仅有充满虫卵的子宫；子宫两侧呈不规则的树状分支，每侧 7 ~ 13 支；每一孕节中约含 4 万个虫卵。

2. 虫卵　虫卵呈球形或近似球形，直径为 31 ~ 43μm，棕黄色。卵壳很薄，易脱落，镜检时一般难以见到。胚膜厚，其上具有放射状条纹。卵内含一球形的六钩蚴（彩图 38）。

3. 囊尾蚴　囊尾蚴又称囊虫，为白色半透明的囊状物，大小为 5 ~ 8mm，囊内充满透明的囊液。囊壁上有一向内翻卷收缩的头节。

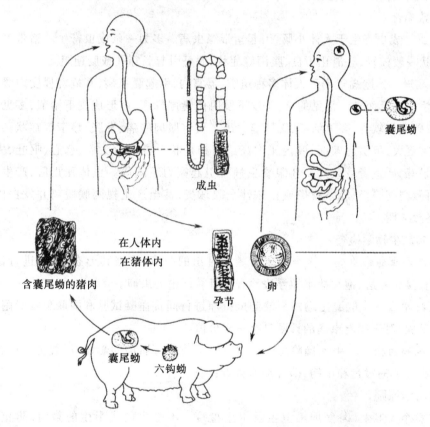

图 17 - 18　链状带绦虫生活史

（二）生活史

人是猪带绦虫的唯一终宿主。成虫寄生于人体小肠，以头节固着在肠壁上，靠体表吸收肠腔中的营养物质。孕节常单独或数节相连不断地从虫体末端脱落后随粪便排出。当孕节受挤压时，虫卵可从孕节中散出。猪、野猪等为猪带绦虫的中间宿主。当虫卵或孕节被中间宿主猪或野猪等吞食后，在消化液的作用下经 24 ~ 72 小时，胚膜破裂，六钩蚴逸出并钻入小肠壁，随血循环到达周身各处，多寄生于肌肉、脑及眼等处（图 17 - 18）。

经 60 ~ 70 天,发育为囊尾蚴。有囊尾蚴寄生的猪肉俗称"米猪肉"(彩图 23)。囊尾蚴是猪带绦虫的感染阶段。

当人误食生的或半生的含活囊尾蚴的猪肉后,囊尾蚴在小肠内经胆汁的作用,头节翻出,附着于肠壁,并从颈部不断长出链体,经 2 ~ 3 月发育为成虫并排出孕节。成虫寿命可达 25 年以上。

人也可作为猪带绦虫的中间宿主。从孕节散出的虫卵若被人误食,卵内孵化出六钩蚴,到达人体各部位发育为囊尾蚴引起囊虫病。囊尾蚴一般寄生在人体的皮下组织、肌肉、脑、眼、心等处。囊尾蚴在人体的寿命一般为 3 ~ 5 年。人感染虫卵的方式有 3 种:①异体感染:误食他人排出虫卵污染的食物、水等感染。②体外自身重复感染:患者误食自己排出的虫卵而感染。③体内自身重复感染:如绦虫病患者因恶心、呕吐时,肠道的逆蠕动将孕节反入胃中引起感染。

(三)致病性

1. **成虫**　成虫寄生于人体小肠,引起猪带绦虫病。多为一条成虫寄生。猪带绦虫病的临床症状一般较轻,有消化不良、腹泻等症状,偶可引起肠穿孔或肠梗阻。

2. **囊尾蚴**　囊尾蚴寄生于人体多种组织、器官内,引起囊虫病,其危害程度因囊尾蚴寄生的部位和数量而异。常见的有:①皮下及肌肉囊尾蚴病,可形成皮下结节,多见于头部及躯干,硬度如软骨,多可活动,无压痛。患者可有肌肉酸痛、发胀、痉挛等症状。②脑囊虫病危害更大,可引起癫痫、颅内压增高或精神症状。表现为头痛、恶心、呕吐、失语、瘫痪和痴呆等,严重者可致死。③眼囊虫病可引起视力下降等。虫体死亡后,产生强烈的刺激,可致视网膜炎、脉络膜炎或化脓性全眼球炎,甚至产生视网膜脱离并发白内障、青光眼,终致失明。

(四)病原生物学检查

1. **孕节和虫卵的检查**　检查随患者粪便排出的孕节,根据其形态特征,进行诊断。也可采用直接涂片法、饱和盐水漂浮法检查患者粪便中的虫卵。

2. **免疫学检查**　取囊尾蚴的囊液制成抗原进行间接血凝试验和酶联免疫吸附试验等血清学试验,对于猪囊虫病的诊断具有一定价值。

3. **囊尾蚴的检查**　手术摘除患者的皮下结节或浅部肌肉的囊尾蚴,置镜下检查,如发现囊内头节上的吸盘和小钩,即可确诊猪囊虫病。

(五)防治原则

1. 注意个人卫生、肉食加工卫生及卫生检疫。不吃生的或半生的猪肉,防止误食虫卵。

2. 猪带绦虫病多采用槟榔和南瓜子合剂驱虫,也可用吡喹西酮、氯硝柳胺、甲基咪唑等药物治疗。猪囊虫病可用吡喹酮等药物治疗,并通过手术摘除浅表部位的猪囊尾蚴。

八、肥胖带吻绦虫

肥胖带吻绦虫(*Taenia saginata* Goeze,1782)又称牛带绦虫、牛肉绦虫,寄生于人体小肠中,引起牛带绦虫病。牛带绦虫病呈世界性分布,我国的新疆、内蒙古、西藏、宁夏、四川的藏族、广西的苗族地区,贵州的苗族、侗族地区,以及台湾的局部地区均有分布。

牛带绦虫的形态、生活史、致病性,寄生虫学检查法及防治原则与猪带绦虫都相近似。牛带绦虫卵和猪带绦虫卵不易区别(表 17 - 2),故发现虫卵时,只是诊断带绦虫病。

表 17 - 2　猪带绦虫和牛带绦虫的区别

主要区别点	猪带绦虫	牛带绦虫
体长(m)	2 ~ 4	4 ~ 8
节片数	700 ~ 1000	1000 ~ 2000
头节	圆球形,直径为 0.6 ~ 1mm,具有顶突及小钩	方形,直径为 1.5 ~ 2.0mm,无顶突及小钩
孕节	子宫分支不整齐,每侧分支数为 7 ~ 13 支,略透明	子宫分支整齐,每侧分支数为 15 ~ 30 分支,不透明
感染阶段	猪囊尾蚴、猪带绦虫卵	牛囊尾蚴
中间宿主	猪、人	牛
孕节脱落情况	数节连在一起脱落,被动排出	单节脱落,常主动爬出肛门
幼虫致病性	猪囊虫病	无
成虫致病性	猪带绦虫病	牛带绦虫病
病原学检查	粪检孕节、虫卵	粪检孕节,肛门拭擦法易检获虫卵

综合测试题

A1 型题

1. 脊髓灰质炎病毒的传播途径是
   A. 呼吸道
   B. 消化道
   C. 蚊虫叮咬
   D. 血液和血制品
   E. 皮肤

2. 我国城市饮用水卫生标准是
   A. 每升水中大肠菌群不得超过 1 个
   B. 每升水中大肠菌群不得超过 2 个
   C. 每升水中大肠菌群不得超过 3 个
   D. 每升水中大肠菌群不得超过 10 个
   E. 每升水中大肠菌群不得超过 5 个

3. 肠热症发热一周内,检出伤寒沙门菌阳性率最高的方法是
   A. 血培养
   B. 尿培养
   C. 便培养

   D. 痰培养
   E. 骨髓培养

4. 细菌性痢疾的病原菌是
   A. 大肠埃希菌属
   B. 志贺菌属
   C. 沙门菌属
   D. 弧菌属
   E. 伤寒菌属

5. 猪带绦虫虫卵内含有
   A. 尾蚴
   B. 毛蚴
   C. 六钩蚴
   D. 雷蚴
   E. 囊蚴

6. 溶组织内阿米巴的感染阶段是
   A. 四核包囊
   B. 二核包囊
   C. 小滋养体

D. 大滋养体

E. 包囊

7. 关于 HAV 的致病性与免疫性,下列错误的是

  A. 粪－口途径传播

  B. 病后粪便或血中可长期携带病毒

  C. 可引起散发或暴发流行

  D. 病后产生抗－HAV,对病毒再感染有保护作用

  E. 感染后大多表现为隐性感染

8. 蛔虫的感染阶段是

  A. 微丝蚴

  B. 丝状蚴

  C. 囊尾蚴

  D. 感染性虫卵

  E. 未受精卵

9. 蛲虫病易治难防的主要原因是

  A. 容易自体外反复感染

  B. 雌虫寿命长

  C. 直接经口感染

  D. 虫卵的抵抗力强

  E. 主要由于雌虫在肛周产卵

10. 人体感染带绦虫病是因为食入

  A. 虫卵

  B. 囊蚴

  C. 包蚴

  D. 囊尾蚴

  E. 雷蚴

11. 急性中毒性菌痢的主要临床表现有

  A. 全身中毒症状

  B. 剧烈呕吐

  C. 腹泻、腹痛

  D. 脓血便

  E. 里急后重

12. 霍乱患者排泄物的特点有

  A. 脓血便

  B. 水样便

  C. 米泔水样便

  D. 果酱样便

  E. 柏油便

13. 副溶血性弧菌所致疾病是

  A. 霍乱

  B. 食物中毒

  C. 肺炎

  D. 败血症

  E. 副伤寒

14. 目前预防甲型肝炎的疫苗为

  A. 死疫苗

  B. 减毒活疫苗

  C. 新疫苗

  D. 基因工程疫苗

  E. 活疫苗

15. 能产生外毒素的志贺菌是

  A. 痢疾志贺菌

  B. 福氏志贺菌

  C. 鲍氏志贺菌

  D. 宋内志贺菌

  E. 伤寒志贺菌

(李　华)

第十八章　血源感染的病原生物

　　血源感染的病原生物是指通过血液、血液制品感染人体引起相应疾病的病原生物。常见的病原生物有肝炎病毒中的乙型肝炎病毒、丙型肝炎病毒、丁型肝炎病毒等以及人类免疫缺陷病毒、梅毒螺旋体。这些病原生物可以通过手术、针刺、器官移植、血液透析、性接触及垂直传播等多种途径传播(其中人类免疫缺陷病毒和梅毒螺旋体的主要传播途径为性接触传播,详见第十九章)。

第一节　乙型肝炎病毒

　　乙型肝炎病毒(hepatitis B virus,HBV)属嗜肝 DNA 病毒科,是乙型肝炎的病原体。HBV 在世界范围内传播广泛,据估计全球大约有 3.5 亿人患有慢性乙肝。我国卫生部在 2006 年对全国人群乙肝等有关疾病血清流行病学调查结果显示,我国人群乙肝表面抗原携带率为 7.18%,据此推算,大概有 9300 万的乙肝感染者。2011 年病毒性肝炎报告发病例数中乙肝占到 80%。HBV 感染者易发展成慢性肝炎患者,部分可演变为肝硬化或原发性肝细胞癌患者,因而对 HBV 的防治已成为我国健康与传染病控制中的重要的公共卫生问题。

一、生物学性状

(一)形态与结构
乙型肝炎患者的血清用电镜可见到三种不同形态的颗粒(图 18-1,18-2)。

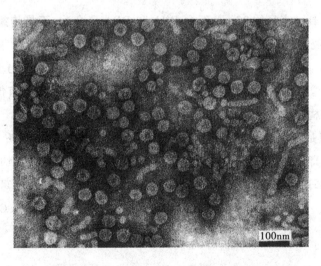

图 18-1　乙型肝炎病毒电镜图(×400 000)

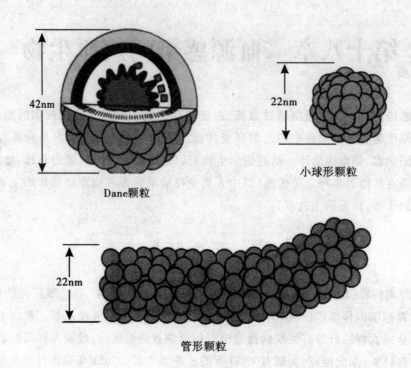

42nm

Dane颗粒

22nm

小球形颗粒

22nm

管形颗粒

图 18 -2 乙型肝炎病毒三种颗粒模式图

1. **大球形颗粒** 又称 Dane 颗粒,是完整的乙型肝炎病毒颗粒,**有感染性**,因 Dane 于 1970 年首先在 HBV 感染者的血清中发现而得名。呈球形,直径为 42nm,具有双层衣壳。外衣壳相当于一般病毒的包膜,由脂质双层和蛋白质组成。内衣壳是二十面体对称结构,相当于一般病毒的衣壳。核心内含双股未闭合的 DNA 和 DNA 多聚酶。

2. **小球形颗粒** 直径约 22nm,不含 DNA 和 DNA 聚合酶,**不具传染性**,是病毒装配过程中过剩的衣壳,是 HBV 感染者血清中最常见的颗粒。

3. **管型颗粒** 管型颗粒直径为 22nm,长 100～500nm 不等,成分与小球形颗粒相同,是聚合起来的小球形颗粒,也具有 HBsAg 的抗原性。**不含核酸,不具有传染性**。

(二)基因结构

HBV 基因组是不完全闭合环状双链 DNA,不同的 HBV 株有 90%～98% 的核苷酸序列同源。长链即负链,位于外部,为完全闭合环,具有固定的长度,约含 3200bp,含有 HBV DNA 的全部遗传信息;短链即正链,位于内侧,呈半环状,长度可变,为正链长度的 50%～100%。负链 DNA 上有 4 个开放读码框架,分别称为 S 区、C 区、P 区及 X 区 (图 18 -3)。

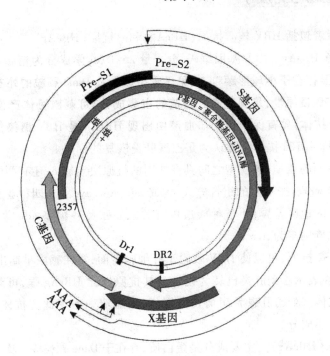

图 18-3　乙型肝炎病毒基因结构模式图

其中 S 区含 S、Pre-S1 和 Pre-S2 基因,分别编码乙型肝炎病毒表面抗原(Hepatitis B surface antigan,HBsAg)、前 S1(PreS1)抗原和前 S2(PreS2)抗原;C 区包括 C 和 Pre-C 两个基因,分别编码内衣壳蛋白,即乙型肝炎病毒核心抗原(hepatitis B core antigan,HB-cAg)和前 C(Pre-C)蛋白,后者经切割加工后形成乙型肝炎病毒 e 抗原(hepatitis B e antigan,HBeAg)并分泌到血循环中;P 区最长,编码乙型肝炎病毒 DNA 聚合酶(P 蛋白)。该蛋白是具有多个功能区的大分子碱性蛋白,兼具 DNA 多聚酶、逆转录酶和 RNA 酶 H 的活性,在病毒复制增殖中发挥重要作用;X 区编码的蛋白称为乙型肝炎病毒 X 抗原(hepatitis B X antigan,HBxAg),具有反式激活感染细胞内的原癌基因、HBV 基因的作用,与肝癌的发生密切相关。

(三)HBV 的复制

HBV 的复制方式较为特殊,其中有逆转录的过程:①病毒感染肝细胞后,HBV 基因组进入肝细胞核内,半环状的正链 DNA 首先以自身负链为模板,在 DNA 聚合酶的作用下延长,形成完整的双链闭合环状 DNA。②在宿主细胞 RNA 聚合酶作用下,以自身负链 DNA 为模板,转录形成 2.1kb 和 3.5kb 的 RNA。前者作为 mRNA 转译病毒的外衣壳蛋白,后者可转译内衣壳蛋白和作为 HBV DNA 复制的模板,故亦称为前基因组。③病毒前基因组、DNA 多聚酶及引物共同进入病毒衣壳中,以前基因组为模板,逆转录出全长的 HBV DNA 负链。同时,前基因组被 RNA 酶降解。④病毒以新合成的负链 DNA 为模板,复制互补的正链 DNA,二者结合并被包装于内衣壳中,再包装上外衣壳成为病毒体。

(四)抗原组成

HBV 具有外衣壳抗原和内衣壳抗原。前者包括 HBV 表面抗原(HBsAg)、前 S1 抗原和前 S2 抗原,后者包括 HBV 核心抗原(HBcAg)和 e 抗原(HBeAg)。

1. 表面抗原 HBsAg　由 S 基因编码,分子量 25kD,化学成分为糖脂蛋白。**在患者血清中,HBsAg 主要存在于小球形颗粒,也见于管型颗粒及 Dane 颗粒的外衣壳上。**

HBsAg 具有免疫原性,是制备乙肝疫苗的主要成分,可刺激机体产生抗 - HBs,抗 - HBs 是一种中和抗体,具有保护作用。血清中出现 HBsAg 是 HBV 感染的主要指标。相反,血清中出现抗 - HBs 抗体则被认为是乙型肝炎恢复的标志。

HBsAg 有不同的亚型,各亚型之间具有共同的抗原决定簇 a,还有两组互相排斥的抗原决定簇 d/y 和 w/r。按不同的组合方式,构成 adr、adw、ayr、ayw 四种亚型。HBsAg 亚型的分布具有明显的地区差异,并与种族遗传有关。如欧美各国以 adw 为主,我国汉族以 adr 多见,少数民族则多为 ayw。

前 S1 及前 S2 抗原,可以使 HBV 吸附于肝细胞表面,常在感染早期出现,1 个月左右消失,若持续存在表示乙型肝炎已转为慢性。其抗原性比 HBsAg 强,可刺激机体产生具有中和作用的抗体。如乙肝患者病情转向恢复,则血清中出现此类抗体,故有学者主张疫苗中应包含上述成分。

2. 核心抗原(HBcAg)　主要成分是蛋白质,存在于 Dane 颗粒核心及 HBV 感染的肝细胞核内,**不易在血循环中检测出游离的 HBcAg,但 HBcAg 抗原性强,能刺激机体产生抗 - HBc 抗体。**HBV 感染早期出现抗 HBc - IgM 抗体,表示 HBV 正处于复制状态;慢性期为抗 HBc - IgG,前者是急性 HBV 感染的重要指标,后者是曾经感染 HBV 的可靠血清学指标,可持续数年。

3. e 抗原(HBeAg)　是由前 C 基因及 C 基因编码,整体转录、剪切翻译而成的可溶性蛋白。HBeAg 游离于血清中,有较强的传染性。**其在血液中的消长与病毒体及 DNA 多聚酶呈正相关,提示 HBeAg 是 HBV 复制及具有传染性的指标。**在急性和慢性活动性肝炎患者血清中多数可检出 HBeAg。HBeAg 也可刺激机体产生抗 - HBe,此抗体常在 HBsAg 滴度降低,HBeAg 消失时出现,对 HBV 感染有一定保护作用,被认为是预后良好的象征。但近年来发现有 HBV 的 Pre - C 区突变株,不产生 HBeAg,不被抗 - HBe 及相应的致敏淋巴细胞识别而清除,在抗 - HBe 阳性的情况下仍可大量复制,其血清仍具有传染性。**因此抗 - HBe 阳性的患者,应同时检测血清中病毒 DNA 及 DNA 多聚酶以判断其病情。**此外,HBeAg 可能与 HBV 的免疫耐受有关。

另外,由病毒 X 基因编码的蛋白称 HBxAg,可反式激活一些细胞的癌基因,可能与肝癌的发生与发展有关。由 P 基因编码的 DNA 多聚酶,可发挥"引物酶"的作用,启动 DNA 负链合成,与病毒复制有关。

(五)培养及动物模型

乙型肝炎病毒至今尚不能在传统的细胞培养中分离培养。目前采用的细胞培养系统是病毒 DNA 转染系统,即将病毒的 DNA 导入肝癌细胞后,使其表达 HBsAg 及 HBcAg,并分泌 HBeAg,有些细胞株还可持续地产生 Dane 颗粒,主要用于筛选抗 HBV 药物。用 S 基因转染一些细胞系,可以分泌 HBsAg,而不含其他病毒蛋白,已用于制备疫苗。

黑猩猩是对 HBV 最敏感的动物,但因价格昂贵,难于广泛使用。现常用乙型肝炎病毒感染的鸭、土拨鼠及地鼠等动物模型进行 HBV 的致病机制、疫苗效价和安全性及抗病毒药物的研究。

（六）抵抗力

HBV 对外界环境抵抗力较强，对低温、干燥、紫外线及一般消毒剂均有耐受性。高压蒸汽灭菌法、加热 100℃ 10 分钟、干热 160℃ 1 小时可使 HBV 灭活。0.5% 过氧乙酸、5% 次氯酸钠、3% 漂白粉和环氧乙烷虽可灭活 HBV，但仍保留 HBsAg 的免疫原性。需注意 HBV 不被 70% 乙醇灭活。

二、致病性及免疫性

（一）传染源

HBV 的主要传染源为患者及无症状的 HBV 携带者。HBV 潜伏期为 30～160 天（60～90 天多见）。潜伏期、急性期、慢性活动期患者的血清都有传染性。无症状的 HBV 携带者，血液中长期含有 HBV，但不出现症状，更是危险的传染源。

（二）传播途径

1. 血液、血制品传播　HBV 在患者及携带者的血液中大量存在，且对外界环境抵抗力强，而人对 HBV 又极易感，只需极微量的污染血液进入机体即可引起感染。因此，输血、注射、手术、器官移植、针刺、拔牙及使用内窥镜等都可能造成感染。日常生活中，共用剃刀或牙刷、纹身、美容、被蚊虫叮咬等致皮肤黏膜微小损伤均可能提供传播机会。

2. 母婴传播　也称垂直传播。可发生在胎儿期、围生期和哺乳期，但以围生期感染最常见，即分娩经产道时，通过婴儿的微小伤口受母体的 HBV 感染。哺乳也被认为是传播 HBV 的途径，在母体子宫内也可被感染。人群中 HBV 携带者 50% 来自母婴传播，他们是乙型肝炎的稳定传染源。乙型肝炎有家庭聚集倾向，尤其以母亲为 HBsAg 阳性的家庭为甚。

3. 性传播及密切接触传播　HBV 不仅大量存在于感染者血液中，也可少量出现在唾液、精液及阴道分泌液。因此，可通过性行为及密切接触传播。

（三）致病机制与临床特征

HBV 的致病机制尚未完全清楚，一般认为在肝细胞内增殖的 HBV 对肝细胞并无直接损害作用，肝细胞的损伤主要是由免疫病理作用导致的。其机制主要包括：

1. 病毒致机体免疫应答低下　HBV 感染后，诱生干扰素生成低下，且使靶细胞表面的 HLA - I 类抗原表达低下。因 Tc 破坏靶细胞时需与病毒特异性抗原及 HLA - I 类抗原相配，因靶细胞 HLA - I 类抗原低下，导致 Tc 作用减弱。幼龄感染 HBV 后，易形成免疫耐受，病毒可长期存在于体内。

2. 病毒发生变异　HBV 的前 C 基因极易发生变异，从而不能正确转译出 HBeAg，因此病毒可逃逸机体原已形成的对 HBeAg 的体液及细胞免疫。HBV 前 C 区及 C 区的变异株可引起重症肝炎。

3. 细胞免疫介导的病理损伤　HBV 感染后，肝细胞膜可表达 HBsAg、HBeAg、HBcAg，从而激活 T 细胞攻击带有病毒抗原的肝细胞。Tc 的杀伤作用具有双重性：既可清除病毒，同时也造成肝细胞的损伤,肝细胞的损伤程度与病毒感染的数量及机体免疫应答的强弱程度密切相关。当受染肝细胞较少、机体免疫应答处于正常范围时,特异性 Tc 细胞可杀伤受染细胞,细胞外释放的 HBV 则可被抗体中和而被清除,临床表现为**急性肝炎**,并可以恢复而痊愈;当受染的肝细胞数量多、机体免疫应答超过正常范围时,可引起大量肝细胞迅速坏死,肝功能衰竭,临床表现为**重型肝炎**;当机体免疫功能低下,不能清除受染肝细胞及病毒,病毒不断从肝细胞释放,再感染新的肝细胞,临床表现为**慢性肝炎**。

4. 免疫复合物引起的病理损伤 部分乙型肝炎患者体内可检出乙型肝炎表面抗原抗体复合物,此复合物可沉积于肾小球基底膜或关节滑液囊上,通过Ⅲ型超敏反应引起肝外组织器官的损害,如肾小球肾炎、关节炎、皮疹、血管炎等。另外,若免疫复合物大量沉积于肝内,可使肝内小血管栓塞,并可使 TNF 增多,大量肝细胞坏死而导致急性重型肝炎。

5. 自身免疫应答引起的病理损伤 HBV 感染肝细胞后,肝细胞膜除出现病毒特异性抗原外,还会引起肝细胞表面自身抗原改变,即暴露肝特异性脂蛋白(liver special protein,LSP)抗原,LSP 可作为自身抗原诱导机体产生相应抗体,这些抗体与肝细胞上的抗原结合,继而可通过激活补体、巨噬细胞、NK 细胞等诱发Ⅱ型超敏反应,破坏肝细胞。

(四)HBV 与原发性肝癌

研究发现,HBV 与原发性肝癌具明显的相关性,其根据是:①HBV 携带率高的地区,原发性肝癌的发生率也高;②HBV 携带者发生肝癌的危险性比正常人群高 217 倍;③原发性肝癌患者的肝细胞内整合有 HBV – DNA;④土拨鼠肝炎病毒感染初生的土拨鼠,饲养 3 年后 100% 发生肝癌。

(五)免疫性

机体抗 HBV 主要依靠体液免疫和细胞免疫。抗体可参与破坏病毒感染的肝细胞及中和病毒,Tc 在清除病毒感染的肝细胞中也有重要作用。

临 床 链 接

22 岁的大学生因发热、荨麻疹、关节痛和关节炎前来就诊。检查时,未发现任何病因,症状自动消退。几周后复诊时有恶心、呕吐、头痛、厌食、萎靡不振、发热、强烈的瘙痒感和右上腹部疼痛。检查发现肝大及黄疸。患者自述尿液颜色变深,粪便已变成黏土色。验血报告血清中转氨酶、胆红素和总丙种球蛋白升高,且 HBsAg、HBeAg 和抗 – HBc 阳性,抗 – HBs 和抗 – HBe 及抗 – HAV 阴性。

思考题:

1. 根据以上描述,该患者可能感染了哪种病原生物?患者血清中能否检出该病原生物?

2. 诊断的依据是什么?

3. 感染途径和致病机制如何?

4. 如何预防及判断预后?

三、病原生物学检查

(一)免疫学检测

1. HBV 抗原抗体系统的检测 由于 HBcAg 仅存在于肝细胞内,外周血中一般不易查到。临床上主要通过 ELISA 或 RIA 等方法检查血清中的 HBsAg、抗 – HBs、HBeAg、抗 – HBe 及抗 – HBc(俗称"两对半"),进行乙型肝炎的实验诊断以及判断预后、筛选献血员、选择疫苗接种对象、判断疫苗接种效果及流行病学调查等。

2. HBV 抗原抗体检测的意义 HBsAg 是 HBV 感染的特异性标志。HBsAg 阳性可见于急性乙肝、慢性乙肝和无症状的 HBV 携带者。应结合临床表现和肝功能检查判断。急性乙肝患者血中出现抗 – HBs,是肝炎恢复的标志,HBsAg 将随后消失。若 HBsAg 持续 6 个月以上,则考虑已转为慢性肝炎。无症状携带者是指 HBsAg 长期阳性而无症状者,肝功能化验正常。这类感染者肝穿刺活检常发现已有病变,部分携带者可发病,少部分可发展为肝硬化或肝癌。HBsAg 阳性者具有传染性,应禁止献血。若同时有 HBeAg、抗 – HBc 或 HBV DNA 阳性者,传染性更强。

HBeAg 阳性是体内 HBV 复制的指标。若 HBeAg 转阴,抗 – HBe 出现,表示病毒停止复制,机体已获得一定免疫力。患者将恢复痊愈。但出现 Pre – C 区基因突变者例外。

抗 – HBc IgM 是病毒在体内复制的指标,常出现于急性乙肝的早期,且滴度很高。而慢性乙肝时抗 – HBc IgM 可持续阳性,但滴度低。抗 – HBc IgG 出现较晚,且可持续多年,是既往感染的指标。HBV 抗原抗体的检测结果与临床关系复杂,须综合分析、判断(表 18 – 1)。

表 18 – 1 HBV 抗原、抗体检测结果的临床分析

HBsAg	HBeAg	抗 – HBs	抗 – HBe	抗 – HBc	结果分析
+	–	–	–	–	HBV 感染或无症状携带者
+	+	–	–	–	急、慢性乙型肝炎,或无症状携带者
+	+	–	–	+	急、慢性乙型肝炎(传染性强,"大三阳")
+	–	–	+	+	急性感染趋向恢复("小三阳")
–	–	+	+	+	既往感染恢复期
–	–	–	+	+	既往感染恢复期
–	–	–	–	+	既往感染
–	–	+	–	–	既往感染或接种过疫苗

(二)HBV – DNA 检测

用核酸杂交法或 PCR 检测 HBV – DNA,可作为疾病诊断及药物疗效的考核指标。

(三)DNA 多聚酶检测

可判断体内是否有病毒复制。

四、防治原则

乙型肝炎治疗尚无特效药物,主要靠预防来控制此病。由于传染源的管理有困难,故主要靠切断传播途径和保护易感人群两种措施。

（一）一般预防

乙型肝炎的预防应针对其传播途径采取综合性预防措施：对于具有传染性的患者应进行隔离治疗，对无症状的携带者应随访观察。严格血制品检查，严格筛选献血员。手术器械、牙科器械、注射器、针头、针灸针应严格灭菌。

（二）特异性预防

1. 人工自动免疫　接种乙肝疫苗是最有效的预防措施。主要用于易感人群、新生儿计划免疫。我国应用的疫苗主要有血源性疫苗、基因工程疫苗。HBsAg 多肽疫苗、HBV DNA 疫苗正在研制中。

2. 人工被动免疫　主要用于紧急预防。使用含高效价抗－HBs 的人血清免疫球蛋白（HBIg），注射剂量 0.08mg/kg，接触 HBV 后 8 天内注射有效，2 个月后须重复注射一次。

（三）治疗

目前，治疗乙型肝炎仍无特效药物。广谱抗病毒药物和具有调节免疫功能的药物同时使用，可达到较好的治疗效果。贺普丁、病毒唑、干扰素及清热解毒、活血化瘀的中草药具有一定的疗效。

第二节　丙型肝炎病毒

丙型肝炎病毒（hepatitis C virus，HCV）是引起丙型肝炎的病原体。HCV 的感染呈世界性分布，全球丙肝流行率平均为 3%，1.7 亿人感染丙肝病毒。据估计，今后 10～15 年内，丙肝相关死亡将持续上升，到 2015 年丙肝相关死亡将增加 2 倍，2025 年增至 3 倍。同时，丙肝病毒是导致卫生工作者职业感染的重要病原体。近年来，我国每年丙肝报告发病例数逐年增多，已从 2003 年 21 145 例上升到 2011 年的 173 872 例，增长了 8 倍多。并且近年来我国不断报告丙肝疫情，比如安徽河南两省交界和广东河源紫金县暴发的集体丙肝报告事件。

丙型肝炎的临床流行病学特点类似乙型肝炎，但临床症状较轻，易演变为慢性，部分患者可发展为肝癌。HCV 过去曾被称为肠道外感染的非甲非乙型肝炎病毒，1989 年被命名为丙型肝炎病毒，1991 年被归属于黄病毒科。

一、生物学性状

HCV 为球形颗粒，直径约 36～62nm，有包膜。为单正链 RNA 病毒。其基因组长度约为 9.5kb，只有一个长开放阅读框架（ORF），由 5′端非编码区、结构蛋白编码区（包括 C、E 区）、非结构蛋白编码区（包括 NS1～NS5 区）和 3′端非编码区共 9 个基因区组成。分别编码结构蛋白（包括核心蛋白和外膜蛋白）及非结构蛋白。其中 E 区基因容易发生变异，致使外膜蛋白的抗原性改变，使原有抗体不能识别清除病毒，是肝炎慢性化的原因之一。

依据 HCV 毒株基因序列的差异，可将 HCV 分为 Ⅰ、Ⅱ、Ⅲ、Ⅳ、Ⅴ、Ⅵ型：Ⅰ型多在欧美各国流行;亚洲地区则以Ⅱ型为主,Ⅲ型为辅;Ⅴ、Ⅵ型主要在东南亚,我国以Ⅱ型为主。目前认为Ⅱ型HCV复制产生的病毒量多,治疗较困难。

目前,HCV细胞培养尚未成功。可感染黑猩猩并在其体内连续传代,引起慢性肝炎。HCV对温度较敏感,于4℃或20℃下易被破坏,加热100℃5分钟可将其灭活。20%次氯酸钠可消除其传染性。在镁或锰离子存在下及碱性环境中稳定。

二、致病性与免疫性

丙型肝炎的传染源主要是患者和无症状病毒携带者,**传播途径主要是通过输血、注射、血液透析、肾移植、牙科及妇科操作、针刺、共用剃须刀和牙刷等途径传播。**也可经性传播及垂直传播。医务人员接触患者血液以及医疗操作导致受伤等也可感染HCV。**丙型肝炎常发生于输血后5~12周,所以又有输血后肝炎之称,多无黄疸。**

HCV急、慢性患者临床症状较轻,大多数丙型肝炎患者不出现症状,发病时已呈慢性过程。慢性者中10%~30%可发展成肝硬化,5%~10%可诱发肝癌。HCV携带者比率高于HBV,因此,丙型肝炎传播机会比乙型肝炎更大。在日本HCV是引起输血后慢性肝炎及肝硬化的主要原因。在意大利、希腊、日本等国家的肝癌患者血液中,抗-HCV阳性者达50%~70%,我国约为10%。从癌组织提取RNA,用逆转录-PCR检测,10%可查到HCV的RNA。

HCV的致病机制尚未完全阐明,一般认为与病毒的直接作用和免疫病理损伤有关。HCV的复制可直接损伤肝细胞。特异性Tc可直接杀伤肝细胞和诱导细胞凋亡。

HCV感染后,虽可诱导机体产生病毒特异性的IgM和IgG抗体,但几乎无保护作用。细胞免疫也无足够的保护作用。这可能与病毒免疫原性不强、易变异及其主要在肝细胞复制,病毒血症水平低,不能诱导强免疫应答有关。

临床链接

患者,男,30岁。外科手术时输血500ml,近日出现黄疸,并伴肝区痛,食欲不振、厌油等症状。血清学检测:抗-HAV IgM(-);HBsAg(-)、HBeAg(-)、抗-HBc IgM(-);HDVAg(-)、抗-HDV(-)、HCV-RNA(+)和抗-HCV IgM(+)。

思考题:

1. 可能感染了哪种病原生物?

2. 通过何种途径感染?如何预防?

三、病原生物学检查

(一)检测HCV抗体

HCV感染后,体内可产生抗病毒特异性的IgG、IgM类抗体,用已知抗原,通过ELISA及RIA法检测受检者血清中相应抗体及效价,可用于丙型肝炎的诊断、献血员筛选和HCV感染者的流行病学调查。

(二)检测HCV RNA

多采用常规RT-PCR或套式RT-PCR及荧光定量PCR技术对血清中病毒RNA进

行定性、定量检测,方法敏感特异,可检出极微量 HCV RNA。

四、防治原则

因 HCV 主要经血液传播,故加强对血液及血制品的检测是预防丙型肝炎的主要措施。我国已规定将检测抗 – HCV 作为筛选献血员的规定项目。对血制品亦需进行检测以防被 HCV 污染。由于 HCV 免疫原性不强,且容易变异,研制有效的疫苗有一定的难度,治疗尚缺乏特效药物,I 型干扰素是目前常用的抗病毒制剂。

第三节　丁型肝炎病毒

1977 年,意大利学者 Rizzetto 用免疫荧光法检测乙型肝炎患者的肝组织切片时,发现了一种新抗原,将其称之为 δ 因子。后来证实这是一种缺陷病毒,必须在 HBV 或其他嗜肝 DNA 病毒辅助下才能复制,现已将其正式命名为丁型肝炎病毒(hepatitis D virus,HDV)。

一、生物学特性

HDV 为球形 RNA 病毒,直径 35 ~ 37nm,外壳由 HBsAg 构成,内含 HDV 核酸及与之结合的 HDAg。核酸为单股负链环状 RNA,长度为 1.7kb,是已知动物病毒中最小的基因组。HBsAg 则由同时感染宿主细胞的 HBV 提供,可保护 HDV RNA,防止其水解,并在致病中起重要作用。HDAg 主要存在于肝细胞,在血液中出现早,但仅维持两周左右,故在血清中不易检测到。黑猩猩和土拨鼠可作为研究 HDV 的动物模型。

二、致病性与免疫性

丁型肝炎的传染源主要是患者,传播途径与 HBV 相似,由于 HDV 是一种缺陷病毒,需在 HBV 或其他嗜肝病毒的辅助下才可复制。HDV 有感染两种方式:一种是联合感染(coinfection),即 HBV 和 HDV 同时侵入机体;另一种是重叠感染(superinfection),即在 HBV 感染的基础上再感染 HDV。HDV 和 HBV 的联合感染和重叠感染均可使感染症状加重,使病情恶化。HBV 携带者感染 HDV 后,常有急性发作,使病情加重,且病死率高。

HDV 的致病机制尚未完全明了,一般认为除病毒直接损害肝细胞外,病理性免疫应答也具有重要作用。

HDV 可刺激机体产生相应抗体,但无保护作用。

三、病原生物学检查

应用 ELISA 和 RIA 法检测血清中 HDAg 或 HDV 抗体可特异诊断 HDV 感染,但由于 HDAg 在血清中效价低、存在时间短,检出率受到限制,故检测 HDV 抗体成为目前诊断 HDV 感染的常用方法。此外,应用斑点杂交法、RT – PCR 法检测血清中 HDV 的 RNA 同样是更敏感、直接的方法,可判断血清传染性。

四、防治原则

目前尚无特异性预防丁型肝炎的方法。由于 HDV 传播途径与 HBV 相同,且需在 HBV 等病毒的辅助下才能复制,故其防治原则与乙型肝炎基本相同。

第四节　其他肝炎病毒

一、庚型肝炎病毒

庚型肝炎病毒(hepatitis G virus,HGV)是 1995 年发现的一种与人类肝炎相关的病毒,被认为是人类不明原因肝炎的主要致病因子。HGV 感染遍布世界各地,我国人群的感染率约为 2%,病毒抗体携带者约为 3.5%。HGV 所致的庚型肝炎的病理特征是病后肝细胞索被融合肝细胞代替,出现融合巨细胞,简称巨细胞肝炎。HGV 为单股正链 RNA 病毒,属黄病毒科。基因组全长 9.2kb,易发生变异。HGV 尚未在体外细胞中培养成功,黑猩猩可作为 HGV 感染的动物模型。

HGV 主要通过输血、血制品注射等方式传播,也可经母婴传播、性传播及医源性传播等;由于 HGV 常与 HBV 和 HCV 有共同的传播途径,故可与之同时或重叠感染。HGV 单独感染时,肝细胞损伤较轻,临床症状较轻;病毒血症持续时间长,存在 HGV 慢性携带者;发展成慢性肝炎者较少见,黄疸亦较丙型肝炎少。对 HGV 的致病机制仍需进一步研究。

HGV 的微生物学检查包括检测患者体内抗 HGV 抗体和病毒 RNA。

加强血制品管理是主要的预防方法,干扰素治疗有一定效果,但停药后病毒可重复出现。

二、TT 型肝炎病毒

TT 型肝炎病毒是 1977 年首先从一例日本输血后非甲 – 庚型肝炎患者血清中发现的 DNA 病毒,以患者的名字命名为 TT 型肝炎病毒,现认为该病毒是一种新型的、与输血传播相关的病毒(transfusion transmitted virus,TTV)。

TTV 呈球形,直径 30~50nm,无包膜,核酸为单股负链 DNA。

TTV 主要通过输血或血制品传播,其致病机制尚不明确。目前,对 TTV 的嗜肝性及致病性正在进一步研究中。

▶▶▶ 综 合 测 试 题 ◀◀◀

A1 型题

1. Dane 颗粒是指

　A. HAV 颗粒

　B. 完整的 HBV 颗粒

　C. HBV 球形颗粒

　D. HBV 管形颗粒

　D. 狂犬病病毒包涵体

2. 乙型肝炎病毒的主要传播途径是

A. 消化道传播

B. 血液、血制品传播

C. 蚊虫叮咬

D. 呼吸道传播

E. 直接接触

3. HBsAg 在血清中的最主要存在形式是

    A. 小球形颗粒

    B. 管形颗粒

    C. Dane 颗粒

    D. 免疫球蛋白

    E. 免疫复合物

4. HBV 感染的主要标志是

    A. 血中测出 HBsAg

    B. 血中测出抗 – HBs

    C. 血中测出 HBcAg

    D. 血中测出 HBeAg 和抗 – HBs

    E. 血中测出抗 – HBe

5. 下列哪种病毒为缺陷病毒

    A. HAV

    B. HBV

    C. HCV

    D. HDV

    E. HEV

6. 与 HBV 致病机制无关的是

    A. HBV 体内增殖抑制 Tc 的活性

B. HBV 的 preC 基因易变异

C. Ⅰ型超敏反应

D. Ⅳ型超敏反应

E. Ⅲ型超敏反应

7. 关于乙肝病毒 e 抗原,下列哪项不正确

    A. 是传染性高的指标

    B. 具有抗原性,能诱导人体产生相应抗体

    C. 是体内有 HBV 复制的指标

    D. 化学成分为可溶性蛋白

    E. 存在于 Dane 颗粒的最外层

8. 关于丙型肝炎病毒和丁型肝炎病毒的描述,不正确的是

    A. 均为 RNA 型病毒

    B. 均需要依赖乙型肝炎病毒完成其病毒复制

    C. 均主要为经输血注射途径传播

    D. 均可有慢性携带者

    E. 均可导致慢性肝炎、肝硬化

9. 肝炎病毒的传播途径不包括

    A. 粪 – 口途径

    B. 血液传播

    C. 接触传播

    D. 呼吸道传播

    E. 垂直传播

(王娅宁)

第十九章 皮肤、性接触感染的病原生物

皮肤、性接触感染的病原生物主要是指通过密切接触或性接触患病的动物、人及其污染物而发生传播的病原生物。主要包括人类免疫缺陷病毒、人乳头瘤病毒、疱疹病毒、淋病奈瑟菌、沙眼衣原体、螺旋体、真菌、阴道毛滴虫、日本血吸虫、钩虫、疥螨等。

第一节　常见病毒

一、人类免疫缺陷病毒

人类免疫缺陷病毒（human immunodeficiency virus，HIV）**是获得性免疫缺陷综合征**（acquired immunodeficiency syndrome，AIDS，**又称艾滋病**）**的病原体**。该病是一种性传播疾病，也可经血液及垂直传播，以获得性免疫缺陷为特征，多伴发致死性机会感染和肿瘤。

自 1981 年美国首次报告第一例艾滋病以来，病例逐年剧增，全世界各地区均有流行。据 WHO 报告：2011 年全世界存活 HIV 携带者及艾滋病患者共 3400 万，新感染 250 万，全年死亡 170 万人。截止至 2011 年底，我国存活 HIV 携带者及艾滋病患者约 78 万人，全年新发感染者 4.8 万人，死亡 2.8 万人。疫情覆盖全国所有地区，且已由吸毒、暗娼等高危人群开始向一般人群扩散。

HIV 在分类学上属逆转录病毒科慢病毒亚科。HIV 主要有两型：HIV - Ⅰ 与 HIV - Ⅱ。前者流行于全球，大多数 AIDS 由该型引起；而后者只在西非呈地区性流行。两型病毒在抗原性和核苷酸序列上略有不同。

（一）生物学性状

1. 形态与结构　HIV 为 RNA 病毒。电镜下病毒呈球形，直径 100～120nm。核心为棒状或截头圆锥状。病毒体外层为脂蛋白包膜，其中镶嵌有 gp120 和 gp41 两种特异的糖蛋白。gp41 是跨膜蛋白，gp120 位于表面，两者通过非共价作用结合。病毒内层由蛋白 p17 形成的球形基质以及蛋白 p24 形成的半锥形衣壳组成，其中 p24 具有高度特异性，是确定 HIV 感染的指标。病毒核心含逆转录酶和核衣壳蛋白（图 19 - 1）。

2. 基因组结构　HIV 基因组由两条相同的单股正链 RNA（ + ssRNA）组成，全长约 9.7kb，含有三个结构基因（gag、env、pol）和六个调节基因（tat、rev、nef、vif、vpr、vpu）。迄今对各基因编码的分子与功能已有较多的研究。

3. 病毒的复制　**细胞表面的 CD4 分子是 HIV 的主要受体**，CCR5 和 CXCR4 等为辅助受体。当 HIV 感染人体后，病毒体的包膜糖蛋白刺突（gp120）首先与细胞上的 CD4 受体结合，在辅助受体的协同作用下，引起 gp41 分子的构型发生改变，病毒包膜与细胞膜

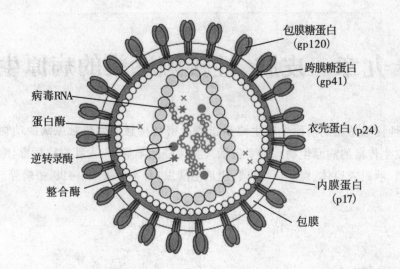

包膜糖蛋白
(gp120)

跨膜糖蛋白
(gp41)

病毒RNA

蛋白酶

衣壳蛋白(p24)

逆转录酶

整合酶

内膜蛋白
(p17)

包膜

图 19 - 1 HIV 结构模式图

发生融合,核衣壳进入细胞质内并脱壳,释放基因组 RNA。然后病毒以自身 RNA 为模板,以宿主细胞的 tRNA 做引物,在自身逆转录酶的作用下合成互补的负链 DNA,构成 RNA:DNA 中间体。随后 RNA 链被 RNA 酶水解去除,再由负链 DNA 产生正链 DNA,从而组成双链 DNA。在病毒整合酶的协助下,双链 DNA 整合入细胞染色体中。这种整合的病毒双链 DNA 即前病毒(provirus)。前病毒在宿主细胞的 RNA 多聚酶作用下可转录形成子代 RNA 和 mRNA。mRNA 在细胞核糖体上转译出病毒的结构蛋白和调节蛋白。病毒子代 RNA 与一些结构蛋白装配成核衣壳,并从宿主细胞膜获得包膜组成完整的有感染性的子代病毒,最后以出芽方式释放到细胞外(彩图 24)。

4. 培养特性 HIV 感染的宿主范围和细胞范围较窄。在体外仅感染 CD4$^+$ 的 T 细胞和巨噬细胞。故实验室常用新鲜分离的正常人 T 细胞或用患者自身分离的 T 细胞培养病毒。黑猩猩和恒河猴可作为 HIV 感染的动物模型,但其感染过程与产生的症状与人不同。

5. 抵抗力 HIV 对理化因素的抵抗力较弱,56℃ 30 分钟可被灭活,但在室温 (20℃ ~22℃)下病毒活性可保持 7 天,在23℃ ~28℃室温液体(血液)环境中存活 15 天以上。用 0.1% 漂白粉、70% 乙醇、0.3% H_2O_2 或 0.5% 来苏等处理,均可在 5 ~10 分钟灭活。对脂溶剂敏感。但对紫外线有较强的抵抗力。

(二)致病性与免疫性

艾滋病是 HIV 引起的以侵犯 CD4$^+$ 细胞为主,造成细胞免疫缺陷,并继发体液免疫缺陷为基本特征的传染病。临床上,AIDS 以机会感染、恶性肿瘤和神经系统症状为特点。

1. 传染源和传播方式 艾滋病的传染源是 HIV 无症状携带者和艾滋病患者,其血液、精液、阴道分泌物、乳汁、唾液、脑脊液、骨髓、皮肤和中枢神经组织等标本均可有 HIV 存在。其传播方式主要有三种:①**性传播**:通过同性或异性的性行为传播,是 HIV 的主要传播方式;②**血液传播**:通过输注含 HIV 的血液或血制品、器官移植、静脉吸毒者共用污染的注射器和针头、人工授精及各种医疗操作等均可传播 HIV;③**母婴传播**:孕期可经胎盘,分娩时经产道或出生后经哺乳等途径传播。但下列途径一般不会传播:如握手,拥抱,接吻,游泳,蚊虫叮咬,共用餐具,咳嗽或打喷嚏等日常接触。

2. **致病机制** 关于艾滋病的致病机制目前尚不是很清楚,主要有以下几种观点:

(1)HIV对CD4⁺T细胞的直接损伤 HIV在细胞内增殖,引起细胞融合,形成多核巨细胞,导致细胞死亡。$CD4^+T$细胞减少,$CD8^+T$细胞相对增多,导致CD4/CD8比例倒置,使免疫调节功能紊乱。

(2)HIV对其他细胞的损伤 ①HIV感染后,机体B细胞功能出现异常,表现为多克隆活化,出现高丙种球蛋白血症,循环血中免疫复合物及自身抗体含量增高。②HIV包膜糖蛋白与某些单核细胞亚群表达的CD4分子结合,病毒不但能在这些细胞内存活,而且能转运至机体的各器官(如肺、脑等)。③HIV感染后,淋巴结的组织结构开始衰退,使病毒大量释放于外周血中而产生典型的病毒血症。④HIV感染可致神经细胞损害。有40%~90%的AIDS患者出现不同程度的神经系统异常,包括HIV脑病、脊髓病变、周围神经炎和严重的AIDS痴呆综合征等。

3. **临床表现** HIV感染后临床表现可分为4期,即急性感染期、无症状感染期(潜伏期)、艾滋病相关综合征、艾滋病(艾滋病完全型)。

(1)急性感染期 也称原发感染期,初次感染后短期(2~4周)内出现急性感染症状,如发热、咽痛和淋巴结肿大等。约持续2周,症状自行消退。

(2)无症状感染期 此期可长达6个月至10年。在此期间感染者处于临床潜伏期,不表现临床症状,外周血中HIV数量极低,但体内淋巴组织中的HIV仍处于活跃增殖状态,形成慢性或持续性感染。

(3)艾滋病相关综合征(AIDS-related complex,ARC) 早期约50%有持续性低热、盗汗、全身倦怠、体重下降、腹泻等前驱症状,酷似结核病;随后出现全身淋巴结肿大,口腔及阴道感染性炎症;反复出现疱疹或软疣;不明原因的骨髓衰竭伴贫血、白细胞及血小板减少;亦可表现由于免疫功能低下引起的各种传染病。

(4)艾滋病 约50%的感染者在感染后7~8年发展为艾滋病。此期出现中枢神经系统等多器官、多系统损害,合并各种条件致病菌感染,如卡氏肺孢子菌等,或并发肿瘤如kaposi肉瘤、恶性淋巴瘤。5年间死亡率约为90%,死亡多发生于临床症状出现后的2年之内。

4. **免疫性** HIV感染可诱发机体产生体液免疫和细胞免疫应答,机体可产生高效价的抗HIV多种蛋白的抗体,包括抗gp120的中和抗体。这些抗体主要在急性期降低血清中的病毒数量,但不能清除细胞内的病毒。HIV感染也可引起细胞免疫应答,包括特异性Tc和非特异性NK细胞的杀伤作用,其中Tc对HIV感染细胞的杀伤作用十分重要,**但由于gp120抗原极易发生变异,使得病毒能逃逸机体免疫系统的免疫清除,因此HIV一旦感染,便终生携带病毒。**

(三)病原生物学检查

HIV感染的诊断方法包括病毒的分离培养、检测病毒核酸和抗原、检测病毒抗体等。

1. **病毒分离** 从患者体内直接分离出HIV是感染的最直接证据。但病毒分离时间较长,并要求极严格的工作条件,故不宜用于临床诊断。

2. **病毒核酸和抗原检测** 常用 RT – PCR 等方法测定病毒核酸,用于感染的诊断、病情监测、疗效评价。在抗体出现前,可用 ELISA 检测病毒 p24 抗原用于诊断,抗体出现后 p24 抗原常为阴性,而感染后期再现。

3. **病毒抗体检测** 在感染后 4 ~ 8 周,患者体内开始出现各种抗体,可用 ELISA、明胶凝集、荧光免疫及乳胶凝集等方法检测。但由于 HIV 全病毒抗原与其他逆转录病毒的抗体有交叉反应,故可出现假阳性。现多用上述方法作为 HIV 抗体检测的初筛,阳性者必须再做确证实验。确证实验多用蛋白印迹法(Western blot,WB),此法可检出针对 HIV 特异性抗原决定簇的抗体,其敏感性、特异性均高。

(四)防治原则

1. **预防** 由于 gp120 极易变异,所以非常有效的疫苗尚未问世。目前主要采取一系列综合措施进行预防,主要包括:①**开展广泛的宣传教育**,认识艾滋病的传播方式及其严重危害性,杜绝吸毒和不正当性行为;②**加强管理艾滋病患者及 HIV 感染者**,对高危人群实行检测;③**确保输血和血液用品的安全性**,对供血者进行严格检测;④**HIV 抗体阳性的妇女避免怀孕或避免母乳喂养婴儿**。

2. **治疗** 目前尚无特效疗法。常用的药物如:叠氮胸苷(AZT)、双脱氧肌苷(DDI)、双脱氧胸苷(DDC)、拉米夫定、奈韦拉平等,它们属逆转录酶抑制剂,能明显减少 HIV 的复制和改善患者的免疫功能;塞科纳瓦(saquinavir)、瑞托纳瓦(ritonavir)、英迪纳瓦(indinavir)等均属蛋白酶抑制剂,它们能抑制 HIV 蛋白水解酶,使大分子聚合蛋白不被裂解而影响病毒的成熟和释放。**目前临床多采用"鸡尾酒疗法"**(联合用药)进行综合治疗,可使感染者血中 HIV 含量明显降低或消失,疗效可持续 3 年之久。甘草、苋菜、绞股蓝、雷公藤等中草药也有抑制 HIV 的作用。

二、疱疹病毒

疱疹病毒(herpes virus)为**一群结构相似、中等大小、有包膜的双链 DNA 病毒**。病毒体呈球形,有包膜,直径为 120 ~ 200nm。核心为线形 dsDNA,约 75nm;衣壳为二十面立体对称,衣壳外有一层均质的皮层围绕,最外层为脂质包膜,其表面的刺突是由病毒基因编码的糖蛋白组成(图 19 – 2)。现已发现有 100 多种,分为 α、β、γ 三个亚科。α 疱疹病毒(如单纯疱疹病毒、水痘 – 带状疱疹病毒):其宿主范围广、增殖快,迅速引起细胞病变,可在感觉神经节内建立潜伏感染;β 疱疹病毒(如巨细胞病毒):宿主范围较窄,增殖周期较长,可使感染细胞形成巨细胞,并能在唾液腺、肾和单核 – 巨噬细胞系统中建立潜伏感染;γ 疱疹病毒(如 EB 病毒):宿主范围最窄,感染的靶细胞主要是 B 细胞,病毒可在细胞内长期潜伏。疱疹病毒能感染多种动物和人,与人类感染相关的疱疹病毒称为人类疱疹病毒(human herpes virus,HHV)。

(一)单纯疱疹病毒(HSV)

单纯疱疹病毒(herpes simplex virus,HSV)是疱疹病毒的典型代表,由于在感染急性期发生水疱型皮疹及单纯疱疹而得名。

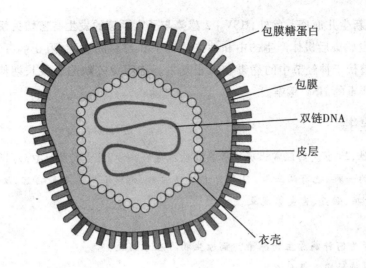

包膜糖蛋白

包膜

双链DNA

皮层

衣壳

图 19 - 2 疱疹病毒结构模式图

1. 生物学性状 单纯疱疹病毒具有典型的疱疹病毒形态特征,直径为 20 ~ 150nm。其核心为线形 dsDNA,长约 150kb,至少编码 70 多种蛋白质。其中病毒编码的核糖核苷酸还原酶、胸苷激酶能促进核苷酸的合成,DNA 酶则催化病毒 DNA 复制。病毒酶对基质的特异性催化作用可作为抗病毒药物的靶位。

HSV 有两个血清型:HSV – 1 和 HSV – 2,两型病毒的 DNA 有 50% 同源性。HSV 宿主范围较广,常用的实验动物有小鼠、豚鼠和家兔等。接种途径不同可产生不同的感染结果,如兔角膜接种引起疱疹性角膜炎,小鼠脑内接种或腹腔内接种引起疱疹性脑炎,生殖道接种则引起生殖器疱疹。

2. 致病性与免疫性 人群中 HSV 感染非常普遍,患者和健康带病毒者是传染源。**直接密切接触与性接触为其主要传播途径**,有生殖道感染的孕妇还可于分娩时传染胎儿。病毒经口腔、呼吸道和生殖器黏膜以及皮肤破损处等侵入人体。HSV 感染 80% 以上是隐性感染,显性感染只占少数,最常见的临床症状是黏膜或皮肤局部出现集聚的疱疹,但偶尔也可产生严重甚至致死的全身性感染。

HSV 的感染可表现为:①**原发感染**:HSV – 1 型原发感染多见于 6 个月至 2 岁的婴幼儿,**常表现为龈口炎**,即在齿龈和口颊黏膜处发生成群疱疹,病灶内有大量病毒,传染性强,破裂后常形成溃疡。此外,可引起疱疹性角结膜炎、疱疹性脑炎、疱疹性甲沟炎、皮肤疱疹性湿疹等。HSV – 2 的原发感染多发生于性生活后,主要引起生殖器感染。②**潜伏感染和复发**:原发感染后机体产生的特异性免疫可清除原发感染的大部分病毒,但少数病毒可长期潜伏于神经细胞内。**HSV – 1 潜伏于三叉神经节和颈上神经节,HSV – 2 潜伏于骶神经节**。当人体受到各种非特异性刺激(发热、情绪紧张、月经来潮或某些病原生物感染等)或免疫功能下降时,潜伏期病毒被激活并重新沿神经纤维移行至神经末梢支配的上皮细胞内增殖,引起复发性局部疱疹(彩图25)。③**先天性感染及新生儿感染**:妊娠期妇女如发生原发性感染或者潜伏感染的病毒被激活时,病毒可通过胎盘感染胎儿,并可诱发流产、早产、死胎或导致胎儿畸形。新生儿通过有疱疹病毒感染的产道也可受到感染,并发生新生儿疱疹。此外,HSV-2 感染与子宫颈癌的发生有密切关系。

HSV 原发感染后机体产生的中和性抗体可中和游离的病毒,阻止病毒在体内扩散,但不能消除潜伏于神经节中的病毒和阻止复发。细胞免疫缺陷者或长期使用免疫抑制剂者可发生严重的 HSV 感染。

临床链接

患者,女性,20 岁。因经常出现口唇黏膜处水疱而就诊,患者发热时口唇周围常起针头大小的小疱,常为一群,也有两三群,自觉有中度烧灼感,为时 1 周左右可自愈,反复发作多次,并伴有口腔溃疡、咽炎、舌炎等现象。

思考题:

1. 该患者为何种病原生物感染? 病原生物存在于何处?

2. 潜伏感染的定义是什么?

3. **病原生物学检查**　①病毒的分离和鉴定:采取水疱液、唾液、角膜拭子或刮取物、阴道棉拭子等接种于易感细胞中培养 2~3 天,根据出现的细胞肿胀、变圆、相互融合等病变现象,可做初步判断。然后用 IFA、酶免疫实验进行鉴定,用 DNA 限制性内切酶图谱进行分型。②快速诊断:可采用 IFA、EIA 等方法直接检测标本中的抗原,或提取标本中的病毒 DNA,用 DNA 分子杂交法和 PCR 法检测 HSV 的核酸。

4. **防治原则**

(1)预防　目前尚无有效的疫苗可供特异性预防。非特异性预防方法包括避免同患者接触,减少感染机会;孕妇生殖器疱疹感染者,可行剖宫产以预防 HSV 通过产道传播给新生儿。

(2)治疗　目前已有一些较为有效的抗 HSV 药物,如阿昔洛韦(ACV)、疱疹净(IDU)、阿糖胞苷、阿糖腺苷等,但这些药物均不能清除潜伏的病毒,因而不能防止潜伏感染的复发。用碘苷、阿糖胞苷等滴眼,对治疗疱疹性角膜炎有良好的疗效。

(二)水痘-带状疱疹病毒(VZV)

水痘-带状疱疹病毒(varicella-zoster virus,VZV)是水痘和带状疱疹病毒的病原体,**儿童初次感染时引起水痘,病毒潜伏多年后,在成人或老年人中复发感染则表现为带状疱疹,故称之为水痘-带状疱疹病毒。**

1. **生物学性状**　VZV 的生物学性状与 HSV 相似,但只有 1 个血清型。

2. **致病性与免疫性**　人是 VZV 的唯一自然宿主,传染源主要是患者。**病毒主要通过空气飞沫传播,也可通过密切接触或输血传播。皮肤是病毒的主要靶细胞。**①原发感染水痘:VZV 经上呼吸道侵入人体后,经过 2 次病毒血症,病毒随血流播散到全身各器官,特别是皮肤,引起水痘。3~9 岁儿童水痘的发病率最高。无免疫力的儿童初次感染后,约经 2 周潜伏期全身皮肤即出现丘疹、水疱疹,也可发展成脓疱疹。**疱疹具向心性分布,通常躯干疱疹比面部和四肢要多。**水痘病情一般较轻,但免疫缺陷或免疫功能极度低下的儿童可表现为重症感染。20%~30%初次感染 VZV 的成人可并发病毒性肺炎,病情较重。孕妇患水痘的表现亦较严重,并可引起流产、死产或胎儿畸形。②复发感染带状疱疹:**儿童期患水痘康复后,有少量病毒潜伏于脊髓后跟神经节或颅神经的感觉神经节中**。成年后,当机体免疫力下降时,潜伏的病毒被激活,并沿感觉神经轴索到达所支配的皮肤细胞内增殖引起复发。由于疱疹沿感觉神经支配的皮肤分布,串联呈带状,故称带状疱疹。

儿童患水痘后,机体产生持久性细胞免疫和体液免疫,极少再患水痘。但体内产生的中和抗体,不能有效地清除神经节中的病毒,故不能阻止带状疱疹的发生。

3. **病原生物学检查**　水痘和带状疱疹的临床表现都较典型,一般不依赖实验室诊断。必要时可从疱疹基底部取材涂片染色,检查核内嗜酸性包涵体,亦可用单克隆抗体免疫荧光法检查 VZV 抗原,有助于快速诊断。

4. **防治原则**　应用 VZV 减毒活疫苗,免疫接种 1 岁以上未患过水痘的儿童和成人,可以有效地预防水痘感染和流行。应用含特异性抗体的人免疫球蛋白预防 VZV 感染有一定效果。临床应用阿昔洛韦、阿糖腺苷及大剂量干扰素,可限制水痘和带状疱疹的发展和缓解局部症状。

(三)EB 病毒

EB 病毒(Epstein – Barr virus,EBV)是 Epstein 和 Barr 在 1964 年研究非洲儿童恶性淋巴瘤的病因时发现的一种病毒,**是人传染性单核细胞增多症的病原体**,并与伯基特淋巴瘤(Burkitt's lymphoma,BL)、鼻咽癌等恶性肿瘤的发生密切相关。

1. **生物学性状**　EBV 的形态结构与疱疹病毒相似,但抗原性却不相同。目前尚不能用常规的疱疹病毒培养法培养 EBV。一般用人脐血淋巴细胞、外周血 B 淋巴细胞或 EB 病毒转染的 B 淋巴细胞培养。EBV 基因组可编码多种抗原,包括病毒潜伏感染时表达的抗原和病毒增殖性感染相关的抗原两类。

(1)病毒潜伏感染时表达的抗原　①EBV 核抗原(EBNA):存在于所有 EBV 感染和转化的 B 细胞核内。②潜伏感染膜蛋白(LMP):是潜伏感染 B 细胞出现的膜抗原。

(2)病毒增殖性感染相关的抗原　①即刻早期抗原:为转录激活因子,可诱导病毒进入增殖周期。②EBV 早期抗原(EA):是病毒增殖早期诱导的非结构蛋白。EA 的出现是EBV 活跃增殖,病毒进入增殖性感染的标志。③EBV 衣壳抗原(VCA):是在病毒增殖后期合成的结构蛋白。④EBV 膜抗原(MA):是 EBV 的中和性抗原,其中的糖蛋白gp350/220能诱导机体产生中和抗体。

2. **致病性与免疫性**　EBV 是一种嗜 B 细胞的人疱疹病毒,主要侵犯 B 细胞,亦可感染上皮细胞。EBV 在人群中感染非常普遍。病毒主要通过唾液传播,偶尔有输血传染,但未发现有垂直感染。与 EB 病毒感染有关的疾病主要有三种。

(1)传染性单核细胞增多症　多发生于青春期初次感染较大剂量的 EBV 者。其临床特征为发热、咽炎、淋巴结炎、脾肿大、肝功能紊乱以及外周血单核细胞和异型淋巴细胞(即激活的 T 淋巴细胞)显著增多。本病为自限性,预后良好,病死率低。

(2)非洲儿童恶性淋巴瘤　又称 Burkitt 淋巴瘤(BL),发生在非洲中部、新几内亚、南美洲等热带雨林地区,呈地方性流行。多见于 6 岁左右的儿童,其临床特征主要为颌部、眼眶和卵巢部位出现肿块,并可累及肝、肾、消化道淋巴组织及中枢神经系统。

(3)鼻咽癌 是广东、广西、福建、浙江、湖南和台湾等地的一种常见的恶性肿瘤,其中以广东省的发病率最高。好发于40岁以上的中老年人。研究认为鼻咽癌的发生与EB病毒感染有十分密切的关系。

EBV感染后,机体产生的特异性中和抗体和细胞免疫,可防止外源性感染,但不能完全清除潜伏在细胞中的EB病毒。病毒在体内潜伏并与宿主保持相对平衡状态。

3. 病原生物学检查法 EBV的分离培养较困难,故一般用血清学方法做辅助诊断。亦可用原位杂交法或PCR法检查标本中的EBV DNA,或用免疫荧光法检测细胞中的EB抗原。

4. 防治原则 目前已有两种EBV疫苗在临床试用。对EB病毒感染尚无疗效肯定的药物。少数传染性单核细胞增多症患者会发生脾破裂,应限制剧烈运动。

(四)巨细胞病毒

巨细胞病毒(cytomegalovirus,CMV)**是巨细胞包涵体病的病原体**。由于感染的细胞肿大并具有巨大的核内包涵体故而命名。

1. 生物学性状 巨细胞病毒具有典型的疱疹病毒的形态和结构,与HSV极为相似。在体内,CMV可感染各种不同来源的上皮细胞、白细胞和精子细胞等;体外可在人成纤维细胞中增殖。病变特点是细胞肿胀、核变大,形成巨大细胞,因而称为巨细胞病毒。核内先出现嗜碱性包涵体,直径2~4μm,染深蓝色;继而出现嗜酸性包涵体,染红色,周围有一轮透亮的"晕"围绕,**宛如"猫头鹰眼"**。

2. 致病性与免疫性 CMV在人群中的感染极为普遍,初次感染大多在2岁以下,通常呈隐性感染,少数人有临床症状。据报道,60%~90%的成人有CMV抗体,但多数人不管是否有高水平的血清抗体,均长期携带病毒成为潜伏感染。病毒在唾液腺、乳腺、肾脏、白细胞及其他腺体等部位潜伏,可长期或间接地从尿、唾液、泪液、乳汁、精液、宫颈及阴道分泌物中排出,通过口腔、产道、胎盘、哺乳、输血和器官移植等途径传播。

(1)先天性感染 孕妇发生原发或复发性感染时,CMV可通过胎盘侵袭胎儿,引起子宫内感染。受感染的胎儿,轻者出生后数月才出现症状,重者出生后即可出现全身性巨细胞包涵体病(CID)。典型的CID表现为新生儿黄疸、肝脾大、血小板减少性紫癜、溶血性贫血和不同程度的神经系统损害,包括小脑畸形、听觉异常、脉络膜视网膜炎、视神经萎缩等,患儿出现嗜睡、惊厥、呼吸窘迫症等,可在出生后数天或数周内死亡,幸存者可遗留智力障碍、运动障碍、耳聋等后遗症。CMV的先天性感染者还可引起流产、早产或死产。

(2)围产期感染 CMV隐性感染的孕妇,分娩时婴儿经过产道被感染。新生儿也可通过乳汁受感染。围产期CMV感染多无明显的临床症状,少数可表现为间质性肺炎和肝脾轻度肿大等。

(3)免疫功能低下患者的感染 器官移植、AIDS、白血病、淋巴瘤等患者,由于机体免疫功能低下,或长期用免疫抑制剂治疗,致使体内潜伏的CMV被激活,易发生肺炎、视网膜炎、食管炎、结肠炎和脑膜炎等。

（4）输血感染　输血后 CMV 感染是目前住院患者发热和肝炎的重要原因。输入大量含有 CMV 的新鲜血液，可发生输血后感染。

（5）细胞转化与致癌潜能　CMV 基因组的 DNA 能整合到宿主细胞染色体 DNA 中，具有潜在致癌能力。

感染 CMV 后可诱导机体产生免疫应答，包括体液免疫和细胞免疫，细胞免疫起主要作用，中和抗体虽可维持终生，但体内保护性不强。

3. 病原生物学检查　将患者标本离心处理后取沉渣，吉姆萨染色镜检，观察巨大细胞及嗜酸性包涵体，可做初步诊断。分离培养可将标本按常规处理后接种于人胚成纤维细胞，培养 4～6 周后观察 CPE。PCR 法可快速检测标本中的病毒 DNA。也可用 ELISA 法检测抗体协助诊断 CMV 的近期感染。若从新生儿血清中检测出 CMV 的 IgM 抗体，表示胎儿在子宫内即有 CMV 感染。

4. 防治原则　①预防：CMV 减毒活疫苗已经在高危人群中使用，并证明有较好的免疫保护作用。但这种活疫苗的致癌潜能及回复突变的问题仍未完全解决。②治疗：丙氧鸟苷（GCV，更昔洛韦）与膦甲酸是目前有效的抗 CMV 药物，尤其适用于预防和治疗器官移植患者和 AIDS 患者的 CMV 感染。

三、人乳头瘤病毒

人乳头瘤病毒（human papillomavirus，HPV）是一类无包膜的小 DNA 病毒，属于乳多空病毒科。**主要侵犯人的皮肤和黏膜，导致不同程度的增生性病变，引起良性疣和纤维乳头瘤，某些型别病毒感染可引起组织癌变。**

HPV 呈球形，直径 52～55nm，二十面体立体对称，核心为双链环状 DNA，无包膜。HPV 有 100 多个型别，各型别之间的 DNA 同源性小于 50%。HPV 具有宿主和组织特异性，只能感染人的皮肤和黏膜上皮细胞，在易感细胞核内增殖并可形成嗜酸性包涵体。

人是 HPV 的唯一自然宿主。HPV 的传播主要通过与感染者病变部位或被污染物品的直接接触。生殖器感染主要是性接触传播；婴幼儿尖锐湿疣多系分娩过程或出生后与母体亲密接触所致。病毒感染仅停留于局部皮肤和黏膜中，不产生病毒血症。病毒在上皮细胞内复制，诱导上皮细胞增殖，使表皮变厚和表皮角质化而形成乳头状瘤或多种疣。

根据感染部位不同，**HPV 分为嗜皮肤性和嗜黏膜性两大类。前者主要引起各种类型的皮肤疣**（彩图 26），如平常疣、趾疣、扁平疣、屠夫疣和疣状表皮增生异常等。**后者主要感染生殖道和呼吸道的黏膜，引起生殖道尖锐湿疣、喉乳头瘤及子宫颈癌等。**

　知 识 链 接

子宫颈癌是妇女第二大癌症，德国病毒学家豪森（Harald zur Hausen）因发现 HPV 是子宫颈癌的病因而获得了 2008 年诺贝尔生理学或医学奖，为开发出宫颈癌疫苗打下了基础，目前子宫颈癌疫苗已应用于临床。

第二节　淋病奈瑟菌

淋病奈瑟菌(*Neisseria gonorrhoeae*)俗称淋球菌(gonococcus),是人类淋病的病原菌。**淋病是一种性传播疾病,是国内发病率最高的性传染病**。人是淋球菌唯一的宿主。

一、生物学性状

1. 形态与染色　革兰阴性双球菌,与脑膜炎球菌相似。直径 $0.6 \sim 0.8 \mu m$。在脓汁中常位于中性粒细胞内,有菌毛和荚膜,无芽胞及鞭毛。

2. 培养特性与生化反应　营养要求高,专性需氧。一般多用巧克力平板,初次分离培养时须置 $5\% \sim 10\%$ CO_2 条件下,孵育 48 小时后形成圆形、凸起、灰白色光滑型菌落。只分解葡萄糖产酸,而不分解麦芽糖等糖类,据此可与脑膜炎奈瑟菌相区别,氧化酶试验阳性。

3. 抗原结构与分类　淋球菌的表面有菌毛蛋白抗原、脂多糖抗原和外膜蛋白抗原。外膜蛋白抗原又分为Ⅰ、Ⅱ、Ⅲ三类,Ⅰ类蛋白为主要蛋白。

4. 抵抗力　极弱,对干燥、热、冷极敏感。湿热 $42℃$ 20 分钟、$55℃$ 5 分钟死亡。干燥环境中可存活 $1 \sim 2$ 小时。在污染的衣物上可存活 $18 \sim 24$ 小时。对一般消毒剂极敏感。对壮观霉素、阿奇霉素、罗红霉素、甲砜霉素、头孢曲松及新型沙星类药物等敏感,目前对青霉素耐药菌株增多。

二、致病性与免疫性

1. 致病物质　主要有菌毛、荚膜、脂多糖、外膜蛋白、杀白细胞素和IgA1酶等。菌毛可使菌体黏附于泌尿生殖道黏膜;荚膜可抵抗吞噬细胞的吞噬和消化;脂多糖可使上皮细胞坏死脱落,导致中性粒细胞聚集等炎症反应;外膜蛋白、杀白细胞素可损伤吞噬细胞抵抗吞噬;IgA1酶可破坏特异性抗体IgA1,增强细菌的侵袭力。

2. 所致疾病　传染源主要为患者和带菌者,经性接触传播,也可经患者分泌物污染的衣服、毛巾、浴盆等传染。淋球菌侵入泌尿生殖道感染,潜伏期 $2 \sim 5$ 天,**在男性主要引起尿道炎**,尿道口有脓性分泌物溢出,有尿频、尿急、尿痛、排尿困难等症状,还可引起前列腺炎、输精管炎、附睾炎等。**在女性主要引起子宫颈炎及尿道炎**,还可伴发阴道炎及外阴炎等,是导致不孕症的原因之一。患淋病的孕妇,可引起胎儿宫内感染,导致流产、早产等;新生儿经产道时可被淋球菌感染,引起眼结膜炎,眼内有大量脓性分泌物,**称为脓漏眼**。

3. 免疫性　人对淋球菌无自然抵抗力,普遍易感,多数患者可自愈。病后免疫力不强,体内虽出现 IgG、IgM 抗体,但不能防止再次感染和慢性感染。

临床链接

患者,女,24 岁。以外阴瘙痒、尿急、尿频、尿痛、阴道分泌物多为主诉就诊。门诊检查,阴道前庭黏膜和周围皮肤轻度红肿,尿道口充血,有压痛及脓性分泌物,宫颈水肿,充血,宫口周围糜烂,宫颈触痛,有黄白脓性分泌物,自宫颈外口流出。宫颈管分泌物涂片可在多核型白细胞内找到革兰阴性双球菌,宫颈分泌物 PCR 显示奈瑟菌阳性。氧化酶试验阳性。

思考题:

1. 该患者感染的病原菌是什么?

2. 诊断的主要依据是什么?

3. 怎样防治?

三、病原生物学检查

1. 直接镜检　用无菌棉拭子蘸取泌尿生殖道或子宫颈口的脓性分泌物,直接涂片,革兰染色镜检。若在中性粒细胞内外发现革兰阴性、呈肾形的双球菌,可初步诊断。应注意保温、保湿,立即送检。

2. 分离培养与鉴定　将标本及时接种到含多种抗生素的巧克力平板或 T – M 培养基,置 35℃ ~ 36℃ ,5% CO_2 的培养箱内培养 48 小时,涂片染色,并做生化反应,慢性淋病多用此法。

3. 快速诊断法　目前也有采用核酸杂交技术和核酸扩增技术检测淋病奈瑟菌核酸,可用于淋病的快速诊断和流行病学调查。

四、防治原则

1. 预防　目前尚缺乏有效的疫苗。要防止此病发生,应加强卫生宣传,防止不正常和不洁性接触。**新生儿用 1% $AgNO_3$ 或抗生素滴眼以防感染。**

2. 治疗　对患者要及时正确地诊断,并进行彻底治疗,包括其性伙伴。**治疗首选青霉素 G**,也可用氨苄青霉素、强力霉素、头孢曲松等;外用:聚维酮碘(PI)、PP 粉。

第三节　其他常见病原生物

一、沙眼衣原体

沙眼衣原体(*Chlamydia*)**是一类能通过滤菌器,有独特发育周期,专性细胞内寄生的原核细胞型微生物。**衣原体广泛寄生于人类及某些动物体内,仅少数致病,其中沙眼衣原体除引起沙眼外,还能通过性接触传播而致生殖道感染。

(一)生物学性状

1. 形态染色与发育周期　沙眼衣原体有独特的发育周期,在宿主细胞内生长繁殖时可见到两种颗粒。①**原体**(elementary body,EB):球形,小而致密,是宿主细胞外的静止状态,**具有高度传染性的衣原体。**Giemsa 染色呈紫红色。②**始体**(initial body):**也称网状体**(reticulate body,RB),球形,大而疏松,是原体进入宿主细胞后发育增大而成,以二分裂方式繁殖,发育出许多子代原体,最后破坏细胞,子代原体释出。**始体是衣原体在宿主细胞**

内的繁殖状态,无感染性。Gremsa 染色呈蓝色。

2. **培养特性** 沙眼衣原体为专性细胞内寄生微生物,不能在人工培养基上生长。1955 年我国学者汤非凡采用鸡胚卵黄囊接种法在世界上首次分离出了沙眼衣原体。现已可采用多种细胞对其进行分离培养,如 Hela 细胞、McCoy 细胞等。

3. **分类** 沙眼衣原体分为三个亚种:①沙眼生物亚种:包括 A、B、Ba、C、D、Da、E、F、G、H、I、Ia、J 和 K 共 14 个血清型;②性病淋巴肉芽肿亚种:有 4 个血清型($L_1 \sim L_4$);③鼠亚种:不引起人类感染。

4. **抵抗力** 沙眼衣原体抵抗力弱,对热敏感,60℃ 5 ~ 10 分钟即被灭活,75% 乙醇短时间内即能杀灭衣原体,对利福平、红霉素、四环素及磺胺等药物均敏感。

(二)致病性与免疫性

1. **致病物质** ①内毒素样物质:能抑制宿主细胞代谢,直接破坏宿主细胞。②主要外膜蛋白(Momp):能阻止吞噬体与溶酶体的融合,从而有利于衣原体在吞噬细胞内繁殖并破坏宿主细胞。③沙眼衣原体还可促进单核细胞产生 IL – 1 等细胞因子,它是炎症和瘢痕形成的重要因素,感染沙眼衣原体后易生成瘢痕可能与此有关。

2. **所致疾病**

(1)沙眼 主要由沙眼衣原体生物变种的 A、B、Ba、C 型感染引起,**通过眼 – 眼及眼 – 手 – 眼途径传播**。沙眼衣原体感染结膜上皮细胞,并在其中繁殖,主要表现为滤泡、结膜充血、血管翳和瘢痕形成(彩图27),累及角膜。虽发病缓慢,但影响视力甚至导致失明。据统计,沙眼居致盲病因之首位。

(2)包涵体结膜炎 由沙眼衣原体生物变种的 D – K 血清型感染引起。新生儿经产道感染,引起化脓性结膜炎(也称包涵体性脓漏眼),不侵犯角膜。成人感染可因性接触,经手至眼,亦可因污染的游泳池水而感染,呈滤泡性结膜炎。

(3)泌尿生殖道感染 是非淋菌性尿道炎的主要病原体。主要由 D – K 血清型感染引起,经性接触传播。在男性表现为尿道炎,也可合并附睾炎、直肠炎,未治疗者易转为慢性并可周期性加重。在女性可引起尿道炎、宫颈炎、盆腔炎、输卵管炎等。有时输卵管炎反复发作可导致不孕症或宫外孕。衣原体常与淋病奈瑟菌混合感染。

(4)性病淋巴肉芽肿 由性病淋巴肉芽肿亚种的四个血清型引起,主要通过性接触传播,在男性侵犯腹股沟淋巴结,引起化脓性淋巴结炎和慢性淋巴肉芽肿,常导致瘘管形成。在女性则累及会阴、肛门、直肠及盆腔淋巴结,引起化脓性炎症和慢性肉芽肿,导致会阴 – 肛门 – 直肠狭窄和梗阻。

3. **免疫性** 人感染沙眼衣原体后可建立特异性体液和细胞免疫,但保护性不强,故感染易趋于慢性或反复发生。

(三)病原生物学检查

1. **直接检出** 对急性期沙眼和包涵体结膜炎患者,以临床诊断为主,必要时可取眼结膜刮片或局部分泌物,用 Giemsa 染色直接镜检或免疫荧光检查,观察上皮细胞内有无特殊包涵体。对泌尿生殖道感染者可从病变部位取材直接涂片,染色镜检,观察有无衣原体。PCR 和核酸探针方法检测沙眼衣原体已得到广泛应用,具有高度特异性和敏感性。

2. 分离培养　分离培养时,标本可接种鸡胚卵黄囊,也可采用细胞培养,较常用的是经放线酮处理的单层 McCoy 细胞,Hela 细胞,BHK21 细胞,35℃ 培养 48～72 小时。

3. 血清学诊断　免疫学检测常用免疫荧光法和 ELISA 法检测标本中的沙眼衣原体抗体,明显增高者具有诊断意义。

(四)防治原则

1. 预防　沙眼尚无特异性预防方法。目前,仍以加强个人卫生、不使用公共毛巾及脸盆、避免接触传染源等作为预防的主要措施。生殖道衣原体感染的预防与其他性病的预防相同。

2. 治疗　应早期使用四环素、阿奇霉素、强力霉素及红霉素、氧氟沙星类抗生素。

临床链接

某小学学生体检时发现许多学生视力减退,有些学生常流泪,个别眼角有黏液脓性分泌物,多数同学有结膜充血及滤泡增生,个别同学出现结膜瘢痕、眼睑内翻、倒睫毛等症状。

思考题:

1. 这些小学生患何种眼病? 如果不及时采取措施,可能还会发生什么严重后果?

2. 这种病原体的传播途径有哪些?

3. 本病可以通过疫苗接种预防吗?

二、溶脲脲原体

溶脲脲原体(*Ureaplasceae urealyticum*)属支原体科,是人体泌尿生殖道常见的寄生菌。**主要通过性接触传播,在非淋菌性尿道炎中,溶脲脲原体的感染占第二位。**

(一)生物学性状

溶脲脲原体呈球形或球杆状,直径为 50～400nm,单个或成双排列。革兰染色阴性,但不易着色,常用 Giemsa 染色,呈蓝紫色。专性厌氧,营养要求高(需加入胆固醇和酵母浸液),在固体培养基上,37℃ 培养 2 天,**形成油煎蛋状菌落**,直径仅 10～40μm,故又称 T 株(tinystrain)。能分解尿素产氨,使培养基 pH 升高,酚红指示剂变红。对环丙沙星、氧氟沙星、红霉素等敏感,但对青霉素不敏感。

(二)致病性与免疫性

溶脲脲原体多寄生在男性尿道、阴茎包皮和女性阴道。所致疾病最常见的为非淋菌性尿道炎(nongonococcal urethritis,NGU),男性还可发生前列腺炎和附睾炎,严重的还可造成不育症。女性可发生阴道炎、宫颈炎,并可感染胎儿引起流产、低体重胎儿。

(三)病原生物学检查

可采集精液、前列腺液、阴道分泌液、患者中段尿、宫颈分泌物等进行微生物学检查,分离时可用加尿素和酚红的含血清支原体肉汤。也可用 ELISA 或 PCR 技术检测标本中的溶脲脲原体的抗原或核酸。

(四)防治原则

预防主要是防止不洁性交。治疗可选用阿奇霉素、多西环素、红霉素等。

三、螺旋体

螺旋体（*Spirochaete*）是一类细长、柔软、弯曲呈螺旋状、运动活泼的原核细胞型微生物，其基本结构与细菌类似。位于细胞壁和细胞膜之间的轴丝能使螺旋体产生各种运动。螺旋体喜湿怕干，对抗生素敏感。对人致病的有三个属：疏螺旋体属（*Borrelia*）、密螺旋体属（*Treponema*）和钩端螺旋体属（*Leptospira*）。

（一）梅毒螺旋体

梅毒螺旋体又称苍白密螺旋体（*T. Pallidum*），归于密螺旋体属，是人类梅毒的病原体。梅毒是性传播疾病中危害较严重的一种。

1. **生物学性状** 梅毒螺旋体细长，为$(0.1 \sim 0.2)\mu m \times (6 \sim 20)\mu m$，两端尖直，有8~14个致密而规则的螺旋，运动活泼。**一般染色不易着色，常用 Fontana 镀银染色法，染成棕褐色。梅毒螺旋体不易人工培养**，生长的最适氧浓度为3%~4%，人体皮肤和睾丸组织中含有合适的氧浓度，因此可大量繁殖和长期存活。梅毒螺旋体抵抗力较弱，对干燥、热、冷特别敏感，在体外不易生存。煮沸、干燥、肥皂水和一般的消毒剂很容易将它杀死，阳光照射和干燥环境中很快死亡。**血液中的梅毒螺旋体4℃3天可死亡，故血库4℃冰箱储存3天以上的血液无传染梅毒的危险。**对青霉素、四环素、红霉素或砷剂敏感。

2. **致病性与免疫性** 梅毒螺旋体不产生内、外毒素，但有很强的侵袭力，主要致病物质是菌体表面的黏多糖及其产生的透明质酸酶。**主要经性接触传播，少数通过输血等间接途径感染，引起获得性梅毒；也可经胎盘垂直传播导致先天性梅毒。**

（1）获得性梅毒 也称后天性梅毒，分为三期，有反复、潜伏和再发的特点。

Ⅰ期梅毒：通过性行为经皮肤黏膜感染，约在感染后3周左右局部出现无痛性硬下疳，多见于外生殖器，其渗出物中含有大量梅毒螺旋体，传染性极强。约1个月后，下疳常自然愈合。进入血液中的梅毒螺旋体则潜伏体内，经2~3个月后进入第Ⅱ期。Ⅰ期梅毒早期诊断对防治梅毒具有重要意义，如能早期诊断及时治疗，可彻底治愈。

Ⅱ期梅毒：出现全身皮肤黏膜梅毒疹、淋巴结肿大，也可累及骨、关节、眼和神经系统。在梅毒疹及淋巴结中含有大量梅毒螺旋体，如不治疗，一般在3周至3个月症状可消退，但常发生复发性Ⅱ期梅毒，有传染性。

Ⅲ期梅毒：初次感染后经过2~15年，病程缓慢进入Ⅲ期，病变可波及全身组织和器官，又称晚期梅毒。主要表现为皮肤黏膜的溃疡性坏死灶，内脏组织的肉芽肿样病变，可发生心血管系统与中枢神经系统损害，出现主动脉瘤、脊髓痨或全身麻痹等。此期病灶中一般查不到病原体，传染性很小，但破坏性强，甚至可危及生命。

输入含梅毒螺旋体的血液，可引起发热、皮疹等Ⅱ期梅毒症状。现在我国对供血源均检测梅毒感染指标，采集的血液在4℃至少存放72小时，以保安全。

（2）先天性梅毒 孕妇患梅毒后可经胎盘感染胎儿造成胎儿全身性感染，导致流产、早产、死胎，或出生后呈现锯齿牙、马鞍鼻、间质性角膜炎、先天性耳聋等特殊体征，俗称梅毒儿。

梅毒的免疫属传染性免疫，以细胞免疫为主。患者体内有两类抗体：一类是抗梅毒螺旋体抗体,对机体具有保护作用;另一类是抗心磷脂抗体,称反应素,无保护作用,仅作为梅毒血清学诊断的指标。

3. 病原生物学检查

(1)检查梅毒螺旋体　可采集患者硬下疳和梅毒疹渗出液,局部淋巴结抽出物。新鲜标本用暗视野显微镜观察菌体及其运动。组织切片可进行镀银染色检查棕褐色梅毒螺旋体。亦可用免疫荧光或 ELISA 法检查。

(2)血清学诊断　①非密螺旋体抗原试验:用正常牛心肌脂质作为抗原,测定患者血清中的反应素。因属于非特异性反应,故一些非梅毒病患者(如结核、麻风、类风湿、红斑狼疮等)及孕妇也可出现。②密螺旋体抗原试验:采用密螺旋体抗原进行,特异性强,为梅毒确认试验。

近年亦有免疫印迹法检查抗体,用 PCR 检查标本中梅毒螺旋体的 DNA 片段。

4. 防治原则　梅毒是一种性传播疾病,主要应加强卫生教育和严格社会管理,及早检查和发现患者。采用青霉素等敏感药物彻底治疗,并继续定期检查。

(二)钩端螺旋体

钩端螺旋体简称钩体,可引起人类和动物的钩体病,该病呈世界性分布,在我国绝大多数地区有不同程度的流行,尤以南方各省最为严重,严重危害人民健康,为重点防治的传染病之一。

1. 生物学性状　钩端螺旋体长为 $6 \sim 12 \mu m$,直径为 $0.1 \sim 0.2 \mu m$,有致密而规则的螺旋,一端或两端弯曲成钩状(图 19-3)。用暗视野显微镜观察,活的钩端螺旋体形同细小闪亮的珍珠链,运动极活泼。**常用 Fontana 镀银染色法染色,菌体被染成棕褐色。易于人工培养,常用 Korthof 培养基进行培养**。需氧,最适生长温度为 28℃。生长缓慢,培养 1 ~ 2 周后,液体培养基呈半透明云雾状。钩端螺旋体在中性的湿土或水中可存活数月,对热、酸敏感,60℃ 1 分钟,pH 小于 6.5 即死亡;易被一般消毒剂杀灭;对青霉素等抗生素敏感。

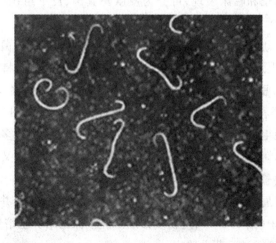

图 19-3　钩端螺旋体

2. 致病性与免疫性　钩端螺旋体在野生动物和家畜中广泛流行,其中**鼠类和猪为主**

要传染源和储存宿主。动物感染后不发病但菌体能长期在动物肾脏中生长繁殖,并不断从尿中排出,污染周围环境。**人类一般因接触疫水而被感染。钩端螺旋体能穿透完整的皮肤黏膜或经皮肤破损处侵入人体**,在局部迅速繁殖,并经淋巴系统或直接进入血循环,发生钩端螺旋体血症,出现发热、乏力、头痛、肌痛、全身酸痛、眼结膜充血、腓肠肌剧痛、淋巴结肿大等症状,严重病例可出现黄疸、出血、休克、DIC、心肾功能不全、脑膜炎等。由于侵入的钩端螺旋体菌型、毒力、数量及机体免疫力强弱不同,其疾病类型、病程长短和症状轻重差异很大。**临床上常见有肺出血型、流感伤寒型、黄疸出血型、肾衰竭型等**。其中肺出血型最为凶险。孕妇感染钩端螺旋体后,也可通过胎盘垂直感染胎儿,引起流产。

钩端螺旋体的免疫主要以体液免疫为主。病后对同型钩端螺旋体有牢固的免疫力。

3. 病原生物学检查

(1)病原体检测　**一般是发病 1 周内取血,2 周后取尿,有脑膜炎刺激症者可取脑脊液**。将标本差速离心收集菌液后,做暗视野镜检或镀银染色后镜检或分离培养。此外,应用特异性 DNA 探针或 PCR 法检测标本中的核酸,其特异性、敏感性高、结果快速。

(2)血清学诊断　取患者双份血清。一般在病初及发病后第 3～4 周各采血一次。应用显微镜凝集试验或间接凝集试验检测患者血清中的抗体及效价。

4. 防治原则

(1)预防　主要是搞好防鼠、灭鼠工作,加强对疫水、粪便和家畜的管理,加强动物宿主的检疫。对易感人群接种疫苗,所用疫苗必须是当地流行的血清型。

(2)治疗　首选青霉素,过敏者可改用庆大霉素或多西环素。钩体所致脑膜炎可首选甲硝唑。

四、真菌

(一)常见病原真菌的类型

按真菌侵犯的部位和临床表现,可分为皮肤癣真菌、皮下组织感染真菌和深部感染真菌三大类。

1. 皮肤癣真菌　皮肤癣真菌分毛癣菌、表皮癣菌和小孢子癣菌 3 个属,为多细胞真菌,在沙保弱培养基上形成丝状菌落。**皮肤癣菌有嗜角质蛋白的特性,仅侵犯角化的表皮、毛发和指(趾)甲,引起手足癣、体癣、股癣、叠瓦癣等**。毛癣菌和表皮癣菌可侵犯指(趾)甲,引起甲癣(俗称灰指甲),使指甲失去光泽,增厚变形(彩图28)。此外,毛癣菌和小孢子癣菌还可侵犯毛发,引起头癣、黄癣和须癣。头癣在我国很多地区流行,多见于儿童少年,成年后少见。但近年来因宠物狗、猫的豢养,儿童的头癣又有所增加。皮肤癣,特别是手足癣是人类最多见的真菌病。

取病变部位的皮屑、指(趾)甲或病发,置玻片上,加 10% KOH 并加盖玻片,微加温后镜检,见到菌丝或孢子(图 19-4),可初步诊断。经沙保弱培养基培养后,根据菌落、菌丝及孢子的特征,可确诊或进行菌种鉴定。

2. 皮下组织感染性真菌　引起皮下组织感染的真菌主要有着色真菌和孢子丝菌。感染常发生于真菌侵入的创伤部位,最初发生于真皮深层、皮下组织或骨,逐渐扩展至表皮下。感染一般只局限于局部,也可缓慢扩散至周围组织,但一般不延及内脏器官。

(1)着色真菌 人体感染好发于肢体皮肤暴露部位,病损皮肤变黑,故称着色真菌病。潜伏期1月至1年,病程可长达几十年。早期皮肤患处发生丘疹,丘疹增大形成结节,结节融合成疣状或菜花状。随着病情发展,原病灶结疤愈合,新灶又在四周产生。日久瘢痕广泛,影响淋巴回流,形成肢体象皮肿,免疫功能低下时可侵犯中枢神经,或经血行扩散。

皮屑可用10%～20% KOH溶液加热处理后镜检,可见单个或成群的厚壁孢子。脑脊液取沉淀直接镜检,结合临床可初步诊断,必要时加做培养。

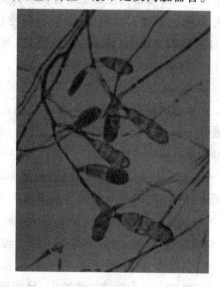

图19-4 絮状表皮癣菌的大分生孢子

(2)申克孢子菌 属腐生性真菌,广泛分布于土壤、尘埃、植物中,是一种二相性真菌。在组织内或37℃培养为酵母相,在沙保弱培养基上为黑褐色皱褶薄膜菌落。此菌可经皮肤微小创口入侵,然后沿淋巴管分布,引起亚急性或慢性肉芽肿,使淋巴管呈链状硬结,称孢子丝菌下疳。也可经口或呼吸道入侵,沿血行扩散至其他器官引起深部感染。全国各地均已发现本病,以东北地区多见。

对患者脓、痰、血标本可做直接镜检和培养,也可用申克孢子菌菌苗对患者做皮肤试验,24～48小时在局部产生结节,有诊断价值。或取患者血清做凝集试验,抗体效价在1:320以上有诊断意义。

3. 白假丝酵母菌 白假丝酵母菌(*Candida albincans*)又称白色念珠菌,**属条件致病菌。一般在人体免疫力低下或菌群失调时发生,主要引起皮肤、黏膜和内脏的急性和慢性炎症。**可以是原发性,但大多为继发性感染,口腔假丝酵母菌病常为艾滋病患者最先发生的继发性感染。

(1)生物学性状 菌体圆形或卵圆形(2μm×4μm),革兰染色阳性,着色不均匀。以芽生孢子出芽繁殖。孢子伸长成芽管,不与母体脱离,形成较长的假菌丝(彩图29,图19-5)。需氧,室温或37℃孵育1～3天形成类酵母型菌落,灰白色或奶油色,表面光滑。培养稍久,菌落增大呈蜂窝状,有大量假菌丝向培养基中生长,无气生菌丝。在玉米粉培养基上可长出厚膜孢子、假菌丝,均有助于鉴别诊断。

(2)致病性与免疫性 白假丝酵母菌可侵犯人体多个部位,机体抵抗力减

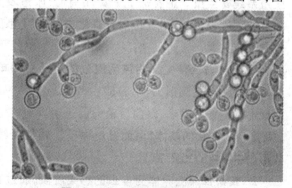

图19-5 白假丝酵母菌形态图

弱是白假丝酵母菌入侵的主要原因。近年来由于抗菌药物、激素和免疫抑制剂在临床上的大量使用,感染日益增多,血培养阳性仅次于大肠埃希菌和金黄色葡萄球菌。主要引起:①**皮肤黏膜感染**:表现为表皮糜烂,基底潮红,有少量渗出物,界限清晰,周围有散在的丘疹,注意与湿疹鉴别。黏膜感染则有鹅口疮、口角糜烂、外阴与阴道炎等,其中以鹅口疮最多(彩图30)。②**内脏感染**:有肺炎、支气管炎、食管炎、肠炎、膀胱炎和肾盂肾炎等。③**中枢神经系统感染**:主要有脑膜炎和脑脓肿等。④**过敏性疾病**:对白假丝酵母菌过敏的人,在皮肤上可以发生变应性假丝酵母菌疹,症状很像皮肤癣菌疹或湿疹。患者可以表现有哮喘等症状。

(3)病原生物学检查 取脓、痰等标本涂片,革兰染色镜检。**若见到革兰阳性卵圆形的菌体、芽生孢子,并有假菌丝及厚膜孢子,即可诊断**。将标本接种于沙保弱培养基上培养,可根据菌落特征、菌体、芽生孢子及假菌丝进行判断。或将菌种接种于玉米粉培养基中,检测厚膜孢子。血清学试验可用于假丝酵母菌的鉴别与分型。

(二)真菌感染的防治原则

1. 预防 由于真菌抗原性弱,目前尚无有效的预防疫苗。浅部感染真菌的预防主要是注意皮肤卫生,避免与真菌污染的物品直接接触。保持鞋袜干燥,防止真菌滋生。避免直接或间接与患者接触。深部感染真菌的预防,首先要去除诱发因素,提高机体的防御能力,增强免疫力。对使用免疫抑制剂者、肿瘤及糖尿病患者、年老体弱者更应防止并发真菌感染。

2. 治疗 局部治疗可用5%硫黄软膏、咪康唑霜、克霉唑软膏或0.5%碘伏。若疗效不佳或深部感染可口服抗真菌药物:两性霉素B、制霉菌素、咪康唑、酮康唑、伊曲康唑等。但这些药物的毒副作用较大,已发现灰黄霉素对小鼠有致癌作用,其有效剂量与中毒剂量极为接近。20世纪90年代以来主要使用氟康唑和伊曲康唑,对表皮癣菌与深部真菌均有疗效。

五、人体寄生虫

(一)阴道毛滴虫

阴道毛滴虫(*Trichomonas Vaginalis* Donne,1837)简称阴道滴虫,**是人体最常见的泌尿生殖系统寄生虫**。主要寄生于女性阴道、尿道及男性尿道、前列腺,可引起阴道炎、尿道炎及前列腺炎,**是一种性传播性寄生虫病**。阴道毛滴虫寄生与人类免疫缺陷病毒的感染也有一定关系。

1. 形态与生活史 阴道毛滴虫的生活史简单,仅有滋养体期,以二分裂法增殖。滋养体呈梨形或椭圆形,大小为$(7 \sim 32)\mu m \times (5 \sim 15)\mu m$,无色透明,有折光性,具有4根前鞭毛和1根后鞭毛,以前鞭毛向前运动。胞核位于前端1/3处,为椭圆形。核的上缘有5颗排列成杯状的基体,由此发出鞭毛。轴柱纤细透明,纵贯虫体,自后端伸出使虫体呈梨形(图19-6,彩图31)。

2. 致病性 滋养体为本虫的感染阶段,通过直接或间接方式在人群中传播。正常情况下,健康妇女阴道环境为酸性(pH在$3.8 \sim 4.4$),可抑制滴虫或其他细菌生长繁殖,此为阴道自净作用。在经期前后、妊娠期或泌尿生殖系统功能紊乱时，阴道 pH 升高至接近中性，有利于滴虫和细菌生长。而滴虫寄生阴道时，消耗糖原又可使乳酸产生减少，滴虫得以大量繁殖，并可促进继发性细菌感染，加重炎症反应。阴道毛滴虫的致病力较低，大多数女性感染者无临床症状或症状轻微。毒力强的虫株可引起明显的阴道炎。**其典型症状为白带增多，呈灰黄色泡沫状，并伴有外阴瘙痒。**严重者外阴部有烧灼感，性交疼痛。滴虫若侵犯尿道可有尿急、尿频、尿痛等刺激症状。合并细菌感染时，白带有腥臭味，呈脓液状或粉红色黏液状。男性感染者大多呈带虫状态，无明显症状，但可导致配偶反复感染。

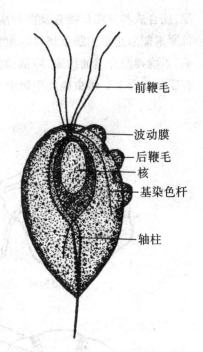

前鞭毛

波动膜
后鞭毛
核
基染色杆

轴柱

图 19 - 6　阴道毛滴虫

3. 病原生物学检查　从阴道、尿道和前列腺分泌物及尿液沉淀物中查到滋养体是确诊依据。

(1)直接涂片法　用消毒棉签拭子取阴道分泌物或尿道、前列腺分泌物，用生理盐水涂片后检查活动的滋养体。送检标本时应注意保温，防止虫体死亡而影响检出率。

(2)涂片染色法　将涂成薄片的标本，用瑞氏或姬氏染色，镜检虫体形态。

(3)组织培养法　取阴道分泌物加入培养基中，37℃培养 48 小时后镜检。此法检出率高，可作为疑难病例确诊和疗效考核依据。

4. 流行与防治　阴道毛滴虫呈世界性分布，全球约有 1.8 亿女性感染，以 20 ~ 40 岁年龄组常见。**传染源是滴虫患者和带虫者，主要通过性接触传染，亦可通过公共浴池、游泳池、坐式马桶等间接传播。**

加强卫生宣传和管理，注意个人卫生和改善公共设施；对人群定期体检，治疗患者和带虫者是预防本病的重要措施。适用于局部或口服的常用药物有甲硝唑（灭滴灵）、替硝唑和奥硝唑等，夫妇双方需同时治疗，局部药物有滴维静、卡巴肿、洁尔阴等。

(二)钩虫

寄生于人体的钩虫主要有十二指肠钩口线虫(*Ancylostoma duodenale* Dubini,1843,简称十二指肠钩虫)和美洲板口线虫(*Necator americanus* Stiles,1902,简称美洲钩虫)。成虫寄生于人体小肠内引起钩虫病。钩虫病分布几乎遍及全世界。目前，全世界钩虫感染人数约 13 亿，2001—2004 年我国确定的感染人数近 4 千万，黄河以南广大农村地区为主要流行区。

1. 形态与生活史

(1)成虫　成虫长约 1cm，略弯曲。活时为淡红色，半透明，死后呈灰白色。虫体前端较细，有 1 个发达的角质口囊，呈圆形或椭圆形，口囊腹侧缘有沟齿或板齿(图 19 - 7)。与口囊相连的咽管较长，后端膨大，管壁肌肉发达，有利于虫体吸食。虫体前端有一对头腺,能合成和分泌抗凝素及多种酶类,咽管壁有咽腺,分泌乙酰胆碱酯酶等多种蛋白酶。抗凝素能阻止宿主肠壁伤口的血液凝固,有利于钩虫的吸血;乙酰胆碱酶能水解乙酰胆碱,影响神经介质的传递,降低宿主肠壁的蠕动,有利于虫体的附着。雄虫末端膨大,具有膜质交合伞。雌虫稍大于雄虫,末端呈圆锥形。

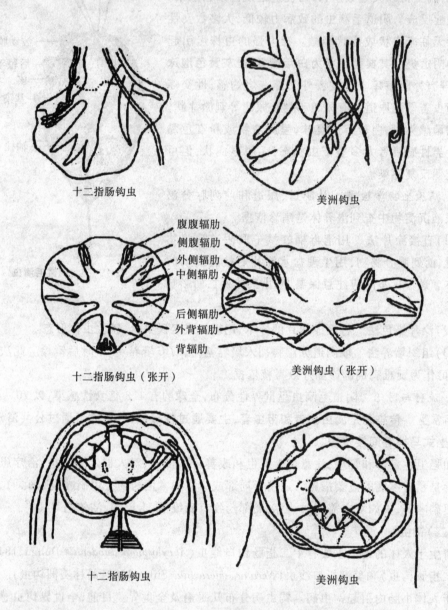

十二指肠钩虫　　　　　　　　　　　　　　美洲钩虫

腹腹辐肋
侧腹辐肋
外侧辐肋
中侧辐肋

后侧辐肋
外背辐肋
背辐肋

十二指肠钩虫(张开)　　　　　　　　　美洲钩虫(张开)

十二指肠钩虫　　　　　　　　　　　　　美洲钩虫

图 19-7　钩虫口囊和交合伞

(2)虫卵　椭圆形,大小为(57~76)μm×(36~40)μm,卵壳较薄,单层无色透明,卵内常含 2~8 个卵细胞(图 19-8,彩图 38)。在便秘者粪便内或粪便放置过久,卵内细胞可继续分裂。

(3)生活史　两种钩虫生活史基本相似。成虫寄生于人体小肠,雌雄成虫交配后产卵,虫卵随宿主粪便排出体外。在温度 25℃~30℃,相对湿度 60%~80%,荫蔽、氧气充分的疏松土壤中,卵内细胞不断分裂,经24~48小时,幼虫自卵内孵出,经7~8天发育为丝状蚴,又称感染期蚴。当丝状蚴与人体皮肤接触时,靠其机械性穿刺活动和酶的作用,钻入毛囊、汗腺、皮肤破损处及较薄的指、趾间皮肤,也可通过口腔或食管黏膜侵入人体。在局部停留约24小时后进入小静脉或淋巴管,随血流经右心至肺,穿出肺毛细血管进入肺泡,借助于细支气管、支气管上皮细胞纤毛的摆动,向上移行至咽,被吞咽后经食管、胃至小肠。小肠内的幼虫经2次蜕皮发育为成虫(图19-8)。自丝状蚴侵入皮肤到成虫交配产卵,一般需5~7周。成虫寿命一般为3年,十二指肠钩虫最长可达7年,美洲钩虫最长可达15年。

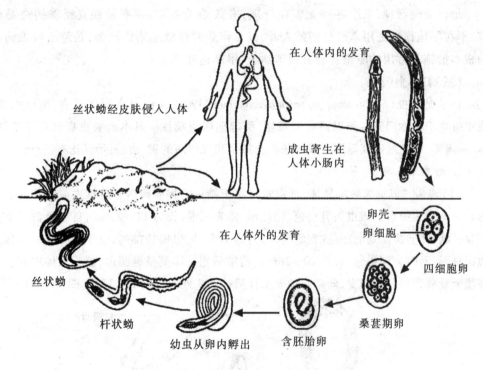

在人体内的发育

丝状蚴经皮肤侵入人体

成虫寄生在人体小肠内

卵壳

卵细胞

四细胞卵

在人体外的发育

丝状蚴

桑葚期卵

杆状蚴

幼虫从卵内孵出　含胚胎卵

图19-8　钩虫形态及生活史

2. 致病性

(1)幼虫的致病性　丝状蚴侵入皮肤后,数分钟至1小时即可引起皮肤奇痒、灼痛、局部出现出血点或丘疹,继而形成小出血点或小水疱,称为**钩蚴性皮炎**,俗称"粪毒"。多发生于手指及足趾间、足背、踝部等,数日内可消失。若并发细菌感染则形成脓疱。幼虫移行至肺,可损伤肺泡和肺毛细血管,引起局部出血、超敏反应和炎症病变,称为**钩蚴性肺炎**,重者可导致哮喘。

(2)成虫的致病性　成虫以钩齿或板齿咬附在肠黏膜上,造成散在性出血点及小溃疡,引起上腹部不适及隐痛、恶心、呕吐、腹泻等消化道症状。成虫咬附在肠黏膜上吸血并**分泌抗凝素**,同时不断更换吸血部位,以致造成肠黏膜多处出血,使患者经常处于慢性失血状态,铁和蛋白质不断丧失导致缺铁性贫血。临床表现为皮肤及黏膜苍白、乏力、心悸、气促等;重者导致全身水肿,甚至丧失劳动能力。少数患者有异嗜症,即喜食泥土、瓦片、生米、生豆等。儿童重度感染,可引起发育障碍,智力减退等;妇女则出现闭经、流产等。

3. 病原生物学检查　根据钩虫病的临床表现及从粪便中检获虫卵或孵出钩蚴即可确诊。常用的病原学诊断方法有饱和盐水浮聚法、直接涂片法、钩蚴培养法、改良加藤厚涂片法等，饱和盐水浮聚法由于检出率高、操作简单，故常作为首选方法。在流行区如有咳嗽、哮喘等，也可做痰液检查，如查出钩蚴也可明确诊断。

4. 流行与防治　钩虫呈世界性分布，尤其在热带及亚热带地区，人群感染较为普遍。**钩虫病患者和带虫者是唯一传染源**。钩虫病流行与粪便污染土壤的程度、适宜虫卵和幼虫发育的自然条件、人们在生活和生产过程中接触土壤的机会以及人们营养状况和免疫力等相关。

加强粪便管理，采取各种无害化管理，有效杀灭虫卵，特别是在夏秋季钩虫易感季节，不在旱地作物施用未经处理的人粪，减少作业时接触感染的机会，是防治钩虫病流行的根本措施。常用的驱虫药物有阿苯达唑、甲苯达唑等。

（三）日本血吸虫

日本血吸虫（*Schistosoma japonicum* Katsurada, 1904）又称日本裂体吸虫，简称血吸虫。**成虫寄生于人体门脉 - 肠系膜静脉系统，引起血吸虫病性**。日本血吸虫病流行于中国、日本、菲律宾、印度尼西亚等国。我国长江流域及长江以南的省、市、自治区均有流行。

1. 形态与生活史

（1）成虫　成虫为雌雄异体，雌虫常寄居于雄虫的抱雌沟内。雌雄虫前端都具有发达的口吸盘和腹吸盘。雄虫为乳白色，圆柱形，体表光滑，长为 12 ~ 20mm，自腹吸盘以下虫体呈扁平状，并向腹面卷曲，形成抱雌沟，睾丸为 7 个，呈串珠状排列，位于腹吸盘后背侧。雌虫圆柱形，活时为深褐色，长约 20 ~ 28mm，前细后粗。卵巢呈椭圆形，位于虫体中部。肠管在腹吸盘前背侧分为两支，向后延伸至虫体后端 1/3 处汇合成单一盲管（图 19 - 9）。

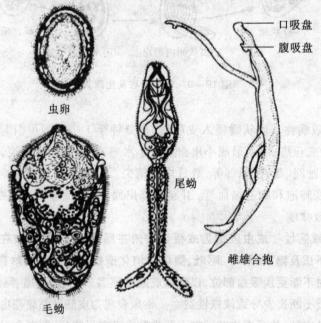

虫卵

口吸盘
腹吸盘

尾蚴

毛蚴

雌雄合抱

图 19 - 9　日本血吸虫各期形态图

（2）虫卵　成熟虫卵淡黄色，椭圆形，大小为$(74 \sim 106)\mu m \times (55 \sim 80)\mu m$。卵壳薄，无盖，卵壳一侧有一逗点状小棘，有时不易见到小棘。卵内有一毛蚴，毛蚴与卵壳之间有一些大小不等的油滴状毛蚴分泌物（图 19 – 9，彩图 38）。

（3）毛蚴　呈梨形或长椭圆形，前端稍尖，大小为$99\mu m \times 35\mu m$。灰白色，半透明，周身被有纤毛。体内前端有顶腺和一对侧腺，两种腺体开口于虫体前端，能分泌溶组织物质。后半部体内含有许多胚细胞（图 19 – 9）。

（4）尾蚴　尾蚴分体部和尾部，尾部又分尾干与尾叉。尾蚴大小为$280 \sim 360\mu m$。尾叉长度小于尾干长度的 1/2 为日本血吸虫尾蚴的特征，体前端有口吸盘，腹吸盘位于体后部（图 19 – 9）。在体的中后部有 5 对穿刺腺，开口于虫体前端，能分泌多种酶类。

（5）生活史　日本血吸虫生长发育须经历虫卵、毛蚴、母胞蚴、子胞蚴、尾蚴、童虫和成虫七个阶段，**包括有性生殖和无性生殖的世代交替过程。**

成虫寄生于人或牛、猪、兔等哺乳动物的门静脉 – 肠系膜静脉内，以血液为食。雌虫在宿主肠黏膜下层的静脉末梢内产卵。虫卵随血流进入肝或沉积在肠壁中。成熟虫卵内毛蚴分泌的溶组织物质能透过卵壳，破坏血管壁及周围肠黏膜组织。虫卵阻塞可使血管内压升高，加之腹内压升高，随着肠蠕动使虫卵随溃破组织落入肠腔并随粪便排出体外。虫卵进入水中，在 25℃ ~30℃经 2 ~32 小时孵出毛蚴，如遇**中间宿主钉螺**，即主动侵入钉螺体内。在钉螺的体内经母胞蚴、子胞蚴等无性繁殖阶段后，形成大量尾蚴。**尾蚴自螺体逸出后，主要分布在水表面，遇到人和哺乳动物时，以吸盘吸附在皮肤上，依靠尾部的摆动及溶组织作用迅速穿入宿主皮肤**，并脱去尾部成为童虫。童虫经末梢血管或淋巴管入血，随血流至右心，经肺、左心进入体循环，到达肠系膜动脉，穿过毛细血管进入门静脉，待发育到一定程度，雌、雄虫合抱，性器官发育成熟（图 19 – 10）。合抱的虫体再回到肠系膜下静脉中寄居、交配、产卵。自尾蚴侵入人体到成虫产卵约需 24 天。感染后 7 ~9 周可在宿主粪便中查到虫卵。成虫的寿命一般为 4.5 年，最长可达 40 年。

2. 致病性　从日本血吸虫尾蚴侵入人体，到生长发育的童虫、成虫和虫卵四个阶段均可对宿主造成不同程度的损害。

（1）致病机制　①**血吸虫病的主要病变是由虫卵所致**。受累最严重的组织与器官是肠壁和肝脏。虫卵沉积于肝和肠壁血管中，当虫卵内毛蚴成熟后，透过卵壳微孔缓慢分泌释放可溶性抗原，吸引巨噬细胞、嗜酸性粒细胞、浆细胞、中性粒细胞等聚集到周围造成Ⅳ型超敏反应，形成肉芽肿。随着病程的发展，卵内毛蚴死亡，脓肿逐渐被吸收，肉芽组织逐渐发生纤维化，形成瘢痕组织。②成虫：成虫在静脉内寄生，所致的病理损害一般较轻微。由于虫体对血管的刺激，可引起静脉炎及静脉周围炎。另外，成虫代谢产物、分泌物、排泄物和脱落的表皮，在宿主体内可形成 IC，引起Ⅲ型超敏反应。③尾蚴及童虫：尾蚴钻入人体皮肤后，可引起尾蚴性皮炎。局部出现丘疹、瘙痒等，属Ⅰ型与Ⅳ型超敏反应。童虫在体内移行过程中可致血管炎，表现为毛细血管出血、点状出血、栓塞、炎细胞浸润等。最常受累的器官是肺，表现为局部炎症。

（2）所致疾病　日本血吸虫病按病变的发展及主要临床表现可分为**急性、慢性、晚期及异位血吸虫病**。①**急性血吸虫病**：多见于初次感染者、慢性期或晚期血吸虫病急性发

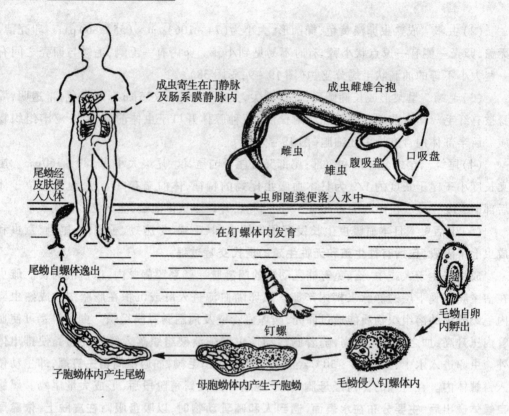

图 19－10　日本血吸虫的生活史

作的患者。患者出现以发热为主的Ⅲ型及Ⅳ型超敏反应,少数患者除发热外,伴有荨麻
疹、食欲不振、腹痛、腹泻、肝脾大及嗜酸性粒细胞增多等症状。②**慢性血吸虫病**:急性期
症状消失而未经病原治疗者,或经反复轻度感染而获得免疫力的患者常出现隐匿型间质
性肝炎或慢性血吸虫性结肠炎。慢性患者的临床表现不明显或只出现肝脾大、慢性腹泻
或慢性痢疾,症状呈间歇性出现。③**晚期血吸虫病**:随着病程的进展,肝、肠壁组织纤维
化逐渐加重,临床表现为肝脾大、门脉高压、腹水、食管下段及胃底静脉曲张等症状。多
因消化道出血、肝性脑病而死亡。儿童时期反复感染可影响垂体前叶的功能,导致生长
发育障碍,出现侏儒症。我国将晚期血吸虫病分为巨脾型、腹水型、结肠增殖型和侏儒型
四型。④**异位血吸虫病**:成虫寄生或虫卵沉积在肝脏和肠壁以外的组织和器官造成的损
害称为异位血吸虫病。最常见的异位血吸虫病有脑型、肺型、胃型和皮肤型血吸虫病。

　　3. **病原生物学检查**　病原学诊断是血吸虫病的重要依据。

　　(1)粪便直接涂片法　主要用于急性感染的检查,此法操作简单,但虫卵检出率低。

　　(2)毛蚴孵化法　可提高急性血吸虫病感染的检出率。

　　(3)直肠镜活组织检查　主要针对慢性特别是晚期血吸虫病感染者,因从粪便中查
找虫卵相当困难,故直肠镜活组织检查有助于发现沉积于肠黏膜内的虫卵。

　　(4)免疫学检查　常用于辅助诊断。

　　4. **流行与防治原则**　日本血吸虫病是人畜共患的寄生虫病。传染源包括感染的人、
畜及一些野生动物,其中以黄牛、水牛等最为重要。**血吸虫病在人群中的传播包括含虫**

卵的粪便污染水源,水体中有钉螺滋生以及人在生产和生活中疫水接触三个重要环节。

目前我国的防治血吸虫病的基本方针是"积极防治、综合措施、因时因地制宜",即主要通过治疗患者、病畜、消灭钉螺、加强粪便管理和做好个人防护几个方面进行综合防治。吡喹酮是当前治疗各期血吸虫病的首选药物,其次尚可选用呋喃丙胺等药物。

(四)疥螨

疥螨(itch mite)是常见的永久性皮肤寄生螨,**引起的皮肤病称疥疮**(scabies)。**患者表现为丘疹和顽固性剧烈的瘙痒**。寄生于人体的疥螨为人疥螨(*Sarcoptes scabiei*)。

1. **形态与生活史**　虫体微小,长 0.2 ~ 0.5μm,肉眼不易见到。成虫呈卵圆形,浅黄或乳白色。螯肢一对,用于啮食宿主皮肤的角质层组织。躯体背面有波浪状横纹、刚毛和皮刺。腹面有 4 对足,粗而短,前 2 对足末端具带柄的吸垫(图 19 – 11)。

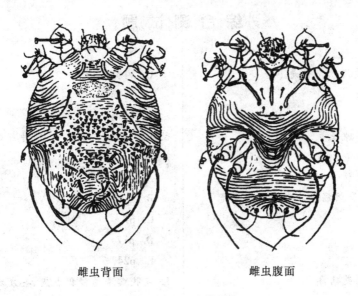

雌虫背面　　　　　雌虫腹面

图 19 – 11　疥螨形态

疥螨生活史分为卵、幼虫、若虫和成虫 4 个阶段。成虫钻入人体皮肤角质层内啮食角质组织,夜晚在人的皮肤上进行交配,此时疥螨行动活跃,极易传播,感染新宿主。雄虫在交配后不久死亡,而雌虫异常活跃,爬行迅速,可很快钻入宿主皮内,挖掘隧道并在其中产卵。卵经 3 ~ 5 天孵化为幼虫。幼虫蜕皮,经前若虫、后若虫发育呈成虫。从卵发育至成虫平均约需 15 天。

2. **致病性**　疥疮发生在疥螨寄生部位。**表现为皮肤上的小丘疹和小水疱**。疥疮初期限于隧道入口处,局部可见针尖状大小淡红色丘疹和发亮的水疱,但不融合。隧道盲端有雌虫隐藏,为针头大小的灰白色小点。疥疮部位奇痒难忍,由于剧痒搔抓,皮肤溃破后可继发感染。疥疮痊愈后,结痂脱落,皮肤呈现色素沉着。本病根据接触史和典型临床症状不难做出判断。在指间、前臂内侧、胸部及大腿内侧等皮肤薄嫩之处有丘疹、水疱,夜间瘙痒加剧。常见一家人或同宿舍人先后患病。

3. **病原生物学检查**　若能查见疥螨则可确诊。常用的检查方法是用消毒针尖挑破隧道尽端,挑出灰白色小点,取出疥螨镜检;或在局部滴上无菌矿物油,用刀片刮取疥螨镜检,亦可采用解剖镜直接检查皮损部位,发现隧道或盲端螨虫的轮廓,用无菌手术刀尖端挑出疥螨镜下确诊,此检查方法的阳性率可达97.5%。

4. 流行与防治　疥疮流行广泛。**感染方式主要是与患者握手,同床睡眠等直接接触,疥疮也可通过衣、被等间接传播**。多发生在学龄前儿童及青少年集体中。各种动物体上的疥螨可相互传播,并能传染给人类,但临床表现的症状较轻微。

预防主要是加强卫生宣教,注意个人卫生,避免与患者接触及使用患者的衣被。发现患者应及时治疗,患者的衣服需煮沸或蒸汽消毒处理。治疗疥疮的常用药物有:10%硫黄软膏、10%苯甲酸苄酯搽剂,1%DDT霜剂、1%丙体666霜剂、复方敌百虫霜剂、10%优力肤霜及伊维菌素等。患者治疗前均需用热水洗净患部,待干后用药涂搽,每晚一次,效果较好。治疗后观察1周左右,如无新皮损出现,方能认为痊愈。

▶▶综 合 测 试 题◀◀

A1 型题

1. HSV-1 主要潜伏部位是

　A. 口唇皮肤

　B. 唾液腺

　C. 脊髓后根神经节

　D. 骶神经节

　E. 三叉神经节

2. 目前发现与鼻咽癌发病有关的病毒是

　A. 鼻病毒

　B. HSV

　C. EB 病毒

　D. 脊髓灰质炎病毒

　E. CMV

3. 下列疾病的病因与疱疹病毒无关的是

　A. 黏膜的局部疱疹

　B. 先天性感染

　C. 生殖道感染

　D. 皮肤的局部疱疹

　E. 羊瘙痒症

4. 巨细胞病毒常引起

　A. 唇疱疹

　B. 带状疱疹

　C. 龈口炎

　D. 先天性感染

　E. 传染性单核细胞增多症

5. HIV 最易发生变异的部位是

　A. 核衣壳

　B. 衣壳

　C. 刺突蛋白

　D. 内膜

　E. 包膜

6. HIV 的结构蛋白中,哪种可刺激机体产生中和抗体

　A. gp120

　B. gp41

　C. p7

　D. p17

　E. p24

7. 皮肤癣菌易侵犯表皮、毛发和指甲等是与其哪种特性有关

　A. 这些组织有其受体

　B. 嗜角质蛋白

　C. 嗜干燥

　D. 嗜油脂

　E. 这些部位易通过接触传染

8. 白假丝酵母菌侵入机体引起感染的主要原因是

　A. 致病力增强

　B. 对抗生素不敏感

　C. 易产生耐药性

　D. 机体免疫力下降

　E. 侵入数量多

9. 关于梅毒,下述哪项是错误的

　A. 病后可获终身免疫

B. 病原体是梅毒螺旋体

C. 可通过性接触或垂直传播

D. 人是唯一传染源

E. 治疗不及时易成慢性

10. 检测钩体病病原体应采取发病一周内的哪种标本

    A. 局部分泌液

    B. 小便

    C. 脑脊液

    D. 血液

    E. 粪便

11. 哪一病程中梅毒传染性最强

    A. 潜伏期

    B. 第Ⅰ期

    C. 第Ⅱ期

    D. 第Ⅲ期

    E. 恢复期

12. 有独特发育周期的微生物是

    A. 衣原体

    B. 立克次体

    C. 支原体

    D. 螺旋体

    E. 病毒

13. HSV-2 可引起

    A. 宫颈癌

    B. Kaposi 肉瘤

    C. Burkitt 淋巴瘤

    D. 原发性肝癌

    E. 白血病

14. 叠氮脱氧胸苷（AZT）治疗 AIDS 的药物机制是

    A. 抑制病毒的逆转录酶

    B. 抑制病毒核酶

    C. 抑制病毒蛋白质合成

    D. 阻止病毒的出芽释放

    E. 干扰病毒的合成

（王娅宁）

第二十章　创伤感染的病原生物

皮肤黏膜是人体免疫系统第一道屏障,创伤后很多病原体趁机而入,造成局部感染或全身感染。一些化脓性细菌如葡萄球菌、链球菌,厌氧芽胞梭菌中的破伤风梭菌、产气荚膜梭菌等以及少数病毒如狂犬病病毒,是造成创伤感染的主要病原生物。因此,创伤后应及时清创和消毒,防止感染。

第一节　狂犬病病毒

狂犬病病毒(rabies virus)为狂犬病的病原体,是一种嗜神经病毒。在野生动物(狼、狐狸、蝙蝠等)及家畜中传播。人主要因被病兽或带毒动物咬伤、抓伤而感染。

一、生物学性状

病毒外形呈子弹状(彩图 32),大小约 75nm × 180nm。核衣壳为螺旋对称型,外有包膜,表面有糖蛋白刺突,与病毒的感染性和毒力有关,核心含单股不分节负链 RNA。

病毒在易感动物或人的中枢神经细胞(主要是大脑海马回的锥体细胞)中增殖时,在细胞质内形成嗜酸性包涵体,称内基小体(negri body)。**对狂犬病的诊断有重要价值。**

从自然感染动物体内分离的病毒株称野毒株或街毒株,致病力强。野毒株在兔脑内连续传 50 代后,对兔致病潜伏期从 2～4 周缩短至固定为 4～6 日,称为固定毒株。可用来制备疫苗。

狂犬病病毒对热、紫外线、日光、干燥抵抗力弱,加热 60℃ 5 分钟即被灭活,也易被强酸、强碱、甲醛、碘、乙酸、乙醚、肥皂水等灭活。

二、致病性与免疫性

(一)致病性

狂犬病是人兽共患性疾病,主要在野生动物及家畜中传播。人的感染主要是被狂犬或带毒动物咬伤所致,亦可因破损皮肤黏膜接触含病毒材料而感染。

人被咬伤后,病毒通过伤口进入体内,先在肌纤维细胞中增殖,然后沿神经末梢上行至中枢神经细胞内继续增殖并造成损害。在发病前数日,病毒又沿传出神经播散至唾液腺及其他组织。主要引起脑和脊髓广泛性病理损伤。潜伏期 1～3 个月,短者 5～10 天,长者 1 年至数年。潜伏期的长短取决于咬伤部位与头部距离远近、伤口的大小、深浅以及感染病毒的数量。**发病早期有头痛、发热、流涎等,继而出现神经兴奋性增强,出汗、多泪、瞳孔放大,吞咽时咽喉肌肉发生痉挛,见水或其他轻微刺激可引起发作,故又称"恐水病"。**3～5 天后转入麻痹期,出现昏迷、呼吸及循环衰竭而死亡。**病死率几乎 100%。**

（二）免疫性

机体感染病毒后产生中和抗体和细胞免疫，但当病毒已进入中枢神经内增殖侵害时，则不能免除发病。

三、病原生物学检查

人被犬或其他动物咬伤后，应将动物捕捉隔离观察，若在 7～10 天内不发病，一般认为动物未患狂犬病或咬人时唾液中无狂犬病病毒。若动物发病，可将其杀死，取海马回部位脑组织切片，用 HE 染色检查内基小体，或用免疫荧光及 ELISA 法检测抗原。应用 RT－PCR 检测狂犬病毒 RNA，速度较快，灵敏度和特异性也较高。可用于狂犬病的早期诊断。

四、防治原则

目前尚无治疗狂犬病的有效方法，因狂犬病的潜伏期一般较长，人一旦被患病动物咬伤后，应尽快注射狂犬病疫苗。狂犬病的**主要预防措施是捕杀野犬、严管家犬、给家犬注射疫苗。人被犬咬伤时应立即用肥皂水或清水反复冲洗伤口，再用 2% 碘酒和 75% 乙醇涂擦**，伤口不宜缝合和包扎。伤口周围浸润注射高效价狂犬病病毒血清，注射剂量为 40U/kg，如能同时接种狂犬疫苗则效果更佳。目前，我国使用的灭活疫苗分别于暴露后第 0、3、7、14 和 28 天各肌内注射一剂疫苗，注射部位成人应为三角肌，儿童为大腿内或外侧，应尽量避免做臀部肌内注射。一些有接触病毒危险的人员，如兽医、动物管理员和野外工作者等，亦应用疫苗预防感染。

第二节 化脓性细菌

化脓性细菌主要引起人类的化脓性炎症，分为革兰阳性菌和革兰阴性菌两类。其中革兰阳性菌主要有葡萄球菌属、链球菌属等，革兰阴性菌包括奈瑟菌属（见第十六章、第十九章）、假单胞菌属等。

一、葡萄球菌属

葡萄球菌属（*Staphylococcus*）是一群革兰阳性球菌，通常排列成不规则的葡萄串状而命名，广泛分布于自然界、人和动物的体表及其与外界相通的腔道中。大部分不致病，人的皮肤和鼻咽部可带有致病菌株，一般鼻咽部带菌率为 20%～50%，医务人员的带菌率可高达 70%，**是最常见的化脓性球菌，也是医源性感染的重要来源**。

（一）生物学性状

1. 形态与染色　呈球形或椭球形，直径 1.0μm 左右，常以葡萄串状排列。无鞭毛和芽胞，幼龄菌可见荚膜。革兰染色阳性。但衰老、死亡或被吞噬细胞吞噬后，可呈革兰阴性（图 20－1）。

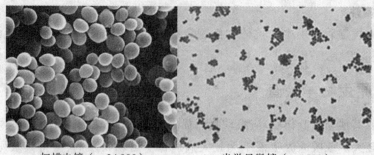

扫描电镜（×34 000）　　　　　光学显微镜（×1500）

图 20 - 1　葡萄球菌

2. 培养特性与生化反应　营养要求不高,在普通培养基上生长良好,能在含 10% ~ 15% 的 NaCl 培养基中生长。需氧或兼性厌氧,最适生长温度为 37℃、最适 pH 值为 7.4。在普通琼脂平板上可形成圆形、隆起、表面光滑、湿润、边缘整齐不透明的直径 1 ~ 2mm 的菌落。不同菌种可产生不同的脂溶性色素,如金黄色、白色、柠檬色。在血液琼脂平板上,多数致病性菌株能形成透明溶血环。

触酶试验阳性,多数菌株能分解葡萄糖、麦芽糖及蔗糖,产酸不产气。致病性菌株能分解甘露醇。

3. 抗原构造　葡萄球菌抗原构造复杂,有 30 多种抗原。

（1）葡萄球菌 A 蛋白（staphylococcal protein A,SPA）　是存在于细胞壁的一种表面蛋白,能与人和多种哺乳动物 IgG 分子的 Fc 段非特异性结合,因而可用含 SPA 的葡萄球菌作为载体,结合特异性抗体,进行协同凝集试验,用于多种微生物抗原的检测。

（2）多糖抗原　存在于细胞壁,具有群特异性。

4. 分类

（1）根据色素、生化反应等分类　将葡萄球菌可分为金黄色葡萄球菌、表皮葡萄球菌和腐生葡萄球菌 3 种（表 20 - 1）。其中金黄色葡萄球菌多为致病菌,表皮葡萄球菌偶尔致病,腐生葡萄球菌一般不致病。

表 20 - 1　三种葡萄球菌的主要性状

性状	金黄色葡萄球菌	表皮葡萄球菌	腐生葡萄球菌
色素	金黄色	白色	白色或柠檬色
凝固酶	+	-	-
耐热核酸酶	+	-	-
α 溶血素	+	-	-
甘露醇发酵	+	-	-
SPA	+	-	-
致病性	强	弱	无

（2）根据菌株能否产生凝固酶　分为凝固酶阳性葡萄球菌和凝固酶阴性葡萄球菌两

大类。

5. **抵抗力** 葡萄球菌是抵抗力最强的无芽胞细菌。耐干燥,耐热,在干燥的脓汁、痰液中可存活 2 ~ 3 个月。加热 60℃ 1 小时才被杀死。对染料极敏感,1:(10 ~ 20)万甲紫可抑制其生长。**对红霉素、庆大霉素、头孢曲松、阿奇霉素等较敏感。**但近年来耐药菌株逐年增多,对青霉素 G 的耐药菌株已达 90% 以上,尤其是耐甲氧西林金黄色葡萄球菌(MRSA)已经成为医院内感染最常见的病原菌。

(二)致病性与免疫性

1. **致病物质** 金黄色葡萄球菌产生多种毒素及侵袭性酶,致病力强。

(1)凝固酶 是一种能使含有抗凝剂的人或兔血浆凝固的酶类物质。致病性葡萄球菌可产生,非致病菌株则不能产生,因此,**凝固酶是鉴别葡萄球菌有无致病性的重要指标之一。**凝固酶有两种:一种是结合于菌体表面的结合凝固酶,其作用是使纤维蛋白原转变成纤维蛋白而沉积于细菌表面,阻碍吞噬细胞对细菌的吞噬和杀灭作用;另一种是分泌到菌体外的游离凝固酶,被血浆中的协同因子激活后,可使纤维蛋白沉积在病灶周围,阻止杀菌物质及药物接触细菌,对细菌有保护作用。故葡萄球菌感染病灶较为局限且脓汁黏稠。

(2)葡萄球菌溶素 多数致病性葡萄球菌产生。**对人致病的主要是 α 溶素**,它对多种哺乳动物红细胞有溶血作用,并对白细胞、血小板及其他组织细胞有破坏作用。

(3)杀白细胞素 主要攻击中性粒细胞和巨噬细胞,破坏细胞膜而致细胞死亡,在抵抗吞噬、增强细菌侵袭力方面有一定作用。

(4)肠毒素 主要由金黄色葡萄球菌产生,是一组性质稳定耐热的外毒素,能耐受 100℃ 30 分钟,也不受蛋白酶的影响。故误食污染肠毒素的食物后可引起急性胃肠炎。

(5)毒性休克综合征毒素 – 1(toxic shock syndrome toxic – 1,TSST – 1) 可引起机体发热,增加对内毒素的敏感性。增强毛细血管通透性,引起毒性休克综合征(toxic shock syndrome,TSS)。

(6)剥脱毒素 也称表皮溶解毒素,能导致表皮与真皮分离,引起烫伤样皮肤综合征。

2. **所致疾病** 可引起侵袭性和毒素性两类疾病。

(1)侵袭性疾病 ①皮肤及软组织感染:如伤口化脓、毛囊炎、疖、痈、蜂窝织炎、甲沟炎等,**其特点为病灶局限且脓汁黏稠**;②内脏器官感染:有肺炎、胸膜炎、中耳炎、脑膜炎、心内膜炎等;③全身感染:如败血症、脓毒血症等。

(2)毒素性疾病 与葡萄球菌产生的外毒素有关。①**食物中毒**:其特点为发病急(1~6小时),以恶心、呕吐为首要症状,继而出现上腹痛、腹泻。病程短(1~2 天),愈后好(多可自行恢复)。②**葡萄球菌性肠炎**:常发生于大量长期使用广谱抗生素后,正常菌群被抑制或杀灭,而耐药的葡萄球菌大量繁殖,产生肠毒素,引起以腹泻为主的肠炎症状,即菌群失调症。也称为假膜性肠炎。③**烫伤样皮肤综合征**:由表皮剥脱毒素引起。初起为皮肤红斑,1~2 天皮肤发皱,最后表皮大片状脱落(彩图 33)。④**毒性休克综合征**:多由 TSST – 1 引起。主要表现为高热,头痛,猩红热样皮疹,低血压休克及肾衰竭。

发病急,病死率高。

知识链接

　　MRSA(methicillin resistant staphylococcus aureus)指耐甲氧西林金黄色葡萄球菌,MRCNS 指耐甲氧西林凝固酶阴性葡萄球菌。这类细菌引起的感染,特别是医院内感染逐年增长,已引起广泛的重视。MRSA 几乎对所有的 β-内酰胺类抗生素耐药,同时,还可能对大环内酯类、氨基糖苷类等多种抗生素耐药。目前最常用,也是疗效最肯定的抗生素为万古霉素、去甲万古霉素、替考拉宁等。MRSA 的预防:早期检出带菌者,控制感染和隔离治疗。加强消毒制度以防止医院内交叉感染。合理使用抗生素,以免产生 MRSA 菌株。

　　3. 免疫性　人类对葡萄球菌有一定的天然免疫力,只有当皮肤黏膜受创伤后或患有慢性消耗性疾病机体免疫力降低时,才容易引起感染。患病后获得一定免疫力,但不能预防再次感染。

　　(三)病原生物学检查

　　根据疾病类型不同采取不同标本。

　　1. 直接涂片镜检　标本直接涂片,革兰染色后镜检。根据镜下细菌形态、排列和染色性作出初步诊断。

　　2. 分离培养和鉴定　将标本接种于血琼脂平板,甘露醇和高盐培养基中进行分离培养,孵育后挑选可疑菌落进行形态、生化反应等方面的鉴定。

　　3. 葡萄球菌肠毒素检查　取食物中毒患者的吐泻物、可疑食物,通过动物实验或采用 ELISA、DNA 基因探针杂交等技术进行肠毒素检测。

　　(四)防治原则

　　注意个人卫生、消毒隔离和防止医源性感染。皮肤有创伤应及时消毒处理。皮肤有化脓性感染者,尤其是手部,不宜从事食品制作或饮食服务行业。避免滥用抗生素,要根据药物敏感试验结果选用适宜的抗生素。对慢性反复感染的患者,可试用自身疫苗疗法。

二、链球菌属

　　链球菌属(*Streptococcus*)是另一大类常见的化脓性球菌,广泛分布于自然界、人体鼻咽部和胃肠道中,大多为人体正常菌群,少数为致病性链球菌。通过飞沫、直接接触或污染物传播,引起各种化脓性炎症、猩红热、丹毒、新生儿败血症、脑膜炎、产褥热以及链球菌超敏反应性疾病等。

　　(一)生物学性状

　　1. 形态与染色　球形或椭圆形,直径 $0.6\sim1.0\mu m$,单个、成双或数个排列呈链状,链的长短与细菌种类和生长环境有关。无芽胞,无鞭毛,幼龄培养物可见到荚膜,革兰染色阳性(图 20-2)。衰老、死亡或被吞噬细胞吞噬后可呈革兰阴性。

　　2. 培养特性与生化反应　需氧或兼性厌氧,少数为专性厌氧。营养要求较高,普通

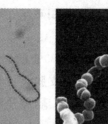
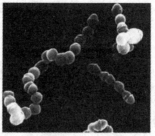

普通显微镜（×900）　　　　　扫描电镜（×33 000）

图 20 - 2　链球菌

培养基中需加有血液、血清、葡萄糖等才能生长。血琼脂平板上形成灰白色光滑型小菌落，不同菌株溶血情况不一。触酶阴性，分解葡萄糖产酸不产气。不分解菊糖，胆汁溶菌实验阴性。这两种特性可用来鉴别甲型溶血型链球菌和肺炎链球菌。

3. 分类

（1）根据溶血现象分类　①**甲型溶血性链球菌**（α - hemolytic streptococcus）：菌落周围有 1～2mm 宽的草绿色溶血环，称甲型溶血或 α 溶血。也称为草绿色链球菌（*streptococcus viridans*）。此类链球菌多为条件致病菌。②**乙型溶血性链球菌**（β - hemolytic streptococcus）：菌落周围形成 2～4mm 宽的透明溶血环，称为乙型溶血或 β 溶血。这类细菌又称为溶血性链球菌（*streptococcus hemolyticus*），致病力强，引起人和动物多种疾病。③**丙型链球菌**（γ - streptococcus）：菌落周围无溶血环，又称不溶血性链球菌（*streptococcus non - hemolyticus*），一般不致病。

（2）根据抗原造构分类　按链球菌细胞壁中多糖抗原不同，可分 A～H、K～V 共 20 个血清群。对人致病的菌株 90% 属于 A 群。

（3）根据对氧需求分类　又可分为需氧、厌氧和兼性厌氧链球菌。

4. 抵抗力　不强，60℃ 30 分钟即可被杀死。对常用消毒剂敏感，在干燥尘埃中可存活数月，对青霉素、红霉素、磺胺药等均敏感。

（二）**致疾性与免疫性**

1. 致病物质

（1）链球菌溶素　有溶解红细胞，破坏白细胞和血小板的作用，根据对氧的稳定性分为两种：①**链球菌溶素 O**（streptolysin O，SLO）：为含 - SH 基的蛋白质，对氧敏感，遇氧时 - SH 基即被氧化为 - SS - 基，失去溶血能力。加入还原剂后，又可恢复溶血能力。SLO 能破坏白细胞和血小板，对神经细胞和心肌细胞等均有毒性作用。SLO 抗原性强，感染后 2～3 周至病愈后数月到 1 年内可检出 SLO 抗体。**检测 SLO 抗体效价，可作为链球菌新近感染或风湿热的辅助诊断**。②**链球菌溶素 S**（streptolysin S，SLS）：是一种小分子的糖肽，无免疫原性。对氧稳定，血平板所见透明溶血是由 SLS 所致，对白细胞及多种组织细胞有毒性作用。

（2）致热外毒素　又称红疹毒素或猩红热毒素，是引起猩红热的主要毒性物质。有致热作用，细胞毒作用，引起发热和皮疹。

（3）侵袭性物质　主要包括脂磷壁酸、M 蛋白等黏附素和透明质酸酶、链激酶、链道酶等侵袭性酶，表现为黏附作用、抗吞噬作用和促进扩散作用。

2. 所致疾病

（1）A群链球菌　引起人类多种疾病，90%以上由A群引起，分为化脓性、中毒性和超敏反应疾病三类。①**化脓性感染**：引起皮肤及皮下组织化脓性炎症，如疖痈、蜂窝织炎、丹毒等。**病灶特点是与正常组织界限不清，脓汁稀薄，有明显扩散倾向**。沿淋巴管和血液扩散，引起淋巴管炎、淋巴结炎、败血症等。经呼吸道感染，引起扁桃体炎、咽峡炎，并蔓延周围引起脓肿、中耳炎、肺炎等。经产道感染，导致产褥热。②**猩红热**：由产生致热外毒素的A群链球菌所致的急性呼吸道传染病，临床表现为发热、咽峡炎、全身弥漫性皮疹和疹退后的明显脱屑。③**链球菌感染后超敏反应疾病**：主要是风湿热和急性肾小球肾炎。

（2）其他链球菌　①B群链球菌：又称无乳链球菌，当机体免疫功能低下时，可引起皮肤感染、心内膜炎、产后感染、新生儿败血症和新生儿脑膜炎等。②**甲型溶血性链球菌**：常为口腔和鼻咽部的正常菌群，为条件致病菌。当摘除扁桃体、拔牙等原因造成局部损伤后侵入血流，是引起心瓣膜异常患者亚急性细菌性心内膜炎最常见的病原菌，还可引起龋齿。③**D群链球菌**：为皮肤、上呼吸道、肠道及泌尿道正常菌群，免疫功能低下者，可引起泌尿生殖道、肠道、腹部的感染及败血症。

3. 免疫性　链球菌感染后机体可产生一定的免疫力，主要是抗M蛋白的抗体（IgG）。由于型别多，各型之间无交叉免疫力，故常发生反复感染。猩红热病愈后可产生同型致热外毒素抗体，对同型细菌有较牢固的免疫力。

（三）病原生物学检查

根据链球菌所致疾病不同，可采集脓汁、咽拭、血液等标本送检。

1. 直接涂片镜检　标本直接涂片革兰染色镜检，发现革兰阳性呈链状排列的球菌，可初步诊断。

2. 分离培养与鉴定　脓汁或棉拭直接划线接种血平板，血液标本，应先在葡萄糖肉汤中增菌后再分离培养。根据培养特性和生化反应做出鉴定。

3. 血清学试验　抗链球菌溶血素O抗体试验（antistreptolysin O test，ASO test）简称抗O试验。常用于风湿热的辅助诊断。患者血清中ASO超过1∶400U有诊断意义。

（四）防治原则

注意个人卫生，保护皮肤黏膜，防止化脓性感染。应对患者和带菌者及时治疗，以减少传染源。对急性咽峡炎和扁桃体炎患者应治疗彻底，防止超敏反应疾病的发生。A群链球菌对磺胺、青霉素及红霉素等敏感。但可产生耐药性，临床治疗过程中就应引起注意。

三、假单胞菌属

假单胞菌属（*Pseudomonas*）是一群革兰阴性杆菌，有荚膜和鞭毛，无芽胞，广泛分布于自然界中。种类繁多，目前已发现200多种，与人类关系密切的有铜绿假单胞菌、荧光假单胞菌和类鼻疽单胞菌等。

铜绿假单胞菌(*P. aeruginosa*)是假单胞菌的代表菌种,由于在生长过程中产生水溶性绿色色素,感染后的脓汁或敷料上出现绿色,故又名绿脓杆菌,是临床上较常见的条件致病菌,医院内感染的主要病原菌之一。

(一)生物学性状

革兰阴性小杆菌,大小不一,呈多形态。菌体一端有 1~3 根鞭毛,运动活泼,无芽胞。专性需氧,在普通培养基上生长良好,菌落性状不一,产生绿色的水溶性色素。在血琼脂平板上形成透明溶血环。氧化分解葡萄糖,分解尿素,氧化酶试验阳性。

本菌抵抗力强,对干燥、紫外线有抵抗力,56℃经 1 小时才被杀死。对多种抗生素和化学消毒剂有耐受性。

(二)致病性与免疫性

铜绿假单胞菌的致病物质主要是内毒素,此外菌毛、胞外酶和外毒素等也与致病密切相关。

该菌可分布于正常人体皮肤及外界相通的腔道中,是医院感染的主要病原菌之一。某些介入治疗、患慢性疾病和免疫功能低下的人易感。其致病特点是引起继发感染,如烧伤后的创面感染。也可引起下呼吸道感染、肺炎、肺脓肿、心内膜炎、脑膜炎及尿路感染等,严重者可引起败血症。

(三)病原生物学检查

可取创面渗出物、脓汁、尿液、血液等标本。医院环境监测可从空气、水、物体表面等处采样。分离培养,根据菌落特征、色素以及生化反应予以鉴定。必要时用血清学试验确诊。

(四)防治原则

铜绿假单胞菌是医院内感染的常见病原菌,必须严格消毒及无菌操作预防医源性感染,治疗选用多黏菌素 B、头孢类、庆大霉素等抗生素。联合用药可减少耐药菌株的产生。

第三节 厌氧性细菌

厌氧性细菌(anaerobic bacteria)是一大群必须在无氧环境中才能生长繁殖的细菌。根据能否形成芽胞,分为厌氧芽胞梭菌属和无芽胞厌氧菌两大类。

一、厌氧芽胞梭菌属

厌氧芽胞梭菌属(*Clostridium*)包括一群革兰阳性、能形成芽胞的大杆菌,芽胞直径大多大于菌体宽度,使菌体膨大成梭状。有 150 多个菌种。主要分布于土壤、人和动物肠道,多数为腐生菌,少数为致病菌。临床常见的主要有破伤风梭菌、产气荚膜梭菌、肉毒梭菌(见第十七章)等。

(一)破伤风梭菌

破伤风梭菌(*C. tetani*)是破伤风的病原菌,大量存在于土壤及动物肠道中,经伤口感染引起疾病。

1. 生物学性状

（1）形态染色　菌体细长呈杆状，长 2～5μm，宽 0.3～1.7μm。有周身鞭毛，无荚膜，**芽胞正圆形，位于菌体顶端，使细菌体呈鼓槌状，是本菌的典型特征**（图 20－3，彩图 8）。**革兰染色阳性**，但培养 48 小时后，尤其在芽胞形成后，易转变成革兰阴性。

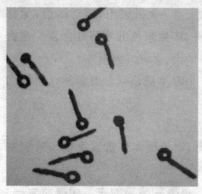

图 20－3　破伤风梭菌（×1500）

（2）培养特性与生化反应　专性厌氧，在血琼脂平板上呈薄膜状生长，有明显溶血环。一般不发酵糖类，对蛋白质有微弱消化作用。

（3）抵抗力　繁殖体抵抗力与其他细菌相似，**芽胞抵抗力强大**。在土壤中可存活数十年，能耐煮沸 1 小时，高压蒸汽灭菌 121℃ 15 分钟灭活。繁殖体对青霉素敏感。

2. 致病性与免疫性

（1）致病条件　破伤风梭菌经创伤侵入机体而致病，**其感染的重要条件是伤口局部形成厌氧微环境**。窄而深的伤口（如刺伤），有泥土或异物污染，大面积创伤、烧伤，坏死组织多，局部组织缺血或同时有需氧菌或兼性厌氧菌混合感染，均易造成厌氧环境，有利于细菌生长。

（2）致病物质及所致疾病　破伤风梭菌只在感染局部繁殖，**致病主要依赖于细菌产生的破伤风痉挛毒素**。破伤风痉挛毒素是一种外毒素，毒性强，对人的致死量小于 1μg，不耐热，65℃ 30 分钟可被破坏，也易被蛋白酶分解。毒素经运动神经终板吸收，沿神经纤维间隙逆行至脊髓前角细胞，上行至脑干，或通过淋巴液和血液到达中枢神经系统。毒素对脑干和脊髓前角神经细胞有高度的亲和力，可封闭抑制性突触的介质释放，破坏正常的抑制调节功能，使脊髓前角细胞兴奋冲动可下达，但抑制性反馈信息不能传递，使伸肌与屈肌同时强烈收缩，导致肌肉呈强直性痉挛（图 20－4）。

破伤风潜伏期不定，可以从几天到几周，平均

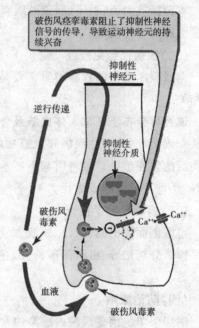

破伤风痉挛毒素阻止了抑制性神经信号的传导，导致运动神经元的持续兴奋

抑制性神经元

逆行传递

抑制性神经介质

破伤风毒素

Ca++　Ca++

血液

破伤风毒素

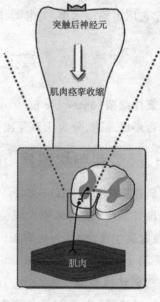

突触后神经元

肌肉痉挛收缩

肌肉

图 20－4　破伤风毒素作用机制示意图

7～14天。潜伏期越短,病死率越高。发病早期有发热、头痛、不适、肌肉酸痛等前驱症状。典型的临床表现是牙关紧闭、苦笑面容、颈部强直、角弓反张、面部发绀、呼吸困难等,最后可因窒息而死。

(3)免疫性　机体抗破伤风的免疫主要依赖抗毒素发挥中和作用。病后免疫力不强,再感染时仍可发病,获得抗毒素免疫的有效途径是人工自动免疫。

3. 病原生物学检查　根据破伤风的典型临床表现和病史即可作出诊断,特殊需要时才做细菌学检查。

4. 防治原则　破伤风一旦发病,治疗困难,应以预防为主。

(1)正确处理伤口　及时清创、扩创,防止创口形成厌氧环境。

(2)局部或全身应用抗生素　大剂量使用青霉素等抗生素,防止伤口局部细菌的生长繁殖。

(3)人工被动免疫　注射破伤风抗毒素(tetanus antitoxin,TAT),中和游离的破伤风外毒素,对患者进行紧急预防接种和对症治疗。对已发生破伤风的患者需要 TAT 治疗,原则是早期足量,因毒素一旦与神经组织结合,抗毒素即失去中和作用,一般需用10 万～20 万 U,注射前必须做皮试,以防止血清过敏性休克的发生。必要时可采用脱敏疗法。

(4)人工自动免疫　对军人和易受外伤的高危人群,可提前注射破伤风类毒素进行预防。儿童使用白百破三联疫苗进行计划免疫。

临床链接

患者,男,25 岁。修理汽车时不慎左脚底被铁钉扎入,未做特殊处理。7 天后出现全身不适,咀嚼不便,伴有张口及吞咽困难,颈部活动受限。第 8 天时,背部肌肉出现痉挛,牙关紧闭,呈苦笑状面容,即入院治疗。

1. 该患者应诊断为何病?

2. 从病因考虑,此患者应该如何进行治疗?

(二)产气荚膜梭菌

产气荚膜梭菌(*C. perfringens*)广泛分布于自然界及人和动物的肠道中,能引起人和动物的多种疾病。临床上最常见的是 A 型产气荚膜梭菌引起的气性坏疽和食物中毒。

1. 生物学性状

(1)形态染色　为革兰阳性粗大杆菌(图20 - 5),大小为(0. 6 ～1. 5)μm ×(3. 0 ～5. 0)μm。两端钝圆。芽胞呈椭圆形,直径小于菌体,位于中央或次极端。但在组织和培养基中很少形成芽胞,无鞭毛,在机体内可形成荚膜。

(2)培养特性与生化反应　专性厌氧,在血平板上形成中等大小光滑型菌落,多数菌株有双层溶血环,内环是 θ 毒素的作用,而外环不完

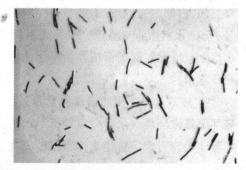

图 20 - 5　产气荚膜梭菌

全溶血是 α 毒素所致。在疱肉培养基中生长迅速，肉渣不被消化，但变为粉红色，产生大量气体。在牛乳培养基中能分解乳糖产酸，使酪蛋白凝固，同时产生大量气体，将凝固的酪蛋白冲成蜂窝状，气势凶猛，称为 **"汹涌发酵"**，是本菌的主要特征。能分解多种糖类，液化明胶，产生硫化氢。

2. 致病性与免疫性

（1）致病物质　产气荚膜梭菌既产生强烈的外毒素，又能合成多种侵袭性酶，并有荚膜，具有强大的侵袭力。外毒素有 α、β、ε、μ、κ 等十余种。根据产生外毒素的种类差别，可将该菌分成 A、B、C、D、E 共 5 个毒素型。对人致病的主要是 A 型和 C 型，在各种毒素和酶中，重要的有：①**卵磷脂酶（α 毒素）**：是最重要的致病物质，能分解人和动物细胞膜上的磷脂，破坏细胞膜，引起溶血、组织坏死、血管内皮细胞损伤，使血管通透性增高，造成水肿；②**胶原酶（κ 毒素）**：能分解肌肉和皮下组织的胶原蛋白，使组织崩解；③**透明质酸酶（μ 毒素）**：能分解细胞间质中的透明质酸，有利于细菌及毒素扩散；④**β 毒素**：可引起组织坏死；⑤**DNA 酶（ν 毒素）**：能使细胞 DNA 分解，降低坏死组织的黏稠度。此外，很多的 A 型菌株和部分 C、D 型菌株还能产生肠毒素，导致腹泻。

（2）所致疾病　①**气性坏疽**：为病原菌侵入伤口引起的严重急性感染。**以局部组织坏死、水肿、恶臭、胀气、全身中毒为主要特征**，好发于下肢，死亡率高达 40% ~ 100%。该病多见于战伤，但也见于平时的工伤、车祸等。致病条件与破伤风芽胞梭菌相似，本病潜伏期较短，一般仅 8 ~ 48 小时。病原菌在局部生长繁殖，产生多种毒素及侵袭性酶，发酵肌肉和组织中的糖类，产生大量气体，充塞组织间隙，造成气肿、水肿，导致组织缺血、缺氧。**临床表现为病灶局部呈黑紫色，水气夹杂，触摸有捻发感，剧痛，恶臭**（彩图 34）。毒素和组织坏死的毒性产物吸收入血，造成毒血症出现全身中毒症状，病情凶险。如不及时治疗，可导致休克死亡。②**食物中毒**：主要由 A 型产气荚膜梭菌污染食物引起。临床表现主要是腹痛、腹胀、水样腹泻，1 ~ 2 天后自愈。如不进行细菌学检查常难确诊。③**坏死性肠炎**：由 C 型产气荚膜梭菌产生的 β 毒素引起。发病急，腹痛，腹泻，血便。可伴发腹膜炎，循环衰竭，病死率达 40%。

3. 病原生物学检查　由于气性坏疽发病急剧，后果严重，病原学诊断十分重要。

（1）直接涂片镜检　从深部创口采集标本涂片革兰染色，镜检可见革兰阳性大杆菌，有荚膜，白细胞少，形态不典型，伴有杂菌，可初步报告结果。

（2）分离培养与鉴定　取坏死组织制成悬液，接种血平板或疱肉培养基，厌氧培养，观察生长情况。取细菌培养物涂片镜检，并用生化反应进一步鉴定。也可用 ELISA 法检测肠毒素。

4. 防治原则　预防措施主要是及时处理伤口，清创、扩创、局部使用过氧化氢冲洗，**破坏厌氧微环境**。治疗则以局部手术为主以防病变扩散，感染早期可用多价抗毒素并大剂量使用青霉素等抗生素抑制细菌繁殖。使用高压氧舱治疗气性坏疽也有一定的疗效。

二、无芽胞厌氧菌

无芽胞厌氧菌是一大类寄生于人和动物体内的正常菌群，包括革兰阳性和革兰阴性的球菌和杆菌。**在人体正常菌群中占绝对优势,是其它需氧菌和兼性厌氧菌的 10～1000 倍**。在正常情况下,它们对人体无害,但在某些特定状态下,这些厌氧菌作为条件致病菌可导致内源性感染,甚至会危及生命。随着厌氧培养技术的发展,发现无芽胞厌氧菌导致感染逐年增加,已引起临床广泛重视。

无芽胞厌氧菌共有 40 多个菌属,其中与人类疾病相关的主要有 10 个菌属,主要分布在皮肤、口腔、上呼吸道、泌尿生殖道。在某些情况下,无芽胞厌氧菌作为条件致病菌可导致内源性感染。在临床厌氧菌感染中,无芽胞厌氧菌的感染率占 90% 以上,以混合感染多见。

(一)常见的无芽胞厌氧菌

1. 革兰阴性厌氧杆菌

有 8 个菌属,在临床厌氧菌感染中最常见,主要有类杆菌属、梭杆菌属、普雷沃菌属等。

(1)类杆菌属(*Bacteroides*)　是临床上最重要的革兰阴性无芽胞厌氧杆菌,其中以脆弱类杆菌引起的感染为主。

①脆弱类杆菌:为类杆菌属的代表菌株。主要分布于肠道和泌尿生殖道中,引起泌尿系统感染、脓胸、颅内感染和菌血症。占临床厌氧菌分离株的 25%。

②产黑色素类杆菌:主要分布于口腔、肠道和泌尿生殖道等部位,常与其他细菌混合感染,能产生胶原酶、蛋白水解酶,水解胶原组织,建立厌氧病灶,产生大量的氨,溶解黏膜上皮,是牙周病的诱发因素。

③口腔类杆菌:主要分布于口腔,与牙髓感染、牙源性脓肿和牙周炎有一定的关系。

(2)梭杆菌属(*Fusobacterium*)　由于菌体形态两端尖细呈梭形而得名,是存在于人和动物口腔、上呼吸道、肠道、泌尿生殖道的正常菌群,以口腔居多。对人和动物致病的主要是坏死梭杆菌和核梭杆菌。

2. 革兰阳性厌氧杆菌

(1)丙酸杆菌属(*Propionibacterium*)　是皮肤正常菌群成员,与人类有关的有 3 个种,其中痤疮丙酸杆菌最为常见,可因外伤、手术引起皮肤软组织感染。

(2)双歧杆菌属(*Bifidobacterium*)　是人和动物肠道中重要的正常菌群,29 个菌种中只有 10 个种与人类有关,双歧杆菌在婴儿、成人肠道菌群中占很高比例,在婴儿尤为突出。在机体内起到维持微生态平衡的作用。其中只有齿双歧杆菌与龋齿和牙周炎有关。

(3)乳杆菌属(*Iactobacillus*)　因发酵糖产生大量乳酸而命名。其中嗜酸乳杆菌与龋齿形成有关。

3. 革兰阴性厌氧球菌　有 3 个属,其中韦荣球菌属最重要,是口腔、咽部、胃肠道和女性生殖道的正常菌群,可作为条件致病菌引起内源性感染。

4. 革兰阳性厌氧球菌　有 5 个属、21 个种。是口腔、上呼吸道、肠道、女性生殖道正常菌群,其中有临床意义的是消化链球菌属,主要寄居于女性阴道。消化链球菌形态与链球菌相似,生长缓慢,培养需 5～7 天。在临床厌氧菌分离株中占 20%～30%,仅次于脆弱类杆菌,以混合感染多见。与葡萄球菌、溶血性链球菌一起可引起严重的创伤感染。

（二）致病性

1. **致病条件**　无芽胞厌氧菌是寄生于皮肤和黏膜上的正常菌群,当寄居部位改变、宿主免疫力下降和菌群失调,以及局部有坏死或损伤组织,供血障碍,同时有异物存在使局部 Eh 和氧分压降低等厌氧微环境情况下,引起内源性感染。

2. **致病物质**　主要有菌毛,荚膜等细菌表面结构、毒素和侵袭性酶类。同时类杆菌属很多菌种能产生 SOD,增强对氧的耐受性,来适应新的致病环境。

3. **感染特征**　无芽胞厌氧菌感染的特征主要有:①多为内源性感染,呈慢性过程;②感染无特定病型,大多为化脓性炎症,引起组织坏死或形成局部脓肿,也可侵入血液引起败血症;③分泌物为脓性黏稠,呈乳白色、粉红色、血色或棕黑色,有恶臭,有时有气体产生;④使用氨基糖苷类 抗生素(链霉素、卡那霉素、庆大霉素)长期治疗无效;⑤分泌物直接涂片可见细菌,但常规培养无细菌生长。

4. **所致疾病**　无芽胞厌氧菌感染可遍及全身,临床常见的有:

（1）**败血症**　多数由脆弱类杆菌引起,其次为消化链球菌。原发病灶主要是腹腔和盆腔内感染。

（2）**中枢神经系统感染**　最常见的为脑脓肿,主要继发于中耳炎、乳突炎、鼻窦炎等邻近感染,亦可经直接扩散和转移而形成。革兰阴性厌氧杆菌较为常见。

（3）**口腔感染**　主要由消化链球菌、产黑色素类杆菌和核梭杆菌等引起。在一定条件下可单独或混合感染,引起牙周炎、牙龈炎。

（4）**呼吸道感染**　厌氧菌可感染呼吸道的任何部位,常见的菌种为普雷沃菌属、坏死梭杆菌、核梭杆菌、消化链球菌和脆弱类杆菌等。

（5）**腹部感染**　多因手术、创伤及穿孔等导致感染。感染主要由类杆菌,特别是脆弱类杆菌引起。

（6）**女性生殖道和盆腔感染**　厌氧菌是最主要的病原菌。常见的厌氧菌是类杆菌、消化链球菌属等。

（7）**其他**　无芽胞厌氧菌亦可引起皮肤和软组织感染、心内膜炎等。

（三）病原生物学检查

1. **标本采集**　采集标本须注意:标本不应被正常菌群的污染,并尽量避免接触空气。最佳的标本是组织标本。因厌氧菌对氧敏感,采取的标本应立即放入厌氧标本收集瓶中,迅速送检。

2. **直接涂片镜检**　脓汁标本可直接涂片染色后观察细菌的形态特征、染色性及菌量多少,以供培养、判断结果时参考。

3. **分离培养与鉴定**　这是证实无芽胞厌氧菌感染的关键步骤。标本应立即接种到厌氧培养基中,置厌氧环境中进行(如厌氧罐、厌氧手套箱等)培养,再经生化反应进行鉴定。

此外,利用气液相色谱检测细菌代谢终末产物能迅速作出鉴定,还可用核酸杂交、PCR 等分子生物学方法做快速、特异性诊断。

（四）防治原则

无特异性的预防方法。外科清创引流,去除坏死组织和异物,维持局部良好的血液循环,是预防厌氧菌感染的重要措施。

大多数无芽胞厌氧菌对甲硝唑、青霉素、克林霉素等敏感,而对氨基糖苷类抗生素不敏感。因此,在临床治疗时,还应对分离菌株进行药敏试验,以正确指导临床用药。

▶▶▶综合测试题◀◀◀

A1 型题

1. 引起化脓性感染最常见的细菌是
   A. 葡萄球菌
   B. 脑膜炎球菌
   C. A 群链球菌
   D. 肺炎链球菌
   E. 淋球菌

2. 鉴定葡萄球菌有无致病性的重要指标是
   A. 溶血素
   B. 凝固酶试验
   C. 杀白细胞素
   D. 甘露醇试验
   E. 透明质酸酶

3. 引起人类疾病的链球菌中90%属于
   A. 肺炎链球菌
   B. A 群链球菌
   C. D 群链球菌
   D. B 群链球菌
   E. 甲型溶血性链球菌

4. 某民工因铁钉深刺足底造成外伤送医院急诊时,应首先考虑给予注射
   A. 破伤风抗毒素
   B. 丙种球蛋白
   C. 破伤风菌苗
   D. 百、白、破三联疫苗
   E. 破伤风类毒素

5. 下列哪种毒素是已知毒物中毒性最强者
   A. 霍乱肠毒素
   B. 肉毒毒素
   C. 破伤风痉挛毒素
   D. 白喉外毒素

   E. 金黄色葡萄球菌肠毒素

6. 引起气性坏疽的病原菌主要是
   A. 炭疽芽胞杆菌
   B. 枯草芽胞杆菌
   C. 肉毒梭菌
   D. 破伤风梭菌
   E. 产气荚膜梭菌

7. 在无芽胞厌氧菌感染中,最常见的是
   A. 双歧杆菌
   B. 消化链球菌
   C. 脆弱类杆菌
   D. 梭形杆菌
   E. 丙酸杆菌

8. 与感染后超敏反应性疾病有关的细菌是
   A. 铜绿假单胞菌
   B. 金黄色葡萄球菌
   C. B 群链球菌
   D. 乙型溶血性链球菌
   E. 无芽胞厌氧菌

9. 破伤风梭菌感染的重要条件有
   A. 芽胞污染伤口
   B. 菌群失调
   C. 伤口厌氧微环境
   D. 繁殖体污染伤口
   E. 机体免疫力下降

10. 内基小体是
    A. 衣原体包涵体
    B. 麻疹病毒包涵体
    C. 腺病毒包涵体
    D. 疱疹病毒包涵体
    E. 狂犬病病毒包涵体

（王纯伦）

第二十一章 动物源性、节肢动物媒介感染的病原生物

动物源性病原生物是指感染人类的病原生物来自于宿主动物,可通过直接接触媒介动物,也可经污染物(土壤、污水或食物等)而传播。媒介动物又称病媒动物,作为媒介动物要符合以下两个特征:一是生物体本身是病原生物的携带者(感染者),又可称为病原体的中间宿主;二是必须有与人类接触的自然生态条件。自然界有很多种动物可以作为病原生物的媒介动物,如蚊子可以作为流行性乙型脑炎病毒、疟原虫的传播媒介,鼠类则可以作为鼠疫耶尔森菌、汉坦病毒的传播媒介。如果控制了这些媒介动物(如蚊子和鼠类),则可有效控制动物源性、节肢动物媒介感染的病原生物的传播。

第一节 常见病毒

一、流行性乙型脑炎病毒

流行性乙型脑炎病毒(encephalitis B virus)亦称乙脑病毒或日本脑炎病毒(Japanese encephalitis B virus),是流行性乙型脑炎的病原体。

(一)生物学性状

1. 形态结构 乙型脑炎病毒,简称乙脑病毒,属黄病毒科,黄病毒属。病毒呈球形,直径 $30 \sim 40nm$;核心 $30nm$,呈二十面体结构。电镜下见此病毒含有正链单股 RNA,大约由 10.9kb 组成,有一个大的开放读码框架,包括三种结构基因:核心基因(C)、前基膜基因(PreM)、包膜基因(E)。RNA 与核心蛋白(C)结合构成核壳体。核壳体被脂蛋白膜所包裹。包膜主要含膜蛋白(M)和包膜蛋白(E)。

2. 抵抗力 乙脑病毒抵抗力不强,对高温、乙醚、氯仿、蛋白酶、胆汁及酸类均很敏感。加热100℃ 2分钟,56℃ 30分钟可灭活病毒。但病毒对低温和干燥的抵抗力强,用冰冻干燥法在4℃冰箱中病毒活性可保存数年。

(二)致病性与免疫性

1. 传染源 乙脑的主要传染源是动物,包括猪、牛、羊、狗、马、鹅、鸡等。特别是猪,猪的饲养面广,数量多,更新率快,乙脑病毒的感染率高,每年大批新生或幼猪被蚊虫叮后 $3 \sim 5$ 天内有病毒血症且血中病毒含量多,传染性强,**因此,猪是人乙脑的主要传染源**。乙脑病毒在人群中流行前 $1 \sim 2$ 个月往往有猪乙脑病毒感染高峰期。在人群出现流行前,检查猪的乙脑病毒感染率,就能预测当年乙脑在人群中的流行强度。

2. 传播媒介 **蚊子是乙脑的主要传播媒介**,国内传播乙脑病毒的蚊种有库蚊、伊蚊和按蚊中的某些种,三带喙库蚊是主要传播媒介。蚊受感染后 $10 \sim 12$ 天即能传播乙脑

病毒。带乙脑病毒的蚊虫经叮咬将病毒传给人或动物。蚊感染乙脑病毒后不发病,但可带病毒越冬或经卵传代,成为乙脑病毒的长期储存宿主(图 21 -1)。此外,受感染蠛蠓、蝙蝠也是乙脑病毒的长期储存宿主。

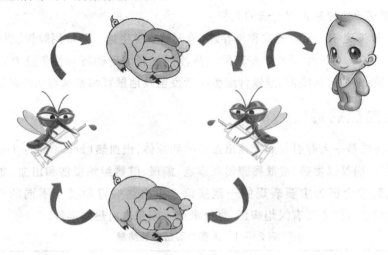

图 21 -1　乙型脑炎病毒传播环节示意图

3. 致病机制　人被带乙脑病毒的蚊虫叮咬后,乙脑病毒进入人体皮下,开始在毛细血管内皮细胞及局部淋巴结等处复制增殖,随后有少量病毒进入血流成为短暂的第一次病毒血症。此时病毒随血循环传播到肝、脾等内脏细胞中继续增殖,一般无明显症状或只有轻微的发热、头痛、嗜睡等前驱症状。经 4 ~ 7 天后,在体内增殖的大量病毒,再侵入血流形成第二次病毒血症,出现发热、寒战及全身不适等症状,多数感染者不再继续发展,称为顿挫型感染者,数日后便可自愈;但少数患者体内的病毒可突破血脑屏障侵犯中枢神经系统,在脑组织神经细胞内增殖引起脑实质和脑膜炎症。**乙脑病毒进入人体后是否发病,以及致病的严重性,一方面可能与感染病毒的数量和毒力有关,另一方面更重要的是取决于机体的免疫力和其他防御功能。**

4. 临床表现　乙型脑炎的潜伏期一般为 10 ~ 15 天(范围为 4 ~ 21 天)。感染乙脑病毒后,大多无症状或症状较轻,仅少数患者**出现高热、头痛、呕吐、抽搐、惊厥或昏迷等严重的中枢神经系统症状,死亡率高。**5% ~ 20% 幸存者可留下不同程度的后遗症,表现为痴呆、失语、瘫痪等。

5. 免疫性　乙脑病后或隐性感染者均**可产生中和抗体,维持数年至终生**,对抵抗病毒再次感染有作用。细胞免疫在防止病毒进入脑组织及血脑屏障维持正常功能方面都起重要作用。

(三)病原生物学检查

1. 病毒分离　乙脑病毒主要存在于脑组织中,疾病的初期取血液及脑脊液分离病毒,其阳性率很低,在病程第一周内死亡者的脑组织中可分离出乙脑病毒。

2. 血清学检测　常用血凝抑制试验、补体结合试验、酶联免疫吸附捕获等方法,检测急性期和恢复期双份血清,若后者抗体效价较前者有 4 倍或 4 倍以上增高时可确诊。

(四)防治原则

1. 控制传染源　包括隔离患者至体温正常,但主要传染源是易感家畜,尤为幼猪,要搞好饲养场的环境卫生,人畜居地分开。流行季节前给幼猪进行疫苗接种,减少猪群的病毒血症,能有效地控制人群乙脑的流行。

2. 切断传播途径　灭越冬蚊和早春蚊,消灭蚊虫滋生地。防蚊用蚊帐、驱蚊剂等。

3. 保护易感人群　主要通过疫苗的预防注射提高人群的特异性免疫力。使用的疫苗主要有 3 种:鼠脑灭活疫苗、地鼠肾细胞灭活疫苗及地鼠肾细胞减毒活疫苗。

二、出血热病毒

出血热病毒是一大群引起病毒性出血热的病原体,出血热(hemorrhagic fever)不是某个疾病的称呼,而是**以发热、皮肤黏膜出现瘀点、瘀斑、脏器组织损伤和出血,血压降低和休克等一系列综合征为主要表现的一组疾病**。出血热病毒归类于不同的病毒科(表 21 - 1)。我国流行的主要有汉坦病毒、克里米亚 - 刚果出血热病毒等。

表 21 - 1　人类主要出血热病毒

病毒	科别	病名	传播媒介	流行区
汉坦病毒	布尼亚病毒科	肾综合征出血热汉坦病毒肺综合征	鼠	亚洲、欧洲、北美
克里米亚 - 刚果出血热病毒	布尼亚病毒科	新疆出血热	蜱	中国新疆
登革病毒	黄病毒科	登革出血热	蚊	亚洲、加勒比海地区
黄热病病毒	黄病毒科	黄热病	蚊	非洲、南美洲
埃博拉病毒	线状病毒科	埃博拉出血热	未定	非洲

(一)汉坦病毒

汉坦病毒(Hantaan virus)属于布尼亚病毒科汉坦病毒属,又称肾综合征出血热病毒(hemorrhagic fever with renal syndrome virus, HFRSV),是肾综合征出血热的病原体,因最先由李镐汪于 1978 年自韩国汉坦河附近流行性出血热疫区捕获的黑线姬鼠肺组织中分离出而得名。

1. 生物学性状

(1)形态结构　汉坦病毒形态呈多形性,为圆形或卵圆形。平均直径为 120nm(75 ~ 210nm)。病毒颗粒由三部分组成,即包膜、核壳体(内质)及膜表面的短丛状纤突(微突)。电镜下病毒颗粒内质大多呈颗粒状,少数呈丝状,在感染细胞的胞质内常可见较多的包涵体。病毒核心为单负链 RNA,有长(L)、中(M)、短(S)三个片段,分别编码病毒的 RNA 多聚酶,糖蛋白(G1、G2 蛋白)和核衣壳蛋白(N 蛋白)。病毒外层有包膜,上有含糖蛋白 G1、G2 成分的刺突,即血凝素,能凝集鹅红细胞。汉坦病毒可在人肺传代细胞、地鼠肾细胞等细胞中增殖,以负链 RNA 为模板,形成正链 RNA 和 mRNA,由前者复制子代基因组,后者翻译病毒蛋白,其包膜由宿主高尔基复合体产生。电镜下可见感染细胞质内有独特的包涵体。

（2）型别 汉坦病毒因储存宿主的差异其抗原性也不尽相同,目前至少有十多个血清型,对人致病的主要为：Ⅰ型（姬鼠型）、Ⅱ型（家鼠型或大鼠型）、Ⅲ型（棕背鼠型）、Ⅳ型（田鼠型）、Ⅴ型（黄颈姬鼠型）、Ⅵ型（小鼠型或小家鼠型）。我国流行的是Ⅰ型、Ⅱ型。

（3）抵抗力 **病毒抵抗力弱**,对酸、热、紫外线、脂溶剂、一般消毒剂敏感,60℃ 1 小时被灭活。但在 4℃ ~20℃ 相对稳定,室温下,在水和食物中 48 小时仍具有传染性。

2. 致病性与免疫性

（1）传染源与传播途径 **汉坦病毒的传染源主要为啮齿类动物,我国主要有黑线姬鼠、褐家鼠等,通过唾液、尿、粪排出病毒,污染食物、水、土壤、空气等,人或动物经呼吸道、消化道或创伤接触等多途径而感染**。肾综合征出血热（HFRS）的发生与鼠类分布和活动有关,因而有明显的地区性和季节性,以 10 ~12 月份多见。

（2）致病机制 汉坦病毒进入人体后,**通过损伤毛细血管内皮细胞**,增加血管的通透性,使血管舒缩功能异常、微循环障碍以及相应的免疫复合物沉积在小血管壁和肾小球基底膜等组织,引起免疫病理（Ⅲ型超敏反应）损伤,导致出血与水肿。

（3）临床表现 肾综合征出血热经 1 ~2 周潜伏期后,急性起病,表现**为高热、急性肾组织出血和损害,头痛、腰痛、眼眶痛、面色潮红、眼结膜、咽部及软腭充血等全身多处出现出血点**。疾病过程临床上分为三期,即前驱期、心肺期和恢复期（也有分四期：发热期、低血压休克期、多尿期和恢复期）。

（4）免疫性 汉坦病毒感染后,机体可产生特异性 IgM 与 IgG 抗体,后者可持续多年。**肾综合征出血热病后免疫力持久,一般很少再感染**,但隐性感染后免疫力较低。

3. 病原生物学检查

（1）病毒分离与抗原检测 患者急性期血清、尸检病死者器官和感染动物肺、肾组织均可用于病毒分离。用 Vero – E6 细胞分离培养,以免疫荧光素标记抗体染色,查细胞质内相应病毒抗原。也可将标本接种于黑线姬鼠、大鼠或出生乳鼠后,在肺组织中查找特异性病毒抗原。

（2）血清学诊断 取患者双份血清,用间接免疫荧光法或 ELISA 法,检测患者血清中病毒特异性 IgM 或 IgG 抗体,单份血清 IgM 阳性或 IgG 抗体有 4 倍或 4 倍以上增高者,可确诊。

4. 防治原则

（1）预防 **做好灭鼠、防鼠、灭虫、消毒、食品卫生、环境卫生、个人防护等工作**。加强疫区疫情监测和调查,严格对患者隔离治疗。目前我国研制的纯化鼠脑灭活疫苗和细胞培养灭活疫苗,经大量人群接种,保护率可达 93% ~97%,无不良反应。

（2）治疗 对肾综合征出血热应采取**早发现、早休息、早治疗、就近治疗**的原则,目前**主要采用以液体疗法为基础的综合治疗**。

（二）克里米亚 – 刚果出血热病毒

克里米亚 – 刚果出血热病毒（Crimean – Congo hemorrhagic fever virus, CCHFV）又叫

新疆出血热病毒(Xinjiang hemorrhagic fever virus,XHFV),是新疆出血热的病原体,因其最先从我国新疆塔里木盆地出血热患者的血液和当地捕捉的硬蜱(彩图 35)中分离到而得名。

1. 生物学性状

(1)形态结构　为 RNA 病毒,呈圆形或椭圆形,外面有一层囊膜,直径为 90nm,归类于布尼亚病毒科内罗病毒属。病毒呈球形或椭圆形,其结构、培养特性和抵抗力与汉坦病毒相似,但抗原性不同。小白鼠乳鼠对此病毒高度易感,可用于病毒分离和传代。

(2)抵抗力　对脂溶剂、乙醚、氯仿,去氧胆酸钠等敏感。在 pH 3.0 以下作用 90 分钟,56℃ 30 分钟均可灭活。低浓度甲醛可使其灭活而保持其抗原性。真空干燥后在 4℃可保存数年。对新生的小白鼠、大白鼠、金黄色地鼠均有致病力,并可在乳鼠脑、鸡胚体、地鼠肾、小白鼠肾、乳兔肾及 Vero - E6 细胞中繁殖和交叉传代。

2. 致病性与免疫性

(1)传染源与传播途径　新疆出血热是一种以蜱虫作为媒介传播的急性传染病,属于荒漠牧场的自然疫源性疾病。该症的主要传染源为疫区牧场的绵羊及塔里木兔,处于症状急性期的患者也可以作为传染源,但其主要的传播媒介是东亚璃眼蜱,一般该病的病原体可以在蜱虫体内保存数月之久,并且可以经过卵进行传递。本病的传播除了可以经过蜱虫传播,还可以经过皮肤伤口传播,或是医务人员接触急性期患者的新鲜血液后,受到感染而发病。该病在中国新疆地区流行甚广,患者主要以牧民为主,一般每年的 4 ~ 5 月份为病症的高发期。

(2)致病机制　基本病理变化有全身毛细血管扩张、充血、通透性及脆性增加,导致**皮肤黏膜以及全身各脏器组织不同程度的充血、出血**,实质性器官如肝、肾上腺,脑垂体等有变性、坏死,腹膜后有胶冻样水肿。

(3)临床表现　本病潜伏期为 2 ~ 10 日,起病急骤,出现寒战、高热、头痛、腰痛、全身痛、口渴、呕吐、面与胸部皮肤潮红、球结膜水肿、软腭和颊黏膜出血点、上胸、腋下、背部有出血点和出血斑、鼻衄等症状。热程约 1 周。热退前后出现低血压休克、出血现象,如消化道出血、血尿、子宫出血等,病程为 10 ~ 14 日。无少尿期和多尿期经过。**本病病死率高,一般在 25% 左右**。重型患者有严重出血现象或休克者预后差。**病后机体可产生多种抗体,获得持久免疫力**。

3. 病原生物学检查　病原学检查可采集急性期患者的血液接种乳鼠进行病毒分离,用免疫荧光法和 ELISA 检测血液、组织标本中的抗体。新疆出血热诊断主要依靠流行病学资料,包括在流行地区、流行季节有放牧或野外工作史,有与羊、兔、牛等动物或急性期患者接触史、蜱类叮咬史等。病程中有明显出血现象和(或)低血压休克等。实验室检查白细胞和血小板数均减少,分类中淋巴细胞增多,有异常淋巴细胞出现。补体结合试验,中和试验等双份血清抗体效价递增 4 倍以上。若具以上各点,则可以确诊。

4. 防治原则　控制感染源,减少传播媒介的出现几率。**防蜱、灭蜱是预防本病的主要措施**。可应用多种驱蜱物质:莱姆停、神州冠、雷达气雾剂和卫害净均有明显的灭蜱效果。隔离已感染该病的患者。注意个人卫生,不吃未煮熟的食物。若食物变质,也不可食用。

第二节 常见细菌

一、鼠疫耶尔森菌

鼠疫耶尔森菌(*Y. pestis*)简称鼠疫杆菌,是鼠疫的病原菌。**鼠疫是一种自然疫源性疾病,同时也是一种烈性传染病**,历史上曾发生过多次世界性大流行,死者以千万计。人类鼠疫是鼠疫耶尔森菌通过带菌鼠蚤叮咬传播给人,临床上表现为发热、毒血症和出血倾向等。

(一)生物学特性

1. **形态与染色** 典型形态为革兰阴性短粗杆菌,菌体两端钝圆且浓染,亦易被苯胺染料着色,大小为(0.5~0.8)μm×(1~2)μm。一般单个散在,偶尔成双或呈短链排列。**有荚膜,无芽胞,无鞭毛,可与本属其他细菌相区别**。在死于鼠疫的新鲜动物内脏制备的涂片或印片中,可见吞噬细胞内、外形态典型的菌体,且有荚膜。在腐败材料或化脓性、溃疡性材料中,菌体常膨大呈球形,并且着色不良。如在陈旧培养物或在含 3% NaCl 的高盐培养基中,菌体呈明显多形性,有球形、杆形、哑铃形等,并可见着色极浅的菌影。

2. **培养特性** 兼性厌氧。最适生长温度为 27℃~30℃,最适 pH 值为 6.9~7.1。**营养要求不高**,在普通培养基上能生长。在血液琼脂平板上,28℃培养 48 小时,长成无色透明、中央隆起、不溶血、边缘扁平呈花边样的圆形细小菌落。在肉汤培养基中孵育 24 小时后,逐渐形成絮状沉淀,液体不混浊;48 小时后在液体表面形成薄菌膜,稍加摇动后菌膜呈钟乳石状下沉,此特征有一定的鉴别意义。

3. **抵抗力** **对理化因素抵抗力较弱**。湿热 70℃~80℃ 10 分钟或 100℃ 1 分钟死亡。对一般消毒剂、杀菌剂的抵抗力不强,5% 来苏或苯酚 20 分钟内可将痰中鼠疫杆菌杀死。耐直射日光 1~4 小时,在干燥咳痰和蚤粪中存活数周,在冰冻尸体中能存活 4~5 个月。对链霉素、卡那霉素及四环素敏感。

4. **抗原构造** 鼠疫耶尔森菌抗原构造复杂,至少有 18 种。除染色体基因可编码部分抗原以外,有些与毒力有关的重要抗原则由鼠疫耶尔森菌携带的几种质粒所编码。①**F1抗原**:由 $65×10^6$ 质粒编码,为糖蛋白,是鼠疫杆菌的荚膜抗原。抗原性较强,特异性较高,是主要的保护性抗原,具有抗吞噬及激活补体的作用。②**V/W 抗原**:由 $45×10^6$ 质粒基因编码,为蛋白质及脂蛋白,存在于菌体表面,两者常同时产生。V 抗原与毒力相关,能抑制吞噬细胞的吞噬,增强鼠疫耶尔森菌对豚鼠的毒力作用。③**鼠毒素**(murine toxin,MT):由 $65×10^6$ 质粒基因编码,为外毒素,是由毒素 A 和毒素 B 所组成的毒性蛋白质。不耐热,抗原性强,经甲醛处理可制成类毒素。鼠毒素能引起局部坏死和毒血症。④**pH6 抗原**:是在哺乳动物体内(35℃~37℃),局部酸化的微环境中(pH 6.0),如巨噬细胞溶酶体或脓肿中,由细菌染色体 DNA 编码的一种表面蛋白(菌毛结构),对热不稳定,56℃,30 分钟丧失活性。具有介导黏附和抑制吞噬等作用。⑤**外膜抗原**:鼠疫耶尔森菌具有多种外膜蛋白(yersinia outer membrane protein,Yop),共同构成外膜抗原,目前已知的 Yop 基因均由 45×10^6 质粒携带,通常在 37℃ 宿主体内选择性合成 Yop,这些蛋白能够促进细菌在宿主体内扩散,抵抗吞噬作用,并且具有细胞毒性等作用。

(二)致病性与免疫性

鼠疫耶尔森菌主要寄生于鼠类和其他啮齿类动物体内,通过鼠蚤在野生啮齿动物间传播。一般在人间鼠疫流行之前,先在鼠中流行,当大批病鼠死亡之后,失去宿主的鼠蚤转向人群或其他动物(如旱獭、绵羊等),引起人类鼠疫。**这种鼠-蚤-人间传播是鼠疫的主要传播方式**。人患鼠疫后,可通过人蚤或呼吸道(肺型)引起人群间鼠疫的流行,致病性极强。临床常见的类型有 3 种:

1. **腺鼠疫** 最常见,多发生于流行初期。病菌通过疫蚤叮咬的伤口进入人体后,被吞噬细胞吞噬,在细胞内繁殖,并沿淋巴管到达局部淋巴结,引起出血坏死性淋巴结炎。多见于腹股沟淋巴结。

2. **肺鼠疫** 原发性鼠疫多由呼吸道感染,也可由腺鼠疫败血型鼠疫继发而来。患者多寒战、高热、咳嗽、胸痛、咯血,痰中带有大量细菌。呼吸困难、中毒症状严重、全身衰竭、多于 2~4 天内死亡,病死率极高。

3. **败血症型鼠疫** 多继发于腺鼠疫或肺鼠疫之后,此型最严重,患者体温升高可达 39℃~40℃。可发生 DIC、皮肤黏膜出血点与广泛性瘀斑,死后皮肤常呈黑紫色,故有"黑死病"之称。并可伴发支气管炎、脑膜炎等症状,多迅速恶化而死亡。

鼠疫病后可获得持久免疫力,很少再次感染,主要是体液免疫。

(三)病原生物学检查

因鼠疫传染性极强,采集标本时必须严格无菌操作。将采集标本送至有严密防护措施的专门实验室进行检查,**禁止在一般实验室进行操作**。根据病型采取淋巴结穿刺液、肿胀部位组织液、脓汁、血液和痰等。穿刺液及痰直接涂片,干燥后用甲醇或乙醇、乙醚混合液固定 5~10 分钟,然后进行革兰染色或亚甲蓝染色,镜检观察形态和染色特点。将穿刺液等标本接种于血液琼脂平板(血液标本应先增菌再接种),置于 28℃~30℃ 培养,24 小时后取可疑菌落涂片,染色镜检。必要时做噬菌体裂解试验、血清凝集试验等进一步鉴定。特异而敏感的免疫学诊断方法有间接血凝、反向间接血凝、ELISA、固相放射免疫分析等。

(四)防治原则

灭鼠灭蚤是消灭鼠疫的根本措施。如发现鼠疫患者要进行隔离,并立即以紧急疫情向卫生防疫机构报告。加强国境、海关检疫对鼠疫预防也极为重要。我国目前应用 EV 无毒株制备的活菌疫苗,经皮下、皮内接种或皮上划痕免疫可获得满意效果,免疫力能维持 8~10 个月。治疗须早期足量用药,磺胺类、四环素、链霉素、氯霉素及氨基糖苷类抗生素均有效。

二、布鲁菌属

布鲁菌属 (*Brucella*)是一类革兰阴性短小杆菌。有 6 个生物种(牛布鲁菌,羊布鲁菌,猪布鲁菌,犬布鲁菌,绵羊附睾布鲁菌,沙林鼠布鲁菌)、19 个生物型,使人致病的是前 4 个生物种,因最早由美国医师 David Bruce 首先分离出,故得名。哺乳动物中牛、羊、猪等家畜最易感染,常引起母畜流产。人类与病畜接触或食用其染菌肉类、乳制品等可引起感染,称为布鲁菌病。**我国流行的主要是羊布鲁菌(*B. melitensis*)、牛布鲁菌(*B. abortus*)和猪布鲁菌(*B. suis*),尤以羊布鲁菌最常见。**

(一)生物学特性

1. **形态与染色**　呈球状或球杆状,尤以球杆状多见。大小为 $(0.4 \sim 0.8)$ μm × $(0.5 \sim 1.5)$ μm。无芽孢,无鞭毛,毒力菌株有菲薄的微荚膜,经传代培养渐呈杆状,革兰染色阴性。

2. **培养特性**　**专性需氧,营养要求高**,最适生长温度为 35℃ ~ 37℃,最适 pH 为 $6.6 \sim 6.8$。初次分离培养时需 5% ~ 10% CO_2,生长缓慢。在血琼脂平板上或肝浸液琼脂平板上,37℃培养 48 小时长出透明、无色、光滑型小菌落。血琼脂平板上不溶血。大多能分解尿素和产生 H_2S。根据产生 H_2S 的多少和对碱性染料抑菌作用敏感性的不同,可鉴别牛、羊、猪三种布鲁杆菌。

3. **抗原构造与分型**　布鲁菌含有两种抗原物质:A 抗原和 M 抗原。三种布鲁菌所含的 A 抗原与 M 抗原量在比例上不同。用 A 血清与 M 血清进行凝集试验对三种布鲁菌有鉴别作用。牛布鲁菌 A∶M = 20∶1,羊布鲁菌 A∶M = 1∶20,而猪布鲁菌 A∶M = 2∶1。

4. **抵抗力**　**布鲁菌对日光、热、常用消毒剂等均很敏感。**日光照射 10 ~ 20 分钟,湿热 60℃,10 ~ 20 分钟,在普通浓度的来苏溶液中数分钟即被杀死。但其在外界环境中的抵抗力较强,在水中可生存 4 个月,在土壤、皮毛和乳制品中可生存数周至数月。对常用的广谱抗生素较敏感。

(二)致病性与免疫性

1. **致病物质**　**布鲁菌的主要致病物质是内毒素。**荚膜与侵袭酶(透明质酸酶、过氧化氢酶等)有利于细菌通过完整皮肤、黏膜进入宿主体内,并在机体脏器内大量繁殖和快速扩散入血。

2. **致病机制**　布鲁菌感染家畜引起流产,病畜还可表现为睾丸、附睾、乳腺、子宫炎等。**人类感染主要通过接触病畜及其分泌物或被污染的畜产品,经皮肤黏膜和消化道、呼吸道等多种途径受染。**布鲁菌侵入机体后,即被吞噬细胞吞噬,因其荚膜能抵抗吞噬细胞的裂解而成为胞内寄生菌,并经淋巴管到达局部淋巴结,生长繁殖形成感染灶。当布鲁菌在淋巴结中繁殖到一定数量后,突破淋巴结屏障侵入血流,出现发热等**菌血症症状**。此后,布鲁菌随血流侵入肝、脾、淋巴结及骨髓等处,形成新的感染灶。血液中的布鲁菌逐渐消失,体温也逐渐正常。细菌在新感染灶内繁殖到一定数量时,再度入血,又出现菌血症而致体温升高。如此反复使患者呈现不规则的波浪状热型,**临床上称为波浪热**。因布鲁菌为胞内寄生菌,抗菌药物及抗体等均不易进入细胞内,因此,本病较难根治,易转为慢性,反复发作。感染布鲁菌后,患者布鲁菌素皮肤试验常呈阳性。因此认为布鲁菌的致病过程与迟发型超敏反应有关。

3. **免疫性**　机体感染布鲁菌后可产生免疫力,且各菌种和生物型之间有交叉免疫。

一般认为此免疫力为有菌免疫,即当机体内有布鲁菌存在时,对再次感染则有较强免疫力。但近来认为随着病程的延续,机体免疫力不断增强,病菌不断被消灭,最终可变为无菌免疫。由于布鲁菌为细胞内寄生,故其免疫以细胞免疫为主。

(三)病原生物学检查

急性期取血,慢性期取骨髓。将材料接种双相肝浸液培养基(一半为斜面,一半为液体)置 37℃ 、5% ~10% CO_2 环境中培养。大多在 4~7 天形成菌落,若 30 天时仍无菌生长可报告为阴性。可通过菌落特点、涂片染色镜检、CO_2 的要求、H_2S 产生、染料抑菌试验及玻片凝集等确定型别。病后 1 周,患者血清中开始出现抗体,其含量逐渐增高,可用试管凝集试验进行测定。一般以 1∶(160~320)为阳性诊断标准。对慢性患者可进行补体结合试验,一般以 1∶10 为阳性诊断标准。将布鲁菌素 0.1ml 注入受试者前臂掌侧皮内24~48 小时观察结果,局部出现红肿,浸润直径在 1~2cm 者为弱阳性,大于 2cm 者为阳性。布鲁菌素皮肤试验为迟发型超敏反应,若红肿在 6~8 小时内消退者为假阳性。

(四)防治原则

控制和消灭家畜布鲁菌病,切断传播途径和免疫接种是三项主要的预防措施。免疫接种以畜群为主。人群接种对象是牧场、屠宰场工作人员及有关职业的人群,如兽医等。用 104M 布病活菌苗做皮上划痕法接种,有效期约 1 年。急性期患者以抗生素治疗为主,一般认为四环素与链霉素或磺胺联合治疗效果较好,须彻底治疗,防止转为慢性。慢性期患者除适当延长抗生素治疗外,还可用特异性菌苗进行脱敏治疗。

三、炭疽芽胞杆菌

炭疽芽胞杆菌(*B. anthracis*)是引起动物和人类炭疽的病原菌,主要感染牛、羊等草食动物,人可通过接触或食用患病动物及畜产品而感染。

(一)生物学特性

该菌是致病菌中最大的革兰阳性粗大杆菌,大小为 $(1~3)\mu m × (5~10)\mu m$,菌体两端平切,常排列成长链状,形似竹节(图 21－2)。无鞭毛,有毒株可形成荚膜。芽胞呈椭圆形,位于菌体中央,不大于菌体。**营养要求不高,需氧**。普通琼脂培养基上呈灰白色粗糙型菌落,低倍镜下可见卷发状边缘。芽胞抵抗力强,高压蒸汽灭菌 10 分钟或干热 140℃ 3 小时才能杀灭;牧场被污染后可保持传染性数十年;对一般消毒剂抵抗力强,但对碘及其他广谱抗生素均敏感。

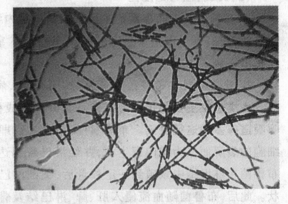

图 21－2　炭疽芽胞杆菌

(二)致病性与免疫性

1. 致病物质　**主要致病物质是荚膜和炭疽毒素**。荚膜有抗吞噬作用,有利于细菌在宿主组织内繁殖扩散。炭疽毒素能直接损伤微血管内皮细胞,形成水肿、感染性休克和

DIC,甚至致死,是造成感染者致病和死亡的主要原因。

2. 所致疾病　炭疽芽胞杆菌主要为食草动物(牛、羊、马等)炭疽病的病原菌,人因接触患病动物或其尸体、皮毛而被感染。根据传播途径不同,人类炭疽病可分成3型:①皮肤炭疽:病菌从皮肤伤口进入体内并在局部引起炎症,出现水疱、脓疱,最后形成坏死,溃疡,中心有黑色坏死性焦痂,故名炭疽;②肠炭疽:多由食入未煮熟的病畜肉而感染;③肺炭疽:多因在处理病畜皮毛时吸入病菌芽胞,在肺组织局部发芽繁殖,引起呼吸道症状伴发全身中毒症状。各型炭疽病均能并发败血症,引起出血性脑膜炎而死亡。

3. 免疫力　病后可获持久性免疫力,主要与机体产生的保护性抗体有关。

(三)病原生物学检查

可取渗出物、脓液、痰、粪便等直接涂片染色镜检,观察典型细菌;接种血琼脂平板分离培养;或应用 ELISA 等免疫学方法检测血清中的保护性抗体。

(四)防治原则

炭疽的预防重点应放在家畜感染的防治及牧场的卫生防护上。病畜应严格隔离或处死,死畜严禁剥皮或煮食,应焚烧或深埋 2 米以下。流行区易感人群及家畜应进行炭疽减毒活疫苗接种。**治疗首选青霉素**,也可选用其他抗生素。

第三节　其他常见病原生物

一、立克次体

立克次体(*Rickettsia*)是一类体积微小,绝大多数为自身代谢不完善,**严格在细胞内寄生的原核细胞型微生物**。为纪念首先发现这类病原体并在研究斑疹伤寒时感染献身的美国医生 Howard Taylor Ricketts 而命名为立克次体。

立克次体具有以下共同特点:①大小介于细菌和病毒之间,呈多形态性,以球杆状为主,革兰阴性;②细胞壁中含有肽聚糖和脂多糖,有 RNA 和 DNA 两种核酸,与细菌类似;③专性活细胞内寄生,以二分裂方式繁殖;④与节肢动物关系密切,节肢动物可作为传播媒介、寄生宿主、储存宿主,大多为人兽共患病的病原体;⑤对多种抗生素敏感。

对人致病的立克次体主要包括立克次体属(*Rickettsia*)、东方体属(*Orientia*)、埃立克体属(*Ehrlichia*)、柯克斯体属(*Coxiella*)和巴通体属(*Bartonella*)等 5 个属。我国发现的致病性立克次体主要有普氏立克次体、莫氏立克次体、恙虫病立克次体、贝纳柯克斯体及汉赛巴通体等,是流行性斑疹伤寒、地方性斑疹伤寒、恙虫病、Q 热及猫抓病的病原体。

部分立克次体与变形杆菌某些菌株菌体 O 抗原有共同的耐热多糖抗原成分,故临床常用变形杆菌 OX_{19}、OX_2、OX_K 菌株代替立克次体抗原做交叉凝集反应,检测患者血清中的立克次体抗体,辅助诊断相应立克次体病。此试验称外斐反应(表 21－2)。

表21-2 常见立克次体的外斐反应结果

立克次体种名	变形杆菌菌株		
	OX_{19}	OX_2	OX_K
普氏立克次体	+ + +	+	-
莫氏立克次体	+ + +	+	-
立氏立克次体	+ + +	+	-
恙虫病立克次体	-	-	+ + +
贝纳柯克斯体	-	-	-

（一）普氏立克次体

普氏立克次体（R. prowazekii）**是流行性斑疹伤寒**（典型斑疹伤寒或虱传斑疹伤寒）的病原体。

1. 生物学特性　呈多形球杆状，大小为（0.3～1.0）μm×（0.3～0.4）μm，最长达4μm。单个存在或呈短链排列。在宿主细胞的细胞质内生长。鸡胚高度敏感，接种后于4～13日内死亡。接种豚鼠或家兔睾丸或兔眼前房是保菌的良好方法。**对热、紫外线、一般消毒剂很敏感，对低温及干燥抵抗力较强**。

2. 致病性与免疫性

（1）传染源与传播途径　患者是唯一的传染源，自潜伏期末1～2日至热退后数日的患者血液均具有传染性。病程第一周传染性最强。**体虱是主要传播媒介**，头虱和阴虱也可作为媒介，意义较小。

（2）致病机制　**立克次体主要通过虱叮咬进入人体**，干虱粪中的立克次体可成为气溶胶，偶可经呼吸道或眼结膜进入体内。立克次体侵入人体后，被吞噬到细胞内，先在小血管内皮细胞内繁殖，大量繁殖后引起细胞破裂，立克次体释放入血，形成立克次体血症，再侵袭全身的小血管内皮细胞。病原体死亡释放大量毒素可引起全身中毒症状。病程第二周随着机体抗感染免疫的产生出现变态反应，使血管病变进一步加重。

（3）免疫性　人群普遍易感，病后可产生一定的免疫力。

3. 病原生物学检查　取发热期（最好是5病日以内）患者血液3～5ml，接种于雄性豚鼠腹腔，接种后若体温>40℃或阴囊有红肿，表示已发生感染，取相应组织涂片染色镜检，可在细胞内查见大量立克次体。血清学检查可做外斐反应、凝集反应、补体结合试验等，间接免疫荧光和PCR可与莫氏立克次体相鉴别。

4. 防治原则　**灭虱与防虱是最为重要的预防措施**，发现患者后应尽早隔离患者，加强卫生宣教，鼓励群众勤洗澡、勤更衣。疫苗接种有一定效果，但不能代替灭虱。由于有效的抗生素治疗，目前已使本病病死率下降至1.4%。

（二）莫氏立克次体

莫氏立克次体（R. mooseri）又称斑疹伤寒立克次体（R. typhi），是**地方性斑疹伤寒**（鼠型斑疹伤寒）的病原体。

1. 生物学特性　莫氏立克次体在形态、染色性、抵抗力以及易感细胞、易感动物方面与普氏立克次体相似,只是莫氏立克次体所致的豚鼠阴囊反应比普氏立克次体引起的更强。

2. 致病性与免疫性

(1)传染源与传播途径　在我国,**褐家鼠和黄胸鼠是鼠型斑疹伤寒的主要传染源和储存宿主,而鼠蚤是主要传播媒介**,人虱可参与传播,扩大其流行规模。本病的传播途径与普氏立克次体类似,主要通过蚤叮咬进入人体,偶可经呼吸道或眼结膜进入体内。

(2)致病机制　本病发病机制与流行性斑疹伤寒基本相似,主要表现为病原体所致的血管病变、毒素引起的毒血症和一些免疫超敏反应。莫氏立克次体自皮肤黏膜侵入人体后,首先在局部淋巴组织、小血管及毛细血管内皮细胞中繁殖,并引起广泛的血管炎;病原体释放的大量毒素引起毒血症状;病程第2周出现超敏反应致使血管病变进一步加重,从而导致肺、肾、心肌、肝、脑等全身多器官损害。

(3)免疫性　**人群普遍易感,病后可获得持久免疫力**,并与流行性斑疹伤寒有交叉免疫力。

3. 病原生物学检查　一般采用豚鼠做该病原体的分离。抽取患者血标本接种于豚鼠腹腔内,3周后取豚鼠心血做血清学试验检查莫氏立克次体抗体,或做 PCR 检测莫氏立克次体 DNA。

4. 防治原则　鼠类是鼠型斑疹伤寒的主要传染源,**灭鼠是主要的防治措施**,本病患者虽然不是主要传染源,但在潜伏期有立克次体血症可能成为传染源,因此,对患者早期诊断、隔离、治疗是控制传染的有效措施。在流行的高峰季节前,可通过给高危人群接种疫苗进行预防。

(三)恙虫病立克次体

恙虫病立克次体(*R. tsutsugamushi*)又称东方立克次体(*R. orteintalis*),是恙虫病(丛林斑疹伤寒)的病原体。

1. 生物学特性　短杆状,平均长度 1.2μm,常见成双排列,在细胞质近核处聚集生长。易感细胞有大鼠肺和猴肾细胞以及鸡胚卵黄囊等。抵抗力低。种内有不同型,不同型的毒力亦有差异。一般对豚鼠不敏感,而对幼鼠致病力强,常用小白鼠腹腔接种,作病原体分离。

2. 致病性与免疫性

(1)传染源与传播媒介　**鼠类是主要的传染源和贮存宿主**,不同的地区以不同的鼠类为主。另外,野兔、家兔、家禽及某些鸟类也能感染本病。恙螨被恙虫病立克次体感染后,可经卵传给后代,也能起到传染源的作用。人作为传染源意义不大。恙螨的幼虫是本病的传播媒介。

(2)致病机制　恙虫病立克次体从恙虫幼虫叮咬处侵入人体,先在局部繁殖,然后直接或经淋巴系统入血,产生立克次体血症,然后到达身体各器官组织,在小血管内皮细胞及其他单核-吞噬细胞系统内生长繁殖,不断释放立克次体毒素,出现毒血症的临床表现。**立克次体死亡后释放的毒素是致病的主要因素**,在局部可发生皮疹、焦痂及溃疡;在全身可引起表浅淋巴结肿大,尤以焦痂附近的淋巴最为明显,淋巴结中央可坏死。体腔可见草黄色浆液纤维蛋白渗出液,内脏普遍充血并继发各种炎症性病变。

（3）免疫性　人群对本病普遍易感,但患者以青壮年居多。人体被其感染后可产生特异性免疫力,不同血清型之间也有一定的交叉免疫作用。

3. 病原生物学检查　取发热期患者血液 0.5ml 接种于小白鼠腹腔,取濒死小鼠的腹膜、肝、脾和肾等作涂片,经姬姆萨染色或荧光抗体染色镜检,于单核细胞和巨噬细胞的胞质内可见紫红色、团状分布的恙虫病立克次体。另外可用外斐反应、斑点测定、ELISA 等一些血清学试验做辅助诊断。

4. 防治原则　主要是灭鼠,铲除杂草、改造环境、消灭恙螨滋生地是最根本的措施,另外在野外活动时应加强个人防护,也可避免恙螨的叮咬。目前无有效疫苗。患者应卧床休息、多饮水并对症治疗,多西环素、四环素、氯霉素对本病有特效。

二、疟原虫

疟原虫寄生于人及多种哺乳动物,少数寄生于鸟类和爬行类动物,目前已知有 130 余种。疟原虫有严格的宿主选择性,仅极少数的种类可寄生在亲缘相近的宿主。

寄生于人体的疟原虫共有四种,即间日疟原虫〔*Plasmodium vivax*（Grassi and Felletti,1890）Labbe,1899〕、恶性疟原虫〔*Plasmodium falciparum*（Welch,1897）Schaudinn,1902〕、三日疟原虫〔*Plasmodium malariae*（Laveran,1881）Grassi and Felletti,1890〕和卵形疟原虫（*Plasmodium ovale* Stephens,1922）,分别引起间日疟、恶性疟、三日疟和卵形疟。我国主要有间日疟原虫和恶性疟原虫,三日疟原虫少见,卵形疟原虫罕见。

（一）形态

四种疟原虫在人体红细胞内期有各种不同的形态,有滋养体、裂殖体及配子体（表 21 - 3）。现以间日疟原虫为代表,用姬氏染液染色,将各期形态特征描述如下（图 21 - 3）:

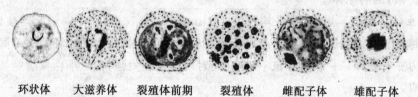

环状体　　大滋养体　裂殖体前期　裂殖体　雌配子体　雄配子体

图 21 - 3　间日疟原虫形态

1. 滋养体　有早期滋养体（环状体）和晚期滋养体（大滋养体）。①早期滋养体:疟原虫侵入红细胞发育的最早时期,有 1 个深红的核,胞浆呈淡蓝色,性状似指环,故又名环状体。②晚期滋养体:由环状体发育而来,核变大,胞浆增多,有伪足伸出,形状不规则,常含空泡,胞浆内开始出现棕褐色疟色素颗粒,为疟原虫利用血红蛋白后的代谢产物。被寄生的红细胞胀大,开始出现红色的小点,称薛氏小点。

2. 裂殖体　有早期裂殖体（未成熟裂殖体）和晚期裂殖体（成熟裂殖体）。由晚期滋养体继续发育,核开始分裂后即称为裂殖体。核经反复分裂,细胞质也随之分裂,每 1 个核都被部分胞浆包裹,称为裂殖子。成熟的裂殖体内含 12 ~ 24 个椭圆形的裂殖子。受染的红细胞胀大明显,有薛氏小点。约在侵入红细胞后48小时,被寄生的红细胞破裂,裂殖子散入血流。

3. 配子体　有雌配子体(大配子体)和雄配子体(小配子体)。红细胞内的疟原虫经过几次裂体增殖后,部分裂殖子进入红细胞后变成雌、雄配子体。虫体增大,呈圆形或椭圆形,但核和胞浆不分裂,细胞质无空泡,内含均匀分布的疟色素。雌配子体胞质深蓝、核深红色较致密,偏于一边;雄配子体胞质浅蓝,核淡红色较疏松,位于体中央。

表21-3　人体薄血膜中4种疟原虫的主要形态比较

	间日疟原虫	恶性疟原虫	三日疟原虫	卵形疟原虫
环状体(早期滋养体)	胞质淡蓝色,环较大,约为红细胞直径的1/3;核1个,偶有2个;红细胞内只含1个原虫,偶有2个	环纤细,约为红细胞直径的1/5;核1~2个;红细胞内可含2个以上原虫;虫体常位于红细胞边缘	胞质深蓝色,环较粗壮,约为红细胞直径的1/3;核1个;红细胞内很少含有2个原虫	似三日疟原虫
大滋养体(晚期滋养体)	核1个;胞质增多,形状不规则,有伪足伸出,空泡明显;疟色素棕黄色,细小杆状,分散在胞质内	一般不出现在外周血液,主要集中在内脏毛细血管中。体小,圆形,胞质深蓝色;疟色素黑褐色,集中	体小,圆形或带状,空泡小或无,亦可呈大环状;核1个;疟色素深褐色、粗大、颗粒状,常分布于虫体边缘	体较三日疟原虫大,圆形,空泡不显著;核1个;疟色素似间日疟原虫,但较少、粗大
未成熟裂殖体	核开始分裂,胞质随着核的分裂渐呈圆形,空泡消失;疟色素开始集中	外周血不易见到。虫体仍似大滋养体,但核开始分裂;疟色素集中	体小,圆形,空泡消失;核开始分裂;疟色素集中较迟	体小,圆形或卵圆形,空泡消失;核开始分裂;疟色素集中较迟
成熟裂殖体	虫体充满胀大的红细胞,裂殖子12~24个,排列不规则;疟色素集中	外周血不易见到。裂殖子8~36个,排列不规则;疟色素集中成团	裂殖子6~12个,常为8个,排成一环;疟色素常集中在中央	裂殖子6~12个,通常8个,排成一环;疟色素集中在中央或一侧
雌配子体	虫体圆形或卵圆形,占满胀大的红细胞,胞质蓝色;核小致密,深红色,偏向一侧;疟色素分散	新月形,两端较尖,胞质蓝色;核结实,深红色,位于中央;疟色素黑褐色,分布于核周围	如正常红细胞大,圆形;胞质深蓝色;核较小致密,深红色,偏于一侧;疟色素多而分散	虫体似三日疟原虫,疟色素似间日疟原虫
雄配子体	虫体圆形,胞质蓝而略带红色;核大,疏松,淡红色,位于中央;疟色素分散	腊肠形,两端钝圆,胞质蓝而略带红色;核疏松,淡红色,位于中央;疟色素分布核周	略小于正常红细胞,圆形;胞质浅蓝色;核较大,疏松,淡红色,位于中央;疟色素分散	虫体似三日疟原虫,疟色素似间日疟原虫
被寄生红细胞的变化	除环状体外,其余各期均胀大,色淡;滋养体期开始出现较多鲜红色、细小的薛氏小点	正常或略小,可有数颗粗大、紫红色的茂氏点	正常或略小,偶见少量、淡紫色、微细的齐氏小点	略胀大、色淡、多数卵圆形,边缘不整齐;常见较多红色、粗大的薛氏小点,且环状体期已出现

(二)生活史

四种疟原虫生活史均为宿主转换型,**有无性生殖及有性生殖两个世代**。无性生殖主要在人体内进行,有性生殖在按蚊体内进行。

1. 在人体内的发育　分为红细胞外期和红细胞内期。

(1)红细胞外期(在肝细胞内发育,称红外期)　当按蚊叮咬人时,子孢子随蚊的唾液进入人体,约 30 分钟后,部分子孢子侵入肝细胞,进行裂体增殖,形成红细胞外期裂殖体,每个成熟的裂殖体含许多裂殖子。肝细胞破裂后,部分裂殖子入血流侵入红细胞,其余部分则被吞噬细胞吞噬。完成红外期发育的时间,间日疟原虫约 8 天、恶性疟原虫约 6 天、三日疟原虫为 11 ~ 12 天、卵形疟原虫约 9 天。

目前一般认为间日疟原虫和卵形疟原虫的子孢子具有遗传学上不同的两种类型,即速发型子孢子和迟发型子孢子。当子孢子进入肝细胞后,速发型子孢子继续发育完成红细胞外期的裂体增殖,而迟发型子孢子视虫株的不同,需经过一段或长或短(数月至年余)的休眠期后,才完成红细胞外期的裂体增殖。经休眠期的子孢子被称之为休眠子。**肝细胞内的休眠子,是疟疾复发的根源。**

(2)红细胞内期(在红细胞内发育,称红内期)　红外期裂殖子释入血流后侵入红细胞,先发育为小滋养体,逐渐增大成大滋养体,再发育为裂殖体,成熟后裂殖子破红细胞释出,又侵入新的红细胞重复裂体增殖,如此反复进行(彩图 36)。间日疟原虫和卵形疟原虫完成一代裂体增殖需 48 小时,恶性疟原虫需 36 ~ 48 小时,三日疟原虫需 72 小时。红细胞内期疟原虫经过几次裂体增殖后,部分裂殖子进入红细胞直接发育为雌、雄配子体,这是有性生殖的开始。

2. 在按蚊体内的发育　按蚊叮咬疟疾患者后,疟原虫被吸入蚊胃,滋养体、裂殖体被消化,而雌配子体发育为雌配子,雄配子体则通过出丝现象形成 4 ~ 8 个雄配子,两者结合成合子后变成动合子,穿过蚊胃上皮细胞间隙,在胃壁的弹力膜下形成圆形囊合子(卵囊),这一过程,称配子生殖。卵囊内的核不断分裂,形成数千乃至上万个子孢子,称孢子增殖。当卵囊成熟后子孢子可逸出或卵囊破裂子孢子释出,经血腔钻入蚊唾液腺。子孢子是疟原虫的感染阶段,当雌按蚊再次叮咬吸血时,子孢子即随蚊分泌的唾液进入人体(图 21 - 4)。

(三)致病作用

疟原虫的主要致病阶段是红细胞内期的裂体增殖期。致病力强弱与侵入的虫种、数量和人体免疫状态有关。

1. 潜伏期　指疟原虫侵入人体到出现临床症状的间隔时间,包括红细胞外期原虫发育的时间和红细胞内期原虫经几代裂体增殖达到一定数量所需的时间。潜伏期的长短与进入人体的原虫种株、子孢子数量和机体的免疫力有密切关系。恶性疟的潜伏期为 7 ~ 27 天;三日疟的潜伏期为 18 ~ 35 天;卵形疟的潜伏期为 11 ~ 16 天;间日疟的短潜伏期株为 11 ~ 25 天,长潜伏期株为 6 ~ 12 个月或更长。

2. 疟疾发作　疟疾的一次典型发作表现为寒战、高热和出汗退热三个连续阶段。发作是由红细胞内期的裂体增殖所致,当经过几代红细胞内期裂体增殖后,红细胞内期成

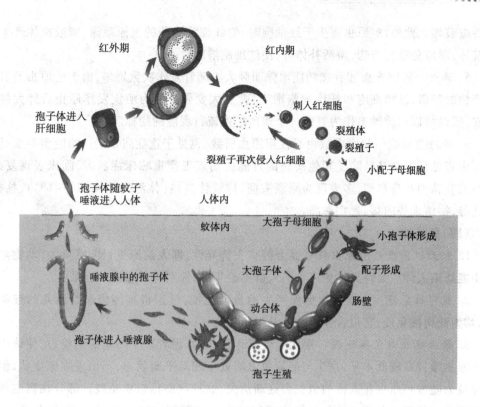

红外期

红内期

孢子体进入
肝细胞

刺入红细胞

裂殖体

裂殖子

裂殖子再次侵入红细胞

小配子母细胞

孢子体随蚊子
唾液进入人体

人体内

蚊体内

大孢子母细胞

小孢子体形成

唾液腺中的孢子体

大孢子体

配子形成

动合体

肠壁

孢子体进入唾液腺

孢子生殖

图 21 - 4　疟原虫生活史

熟裂殖体胀破红细胞后,大量的裂殖子、原虫代谢产物及红细胞碎片进入血流,其中一部分被巨噬细胞、中性粒细胞吞噬,刺激这些细胞产生内源性热原质,它和疟原虫的代谢产物共同作用于宿主下丘脑的体温调节中枢,引起发热。随着血内刺激物被吞噬和降解,机体通过大量出汗,使体温逐渐恢复正常,机体进入发作间歇阶段。由于红细胞内期裂体增殖是发作的基础,因此发作具有周期性,此周期与红细胞内期裂体增殖周期一致。典型的间日疟和卵形疟隔日发作 1 次,三日疟为隔 2 天发作 1 次,恶性疟隔 36 ~ 48 小时发作 1 次。若寄生的疟原虫增殖不同步时,发作间隔则无规律,如初发患者。不同种疟原虫混合感染时或有不同批次的同种疟原虫重复感染时,发作也多不典型。疟疾发作次数主要取决于患者治疗适当与否及机体免疫力增强的速度。随着机体对疟原虫产生的免疫力逐渐增强,大量原虫被消灭,发作可自行停止。

3. **疟疾的再燃和复发**　疟疾初发停止后,患者若无再感染,仅由于体内残存的少量红细胞内期疟原虫在一定条件下重新大量繁殖又引起的疟疾发作,称为疟疾的**再燃**。再燃与宿主抵抗力和特异性免疫力的下降及疟原虫的抗原变异有关。疟疾复发是指疟疾初发患者红细胞内期疟原虫已被消灭,未经蚊媒传播感染,经过数周至年余,又出现疟疾发作,称复发。关于复发机制目前仍未阐明清楚,其中子孢子休眠学说认为,由于肝细胞内的休眠子复苏,发育释放的裂殖子进入红细胞繁殖从而引起疟疾发作。恶性疟原虫和三日疟原虫无迟发型子孢子,因而只有再燃而无复发。

4. **贫血**　疟原虫寄生于红细胞内进行周期性裂体增殖,导致红细胞裂解,发作次数多,红细胞破坏也多,贫血就愈严重。在疟疾多次发作后,脾功能亢进,又有大量红细胞被吞噬破坏。此外,疟原虫寄生于红细胞时,使红细胞隐蔽的抗原暴露,刺激机体产生自身抗体,形成免疫复合物,激活补体等,使红细胞溶解。

5. 脾大　脾因充血和吞噬功能增强而肿大。随着发作次数增多,由于疟原虫及其代谢产物的刺激,巨噬细胞和纤维细胞增生,脾变大变硬。因为疟疾发作停止后脾大持续存在,所以可以用脾肿率作为判断一个地区疟疾流行程度的指标。

6. 凶险型疟疾　绝大多数由恶性疟原虫所致,也见于重症间日疟。凶险型疟疾是指血液中查见疟原虫又排除了其他疾病的可能性而表现严重临床症状者,临床表现复杂,常见的有脑型和高热型,多表现为剧烈头痛、持续性高热(体温高达40℃～41℃)、抽搐、昏迷等,病情来势凶猛,死亡率高。

(四)免疫性

1. 先天性免疫　疟原虫具有显著的宿主特异性,即人疟原虫只能感染人,动物疟原虫不能感染人体。无特异性免疫力的人群不论年龄、性别均可感染人疟原虫。

2. 获得性免疫　人体感染疟疾产生的自动免疫,母亲将抗体传递给胎儿的被动免疫,均为获得性免疫,它包含体液免疫及细胞免疫。

3. 带虫免疫与免疫逃避　疟疾急性发作停止后,患者产生一定的免疫力,使体内的原虫血症维持在较低水平,宿主与疟原虫之间处于相对平衡状态,不出现临床症状,但这种免疫力随着疟原虫在人体的消失而逐渐消失,这种状态称带虫免疫。部分在宿主体内的疟原虫可依靠逃避宿主的免疫效应机制而生存和繁殖,与宿主保护性抗体并存,这种现象称为免疫逃避。

(五)实验室检查

1. 病原生物学检查　从受检者外周血液中检出疟原虫是确诊的最可靠依据,最好在服药以前取血检查。**取外周血制作厚、薄血膜**,经姬氏或瑞氏染液染色后镜检查找疟原虫。薄血膜中疟原虫形态完整、典型,容易识别和鉴别虫种,但原虫密度低时,容易漏检。厚血膜由于原虫比较集中,易检获,但染色过程中红细胞溶解,原虫形态有所改变,虫种鉴别较困难。因此,最好一张玻片上同时制作厚、薄两种血膜。

2. 免疫学检查　多用于疟疾流行病学调查、监测及输血对象筛选。常用的方法有ELISA、IFA等。近年来,某些分子生物学新技术已试用于疟疾的诊断,如核酸探针、PCR等,其中有些可望成为敏感快捷的疟疾诊断方法。

(六)流行情况

1. 地理分布　疟疾分布遍及全世界,尤以热带及亚热带地区严重。我国除西北、西南高寒干燥地区外,疟疾分布遍布全国。间日疟流行于长江流域以南平原和黄淮下游一带;恶性疟见于长江以南山区,特别在海南省和云南省南部山区多见;三日疟在长江以南某些省区呈点状分布。

2. 流行因素

(1)流行基本环节　①**传染源**:是血液中有雌、雄配子体的现症患者及带虫者。②**传播媒介**:我国的传播媒介,大陆平原地区以中华按蚊为主;在我国北纬22°～33°的山区,以嗜人按蚊与微小按蚊为主;海南省则以大劣按蚊为主。③**易感人群**:无免疫力或免疫力低下者、儿童尤易感。

（2）流行因素　①自然因素：适宜的温度和充沛的雨量有利于按蚊的滋生繁殖，25℃左右最适合疟原虫在蚊体内发育；②社会因素：社会经济、卫生、教育水平和生活习惯，以及各种导致大量人口流动的因素均可影响疟疾的流行与传播。

（七）防治

应在疟疾流行区反复进行流行病学调查，摸清疫情、病原及虫媒情况，因地制宜地拟出综合性防治措施。

1. 消灭传染源，保护易感者　治疗患者和带虫者，防止传播。疟疾发作时可选用氯喹、青蒿素及磷酸咯奈啶等药物，能快速杀死红细胞内期疟原虫，迅速控制症状。伯氨喹可杀死红细胞外期疟原虫及配子体，氯喹和伯氨喹合用可根治间日疟。乙胺嘧啶对红细胞外期疟原虫有杀死作用和抑制红内期未成熟裂殖体的作用，多用于疟疾预防。

2. 坚持疟疾监测　监测包括发病率、死亡率、疫情报告、个案调查、现场观察传疟媒介情况和人口流动及环境调查等。因此，监测是疟疾防治的重要组成部分。

3. 防蚊灭蚊　使用蚊帐、驱蚊剂等防止蚊虫叮咬；消灭可能传播疟疾的蚊种，如中华按蚊和大劣按蚊等，消灭蚊虫滋生地。

三、丝虫

丝虫（filaria）是一类由节肢动物传播的寄生性线虫，因虫体细长如丝线而得名。已知人体内寄生的丝虫有 8 种，我国仅有由蚊虫传播的寄生于淋巴系统的班氏吴策线虫〔*Wuchereria Bancrofti*（Cobbold，1877），Seurat，1921，简称班氏丝虫〕和马来布鲁线虫〔*Brugia malayi*（Brug，1927）Buckley，1958，简称马来丝虫〕，引起淋巴丝虫病。

（一）形态

1. 成虫　两种丝虫形态结构相似。虫体乳白色，细长呈丝状，体表光滑；头端略膨大，呈球形或椭圆球形，口在头顶正中，周围有乳突。雌虫大于雄虫，尾端钝圆，子宫膨大；雄虫尾端向腹面呈螺旋状卷曲成圆形。

2. 微丝蚴　虫体细长，头端钝圆，尾端尖细，外披鞘膜，在新鲜血液滴片中做蛇样运动。体内有很多圆形或椭圆形的细胞核，称为体核。头端无体核区称为头间隙。尾端的细胞核称为尾核，近尾端腹侧有肛孔。以上结构在两种微丝蚴中略有不同（图 21－5）。

（二）生活史

两种丝虫的生活史基本相似。**成虫寄生于人体的淋巴系统，以淋巴液为食**，雌、雄虫交配后，雌虫产出微丝蚴，微丝蚴大多随淋巴液经胸导管进入血液循环，微丝蚴在外周血中呈现昼少夜多的现象，称夜现周期性。关于夜现周期性的机制目前尚不清楚。一般认为与人的睡眠活动、迷走神经的兴奋性、微丝蚴自身生物学节律等多种

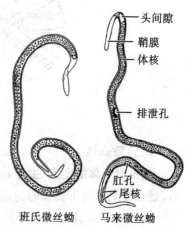

头间隙
鞘膜
体核

排泄孔

肛孔
尾核

班氏微丝蚴　　马来微丝蚴

图 21－5　两种丝虫微丝蚴

因素有关。

当夜间雌蚊叮吸丝虫患者或感染者的血液时,微丝蚴随血液进入蚊体内,经腊肠蚴,蜕皮两次,成为具有感染性的丝状蚴。丝状蚴活动力强,约经1周感染性丝状蚴到达蚊下唇。此时,当蚊再次叮人吸血时,丝状蚴经皮肤进入人体,随淋巴液流入淋巴系统,经蜕皮2次发育为成虫(图21-6)。班氏微丝蚴多寄生于深部淋巴系统,马来微丝蚴多寄生于浅部淋巴系统。成虫的寿命为4~10年,个别可长达40年;微丝蚴的寿命一般为1~3个月,最长可活2年以上。

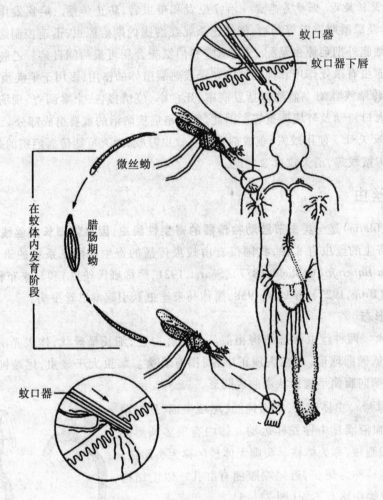

图21-6 丝虫的生活史

(三)致病性

丝虫对人体的危害,主要由成虫引起,微丝蚴对人体的损害不明显。人体感染丝虫后,是否发病取决于机体的免疫反应、丝虫的种类、侵入数量、寄生部位等。

1. **微丝蚴血症** 感染者血中有微丝蚴,成为带虫者。患者可持续多年无临床症状和体征,其原因可能是患者对丝虫抗原产生免疫耐受,或产生有效的体液免疫等。

2. **急性期过敏和炎症反应** 虫体的移行及分泌物、代谢产物和丝虫崩解产物等均可刺激机体产生局部和全身反应。临床表现为急性淋巴管炎、急性淋巴结炎和丝虫热等。淋巴管炎特征为逆行性，发作时可见皮下有 1 条呈离心性发展的红线，以下肢多见，俗称"流火"。当炎症波及皮肤浅表微细淋巴管时，局部皮肤出现一片弥漫性红肿，有压痛及灼热感，称丹毒样皮炎。淋巴结炎时，局部淋巴结肿大，压痛。在出现局部症状的同时，患者常伴有畏寒、发热等全身症状，即丝虫热。

3. 慢性期阻塞性病变　急性期炎症反复发作，淋巴管内出现由死亡虫体和微丝蚴形成的丝虫性肉芽肿以及炎症反应，导致局部淋巴回流受阻。受阻部位的远端管内压力增高，致使淋巴管曲张、破裂，淋巴液流入周围组织。常见的病变有：象皮肿、睾丸鞘膜积液、乳糜尿，淋巴液亦可流入肠腔、腹腔，出现乳糜腹泻、乳糜腹水。

4. 隐性丝虫病　又称热带肺嗜酸性粒细胞增多症，属 I 型超敏反应。患者表现为夜间阵发性咳嗽、哮喘、持续性嗜酸性粒细胞增多和特异性抗体 IgE 水平显著增高。

（四）实验室检查

根据流行病学史，对反复发作性发热和淋巴管炎、淋巴结炎及泌尿系统炎症的患者，应考虑本病的可能。

1. 病原生物学检查　从患者外周血、乳糜尿液或活检物中查出微丝蚴和成虫是诊断的依据。由于检出病原的阳性不高，故应多次进行。

2. 免疫学检查　用免疫学方法检查患者血清中的特异性抗体或循环抗原，常用方法有 IFA 或 ELISA 法，对抗体阳性检出率为 90% ~ 100% 。

（五）流行

班氏丝虫病遍及全球，以亚洲、非洲较严重。马来丝虫病主要流行在东南亚、东亚和南亚的 10 个国家。丝虫病的传染源为血中带有微丝蚴的患者和无症状带虫者。

（六）防治原则

防治丝虫病的重要措施是普查普治和防蚊灭蚊。对早期丝虫病患者，常用药物为乙胺嗪（海群生）、呋喃嘧酮，这些药物对丝虫成虫及微丝蚴均有杀灭作用。

▶▶ 综 合 测 试 题 ◀◀

A1 型题

1. 流行性乙型脑炎病毒的传染源是
   A. 幼猪
   B. 三带喙库蚊
   C. 虱
   D. 蜱
   E. 螨

2. 关于乙脑病毒的致病性和免疫性，下列哪项是错误的
   A. 在我国传播媒介是三带喙库蚊
   B. 动物感染只形成短暂病毒血症，不出现明显症状

   C. 人体感染后，只有少数引起中枢神经系统症状
   D. 病毒侵入机体后，经神经纤维进入中枢神经系统
   E. 病后机体免疫力牢固

3. 关于汉坦病毒的致病性，下列叙述哪项不正确
   A. 最主要的病理损害部位是全身小血管和毛细血管
   B. 最主要的感染类型是隐性感染
   C. 致病机制与免疫应答异常有关
   D. 临床上以发热、出血、低血压和蛋白尿

为特征

    E. 经多种途径传播

4. 汉坦病毒的传染源是

    A. 幼猪

    B. 黑线姬鼠

    C. 狗

    D. 蜱

    E. 螨

5. 不是肾综合征出血热的临床表现的是

    A. 高血压

    B. 发热

    C. 蛋白尿

    D. 出血

    E. 低血压

6. 母畜感染后可引起流产的病原体为

    A. 炭疽杆菌

    B. 布鲁菌属

    C. 鼠疫耶尔森菌

    D. 痢疾杆菌

    E. 白喉杆菌

7. 在我国流行占绝对优势的布鲁菌病的病原体是

    A. 羊布氏杆菌

    B. 牛布氏杆菌

    C. 猪布氏杆菌

    D. 犬布氏杆菌

    E. 鼠布氏杆菌

8. 立克次体与细菌的主要区别是

    A. 以二分裂方式繁殖

    B. 对抗生素敏感

    C. 严格的细胞内寄生

    D. 有细胞壁和核糖体

    E. 含有 DNA 和 RNA 两种核酸

9. 地方性斑疹伤寒的传播媒介是

    A. 恙螨

    B. 蚊

    C. 鼠蚤

    D. 蜱

    E. 鼠虱

10. 与立克次体有共同抗原成分的细菌是

    A. 肉毒杆菌

    B. 大肠杆菌

    C. 绿脓杆菌

    D. 变形杆菌

    E. 痢疾杆菌

11. 治疗立克次体病应选用

    A. 广谱抗生素

    B. 青霉素

    C. 磺胺类药

    D. 干扰素

    E. 制霉菌素

12. 恙虫病的传播媒介是

    A. 人蚤

    B. 鼠蚤

    C. 螨

    D. 蜱

    E. 蚊

13. 流行性斑疹伤寒的传播媒介是

    A. 人虱

    B. 鼠蚤

    C. 螨

    D. 蜱

    E. 蚊

14. 协助诊断立克次体病的交叉凝集试验是

    A. 反向间接血凝试验

    B. 正向间接血凝试验

    C. 肥达试验

    D. 外斐反应

    E. 冷凝集试验

15. 疟疾再燃的原因是

    A. 迟发型子孢子

    B. 速发型子孢子

    C. 残存的红外期原虫

    D. 残存的红内期原虫

    E. 新近再感染

16. "黑死病"是用于形容下列哪一种细菌感染的表现

    A. 炭疽芽胞杆菌

    B. 麻风分枝杆菌

    C. 布鲁菌

D. 钩端螺旋体

E. 鼠疫耶尔森菌

17. 鼠疫的临床类型常见有

　　A. 肺型

　　B. 肠型

　　C. 腺型

　　D. 脑型

　　E. 败血症型

18. 对可疑鼠疫患者的微生物学检查,可采取的标本有

　　A. 痰液

　　B. 血液

　　C. 粪便

D. 小便

E. 淋巴结穿刺液

19. 立克次体与变形杆菌哪些菌株具有共同抗原

　　A. OX_{19}

　　B. OX_{12}

　　C. OX_2

　　D. OX_6

　　E. OX_k

20. 怎样预防立克次体病

　　A. 控制和消灭其中间宿主和储存宿主

　　B. 杀灭媒介节肢动物

　　C. 流行季节普遍服用抗生素

　　D. 注意加强个人防护

　　E. 接种疫苗

(曲振宇)

模拟测试卷

A1 型题

1. 化脓性炎症,其脓汁黏稠、病灶局限,是由于病原菌能产生
   A. 透明质酸酶
   B. 血浆凝固酶
   C. 耐热核酸酶
   D. 链道酶
   E. 链激酶

2. 做结核菌素试验,看结果应在注射后
   A. 20 分钟
   B. 12 ~ 24 小时
   C. 24 ~ 36 小时
   D. 48 ~ 72 小时
   E. 4 ~ 8 周

3. 卡介苗的接种对象主要是
   A. 结核性脑膜炎患者
   B. 结核菌素试验阳性者
   C. 严重的结核病患者
   D. 新生儿和结核菌素试验阴性者
   E. 肿瘤患者

4. 不表达 HLA - Ⅱ 抗原的细胞是
   A. 血小板
   B. 活化的 Th 细胞
   C. B 细胞
   D. 树突状细胞
   E. 巨噬细胞

5. 日本血吸虫的感染方式是
   A. 误食虫卵污染的食物
   B. 接触含有尾蚴的疫水
   C. 食入沾有囊蚴的水生植物
   D. 食入带有囊蚴的鱼虾
   E. 食入带有活囊蚴的蝲蛄

6. 人类 B 细胞分化成熟的场所是
   A. 骨髓
   B. 胸腺
   C. 腔上囊
   D. 淋巴结
   E. 脾

7. 甲型流感病毒分亚型的依据是
   A. 核蛋白
   B. 血凝素
   C. 神经氨酸酶
   D. 多聚 RNA 酶
   E. 血凝素和神经氨酸酶

8. 间日疟原虫进入人体后首先入侵、定居、发育的人体细胞是
   A. 肝细胞
   B. 脑细胞
   C. 红细胞
   D. 单核细胞
   E. 白细胞

9. 同一种属不同个体之间所存在的抗原是
   A. 同种异型抗原
   B. 异种抗原
   C. 自身抗原
   D. 独特型抗原
   E. 超抗原

10. 半衰期最长的 Ig 是
    A. IgG
    B. IgM
    C. IgA
    D. IgD

E. IgE

11. 抗原性是指抗原能够
    A. 刺激机体发生免疫应答的性能
    B. 与相应抗体特异性结合,发生免疫反应的性能
    C. 刺激机体产生抗体的性能
    D. 与相应免疫应答产物特异性结合,发生免疫反应的性能
    E. 与致敏淋巴细胞特异性结合,发生免疫反应的性能

12. 关于菌毛的说法,错误的是
    A. 多见于革兰阴性菌
    B. 是细菌的运动器官
    C. 有普通菌毛与性菌毛之分
    D. 普通菌毛与细菌黏附有关
    E. 性菌毛可传递遗传物质

13. 在下列细菌中易形成不完全吞噬的是
    A. 金黄色葡萄球菌
    B. 乙型溶血性链球菌
    C. 伤寒沙门菌
    D. 大肠埃希菌
    E. 志贺痢疾菌

14. 肥达反应的原理是
    A. 凝集反应,用已知抗体测未知抗原
    B. 凝集反应,用已知抗原测未知抗体
    C. 沉淀反应
    D. 协同凝集反应
    E. 间接凝集反应

15. 属于非细胞型微生物的是
    A. 病毒
    B. 衣原体
    C. 放线菌
    D. 立克次体
    E. 支原体

16. 机体抵抗病原生物感染的功能称为
    A. 免疫监视
    B. 免疫自稳

C. 免疫防御
D. 免疫识别
E. 免疫耐受

17. 关于病毒基本性状的叙述,错误的是
    A. 体积微小,无细胞结构
    B. 只能在活细胞中增殖
    C. 含有 DNA 和 RNA
    D. 对干扰素敏感
    E. 耐冷不耐热

18. 经垂直途径感染导致胎儿畸形的病毒是
    A. 乙脑病毒
    B. 风疹病毒
    C. 流感病毒
    D. 麻疹病毒
    E. 甲肝病毒

19. 人类 MHC 染色体定位在
    A. 第 17 号染色体
    B. 第 6 号染色体
    C. 第 13 号染色体
    D. 第 4 号染色体
    E. 第 21 号染色体

20. HBV 最主要的传播途径是
    A. 医学节肢动物叮咬传播
    B. 垂直传播
    C. 性传播
    D. 输血和注射传播
    E. 接触传播

21. 既具有吞噬杀菌作用,又具有抗原加工提呈作用的细胞是
    A. 中性粒细胞
    B. 巨噬细胞
    C. 树突状细胞
    D. B 细胞
    E. NK 细胞

22. 药物引起的血细胞减少症属于
    A. I 型超敏反应

B. Ⅱ型超敏反应

C. Ⅲ型超敏反应

D. Ⅳ型超敏反应

E. 以上都不是

23. 细菌个体的繁殖方式是

   A. 有性繁殖

   B. 菌丝断裂

   C. 细胞出芽

   D. 无性二分裂

   E. 核酸复制

24. 患传染病后获得的免疫为

   A. 主动免疫

   B. 自然主动免疫

   C. 被动免疫

   D. 人工主动免疫

   E. 自然被动免疫

25. 与Ⅰ型超敏反应特点不符合的是

   A. 补体参与

   B. IgE 介导

   C. 有明显个体差异

   D. 发生快、消退快

   E. 主要表现为生理功能的紊乱

26. 下列哪种结构不是细菌的基本结构

   A. 细胞壁

   B. 芽胞

   C. 细胞膜

   D. 细胞质

   E. 核质

27. 消毒是消灭、清除停留在环境中的

   A. 细菌

   B. 芽胞

   C. 细菌 + 病毒

   D. 病原生物

   E. 病毒

28. 青霉素导致细菌死亡的机制是

   A. 损伤细胞膜

   B. 破坏磷壁酸

C. 抑制黏肽四肽侧链与五肽桥的联结

D. 干扰核糖体,抑制细菌体蛋白合成

E. 裂解黏肽的聚糖骨架

29. 在 103.4kPa(1.05kg/cm²)蒸汽压力下,灭菌的标准时间通常是

   A. 1 ~ 5 分钟

   B. 6 ~ 10 分钟

   C. 11 ~ 14 分钟

   D. 15 ~ 30 分钟

   E. 30 ~ 35 分钟

30. 下列哪种细菌具有异染颗粒

   A. 白喉棒状杆菌

   B. 伤寒沙门菌

   C. 流感嗜血杆菌

   D. 百日咳鲍特菌

   E. 铜绿假单胞菌

31. 天然的 ABO 血型抗体是

   A. IgG

   B. IgM

   C. IgA

   D. IgD

   E. IgE

32. 目前预防 HIV 感染的主要措施是

   A. 接种减毒活疫苗

   B. 接种亚单位疫苗

   C. 接种死疫苗

   D. 注射抗 HIV 特异免疫球蛋白

   E. 阻断传播途径为主的综合措施

33. 木瓜蛋白酶水解 IgG 的产物是

   A. Fab 段

   B. Fc 段

   C. 2 个 Fab 段 + 1 个 Fc 段

   D. 2Fab 段

   E. F(ab')2 + Fc'

34. 新生儿从母乳中获得的 Ig 是

   A. IgG

B. sIgA

C. IgM

D. IgD

E. IgE

35. 免疫的概念是

A. 机体识别、杀灭与清除自身细胞的功能

B. 机体清除损伤衰老细胞的功能

C. 机体排除抗原性异物的功能

D. 机体抗感染的防御功能

E. 机体识别和排除抗原性异物的功能

36. 下列备选答案中,哪个是错误的

A. IgM是巨球蛋白

B. 血中检出高滴度特异性IgM,表明患者有近期感染

C. IgM抗体在防止菌血症发生中起重要作用

D. IgM激活补体的能力比IgG强

E. IgM可介导ADCC作用

37. 关于免疫应答的叙述,错误的是

A. 需经抗原诱导产生

B. 分为体液和细胞免疫应答两种类型

C. 其结局总是对机体是有益的

D. 有多种细胞及分子参与

E. 在外周免疫器官中发生

38. 下列可用于人工被动免疫的是

A. 类毒素

B. 外毒素

C. 抗毒素

D. 内毒素

E. 抗生素

39. 下列哪种疾病是由Ⅲ型超敏反应引起的

A. 血清过敏性休克

B. 接触性皮炎

C. 类风湿关节炎

D. 新生儿溶血症

E. 荨麻疹

40. 一男性患者接受器官移植的最适宜供者是

A. 同血型兄弟

B. 其母

C. 其妻

D. 其父

E. 孪生兄弟

41. 关于细菌芽胞的叙述,下列哪项是错误的

A. 是某些细菌形成的一种特殊结构

B. 抵抗力强

C. 是细菌的繁殖器官

D. 在体外营养不良时易形成

E. 杀灭芽胞是判断灭菌彻底的指标之一

42. 溶菌酶对革兰阳性菌的作用是

A. 破坏磷壁酸

B. 损伤细胞膜

C. 抑制黏肽四肽侧链与五肽桥的联结

D. 裂解黏肽的聚糖骨架

E. 抑制菌体蛋白合成

43. 下列细菌繁殖速度最慢的是

A. 链球菌

B. 大肠埃希菌

C. 破伤风芽胞梭菌

D. 葡萄球菌

E. 结核分枝杆菌

44. 细菌致病性强弱主要取决于细菌的

A. 基本结构

B. 特殊结构

C. 分解代谢产物

D. 侵袭力和毒素

E. 侵入机体的部位

45. 关于紫外线,下述哪项不正确
    A. 能干扰 DNA 合成
    B. 消毒效果与作用时间有关
    C. 常用于空气、物品表面消毒
    D. 对眼和皮肤有刺激作用
    E. 穿透力强

46. 外毒素的特点之一是
    A. 多由革兰阴性菌产生
    B. 多在细菌裂解后释放
    C. 化学组成是脂多糖
    D. 可制备成类毒素
    E. 耐热

47. 急性菌痢的典型症状有
    A. 发热
    B. 里急后重、黏液脓血便
    C. 腹痛、腹泻
    D. 菌血症
    E. 腹泻、米泔水样便

48. 钩虫感染是由于
    A. 生食含有虫卵的淡水鱼虾
    B. 食入被虫卵污染的蔬菜、水果
    C. 与保虫宿主接触
    D. 赤足接触被钩虫幼虫污染的土地
    E. 被蚊虫叮咬

49. 下列哪种细菌结构具有黏附能力
    A. 菌毛
    B. 芽胞
    C. 鞭毛
    D. 中介体
    E. 胞浆膜

50. 下列除哪项外,均为细菌生长繁殖的条件
    A. 营养物质
    B. 光线
    C. 温度
    D. 气体环境
    E. 酸碱度

51. 以下哪项不是内毒素的特点
    A. 多由革兰阴性菌产生
    B. 耐热
    C. 化学成分是脂多糖
    D. 不能制成类毒素
    E. 毒性强

52. 患肠热症第一周进行细菌分离培养应取的标本是
    A. 血液
    B. 粪便
    C. 尿液
    D. 胆汁
    E. 呕吐物

53. 下列哪种疾病是由沙门菌属感染引起的
    A. 伤寒
    B. 斑疹伤寒
    C. 脑膜炎
    D. 肺炎
    E. 炭疽

54. 细菌毒素中,毒性最强的是
    A. 金黄色葡萄球菌肠毒素
    B. 红疹毒素
    C. 白喉外毒素
    D. 肉毒素
    E. 破伤风痉挛毒素

55. 关于消毒剂的作用原理,正确的是
    A. 使菌体蛋白变性
    B. 使菌体蛋白凝固
    C. 使菌体酶失去活性
    D. 破坏细菌细胞膜
    E. 以上均正确

56. 病毒中和抗体的作用是
    A. 直接杀死病毒
    B. 阻止病毒释放
    C. 阻止病毒脱壳
    D. 阻止病毒吸附

E. 阻止病毒的生物合成

57. 对非特异性免疫的描述,错误的是
    A. 经遗传获得
    B. 生来就有
    C. 在感染早期发挥作用
    D. 是针对某种细菌的抗感染免疫
    E. 人人都有

58. 腮腺炎病毒感染机体后可出现的常见
    并发症是
    A. 脑膜炎
    B. 肺炎
    C. 肝炎
    D. 肾炎
    E. 睾丸炎或卵巢炎

59. 孕妇感染风疹病毒最严重的后果是
    A. 并发卵巢炎
    B. 并发肺炎
    C. 并发肝炎
    D. 导致胎儿畸形
    E. 并发睾丸炎

60. 与动物细胞结构相比较,细菌所特有
    的重要结构是
    A. 核蛋白体
    B. 线粒体
    C. 高尔基体
    D. 细胞膜
    E. 细胞壁

61. 决定病毒具有感染性的是
    A. 血凝素
    B. 衣壳
    C. 包膜
    D. 神经氨酸酶
    E. 核酸

62. 单个细菌在固体培养基上的生长现
    象是
    A. 菌落
    B. 菌膜

C. 菌丝
D. 菌团
E. 菌苔

63. 正常情况下,机体无菌的部位是
    A. 外耳道
    B. 皮肤表面
    C. 眼结膜
    D. 黏膜表面
    E. 血液内

64. 外科敷料使用前宜采用的灭菌方法是
    A. 干烤
    B. 紫外线照射
    C. 焚烧
    D. 巴氏消毒法
    E. 高压蒸汽灭菌

65. 风湿热与下列哪种细菌有关
    A. 链球菌
    B. 金黄色葡萄球菌
    C. 脑膜炎球菌
    D. 淋球菌
    E. 白喉杆菌

66. 引起人类疾病的链球菌中90%属于
    A. 甲型溶血性链球菌
    B. A群链球菌
    C. B群链球菌
    D. 肺炎链球菌
    E. D群链球菌

67. 肺炎链球菌致病主要依赖于
    A. 内毒素
    B. 外毒素
    C. 侵袭性酶
    D. 荚膜
    E. M蛋白

68. 下列试验中哪项不属于细菌的生化
    试验
    A. 靛基质试验
    B. 硫化氢试验

C. 甲基红试验

D. 糖发酵试验

E. 动力试验

69. 下列疾病中哪种易发生潜伏感染

　　A. 乙型脑炎

　　B. 乙型肝炎

　　C. 流感

　　D. 水痘－带状疱疹

　　E. 脊髓灰质炎

70. 脑膜炎奈瑟菌的主要致病物质是

　　A. 外毒素

　　B. 内毒素

　　C. 自溶酶

　　D. 溶血毒素

　　E. 微荚膜

71. 关于 L 型细菌的叙述,错误的是

　　A. 由于细胞壁缺陷常呈多形性

　　B. 在高渗环境下仍可生存

　　C. 无致病力

　　D. 常规细菌学检查多呈阴性

　　E. 除去诱导因素可恢复成原来的
　　　 细菌

B1 型题

(72 ~ 74 题共备用选答案)

　　A. 败血症

　　B. 毒血症

　　C. 菌群失调

　　D. 脓毒血症

　　E. 菌血症

72. 病原菌在局部繁殖,毒素入血称为

73. 化脓性细菌侵入血流大量繁殖,又播
　　散到其他组织器官引起转移性化脓性
　　病灶为

74. 长期大量服用抗生素肠道可发生

(75 ~ 77 题共用备选答案)

　　A. 无菌操作

　　B. 防腐

　　C. 消毒

　　D. 灭菌

　　E. 杀菌

75. 防止细菌污染培养基宜采用

76. 杀灭包括芽胞在内的微生物的方法称

77. 将牛乳加热 62℃30 分钟的目的是

(78 ~ 80 题共用备选答案)

　　A. 蚊子

　　B. 人虱

　　C. 鼠蚤

　　D. 恙螨

　　E. 鼠虱

78. 流行性乙型脑炎的传播媒介是

79. 鼠疫的传播媒介是

80. 流行性斑疹伤寒的传播媒介是

(81 ~ 84 题共用备选答案)

　　A. 荚膜

　　B. 芽胞

　　C. 鞭毛

　　D. 菌毛

　　E. 异染颗粒

81. 具有黏附作用的是

82. 与细菌抵抗吞噬有关的是

83. 对外界环境抵抗力最强的是

84. 与细菌运动有关的是

(85 ~ 87 题共用备选答案)

　　A. 流感病毒

　　B. 脊髓灰质炎病毒

　　C. 腮腺炎病毒

　　D. 风疹病毒

　　E. SARS 冠状病毒

85. 容易发生抗原性变异的病毒是

86. 可引起严重急性呼吸综合征的病毒是

87. 可引起小儿麻痹症最常见的病毒是

(88~89题共用备选答案)

    A. 脑膜炎奈瑟菌

    B. 葡萄球菌

    C. 肺炎链球菌

    D. 链球菌

    E. 淋病奈瑟菌

88. 最常引起脓毒血症的细菌是

89. 能产生自溶酶的细菌是

A2型题

90. 某患者,怀疑为新生隐球菌性脑膜炎,采集脑脊液,离心沉淀后,较有意义的快速诊断方法是

    A. 钩端螺旋体培养

    B. 新型隐球菌培养

    C. 白色念珠菌培养

    D. 涂片后革兰染色

    E. 涂片后墨汁染色

91. 某孕妇产前检查时发现有淋病性子宫颈炎。分娩后应对新生儿做何处理

    A. 迅速将患儿放入无菌隔离室

    B. 1%硝酸银滴眼

    C. 给婴儿注射青霉素

    D. 给婴儿口服氟哌酸

    E. 0.01%洗必泰清洗婴儿皮肤

92. 患者,男,3周前感到疲劳,食欲减少、低热咳嗽、咳痰带血丝,取痰标本行抗酸染色,镜下见到呈红色细长弯曲、分枝的杆菌。试问该细菌是何种细菌

    A. 白喉棒状杆菌

    B. 炭疽芽胞杆菌

    C. 流感嗜血杆菌

    D. 结核分枝杆菌

    E. 嗜肺军团菌

93. 某患者有丛林接触史,突发高热,用变形杆菌OX19株作抗原与患者血清进行定量凝集试验,抗体效价为1:320,该患者可能患何种疾病

    A. 风湿热

    B. 伤寒

    C. 斑疹伤寒

    D. 恙虫病

    E. 波浪热

94. 患者,男,有不洁性交史,2个月前出现生殖器皮肤的无痛性溃疡,1个月后自然愈合,近日出现全身皮肤红疹,伴有淋巴结肿大,该患者可能患有何病

    A. 风疹

    B. 麻疹

    C. 性病淋巴肉芽肿

    D. 猩红热

    E. 梅毒

95. 王某,36岁,为一名耕种水稻的农民,突然出现高热、乏力,伴有腓肠肌疼痛和眼结膜出血及淋巴结肿大。该患者可能是下列哪种病原生物感染

    A. 霍乱弧菌

    B. 钩端螺旋体

    C. 梅毒螺旋体

    D. 甲型肝炎病毒

    E. 伯氏疏螺旋体

A3型题

(96~98题共用题干)

患者,男性,10岁。右足底被铁锈钉刺伤10天。突然出现张口困难,继之出现苦笑面容,角弓反张,声响及触碰患者可诱发上述症状患者神志清楚,不发热。

96. 该病致病菌属于

    A. 革兰染色阳性芽胞杆菌

B. 革兰染色阴性变形杆菌

C. 革兰染色阴性厌氧杆菌

D. 革兰染色阴性大肠埃希菌

E. 革兰染色阳性厌氧芽胞杆菌

97. 该病属于

    A. 毒血症

    B. 菌血症

    C. 败血症

    D. 脓血症

    E. 脓毒血症

98. 对机体威胁最大的是

    A. 骨折

    B. 肌肉断裂

    C. 尿潴留

    D. 持续的呼吸肌痉挛

    E. 营养障碍

(99～100 题共用题干)

    某幼儿园小朋友,3 岁,以发热、咽痛、呼吸困难入院。查体:体温 38.5℃、咽部及扁桃体有一层灰白色膜。心率 103/min。实验室检查:白细胞 23 × 10^9/L,初诊为白喉。

99. 试问正确治疗原则是

    A. 注射丙种球蛋白及青霉素

    B. 注射白喉抗毒素

    C. 注射白喉抗毒素及青霉素

    D. 注射白喉类毒素及抗生素

    E. 注射青霉素或红霉素

100. 对同班小朋友应采取什么紧急预防措施

    A. 注射白喉类毒素

    B. 注射白喉抗毒素

    C. 注射白百破三联疫苗

    D. 注射丙种球蛋白

    E. 注射抗生素

参考答案

绪论

    1. D   2. B   3. E   4. C   5. B   6. E   7. D   8. A

第一章

    1. D   2. D   3. E   4. D   5. D   6. B   7. A   8. E   9. D   10. A   11. B   12. A   13. D

    14. A   15. D

第二章

    1. D   2. D   3. E   4. B   5. B   6. C   7. E   8. C   9. B   10. C   11. ABCDE

    12. ABCDE   13. ADE   14. ABC   15. ABCDE

第三章

    1. E   2. B   3. D   4. E   5. D   6. E   7. A   8. C   9. C   10. D   11. A   12. C   13. B

第四章

    1. C   2. E   3. B   4. C   5. A   6. D   7. B   8. E   9. E   10. D   11. D   12. B   13. D

第五章

    1. D   2. B   3. C   4. B   5. B   6. A   7. A   8. A   9. C   10. C

第六章

    1. D   2. A   3. B   4. D   5. D   6. C   7. D   8. E   9. A   10. B   11. E   12. C   13. D

第七章

    1. B   2. E   3. C   4. B   5. C   6. E   7. B   8. D   9. A   10. B

第八章

    1. E   2. B   3. A   4. A   5. D   6. C   7. E   8. A   9. C   10. D   11. B   12. E

第九章

    1. A   2. E   3. D   4. D   5. B   6. D   7. C   8. E   9. B   10. C   11. B   12. A   13. B

    14. D   15. D   16. A   17. A   18. E   19. B

第十章

    1. B   2. C   3. B   4. C   5. C   6. B   7. A   8. E   9. D   10. D

第十一章

    1. D   2. B   3. A   4. C   5. D   6. B

第十二章

    1. E   2. D   3. B   4. A   5. D   6. D   7. B   8. C   9. A   10. E   11. B   12. D   13. B

    14. E   15. C

第十三章

    1. B   2. A   3. E   4. E   5. D   6. A   7. B

第十四章

1. C　2. E　3. D　4. C　5. D

第十五章

1. C　2. D　3. D　4. E　5. C　6. E　7. A　8. C　9. A　10. E　11. C　12. C　13. B

14. D

第十六章

1. D　2. D　3. D　4. C　5. B　6. B　7. D　8. D　9. A　10. A

第十七章

1. B　2. C　3. A　4. B　5. C　6. A　7. E　8. B　9. D　10. D　11. A　12. C　13. B

14. B　15. A

第十八章

1. B　2. B　3. A　4. A　5. D　6. C　7. E　8. B　9. D　10. D

第十九章

1. E　2. C　3. E　4. D　5. C　6. A　7. B　8. D　9. A　10. D　11. B　12. A　13. A

14. A

第二十章

1. A　2. B　3. B　4. A　5. B　6. E　7. C　8. D　9. C　10. E

第二十一章

1. A　2. D　3. B　4. B　5. A　6. B　7. A　8. C　9. C　10. D　11. A　12. C　13. A

14. D　15. D　16. E　17. ACE　18. ABE　19. ACE　20. ABCDE

模拟测试卷

1. B　2. D　3. D　4. A　5. B　6. A　7. E　8. A　9. A　10. A　11. D　12. B　13. C

14. B　15. A　16. C　17. C　18. B　19. B　20. D　21. B　22. B　23. D　24. B

25. A　26. B　27. D　28. C　29. D　30. A　31. B　32. E　33. C　34. B　35. E

36. E　37. C　38. C　39. C　40. E　41. C　42. D　43. E　44. D　45. E　46. D

47. B　48. D　49. A　50. B　51. E　52. A　53. A　54. D　55. E　56. D　57. D

58. E　59. D　60. E　61. E　62. A　63. E　64. E　65. A　66. B　67. D　68. E

69. D　70. B　71. C　72. B　73. D　74. C　75. A　76. D　77. C　78. A　79. C

80. B　81. D　82. A　83. B　84. C　85. A　86. E　87. B　88. B　89. A　90. E

91. B　92. D　93. C　94. E　95. B　96. E　97. A　98. D　99. C　100. B

参考文献

[1]倪语星,尚红．临床微生物学与检验．4版．北京:人民卫生出版社,2007

[2]张佩,李咏梅,医学微生物学．北京．科学出版社,2007

[3]夏克栋,李冰仙,岳启安．病原生物与免疫学．2版．北京:人民卫生出版社,2007

[4]周本江．医学寄生虫学．北京:科学出版社,2007

[5]黄敏．病原生物学和免疫学．北京:人民军医出版社,2007

[6]朱万孚,庄辉．医学微生物学．北京:北京大学医学出版社,2007

[7]龚菲力．医学免疫学．2版．北京:科学出版社,2007

[8]胡野．病原生物与免疫．上海:同济大学出版社,2007

[9]沈心关．病原微生物学与免疫学．6版．北京:人民卫生出版社,2007

[10]李剑平,吴华英．病原生物及免疫学基础．南昌:江西科技出版社,2007

[11]安云庆．医学免疫学．2版．北京:人民卫生出版社,2008

[12]刘晶星,医学微生物学与寄生虫学．2版．北京:人民卫生出版社,2008

[13]李雍龙．人体寄生虫学．7版．北京:人民卫生出版社,2008

[14]郝素珍,王桂琴．实用医学免疫学．北京:高等教育出版社,2008

[15]杰奎琳．布莱克．微生物学:原理与探索．原著6版．蔡谨,译．北京:化学工业出版社,2008

[16]罗恩杰．病原生物学．3版．北京:科学出版社,2008

[17]李凡,刘晶星,徐志凯．医学微生物学．7版．北京:人民卫生出版社,2008

[18]石佑恩,黄汉菊,叶嗣颖．病原生物学．2版．北京:人民卫生出版社,2009

[19]刘荣臻,马爱新．病原生物与免疫学．2版．北京:人民卫生出版社,2009

[20]肖纯凌,赵富玺．病原生物学和免疫学．6版．北京:人民卫生出版社,2009

[21]金伯泉．医学免疫学．5版．北京:人民卫生出版社,2009

[22]陈兴保．病原生物学和免疫学．6版．北京:人民卫生出版社,2009

[23]任云青．病原生物与免疫．2版．北京:高等教育出版社,2009

[24]龚菲力．医学免疫学．3版．北京:科学出版社,2010

[25]刘辉．免疫学检验．3版．北京:人民卫生出版社,2010

[26]贾文祥,陈锦英,江丽芳,等．医学微生物学．2版．北京:人民卫生出版社,2010

[27]祖淑梅,潘丽红．医学免疫学与病原生物学．案例版．北京:科学出版社,2010

[28]刘荣臻．病原生物与免疫学．北京:人民卫生出版社,2010

[29]万巧风,潘润存．病原生物学和免疫学．西安:第四军医大学出版社,2010

[30]黄敏．病原生物学与免疫学．北京:人民军医出版社,2011

[31]何维．医学免疫学．2版．北京:人民卫生出版社,2011

[32]安云庆.医学免疫学.3版.北京:人民卫生出版社,2012

[33]李晓红,潘润存.病原生物与免疫学基础.西安:第四军医大学出版社,2012

[34]管远志,郝素珍.医学免疫学与医学微生物学.北京:中国协和医科大学出版社,2012

附录 常见病原生物及其引起的疾病

			病 毒	
传统分类	病原生物	生物分类	所致疾病	索引（页码）
肝炎病毒	甲型肝炎病毒	小RNA病毒科嗜肝病毒属	甲型肝炎	201
	乙型肝炎病毒	嗜肝DNA病毒科 正嗜肝DNA病毒属	乙型肝炎	231
	丙型肝炎病毒	黄病毒科丙型肝炎病毒属	丙型肝炎	238
	丁型肝炎病毒	尚不明确	丁型肝炎	240
	戊型肝炎病毒	肝炎病毒科戊型肝炎病毒属	戊型肝炎	202
呼吸道病毒	流行性感冒病毒	正黏病毒科	流行性感冒	183
	麻疹病毒	副黏病毒科麻疹病毒属	麻疹	187
	腮腺炎病毒	副黏病毒科德国麻疹病毒属	腮腺炎	188
	风疹病毒	披膜病毒科风疹病毒属	风疹（德国麻疹）	188
	SARS冠状病毒	冠状病毒科冠状病毒属	严重急性呼吸道综合征 （SARS）	185
	鼻病毒	小RNA病毒科鼻病毒属	普通感冒	189
	腺病毒	腺病毒科腺病毒属	急性呼吸道感染、小儿肺炎	189
肠道病毒	脊髓灰质炎病毒	小RNA病毒科肠道病毒属	脊髓灰质炎	203
	科萨奇病毒	小RNA病毒科肠道病毒属	神经系统、心肌、呼吸道、 消化道感染	205
	轮状病毒	呼肠病毒科轮状病毒属	婴幼儿腹泻	204
	埃可病毒	小RNA病毒科肠道病毒属	无菌性脑膜炎、手足口病等	206
疱疹病毒	单纯疱疹病毒	疱疹病毒科α疱疹病毒亚科 人疱疹病毒1型	唇疱疹、角膜炎、脑炎/脑 膜炎	246
		疱疹病毒科α疱疹病毒亚科 人疱疹病毒2型	生殖器疱疹、新生儿疱疹	
	水痘-带状 疱疹病毒	疱疹病毒科α疱疹病毒亚科 人疱疹病毒3型	水痘（原发感染）、 带状疱疹（潜伏感染再激 活）	248
	EB病毒	疱疹病毒科γ疱疹病毒亚科 人疱疹病毒4型	传染性单核细胞增多症、 Burkitt淋巴瘤、鼻咽癌	249
	人巨细胞病毒	疱疹病毒科β疱疹病毒亚科 人疱疹病毒5型	先天性巨细胞包涵体病、单 核细胞增多症、肝炎等	250

续表

病　毒				
传统分类	病原生物	生物分类	所致疾病	索引（页码）
逆转录病毒	人类免疫缺陷病毒	逆转录病毒科慢病毒属	获得性免疫缺陷综合征（艾滋病）	243
虫媒病毒和出血热病毒	乙型脑炎病毒	黄病毒科黄病毒属	乙型脑炎	284
	登革病毒	黄病毒科黄病毒属	登革热	286
	汉坦病毒	布尼亚病毒科汉坦病毒属	肾综合征出血热	286
	克里米亚－刚果出血热病毒	布尼亚病毒科内罗病毒属	克里米亚－刚果出血热	287
其他病毒	狂犬病病毒	弹状病毒科狂犬病毒属	狂犬病	270
	人乳头瘤病毒	乳多空病毒科乳头瘤病毒属	寻常疣、生殖疣、宫颈癌	251

细　菌				
传统分类	病原生物	革兰染色、基本形态	疾病	索引（页码）
球菌	葡萄球菌	G⁺球菌、葡萄状排列	疖子、脓肿、烫伤样综合征、食物中毒、中毒性休克综合征	271
	链球菌	G⁺球菌、链状排列	咽炎、脓疱疮、丹毒、猩红热、风湿热、产褥热等	274
	肺炎链球菌	G⁺双球菌、矛头状	大叶性肺炎	191
	脑膜炎奈瑟菌	G⁻双球菌、肾形或豆形	流行性脑脊髓膜炎	190
	淋病奈瑟菌	G⁻双球菌、豆形	淋病	252
肠道杆菌	大肠埃希菌	G⁻杆菌	泌尿道感染、人类胃肠炎、医院内感染	206
	沙门菌属	G⁻杆菌	伤寒、副伤寒、食物中毒、败血症	209
	志贺菌属	G⁻杆菌	细菌性痢疾	207
	变形杆菌属	G⁻杆菌	泌尿系感染	214
螺形菌	霍乱弧菌	G⁻弧形或逗点状	霍乱	211
	副溶血性弧菌	G⁻弧形	食物中毒	212
	幽门螺杆菌	G⁻螺旋形或弧形弯曲状	慢性胃炎、胃溃疡	214
	空肠弯曲菌	G⁻弧形、螺旋形或海鸥状	胃肠炎	214
分枝杆菌属	结核分枝杆菌	抗酸菌、分枝杆菌	结核病	192
	麻风分枝杆菌	抗酸菌、分枝杆菌	麻风病	197
厌氧性细菌	破伤风梭菌	G⁺杆菌	破伤风	277
	产气荚膜梭菌	G⁺杆菌	气性坏疽、食物中毒	279
	肉毒梭菌	G⁺杆菌	肉毒中毒、伤口感染、婴儿型肉毒中毒	212
	无芽胞厌氧菌	G⁻杆菌、G⁻球菌、G⁺球菌、G⁺杆菌	腹腔感染、口腔感染、女性生殖器官感染、呼吸道感染等	280

细　菌

传统分类	病原生物	革兰染色、基本形态	所致疾病	索引(页码)
动物源性细菌	布鲁菌	G⁻小球杆菌或短小杆菌	布鲁菌病	290
	炭疽芽胞杆菌	G⁺杆菌	炭疽	292
	鼠疫耶尔森菌	G⁻短小杆菌	鼠疫	289
其他致病菌	白喉棒状杆菌	G⁺杆菌、有异染颗粒	白喉	195
	流感嗜血杆菌	G⁺小杆菌	鼻窦炎、咽炎、化脓性关节炎等	197
	百日咳鲍特菌	G⁺杆菌	百日咳	197
	嗜肺军团菌	G⁻球杆菌	医源性肺炎、社区获得性肺炎(军团病)	197
	铜绿假单胞菌	G⁻杆菌	烫伤、烧伤感染、院内交叉感染	276
支原体	肺炎支原体	主要呈丝状,吉姆萨法染成淡紫色或蓝色	非典型性肺炎	198
	溶脲脲原体	球形为主,吉姆萨法染成紫蓝色	非淋球菌性尿道炎	255
衣原体	沙眼衣原体	原体呈球形或椭圆形,始体形状不规则,吉姆萨法分别染成紫红色或紫蓝色	沙眼、结膜炎、性病淋巴肉芽肿、泌尿生殖道感染	253
	肺炎衣原体	梨形,染色性同上	人类肺炎、呼吸道感染	198
	鹦鹉热衣原体	圆形或椭圆形,染色性同上	人类肺炎、呼吸道感染(鹦鹉热)	198
螺旋体	钩端螺旋体	螺旋形,镀银染色呈棕褐色	钩端螺旋体病	257
	梅毒螺旋体	螺旋形,镀银染色呈棕褐色	梅毒	256
立克次体	普氏立克次体	球杆形为主,吉姆萨法染色呈紫红色	流行性斑疹伤寒	294
	莫氏立克次体	球杆形,染色性同上	地方性斑疹伤寒	294
	恙虫病立克次体	球杆形,染色性同上	恙虫病	295

真　菌

传统分类	病原生物	生物分类	所致疾病	索引(页码)
病原性真菌	皮肤癣菌	表皮癣菌属、毛癣菌属、小孢子菌属	甲癣、发癣、体癣	258
机会致病性真菌	白假丝酵母菌	假丝酵母菌属	白假丝酵母病(皮肤、黏膜和内脏的急性或慢性炎症)	259
	新生隐球菌	隐球菌属	隐球菌病	199
	曲霉菌	曲霉属	曲霉病	199
	肺孢子菌	肺孢子菌属	肺孢子菌肺炎	198

续表

人体寄生虫				
传统分类	病原生物	生物分类	所致疾病	索引（页码）
医学原虫	溶组织内阿米巴	叶足纲,内阿米巴科	阿米巴痢疾、肠外阿米巴病	215
	阴道毛滴虫	动鞭纲,毛滴虫科	滴虫性阴道炎	260
	疟原虫	孢子纲,疟原虫科	疟疾	296
医学蠕虫	似蚓蛔线虫	线形动物门,线虫纲	蛔虫病	217
	蠕形住肠线虫	线形动物门,线虫纲	蛲虫病	219
	十二指肠钩口线虫和美洲板口线虫	线形动物门,线虫纲	钩虫病	261
	丝虫	线形动物门,线虫纲	丝虫病	301
	华支睾吸虫	扁形动物门,吸虫纲	肝吸虫病	221
	布氏姜片虫	扁形动物门,吸虫纲	姜片虫病	223
	卫氏并殖吸虫	扁形动物门,吸虫纲	肺吸虫病	224
	日本血吸虫	扁形动物门,吸虫纲	血吸虫病	264
	链状带绦虫	扁形动物门,绦虫纲	猪带绦虫病	226
	肥胖带绦虫	扁形动物门,绦虫纲	牛带绦虫病	228
医学节肢动物	疥螨	节肢动物门,蛛形纲	疥疮	267

彩　　图

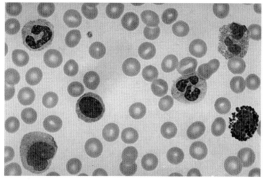

彩图 1　血涂片

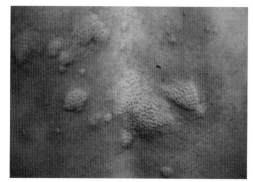

彩图 2　荨麻疹

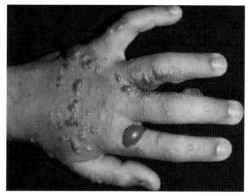

彩图 3　接触性皮炎

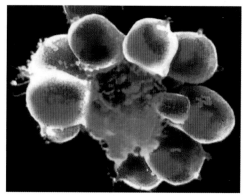

彩图 4　E 花环

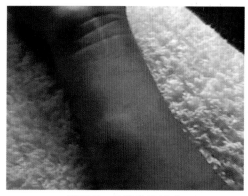

彩图 5　结核菌素试验

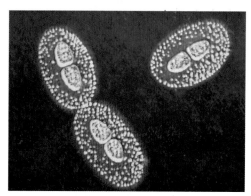

彩图 6　肺炎链球菌荚膜

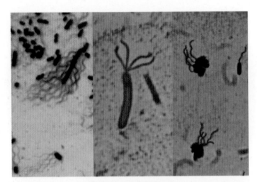

彩图 7 细菌鞭毛

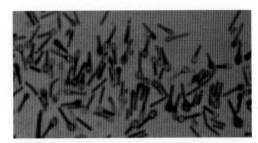

彩图 8 破伤风梭菌芽胞

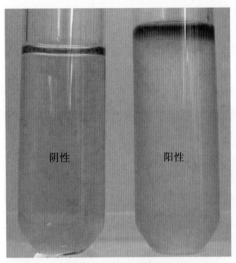

阴性　　　　阳性

彩图 9 靛基质试验

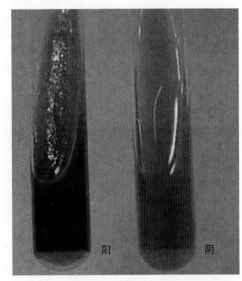

阳　　　　阴

彩图 10 硫化氢试验

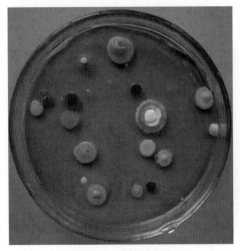

彩图 11 脂溶性色素

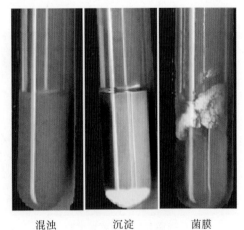

混浊　　　沉淀　　　菌膜

彩图 12 细菌在液体培养基中生长现象

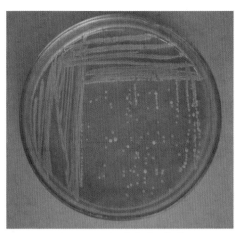

彩图 13　细菌菌落、菌苔

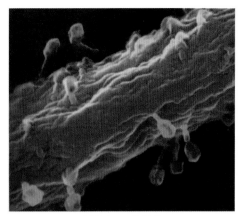

彩图 14　噬菌体

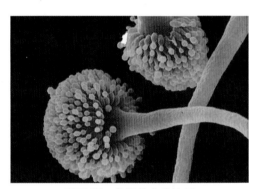

彩图 15　曲霉的分生孢子

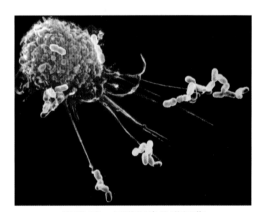

彩图 16　巨噬细胞吞噬细菌

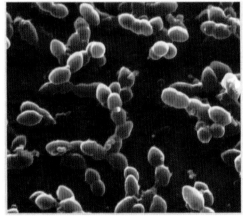

彩图 17　肺炎链球菌

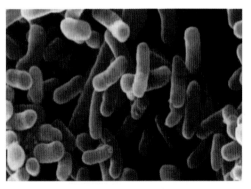

彩图 18　大肠埃希菌

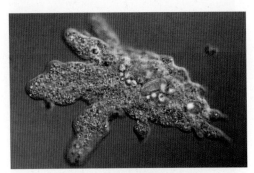

彩图 19　阿米巴原虫滋养体

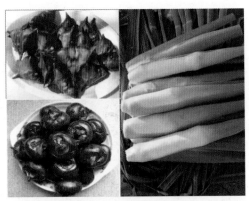

彩图 20　红菱、荸荠、茭白

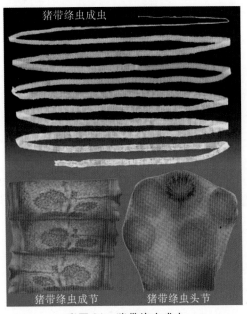

彩图 21　猪带绦虫成虫

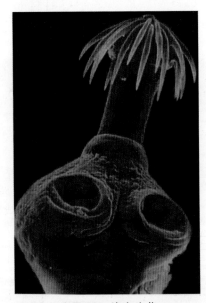

彩图 22　绦虫头节

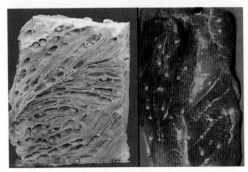

彩图 23　米猪肉

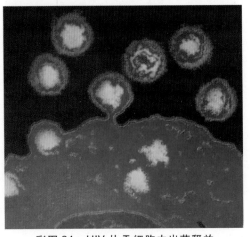

彩图 24　HIV 从 T 细胞中出芽释放

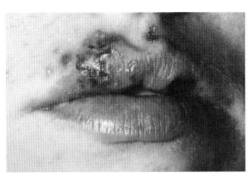

彩图 25　唇疱疹

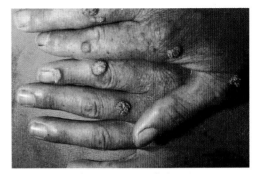

彩图 26　寻常疣

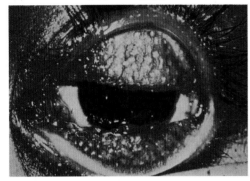

彩图 27　沙眼

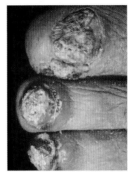

彩图 28　甲癣、脚癣

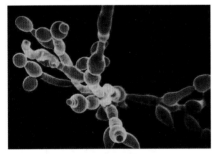

彩图 29　白色念珠菌

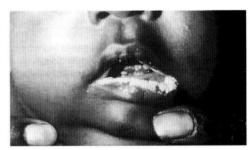

彩图 30　鹅口疮

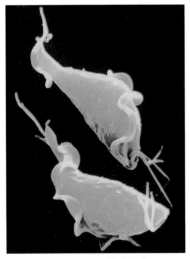

彩图 31　阴道毛滴虫

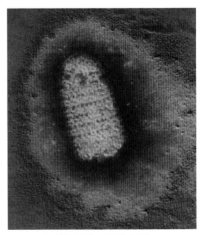

彩图 32　狂犬病毒

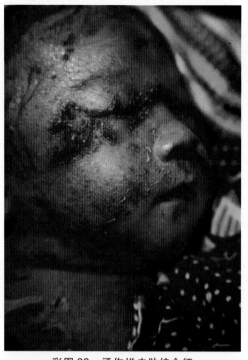

彩图33 烫伤样皮肤综合征

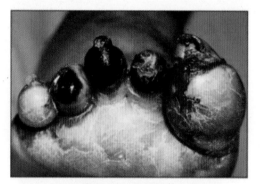

彩图34 气性坏疽

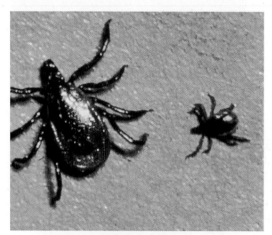

彩图35 蜱

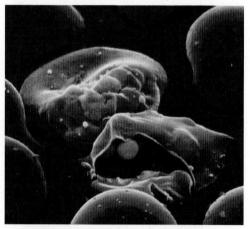

彩图36 寄生在红细胞内的疟原虫

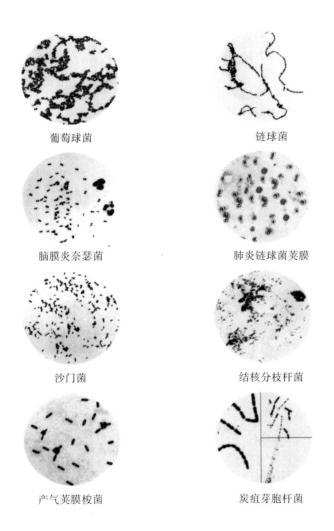

葡萄球菌　　　　　　　　　　　　链球菌

脑膜炎奈瑟菌　　　　　　　　肺炎链球菌荚膜

沙门菌　　　　　　　　　　结核分枝杆菌

产气荚膜梭菌　　　　　　　　炭疽芽胞杆菌

彩图 37　常见细菌

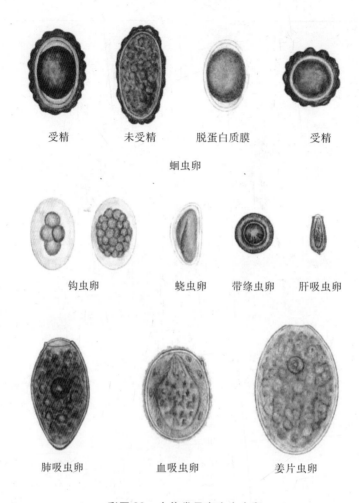

受精　　　　未受精　　　脱蛋白质膜　　　受精

蛔虫卵

钩虫卵　　　　蛲虫卵　　带绦虫卵　　肝吸虫卵

肺吸虫卵　　　　血吸虫卵　　　　姜片虫卵

彩图 38　人体常见寄生虫虫卵

备注

1. 彩图 6、8、14、15、17、19、25、26、27、28、31、36 引自：Lansing M. Prescott. 微生物学.5 版.沈萍，彭珍荣主译.北京：高等教育出版社，2003

2. 彩图 18、22、24、32 引自：杰奎琳·布莱克.微生物学：原理与探索.6 版.蔡瑾，译，北京：化学工业出版社，2008

3. 彩图 16 引自：中国免疫学信息网

4. 彩图 37 引自：肖纯凌，赵富玺.病原生物学和免疫学.6 版.北京：人民卫生出版社，2009